U0263447

# 克罗恩病外科并发症

名誉主编 黎介寿
主　　编 任建安　赵允召

科学出版社

北　京

# 内 容 简 介

　　本书全面总结了克罗恩病的诊断与治疗原则，着重探讨了克罗恩病外科并发症，包括梗阻、出血、消化道瘘、感染、免疫功能障碍等的临床特点与处理方法，并从术前准备、术前预康复、术后常规处理、围手术期营养支持、抗菌药物的选择、围手术期护理等角度详细介绍了克罗恩病外科并发症的处理要点。另外，本书针对儿童与青少年克罗恩病、生殖功能与克罗恩病、心理因素与克罗恩病、饮食与克罗恩病等特殊问题的临床处理手段进行了总结归纳。最后，本书通过典型病例更生动地展示克罗恩病外科并发症的临床特征、诊断与治疗要点。

　　本书内容翔实、重点突出，有助于临床医师尤其是外科医师加深对克罗恩病外科并发症临床特点的认识，最终提高针对此类患者的临床诊治水平。

**图书在版编目（CIP）数据**

克罗恩病外科并发症 / 任建安，赵允召主编 . — 北京：科学出版社，2020.9

ISBN 978-7-03-065959-0

Ⅰ . ①克⋯　Ⅱ . ①任⋯ ②赵⋯　Ⅲ . ①克罗恩病 – 外科手术 – 并发症 – 诊疗　Ⅳ . ① R656.906

中国版本图书馆 CIP 数据核字（2020）第 162604 号

责任编辑：康丽涛　王先省 / 责任校对：张小霞
责任印制：肖　兴 / 封面设计：吴朝洪

**科 学 出 版 社** 出版
北京东黄城根北街16号
邮政编码：100717
http://www.sciencep.com

**北京九天鸿程印刷有限责任公司** 印刷
科学出版社发行　各地新华书店经销

\*

2020年9月第 一 版　开本：787×1092　1/16
2020年9月第一次印刷　印张：30
字数：711 000
**定价：258.00元**
（如有印装质量问题，我社负责调换）

# 《克罗恩病外科并发症》
## 编写人员

**名誉主编** 黎介寿

**主　　编** 任建安　赵允召

**主编助理** 吴秀文　刘　颂

**编　　者** （按姓氏汉语拼音排序）

陈　军　　陈国璞　　邓友铭　　龚文斌

顾国胜　　郭　坤　　洪之武　　胡琼源

黄　骞　　黄金健　　寇彩霞　　李　原

李冠炜　　刘　颂　　任华建　　任建安

汪志明　　王革非　　王之伟　　吴　婕

吴　磊　　吴莉莉　　吴秀文　　夏秋媛

张东明　　张媛媛　　赵允召　　郑　涛

# 序

20 世纪 40 年代末，我首次行"阑尾切除术"时，上级医师叮嘱我"如发现阑尾病变情况与临床症状表现不符时，应检查末端回肠 20cm，观察是否有病变"。当时，这一末端回肠病变称为"末端回肠炎或局限性肠炎"，其后阅读文献，知有"克隆氏病（Crohn's disease）"这一诊断名。1970 年东方红医院（现上海交通大学医学院附属瑞金医院）诊断一名此病患者，并取得病理诊断的依据，我等为此专去该院学习。其后，在治疗"肠外瘘"时，也多次遇到此类病变。国际文献对此类病变的报道日渐增多，命名亦有改变，从"末端回肠炎"、"局限性肠炎"到将此病与"溃疡性结肠炎"、"白塞氏病"统称为炎症性肠病（inflammatory bowel disease，IBD）。20 世纪 80 年代后，中华医学会将此病定名为"克罗恩病"。治疗方法涉及抗炎、免疫、手术、营养甚至肠移植。然而，由于确切的病因未找到，治疗亦难以取得有效的结果。至今，在欧美等地克罗恩病的发病率为（200 ～ 300）/10 万，我国尚无精确的统计，有报道称有 20/10 万。

克罗恩病易有肠穿孔、出血、狭窄、腹胀，甚至癌变，因此，每一名克罗恩病患者都免不了外科手术治疗，甚至需多次接受外科手术治疗。病程越长，需要手术治疗的概率越高。

20 世纪 80 年代后，小肠移植在临床取得成功，有患者接受小肠移植以治疗克罗恩病，经临床应用及长期观察，仍然有并发症发生，其效果并不优于长期行肠内营养支持的患者。研究结果不良显然是因致病因素未能去除，而仅是更换了受害的组织。

本书名为《克罗恩病外科并发症》亦正为此，是针对并发症而言，这是当前克罗恩病亟须研究的部分。

本书的作者积累了丰富的"克罗恩病并发症"治疗经验，同时参阅国内外相关文献，并开展了扎实的临床研究，本书在此基础上编纂而成，是一部有助于临床治疗克罗恩病并发症的专著，尤为值得关注克罗恩病外科并发症的医生学习参考，以提高诊治效果。

克罗恩病命名于 1932 年，国外学者希望在百年（2032 年）之际，该病能得以有效治疗。我国确定 2030 年为"健康中国年"，愿在此年，克罗恩病的并发症亦得以去除。

黎介寿
2020 年春节

# 前　言

21世纪初，黎介寿院士就预测，随着工业化进展和人民生活方式逐渐变化，中国的克罗恩病（Crohn's disease，CD）将呈逐渐高发的趋势，其外科并发症也将逐渐增多，这一问题应当引起临床医师重视。

克罗恩病常见外科并发症包括出血、梗阻、穿孔、肠瘘及肠瘘导致的腹腔感染，此时患者常合并营养不良、贫血和凝血功能障碍等，部分患者还因服用免疫抑制剂而呈免疫抑制状态。因此，合并外科并发症的克罗恩病患者手术风险高，对围手术期处理措施也有着较高的要求。

已有书籍大多仅针对克罗恩病外科并发症的表现与处理进行了简单的原则性描述，而对其诊断标准、手术时机与手术方式的选择、围手术期处理措施等方面的描述甚少，大多数外科医师在碰到克罗恩病外科并发症时往往无从下手。

目前在克罗恩病外科并发症的治疗中主要存在两个问题：一是大多数外科医师缺乏诊断克罗恩病外科并发症的经验；二是在克罗恩病患者出现外科并发症后，外科医师在手术时机的选择、术前准备措施和术后处理措施等方面缺乏经验，往往采用常规的，甚至是简化的围手术期处理措施，以加速治愈患者，缩短患者术后住院时间，但其结果往往是术后并发症的发生率明显高于普通胃肠手术患者。

鉴于此，让外科医师了解克罗恩病的发生、发展规律十分必要。本书在介绍克罗恩病诊断与治疗的基础上，详细介绍了克罗恩病外科并发症的诊断与处理经验，总结了克罗恩病外科并发症的早期诊断、早期治疗与预防的研究成果，以降低克罗恩病患者出现出血、梗阻、穿孔、肠瘘和感染等并发症的风险，减轻并发症的危害。

百密难免一疏，书中疏漏或不当之处，敬请同行专家和广大读者斧正！

任建安

2019年6月

# 目　录

## 第一部分　克罗恩病的诊断与治疗

# 第二部分　克罗恩病外科并发症及处理

## 第三部分　克罗恩病的特殊问题

## 第四部分　克罗恩病外科并发症诊治典型病例

# 第一部分 | 克罗恩病的诊断与治疗

# 第一章 概　述

早在 1932 年，在美国纽约上城区西奈山医院工作的 Crohn 报道了 23 例节段性小肠炎患者的诊治经过，这类患者多有腹泻、腹痛和腹部包块等肠道炎症表现，Crohn 将其命名为节段性肠炎（reginal enteritis），并提出使用柳氮磺吡啶治疗。20 世纪 90 年代出版的第 13 版《克氏外科学》，还仍然以节段性肠炎介绍这一疾病。

这一疾病的原因至今未明，因该疾病由 Crohn 首次报道，故后人将此类疾病命名为 Crohn's Disease，简称 CD。国内最初将其音译为克隆氏病，因译名易与近年来出现的基因克隆技术相混，故将其音译名改为克罗恩病。

CD 多位于小肠，特别是末端回肠段，病变部位肠段初期为散在的表浅溃疡或系膜缘的裂隙样溃疡，后期可进一步发展而贯穿肠壁全层，严重者可穿透肠壁形成肠瘘。随着溃疡的反复发作，病变肠壁还会出现增生性的炎性息肉，这类息肉紧密相连，如欧洲老式马路上的铺路石样排列，故又称为"铺路石样息肉"。早年通过全消化道钡餐检查可以发现此类改变，现在通过结肠镜检查可以更直观地看到此类典型病变。同时，反复的炎症与溃疡还可导致肠壁出现炎性反应与纤维增生，表现为肠壁增厚与肠腔狭窄，在临床上表现为肠道的不全性或完全性梗阻。

此后的临床研究发现，此类可穿透肠壁全层的裂隙样溃疡、增生性炎性息肉与纤维增生可发生于全消化道的任一部位。根据发病的部位，CD 一般可分为单纯小肠型、结肠型和回结肠型，其中回结肠型最为常见。

## 第一节　克罗恩病的病因与病理生理

虽然 CD 病因不明，但从目前的研究来看，其应该为环境中的一个或一类未知抗原进入敏感机体内，在胃肠道内产生一系列难以控制的炎性反应所致。

环境中的这类抗原可能是诸如制作染料的工业废物等环境污染物，也可能是某种食品添加剂。部分食品添加剂可被肠黏膜巨噬细胞吞噬，并引发机体强烈的免疫应答。这些免疫应答可在生命的早期出现，表现为基因的应答和程序性的反应。而宿主与外界因子之间的免疫应答最终改变宿主的免疫动态平衡，进而引起宿主肠道黏膜炎症增加、局部细菌侵入及肠道完整性被破坏。

除了环境中的某些抗原成分，吸烟、饮食中的多不饱和脂肪酸、维生素 D、肠道菌群、激素类药物等因素也可能与 CD 的发病密切相关，但目前尚缺乏大规模的流行病学研究来证实。

环境因素多为外因，外因需要通过内因来起作用。CD 发病的内因通常认为与遗传相关。尽管现代的全基因组关联分析（genome-wide association study，GWAS）研究发现 CD 患者与正常人群在一百多个基因位点上存在差异，但现在的研究手段仍无法明确究竟是哪一种基因或哪一类基因与 CD 的发病明确相关。并且由于种族差异性，在西方人群中证实可能与 CD 相关的 *NOD2/CARD15*（nucleotide-binding oligomerization domain protein 2/caspase recruitment domain-containing peptide 15）基因位点，在东方人群中未发现有异常，其他 GAWS 筛选出的尚未明确的单核苷酸多态性（single nucleotide polymorphism，SNP）改变或单一的基因多态性研究发现的基因位点也未见异常。但相信随着基因检测技术的进步，基因学的研究可能会得到突破。

除了基因突变，基因表达产物的修饰即表观遗传学在 CD 发病中的作用也逐渐得到重视，特别是 DNA 甲基化。有研究发现，CD 患者中部分基因产物的 DNA 甲基化水平异常，这可能是基因多态性及遗传相关因素在 CD 发病机制中的一个重要补充。

另外一个重要的内因就是患者体内过度的免疫反应，患者才会出现局部和全身的症状。当肠腔内出现炎症或病原体时机体可产生病原相关分子模式（pathogen associated molecular pattern，PAMP），这些分子模式可被先天性免疫系统中的模式识别受体（pattern recognition receptor，PRR）所识别，并启动效应细胞，继而一系列炎症通路被激活。如果炎症反应不能被控制，机体则会出现症状。反之，如果这些 PAMP 被清除，炎症也会减弱或消失。在先天性免疫被激活的同时，获得性免疫细胞，特别是 T 细胞也被激活，可产生局部炎症。

## 第二节　克罗恩病的诊治现状

20 世纪 50 年代，我国首次报道了 CD，但发病率及住院率一直比较低。在 20 世纪 50 年代、60 年代、70 年代，CD 住院病例分别为 2 例、2 例、4 例，至 1978 年第一届全国消化系统疾病学术会议，全国共报道 CD 病例 212 例。虽然当时国内对 CD 认识不足，诊断不明，可能存在较多漏诊或误诊，但就当时情况而言，CD 在中国仍是罕见病。20 世纪 80 年代后，CD 患者显著增加，住院病例达到 31 例，呈现骤增的趋势，至 2002 年，国内共报道 CD 患者 1526 例。据郑家驹教授等推测，国内 CD 患病率约为 1.38/10 万，发病率约为 0.28/10 万。

随着经济发展及工业化进程加快，我国 CD 发病率进一步增加，但地区差异比较明显。根据目前的资料，2011～2012 年，陕西西安年发病率最低，为 0.07/10 万，黑龙江大庆为 0.13/10 万，而广东中山市的发病率则达到了 1.22/10 万，与香港的 1.31/10 万相类似，但台湾地区 2010 年发病率仅为 0.318/10 万（男）、0.210/10 万（女）。目前来看，CD 患病的地区差异性与经济发展水平息息相关，同时也可能与工业化程度及医疗资源的获取相关。笔者曾就接受治疗的江苏省 CD 患者情况进行分析，发现 CD 的患病率与地区的经济发展程度呈正相关，经济相对发达的苏南地区患病率较高，其中张家港地区患病率达 31.5/10 万，接近发达国家水平。

CD 的流行病学调查可为其他研究提供基础，但世界范围内 CD 的流行病学资料仍然很少，即使在高发病率的北美及欧洲地区，其文献报道也较少，而同一地区不同时期发病率及患病率的对比研究则更少。随着国内 CD 患者病例数的增加，CD 相关研究正逐步增加，无论是基础研究，还是临床研究都取得了长足的发展，特别是关于中成药作用机制、临床应用方面的研究逐渐增多，为中医学在 CD 的应用提供了理论基础。

CD 患者多为青少年和青壮年人群，多以社会底层人群居多，且多为升学、失业等重大社会应激事件所诱发。CD 患者病程迁延，并发症频发，增加了家庭的经济负担。虽然目前国家已将柳氮磺吡啶定为慢性病医保基本用药，但是尚未达到降低 CD 并发症发生率的更高目标。推动 CD 治疗药物特别是常用药物进入慢性病或大病医保，是 CD 临床工作者的重要任务。

## 一、克罗恩病的分类

既往 CD 的分类未能达成广泛共识。1991 年，国际炎症性肠病组织（International Organization For the Study of Inflammatory Bowel Disease，IOIBD）基于疾病的解剖部位、手术史和临床表现（炎症、穿孔或狭窄），在罗马制定了一项分类标准，但该分类标准并未得到广泛认可。1998 年，在维也纳召开的世界胃肠病学大会根据患者的发病年龄、疾病部位和疾病行为，提出了一项新的分类标准，即维也纳分类，该分类逐步得到大家的认可。2005 年，IOIBD 在蒙特利尔的世界胃肠病学大会上对维也纳分类标准进行了修订，制定了目前被大家广泛认可的蒙特利尔分型（表 1-1），该分型方法仍是从发病年龄、发病部位和疾病行为三个方面对 CD 进行分类，但对每一方面的内容均进行了修订，在发病年龄中增加了 16 岁以下患者的分类，即儿童型 CD；随着检查手段和技术的发展，上消化道病变检出率逐渐增加，因此蒙特利尔分型在疾病部位中增加了上消化道病变，上消化道病变既可作为独立的疾病存在，也可与远端病变共同存在；在疾病行为中增加了肛周病变。随着近年来人们对 CD 发病机制的进一步深入了解，部分学者尝试从基因分类上对其分类，但目前仍没有统一的认识。而且非穿孔和狭窄型 CD 在日后的疾病演变中，可能会出现穿孔或狭窄，但目前仍没有很好的评判机制，需要进一步的研究。

表 1-1　克罗恩病蒙特利尔分型

| 项目 | 内容 |
| --- | --- |
| 发病年龄（A） | A1：＜ 16 岁 |
|  | A2：17 ～ 40 岁 |
|  | A3：＞ 40 岁 |
| 疾病部位（L） | L1：末端回肠 |
|  | L2：结肠 |
|  | L3：回结肠 |
|  | L4：上消化道病变 |

续表

| 项目 | 内容 |
| --- | --- |
| 疾病行为（B） | B1：没有狭窄和穿孔 |
|  | B2：狭窄 |
|  | B3：穿孔 |
|  | P：肛周病变 |

## 二、克罗恩病的内科治疗

内科治疗是目前 CD 治疗的主要方式，包括药物治疗、营养治疗及补充和替代治疗等。内科治疗的目的是促进黏膜愈合和疾病缓解，包括组织学结构和功能恢复、内镜和临床症状的缓解，以及延缓手术治疗。在内科治疗的过程中应当评估患者对各种治疗方法及药物的耐受性，避免肠道功能丧失及致残等。患者一旦被诊断为 CD，通常会表现出活动期的症状和体征，此时需要"诱导治疗"，以尽快控制症状和体征。疾病缓解后，则需要进行"维持治疗"，以尽可能长时间地保持治疗效果，减少复发。治疗方法及药物的选择需要根据患者疾病部位、严重程度等确定。

常用的 CD 治疗药物包括氨基水杨酸类、激素类、免疫抑制剂、生物制剂及辅助治疗的抗生素等。在药物选择的策略上，目前有两种方案，即"升阶梯方案"和"降阶梯方案"。"升阶梯方案"是指先从毒性比较低的药物进行选择，如果药物无效或者出现不良反应，再升级治疗方案。这种方案曾经是 CD 治疗的标准药物选择方案，但对一些病情较重的患者来说，较长时间使用低效或无效方案，会引起肠道炎症持续存在，丧失内科治疗机会，导致肠道纤维化、溃疡加重，甚至引发肠道狭窄、梗阻、穿孔等外科并发症，需要外科介入。随着生物制剂的出现及其在临床取得的治疗效果，"降阶梯方案"逐步被人们所重视，即早期就使用有效的治疗方案，希望能够改变疾病的自然病程，从而减少患者的住院时间和降低手术率。但患者的选择仍是一个需要解决的问题，如何避免治疗过程中的过度医疗仍需要在临床实践中探索。克罗恩病疾病活动指数（Crohn disease activity index，CDAI）评分是一种目前被广泛接受的 CD 病情评分标准，但其对 CD 的病情评判仍比较粗糙，需要在临床工作中进一步总结。

虽然中医学中没有 CD 对应的中医病名记载，但 CD 常见的胃肠道症状与中医学的许多疾病描述相类似。特别是随着现代中医学的发展，中医对 CD 的认识也逐渐加深，人们开始尝试用中医理论对 CD 的发病机制进行阐述，并辨证论治，生产了一批中药制剂或单体，如雷公藤制剂、雷公藤甲素、大蒜素、小檗碱等，在实验和临床上都取得了一些疗效。当然中医学对 CD 的现代研究开始较晚，仍处于起步阶段，需要更多的理论创新和实践。另外，中医学中的针灸疗法，在调节患者免疫力和改善患者症状方面也有一定的疗效，并得到了西方医学界的认可。这些中医学疗法在国外统称为补充和替代疗法。

## 三、克罗恩病的营养治疗

CD 患者常伴有肠道的慢性炎症，腹痛和腹泻等是其最常见的胃肠道症状。为了减轻临床症状，患者往往会减少进食，长此以往，营养物质摄入不足，容易出现营养不良；同时肠道的长期慢性炎症及外科并发症减少了肠道吸收面积也可导致营养不良；而腹泻等肠道症状，增加了营养素的丢失，这也是引起营养不良的一种重要原因。因此，CD 患者常合并有营养不良或营养不良风险，根据患者情况，需要使用肠外营养（parenteral nutrition，PN）及肠内营养（enteral nutrition，EN）支持治疗。

在营养支持的过程中，人们发现，营养治疗不仅能改善 CD 患者的营养状态，同时还有治疗作用。对于儿童和青少年活动期 CD，EN 诱导缓解率与激素和免疫抑制剂等药物相当，EN 还能促进儿童和青少年 CD 肠黏膜溃疡的愈合，并改善因营养不良引起的生长发育迟缓及停滞，这些是激素及免疫抑制剂等不能达到的。因此在中西方的 CD 治疗指南中，儿童及青少年活动期 CD 治疗的首选均为 EN。如果患者不适合使用 EN，可考虑先使用 PN 改善和维持患者营养状态，积极治疗和控制原发病及并发症，再尝试恢复 EN。

对于成人 CD 患者的诱导缓解，东西方存在很大的认识差异。日本很早就实现了 CD 患者 EN 的医保覆盖，即日本 CD 患者可终身免费应用 EN 方法治疗，同时由于日本成人患者依从性较好，能够长期耐受 EN 支持治疗，因此 EN 在成人 CD 的诱导和维持缓解中取得了较好的疗效。而在欧美的 CD 治疗指南中，EN 的疗效及结果并不是很好，其常作为药物治疗无效或有禁忌证时的替代治疗，或作为成人 CD 合并营养不良的补充治疗，且依从性相对较差。

肠瘘患者中约 1/4 以上与 CD 相关，这些患者往往存在营养不良，使用 EN 及 PN 支持治疗过程中，患者不仅自身营养状态得以改善，而且疾病也得到缓解，很多狭窄或穿孔（即瘘）的患者在营养支持治疗的过程中可得到缓解甚至自愈，降低了手术率。

由于 CD 是由环境中的未知抗原进入胃肠道产生一系列难以控制的炎性反应导致的，从而在疾病活动期使用 PN 制剂或短肽类 EN 制剂可以从源头上阻断胃肠道的炎症反应，从而为胃肠道的修复提供机会。同时，EN 持续输注时，在每个时间点患者单位肠道所承受的压力较小，便于肠黏膜修复。

但营养支持治疗不是万能的，特别是目前的影像学检查对肠道纤维化的诊断仍存在不足，某些 CD 患者使用 EN 后虽然明显改善了肠道炎症，但纤维化不可逆转，患者恢复正常饮食后，常再发腹痛和不全性肠梗阻症状。除此之外，一些肠穿孔患者，特别是紧贴于切口下的病变肠管穿孔，虽然使用 EN 支持治疗后，肠黏膜修补较好，穿孔自愈，但该处组织薄弱，有些患者恢复正常饮食后，承受不了正常饮食通过带来的巨大压力，再次出现穿孔。

## 四、克罗恩病的外科治疗

CD 外科治疗的适应证为内科治疗无效的 CD 病变及其外科并发症，其中以 CD 的外科并发症最为多见及最为主要。CD常见的外科并发症包括肠穿孔、持续性或复发性肠梗阻、腹腔脓肿、顽固性出血及合并肿瘤等，常用的外科手段包括肠切除吻合、狭窄成形术、腹腔脓肿穿刺引流及腹腔引流术，以及近期发展起来的内镜下治疗方法，如内镜下狭窄扩张或成形术，穿孔或瘘的内镜下吻合夹（over-the-scope clip，OTSC）夹闭术及内镜下钛夹或 OTSC 出血治疗等。国外流行病学调查发现，在病程中多达 2/3 的 CD 患者需要至少一种外科手段进行干预。

对于单纯结肠型 CD，如果行全结肠切除并行末端回肠造口，可能取得治愈效果。但其他类型的 CD 并不能经外科治疗完全治愈。肠梗阻及肠穿孔的 CD 患者通常需要行肠切除吻合术，且其一生中往往需要多次手术，这就增加了发生短肠综合征（short-bowel syndrome，SBS）的风险，进而引起一系列并发症。研究发现，一些肠梗阻 CD 患者使用狭窄成形术来替代既往的肠切除吻合术，也可取得较好的治疗效果。随着微创、内镜及介入治疗技术的发展，并在临床上逐渐取代既往的开腹手术。例如，腹腔脓肿引流，既往传统开腹手术正逐渐被经皮穿刺引流和经皮穿刺器穿刺引流等介入穿刺方法所替代。国内回结肠型 CD 病变较多，其梗阻及狭窄往往也发生在此部位，随着内镜技术的发展，内镜下狭窄成形术或扩张术的报道逐渐增多，一定程度上减少了开腹的狭窄成形术，将来可成为其一种有效的替代方法；腹腔镜及机器人技术的发展，也为 CD 患者的手术带来了很大的变化。笔者在临床工作中发现，大部分腹腔镜及机器人手术的 CD 患者腹腔粘连情况较同样条件的普通手术患者更轻（但其机制目前不明，这可能是预防腹腔粘连的一种新的研究方向），这为需要进行多次手术的 CD 患者提供了使用腹腔镜及机器人的便利条件。这些手术技术的发展在很大程度上缩短了 CD 患者平均住院时间，减少了术后并发症的发生，减轻了患者经济负担。

CD 患者治疗过程中需要使用药物来控制病情，药物的使用往往也会影响患者围手术期并发症的发生率。围手术期患者若存在严重的营养不良，且没有进行积极的营养支持治疗，术后并发症发生的风险明显增加；同样，CD 患者如长期使用激素治疗，围手术期并发症的发生率也较高。而目前的研究发现，若在围手术期使用免疫抑制剂及英夫利西单抗（又称英夫利昔单抗、英利西单抗）等生物制剂，对术后感染性并发症的影响并不大。这些就要求外科医师在围手术期要调整患者药物的使用，改善患者的营养状态，减少术后并发症的发生。

## 第三节　克罗恩病外科并发症的诊治现状与未来

掌握 CD 的治疗，需要知道 CD 的过去、现在与未来。而国际上有关 CD 的指南，由于聚焦点不一致，所推荐的治疗方法也有一定的差异，如欧美指南在药物的使用上推荐强度较高，而对于营养支持治疗推荐强度较小。而日本指南中，应用 EN 的推荐强度明显更高。

将国际指南与本土化的经验相结合，是各国临床工作者的责任。因为 CD 无论在发病机制上，还是在临床治疗中，各个国家和地区均有自己的特点。在 CD 基因和遗传因素方面，很多欧美国家证实与 CD 相关的基因位点及其多态性在其他地区得不到很好的验证。在临床治疗中，各地区自身特有的药物及治疗技术，也可在 CD 治疗中起到很好的效果，雷公藤、锡类散等中药在控制病情、缓解溃疡症状等方面有着良好的疗效，中医针灸也可一定程度缓解炎症，减轻 CD 症状。韩国、中国台湾均根据自身情况推出了 CD 治疗指南与共识，推动了当地 CD 的治疗与发展。

在国内，中华医学会消化病学分会分别于 1978 年、1993 年、2000 年制定了炎症性肠病的诊断与治疗共识。2006 年中华医学会消化病学分会炎症性肠病协作组成立，并于 2007 年、2012 年及 2018 年分别对共识进行更新或修订。但国内共识的推荐意见偏向于欧美的药物治疗方案，对中医中药治疗及临床营养支持治疗的推荐较少，且参与医师大多为内科医师，对 CD 外科治疗规范方面的推荐意见也相对较少。因此，我们撰写本书，从临床实践出发，为外科医师提供一定的理论和实践参考，同时也希望更多的外科医师参与到我国 CD 相关治疗指南的制定中，为我国 CD 的研究和治疗贡献自己的力量，争取形成外科治疗相关共识，规范外科治疗的适应证、并发症及外科治疗的临床路径，为 CD 外科治疗提供规范化指导。

（陈 军 任建安）

## 参 考 文 献

Crohn BB，Ginzburg L，Oppenheimer GD，1932. Regional ileitis：a pathologic and clinical entity. JAMA，99：1323-1329.

van Assche G，Dignass A，Panes J，et al，2017. The second European evidence-based consensus on the diagnosis and management of Crohn's disease：definitions and diagnosis. J Crohns Colitis，11（1）：3-15.

# 第〔二〕章 克罗恩病的发病机制

目前 CD 病因仍然不明，可能是基因、免疫和环境相互作用的结果。此病可在生命的任意时间段发病，影响患者的生活质量，同时增加结肠癌的发病风险，因此寻找其发病的危险因素至关重要。

基因、吸烟、饮食、肠道菌群和药物等因素均可能导致 CD。药物、吸烟、宿主体内微生物或微生物产生的抗原可作为刺激因子与宿主相互作用，宿主对这些外界因子做出免疫应答，而这些应答在生命的早期即出现，表现为基因的应答和程序性的反应。

尽管现有的研究表明细菌、病毒和真菌等 40 余种微生物及超过 100 种的基因与 CD 的发生相关，但疾病的发生不是其中某一个因素单独引起的。因此，CD 的发病被认为是外界环境引起局部组织损伤，继而导致基因突变，最终引起宿主免疫异常。

## 第一节  免疫学说

一个健康的免疫系统需要在生命的早期接触大量的外界抗原，如果缺少这些外界抗原可能会导致 CD 的发生，这个理论被称为"卫生保健假说"，这个假说认为缺少抗原刺激可能会导致免疫系统对自身或外界抗原的免疫耐受出现异常，而后期如果再接触这些抗原就会导致机体急剧的免疫应答。有实验表明，一直生活在无菌环境中的基因易感小鼠不会出现类似炎症性肠病（inflammatory bowel disease，IBD）的结肠炎，可是一旦将这些小鼠移至普通环境喂养，小鼠会迅速出现严重的结肠炎。该实验证实了"卫生保健假说"。

寄生虫感染可能是另外一种发病机制，也是 CD 治疗的一个潜在的方向，猪鞭虫（Trichuris suis）感染可显著加重 CD 的临床症状。然而，"卫生保健假说"并不能解释所有的 CD 发病问题。例如，当人们从低危险地区（如早期接触大量抗原的地区）移民至高危险地区，移民者的 CD 发病风险与当地人一致。

现在人们对 CD 患者的免疫研究主要集中于 T 细胞的获得性免疫及上皮屏障功能、细菌识别和自噬功能相关的先天性免疫。

### 一、先天性免疫

先天性免疫系统是人类免疫反应的第一道防线，当机体出现细胞损害或微生物入侵时，先天性免疫迅速启动，通过分泌分泌型 IgA 及介导 Toll 样受体（Toll-like receptor，TLR）进行抗原识别和发生自噬。肠道上皮的潘氏细胞、巨噬细胞和树突状细胞是其中重要的参与者。有研究报道，超过 92 个 SNP 位点与炎症性肠病调控免疫细胞和肠上皮细胞的功能相关。

肠腔内出现炎症或病原体时可产生 PAMP，同时机体损伤时也可产生损伤相关分子模式（damage associated molecular pattern，DAMP），这些分子模式可被先天性免疫系统中的 PRR 所识别，启动效应细胞，然后一系列的炎性通路被激活。同样，如果这些分子模式抗原被清除，炎症也会消失。临床实践中发现 CD 患者如果做了粪便改道，下游人群的 CD 症状可迅速改善，这种临床现象验证了这一理论。研究表明，与健康人群相比，CD 患者肠道微生态细菌密度或种类减少，这说明 CD 患者肠道微生态是失衡的，或称为菌群失调，这些可能是受体介导的免疫反应的基础。然而，CD 患者常常服用抗生素或其他改变菌群的方法仍难取得较好的疗效，这说明该类患者发病机制较为复杂。

**1. 肠道上皮**　肠腔内容物中常常含有大量的细菌，这些细菌会与肠道组织发生各种反应，因此肠道屏障功能障碍是 CD 发病机制中的一个重要的组成部分。小肠上皮中存在杯状细胞、肠内分泌细胞和肠上皮细胞等主要的细胞类型。杯状细胞、肠内分泌细胞和潘氏细胞存在于肠道绒毛中，而潘氏细胞存在于肠道隐窝内。而在结肠，潘氏细胞和肠道绒毛消失，肠内分泌细胞、杯状细胞和肠上皮细胞存在于结肠表面。

（1）杯状细胞：杯状细胞储存和分泌黏液，在小肠黏膜外形成一个保护性黏液屏障。小肠黏液同时也包含免疫球蛋白如 IgA，在调节炎症和上皮修复中起着重要的作用。小肠黏液的主要成分是黏液糖蛋白家族（mucin glycoprotein family），特别是 MUC2，有研究证实，小鼠 *MUC2* 突变可形成与 CD 患者类似的结肠炎。同样，*MUC19* 基因的多态性与人类 CD 的发展相关。黏液层中同样含有一些抗炎成分，如前列腺素（prostaglandin，PG），其中 $PGE_2$ 与上皮黏膜的修复密切相关。PGE 受体 4（prostaglandin E receptor 4，PTGER4）的基因多态性与 CD 疾病发生也相关。

（2）潘氏细胞：越往小肠远端，潘氏细胞的数量越多，末端回肠中潘氏细胞的数量达到最大值。潘氏细胞是小肠中抗菌肽的主要分泌者，它们通过分泌抗菌肽在小肠黏膜外形成化学屏障，减少局部上皮的抗原入侵。在这些抗菌肽中，α 防卫素是最主要的成分。α 防卫素是一种疏水抗菌肽，它在细菌细胞膜上形成多个小孔，从而促发细菌溶解和死亡。小鼠结肠炎模型中，潘氏细胞功能异常，从而导致抗菌肽分泌异常。

**2. TLR**　是 PAMP 受体的一种组成成分，在 CD 中被广泛研究。这些受体位于上皮细胞表面或细胞器内，遍布整个细胞膜。目前研究表明，TLR 中有多个亚型可能与 CD 发病相关，以 TLR2 和 TLR4 的研究较多。TLR2 主要结合革兰氏阳性菌的胞壁蛋白，而 TLR4 主要结合革兰氏阴性菌细胞外膜的脂多糖（lipopolysaccharide，LPS）。当受到 PAMP 或 DAMP 刺激时，TLR 主要通过衔接蛋白髓样分化因子 88（myeloid differentiation factor 88，MyD88）启动免疫反应，产生各种下游的促炎因子。TLR4 可通过 MyD88 途径产生免疫调节因子干扰素（interferon，INF）及肿瘤坏死因子 -α（tumor necrosis factor-α，TNF-α）。有研究证实，CD 肠道内 TLR4 受体表达较健康人显著升高，这可能是 CD 肠道炎症高反应的原因。

越来越多的证据表明，肠道原籍菌在 IBD 的发病机制中起着重要的作用。肠道上皮细胞除了形成肠道屏障功能外，还积极参与黏膜的免疫反应。受病原菌及其产物刺激后，肠道上皮细胞表达促炎基因，分泌炎性因子和募集炎性细胞进行反应。目前人们认为 IBD 的发生是环境因素与基因易感性的宿主发生异常反应的结果，如肠道内对肠道共生菌或非特异性致病菌的异常免疫反应。动物实验已证实，先天性免疫相关的基因在 IBD 的发病机制中也起着重要的作用。TLR 可识别 PAMP，激活先天性免疫的信号转导通路，如核因子 κB（nuclear factor kappa B，NF-κB）等。其不同的亚型识别细菌产物的功能不一致，了解各亚型的 SNP 对理解 IBD 的危险因素有重要的意义。

TLR4 受体基因位于人类第 9 号染色体的长臂上，主要识别革兰氏阴性菌的 LPS。研究发现，IBD 中 *TLR4* 基因明显上调，TLR4 与 LPS 及 CD14 的复合物结合后可调节不适当的 NF-κB 活性。TLR4 的 Asp299Gly 突变与 CD 和溃疡性结肠炎（ulcerative colitis，UC）发病相关，TLR4 的 Thr399Ile 突变与 UC 无关。CRX-526 为脂质 A 的类似物，可以阻止 LPS 与 TLR4 结合，从而拮抗 TLR4 的活性。CRX-526 可明显抑制 LPS 刺激后的促炎因子的表达。LPS 刺激的先天性免疫反应可能在某些 IBD 患者的发病中起着决定性作用。

对 TLR1、TLR2 和 TLR6 的 SNP 研究发现，这些基因多态性与疾病的易感性无关，但与疾病的表现相关。例如，TLR1 的 *R80T* 突变、TLR2 的 *R753G* 突变与 UC 的全结肠炎相关。TLR2、TLR1 及 TLR6 组成多聚体，在先天性免疫中识别革兰氏阳性菌和分枝杆菌的 DAMP，如细菌脂肽、肽多糖（peptidoglycan，PGN）和脂磷壁酸（lipotechoic acid，LTA），这些突变与严重的分枝杆菌感染相关。TLR2 和 TLR6 联合体是识别 PGN 等 PAMP 所必需的。

TLR1 主要辅助 TLR2，在各种炎症反应中表现不一，可下调，也可增强炎症应答。TLR2 蛋白表达减少可明显减轻机体对肠道共生革兰氏阳性菌的慢性炎症反应，炎症因子分泌明显减少。

*TLR5* 基因位于人类 1 号染色体短臂上，主要识别肠道细菌的鞭毛蛋白。在多种动物模型中全结肠炎与鞭毛蛋白的反应密切相关，且核苷酸结合寡聚化结构域（nucleotide binding oligomerization domain，NOD）2 与 TLR5 起着共同协调作用。TLR5 负相关（TLR5-stop）突变可以减少 CD 的发生率，也可以明显减少 IgA 和 IgE 循环中的抗体。因此，使用药物阻滞 TLR5 活性是潜在的治疗 CD 的一种方法。

**3. 中性粒细胞和巨噬细胞**　巨噬细胞分泌促炎因子刺激自然杀伤细胞（natural killer cell，简称 NK 细胞），而 NK 细胞分泌的 INF-γ 也可刺激树突状细胞，树突状细胞进一步分泌 TNF-α，招募更多的炎症分子到达该区域。在腹膜中，巨噬细胞刺激因子 1（macrophage stimulating 1，MST1）与吞噬作用密切相关，进行 GAWS 发现，MST1 的 SNP 可能与 CD 的发病相关。

**4. 黏膜定居因子细胞黏附分子 1（mucosal addressin cell adhesion molecule-1，MadCAM-1）**　机体识别细菌后通过招募中性粒细胞来达到杀菌作用，同时也可招募巨噬细胞达到吞噬细菌的作用。在这一过程中，IL-1、TNF-α、白三烯（leukotriene，LT）和一大批的炎性趋化因子透过血管壁到上皮表面，在这一过程中整合素与 MadCAM-1 等趋化因子的结合起着重要的调节作用，同时 MadCAM-1 也是现在某些 CD 新药作用的目标靶点。因为在活动期 CD 的肠道上皮中，MadCAM-1 是过度表达的。

**5. 紧密连接**　小肠上皮细胞之间通过紧密连接相互联系。紧密连接的完整性是维持小肠肠腔内外动态平衡的一个重要因素，它控制着小肠通透性改变，并阻止微生物通过黏膜进入黏膜固有层和体循环。相对于健康对照组，CD 发病前可观察到其肠道通透性增加，紧密连接部位变宽，在未感染的 CD 患者家属中也会观察到这一现象。紧密连接蛋白 Occludin 和 Claudin 是跨膜桥接蛋白，在形成和维持上皮细胞紧密连接过程中起着重要作用。它们与支架蛋白如 Zo 家族相互作用，并连接肌动蛋白形成细胞骨架。小鼠结肠炎模型及 CD 患者可见 Occludin 和 Claudin 蛋白表达异常，在结肠炎模型中还可发现 Zo-1 缺失。Claudin 家族蛋白表达水平与 CD 结肠炎症的严重程度密切相关。

**6. 自噬** 最初自噬被认为是细胞对营养物质的一种再利用，但随着研究的深入，人们发现自噬在免疫中也起着重要的作用，参与抑制炎症反应，并对 T 细胞和 B 细胞的分化起着一定的作用，但具体的机制仍不清楚。

自噬时，首先需要降解的物质被包裹形成自体吞噬体，然后在细胞质内与溶酶体相融合，从而启动降解过程。降解生成的多肽被提呈至人类白细胞抗原（human leukocyte antigen，HLA）Ⅱ类细胞进一步利用。进入细胞内的分枝杆菌或李斯特菌等抗原成分，可被自噬所降解或通过这个过程启动炎症反应。IL-8 和 IFN-γ 可促进巨噬细胞成熟，使其变成多核巨细胞，但巨噬细胞在遗传学上讲无法形成自噬程序，而会产生大量的促炎因子，如 IL-1β 和 IL-18。这些细胞和辅助性 T 细胞（helper T cell，Th）1 及吞噬的细菌一起形成肉芽肿，而肉芽肿是 CD 的一个典型症状。肉芽肿自身可扮演抗原提呈细胞（antigen presenting cell，APC）的角色，释放促炎因子，促进 T 细胞的进一步分化和增殖，导致炎症进一步加重。

**7. APC** 是连接先天性免疫和获得性免疫的桥梁，它能识别所有的自身和外界的抗原多肽。无论抗原位于细胞屏障还是在接近上皮细胞紧密连接处的肠腔内，APC 均可精确识别抗原，并与这些抗原相结合，通过淋巴组织回流，提呈并激活 T 细胞，引导靶细胞发生作用。树突状细胞是 CD 中被研究最多的一种 APC。有一种 CD 发病假说认为疾病发生可能是机体对正常食物不耐受或高反应性，这个假说认为 CD 患者可能存在上皮屏障不健全或渗漏，从而导致树突状细胞抗原接触的增加，并产生过度的免疫反应。

树突状细胞经紧密连接延伸树突状触手，抓住肠腔中的细菌来完成抗原提呈。其也可与微皱褶细胞（microfold cell，简称 M 细胞）完成抗原提呈，M 细胞位于小肠基底外侧的口袋内，它通过胞吞作用吞噬抗原，然后传递给树突状细胞和 T 细胞。树突状细胞存在几种亚型，分别调控免疫耐受和促炎反应。一种亚型在小肠中分泌促炎因子 IL-23。另一种亚型分泌 IL-12，可调控初始 T 细胞向 Th1 转化，这些 Th1 细胞分泌 IL-2，在 T 细胞激活中起着重要的作用。

## 二、获得性免疫

T 细胞是目前被研究最多的获得性免疫细胞。而其他获得性免疫细胞，如 B 细胞，以及其他重要的免疫防御机制如分泌型 IgA 在 CD 中研究较少。T 细胞主要富集于黏膜固有层，分为两大类，一类为 CD4 细胞（记忆 T 细胞），另一类为 CD8 细胞（杀伤 T 细胞）。CD4 细胞在 CD 中占据重要的作用，而 CD8 细胞的主要功能是分泌 IFN-γ。

**1. T 细胞激活和分化**　APC 与抗原结合后，它们从淋巴管汇合到肠道相关淋巴组织（gut associated lymphoid tissue，GALT），如肠系膜周围淋巴结和 Peyer 淋巴结，然后刺激初始 T 细胞，引起 T 细胞激活，T 细胞激活后根据细胞因子及细胞微环境的不同向不同的亚型分化。在 CD 患者中，因为存在大量的 IL-12、IFN-γ 和 TNF-α，所有 T 细胞向 Th1 分化，尽管 CD 患者中一部分 T 细胞在 IL-4、IL-5 和 IL-13 刺激下向 Th2 分化，但数量很少。Th2 分化在 UC 中比较常见。分泌 IL-17 的 Th17 亚型与 CD 和 UC 均相关，但在 CD 中更为常见。

最近新发现的调节性 T 细胞（regulatory T cell，Treg）在 CD 的发病中也起着重要的作用。这些细胞促进机体对食物抗原、肠道细菌的免疫耐受，抑制免疫反应。

**2. HLA**　也称为主要组织相容性复合物（major histocompatibility complex，MHC），其 I 型和 II 型基因位于第 6 对染色体。HLA 蛋白复合物位于 APC 表面与抗原相结合。HLA 蛋白在成纤维细胞、树突状细胞和肠上皮细胞中均有表达。当机体遭受细菌或病毒感染时，I 型表达增加。而 II 型在巨噬细胞、激活的 T 细胞、内皮细胞、树突状细胞及肠上皮细胞中表达。IBD 研究主要集中于 HLA- DRB1，因为这个亚基在 T 细胞抗原提呈中起着主要作用。以前的研究认为，HLA 与 UC 发病相关，但最近的研究发现，HLA 基因中的 *DR7*、*DRB3* 和 *DQ4* 与 CD 也相关。而这些基因尤其与 IBD 的肠外疾病密切相关。

在小肠上皮表达的 MHC 也能进行抗原识别，但这种抗原识别不是激活获得性免疫系统所必需的。它们在肠上皮细胞中的功能主要是分泌一些细胞因子，如转化生长因子 -β（transforming growth factor-β，TGF-β）。

# 第二节　基 因 学 说

IBD 的基因易感性研究结果复杂，CD 的基因型研究内容较 UC 更为丰富。最近 20 年的基因研究已经证实了多个基因位点参与了 IBD 的发病过程。*NOD2* 基因突变是使用定位克隆策略研究的较好的基因。最近的一段时间，GAWS 借助人类基因组研究为调查 CD 的基因位点、SNP 提供了快速的途径，它是一个强有力的方法学的研究工具，甚至不需要提前提出假说，可以对先天性免疫、获得性免疫及细菌之间的关系进行研究，从而对 IBD 的病因学进行研究。而且，GAWS 研究还可以发现其他以前忽略的机制。尽管现在已证实超过 140 个基因相关的危险位点，但 CD 相关的独立危险因素只占不到 25%。很显然，目前基于双胞胎研究和流行病学研究的 CD 病因学调查并没有对现在所有的基因进行足够的分析。目前对遗传性的报道数据不一，这意味着环境等其他因素可能参与了 CD 的发病。

目前人们采用表观遗传学这一新的实验方法对 CD 的病因进行研究，表观遗传学研究是指对遗传有丝分裂进行改变，而不改变 DNA 序列，包括 DNA 甲基化、组蛋白乙酰化和染色质重塑等。这些基因表达的改变可以通过饮食、吸烟、感染等环境因素来调节，而且这些因素改变可持续存在于患者整个生命期间，并可遗传给下一代。直肠活检组织发现的 ULK1 甲基化就是其中一个证据，ULK1 甲基化只存在于 CD 中。

早期 CD 的基因研究主要着眼于家族成员之间的研究，认为家族中多人出现 CD 可能是某一抗原出现于多名家族成员之间。副结核分枝杆菌（*Mycobacterium avium subspecies paratuberculosis*）感染引起的家畜 Johne 病与 CD 症状相似，因此是基因研究早期的热点。然而，这种副结核分枝杆菌感染已被排除在 CD 发病机制之外。目前研究的重点在于基因突变，以及观察基因突变在疾病发生和治疗中的作用。

综合现有的 IBD 双胞胎研究显示 CD 不是单基因疾病，也不遵循简单的孟德尔遗传定律，家族成员患病是 IBD 发病的一个危险因素。如果家族中有一人患 IBD，家族其他成员的发病率约为 35%，而单卵双胞胎中如果有一人患 CD，另一人的发病率可达 50%。如果双卵双胞胎中有一人患病，另一人发病率高于普通人，但小于单卵双胞胎发病率。IBD 家族中，CD 的疾病部位、疾病行为和发病年龄等蒙特利尔分型是一致的。

由于仪器和设备的限制，早期 CD 基因研究进展缓慢。主要是在已知的 IBD 发病区域中分析家族成员中高表达的等位基因，并对一些候选基因进行相关性分析。该类型研究促使人们发现了第一个 IBD 相关基因，即 *NOD2/CARD15* 基因。

在人类基因组计划的基础上，2002 年国际组织开始了人类基因组单体型图计划（HapMap Project），在此基础上，人们使用 GAWS 对数千名 IBD 和对照组病例进行多基因分析，希望找出 IBD 相关的最重要的基因突变位点。目前约有超过 100 个基因中的 300 多个 SNP 位点被发现，其中有 30 个位点与 CD 单独相关。整个外显子序列只占整个基因组的 1%，但它控制了全部的蛋白质编码，而全基因组测序在不久的将来会被广泛应用于临床，并作为个性化医疗的依据，如 CD 对药物和手术治疗的反应等。

目前已知的 CD 相关的基因位点主要与先天性免疫相关，如肠道屏障功能和自噬功能等。在 CD 中，当抗原刺激来临时，先天性免疫系统启动促炎级联反应，同时促进获得性免疫系统，出现全身和局部的免疫反应，如果这些免疫反应出现失调，在一系列的先天性免疫和获得性免疫激活后就会出现细胞损害。

目前的研究证实，基因突变在 IBD 的发病中只起到一部分作用，而环境因素对表观遗传学的修饰可能在发病中起着更为重要的作用。但无论基因还是环境因素，都不能单独引起 CD，需要对两者之间的联系进行更多的研究。

## 一、基因突变

**1. *NOD2/CARD15*** *NOD2* 又称 *CARD15*，是一种 PAMP，即胞质蛋白质家族 – 核苷酸结合寡聚域样受体（the nucleotide binding oligomerization domain-like receptor，NLR），在潘氏细胞和单核细胞中高表达。NOD2 是自噬的一种调节剂，通过招募自噬相关蛋白 ATG16L1 到细胞膜表面，调节自噬的发生。*NOD2* 基因于 2001 年被首次证实与 IBD 相关，目前其仍是 IBD 发病过程中最常见的基因。

*NOD2/CARD15* 位于人类第 16 对染色体上，*NOD2* 基因的蛋白产物为 CARD15，在体内主要识别细菌细胞壁中的胞壁酰二肽（muramyl dipeptide，MDP）。识别 MDP 后，其亚单位形成二聚体并转移至细胞核内，激活下游的细胞分裂素活化蛋白激酶（mitogen activated protein kinase，MAPK）途径和 NF-κB 途径，从而产生 IL-1β、IL-6、IL-8、IL-12

和 TNF-α，这些因子在调节免疫和炎症反应中起着重要的作用。

Arg702TrP、Gly908Arg 和 1007fs 是 NOD2 中最常见的三种 SNP 位点，这些位点位于或接近 MDP 的识别区域，因此在 IBD 的发病中起着重要的作用。在全欧洲和北美的 CD 患者中，接近 50% 的患者可查出至少存在一个突变位点，而在健康人中只占到 10%～15%。当这些基因突变后，下游的 NF-κB 激活受到影响，从而导致炎症因子的改变。

目前人们已经证实存在 30 个非保守序列的关于 *NOD2/CARD15* 基因的突变型，其中最重要的最常见的基因突变是两个错义突变和一个编码移位，即精氨酸至色氨酸突变（Arg702Trp）、甘氨酸至精氨酸突变（Gly908Arg）和胞嘧啶插入后末端缺失 33 个氨基酸的基因（Leu007insC）。这三个突变占总体的 82%。43% 的 CD 患者中可观察到这三个突变，其中 10%～30% 为杂合子，2%～15% 为纯合子。这些突变也和 CD 的临床特征相关。在 Ashkenazi 犹太人中 Gly908Arg 出现的频率较高。*NOD2/CARD15* 基因突变还与 CD 的基因表型表现及一些临床特征相关，如发病年龄、瘘的发生、纤维素增生性狭窄及婴幼儿的手术风险。

*NOD2/CARD15* 基因编码的蛋白与上皮细胞、潘氏细胞的先天性免疫相关。该蛋白含有两个氨基末端的天冬氨酸特异性半胱氨酸蛋白酶聚集区域，一个氨基酸结合区域的中心和一个富含亮氨酸（leucin-rich-repeat region，LRR）的羧基端。有研究证实，细菌产物 MDP 可通过转运蛋白 hPepT1 进入细胞质，与 LRR 结合从而被 CARD15 识别。因此 LRR 的核苷酸结合区域发生突变与 CD 患者的肉芽肿形成相关。正常机体细菌入侵后，机体可通过识别 MDP 刺激分泌 α 防御素来抵抗细菌侵入。CD 患者发生 *NOD2/CARD15* 基因突变后，可观察到 α 防御素分泌减少。研究证实，NOD2 蛋白在 TLR2 引起的 NF-κB 活性调控中起着重要的作用。在 *NOD2* 基因突变的患者中，NOD2 蛋白失去其调节作用，从而促炎因子产生过多，使机体出现 Th1 反应。

**2. 阳离子转运蛋白基因**　上皮细胞中还存在多种阳离子转移蛋白在细胞内外转移带电离子，维持电解质平衡。目前这些转运蛋白在 CD 发病中的作用仍不是十分清楚。但在多个 GAWS 中发现，表达这些蛋白的基因在 CD 中均有突变，如有机阳离子转运蛋白基因 N1（organic cation transporter genes N1，OCTN1）和有机阳离子转运蛋白载体家族 2（OCTN2），也被称为溶质运载体家族 22A4（solute carrier family 22A4，SLC22A4）和溶质运载体家族 5（SLC22A5）。由于位于第 5 对染色体上，既往其称为 IBD5。尽管这些基因在 GAWS 中与 CD 的结肠和肛周疾病相关，但在疾病发生和发展过程中所起的具体作用目前仍不清楚。

OCTN1 和 OCTN2 可被 IBD5 区域的单个单体型 block7 所阻滞。目前人们研究发现在 OCTN1（SLC22A4）中存在 L503F（rs1050152）突变，而在 OCTN2（SLC22A5）中存在 G-207C（rs2631367）突变，两者与 CD 的发生密切相关，同时与 UC 也有相关性。这些突变单独或联合在一起组成 TC 单元型，与回肠、结肠及肛周疾病相关。这些在 CD 患者的基因表型研究中被证实。在 SLC22A4 中存在的 1672C → T 的错义突变，以及 SLC22A5 中的 -207G → C 的易位突变可损害 OCTN 的活性及表达，从而增加疾病的易感性。研究发现 OCTN-TC 单元型只在纯合子人群中发生，而杂合子人群中没有观察到。因此纯合子 OCTN-TC 单元型是结肠疾病的高危因素。但 OCTN-TC 单元型与 CD 的基因表型只与结肠疾病相关，而与单纯的回肠疾病无关。在没有合并瘘或狭窄的 CD 患者中，OCTN-TC 单元型的发生率略高，说明其存在时疾病不易累及回肠，回盲部切除的概率也下降。

**3. 上皮完整性相关基因**　包括内凝集素基因 1（intelectin-1，*ITLN1*）、信号转导子和转录激活子 3（signal transducer and activator of transcription 3，STAT3）及 *DLG* 基因。*ITLN1* 表达的蛋白位于小肠细胞刷状缘，在维持细胞膜稳定性上起着重要的作用，同时它也是抵御糖脂类抗原的重要屏障。JAK-STAT 信号通路中的 STAT3 在 CD 中具有双向作用，一方面可加强黏膜屏障功能，另一方面可激活 T 细胞加重结肠炎。未激活的 STAT 位于细胞质内，当外界因子或生长因子通过 JAK 家族刺激后，STAT 形成二聚体，转入细胞核内，启动信号转录。*DLG5* 位于染色体 10q22—23，其为鸟苷酸激酶家族中的一员，编码细胞膜支架蛋白，在维持肠道上皮细胞的稳定性中起着重要的作用。*DLG5* 突变后可增加肠道通透性。*DLG5* 在多种组织中表达，如胎盘、小肠、结肠、心脏、骨骼肌、肝和胰腺等，在信号转导和维护上皮细胞完整性方面起着重要的作用，基因多态性与 CD 发病相关。欧洲的一项研究发现，IBD 患者共存在 4 种 *DLG5* 的基因型。基因型 A 是指在外显子 26 处插入 13 对碱基对，其在一些个案研究中显示对 IBD 起着保护作用，但在 IBD 患者中处于一种低表达状态。以 SNP G113A 为标记的单元型是 D 型，在 IBD 患者中处于明显的高表达状态。但比利时研究的结论与此相反，在复发的 IBD 患者中，D 型表达减弱。

**4. 自噬相关基因**

（1）*ATG16L1*：*ATG16L1* 基因位于染色体 2q37 区域，和 *NOD2* 基因一起，在 APC、T 细胞和小肠上皮细胞中广泛表达。*ALG16L1* 基因在树突状细胞自噬发生过程中起着重要的作用。在 *ATG16L1* 突变的 CD 患者或 *ATG16L1* 敲除的小鼠实验中均可发现潘氏细胞的异常，从而损害杀灭细胞内细菌的能力，增加促炎因子水平。

（2）免疫相关 GTP 酶家族 M 蛋白（immunity-related GTPase family M protein，IRGM）：*IRGM* 位于第 5 号染色体上，这条染色体还存在其他几种 IBD 的相关基因。*IRGM* 编码蛋白在介导 IFN-γ 清除细胞内抗原过程中起着重要的作用。与 *ATG16L1* 基因敲除小鼠相类似，*IRGM* 敲除小鼠表现出自噬功能缺陷，从而导致自噬体吞噬结核分枝杆菌、弓形虫、李斯特菌后无法杀灭细菌。荟萃分析对 25 个研究共 20 590 名 IBD 患者和 27 670 名健康人对照进行分析，发现 *IRGM* 有 3 个位点的基因多态性与 IBD 相关，但存在种族差异，*IRGM* 突变可显著增加欧洲人 CD 的发病风险，亚洲人没有观察到这一现象。

**5. 趋化因子受体 6（chemokine receptor 6，CCR6）**　*CCR6* 基因编码一种归巢受体，在不成熟树突状细胞和记忆 T 细胞中表达。当肠道上皮炎症和抗原表达时，该受体对 T 细胞迁移起着重要的作用，因此在 CD 发病中可能起着一定的作用。进行 GAWS 发现，该基因突变与 CD 的发病相关。

**6. 肿瘤坏死因子超家族成员 15（tumor necrosis factor superfamily member 15，TNFSF15）**　*TNFSF15* 基因被认为是血管内皮生长抑制基因，但它除了有血管抑制作用外，还有免疫功能。当 *TNFSF15* 被 NF-κB 途径激活后，促进初始 T 细胞向 Th 细胞分化，如 Th1 和 Th17。它也可以显著增加 CD 患者 IL-2 和 IFN-γ 的分泌。这个基因在需要手术的憩室炎中也起着一定的作用，因此该基因可能与小肠的广泛炎症疾病相关。

肿瘤坏死因子超家族配体 A（TNF superfamily ligand A，TL1A）基因位于第 9 对染色体，它的蛋白产物 TL1A 由树突状细胞、单核细胞、T 细胞和内皮细胞产生，可以与 T 细胞上死亡结构域受体 3（death domain receptor 3，DR3）结合而发挥作用。它在细胞凋亡和肠道屏障中的金属蛋白酶类诱导产生中起着重要的作用。

**7. 细胞因子**　许多细胞因子在 CD 的发病、持续发作及治疗的通路中起着重要的作用。

（1）IL-10：和其他已知的 CD 相关的细胞因子不一样，IL-10 是一种抗炎因子。IL-10 或其受体的编码基因发生突变会增强炎症反应，常可导致严重的临床症状。英国的一项小型的儿童队列研究发现，IL-10 受体突变的 CD 发病时间早，症状严重而且治疗困难，同时肛周疾病发病率高，这项研究开启了人们对 IL-10 的研究，随后这些人群通过骨髓移植而治愈。2011 年，Begue 等研究也证实了该项研究结果，IL-10 与发病年龄及疾病严重度相关。

（2）IL-23：和其他 IBD 相关基因一样，IL-23 受体基因也与其他免疫系统疾病相关，如强直性脊柱炎和风湿性关节炎。活化的巨噬细胞、单核细胞和树突状细胞可分泌 IL-23，IL-23 可激活 IL-23-IL-17 轴，从而使初始 T 细胞向 Th17 细胞分化，同时促使巨噬细胞和单核细胞分泌 TNF-α、IL-1 和 IL-6。IL-23 受体是连接先天性免疫和获得性免疫的一个重要组成部分，它可以促使初始 T 细胞向 Th17 细胞分化。

NK 细胞、记忆或效应性 T 细胞均可表达 IL-23 受体，而在 Th17 细胞中水平更高。激活的巨噬细胞和树突状细胞分泌 IL-23，IL-23 与 IL-23 受体相结合，激活 *JAK2* 基因表达，下游 *STAT3* 基因募集并形成二聚体，这样使 STAT3 转移入细胞核内，促进炎症因子的生成。IL-23 的信号传导途径在其他 CD4$^+$ Th 细胞的分化中也起着重要的作用，如维 A 酸集合孤儿受体 γ（retinoic acid binding orphan receptor-γt，ROR-γt），这条通路激活后可产生 IL-17、IL-6 和 TNF-α，引起炎症反应和 Th17 细胞分化。

## 二、基因分型和治疗

目前对 CD 的具体发病过程的了解仍不是很多，但随着疾病的进展，CD 的分型可以改变，疾病行为、疾病严重程度、肛周病变及患者对药物和手术治疗的反应程度是患者疾病分型改变的依据。因此，CD 在疾病表型的分类、疾病的发病年龄、预测疾病对治疗的反应及遗传咨询等方面有基因分型的可能。

**1. 临床表型的基因分型**　蒙特利尔分型是目前 CD 常用的一个临床分型，根据发病年龄、疾病行为、疾病部位等临床表现进行分型。但该分型与 CD 本身不相关。目前已知某些基因与疾病部位、疾病行为及肠外表现等密切相关，对这些基因分析可能会提供一个更特异的 CD 基因分型。期望通过新分型能够预知哪些患者只在结肠发作，这样可通过结肠切除术来治疗疾病。同样，如果可预测某些患者可能容易在小肠复发，则手术的选择上多采用狭窄成形术，而不是小肠切除手术。然而，就目前而言，要将基因型和临床表现相结合仍然非常困难，因为有大量的复杂因素可能参与其中，需要认真研究和对待。

**2. 小肠型 CD 的基因分型**　早在 2002 年，人们就发现 *NOD2* 基因与回肠 CD 相关，这是第一个将基因型与临床表型相关联的研究。该研究成果随后被其他几个实验所验证。*TNFSF15* 基因也是人们研究较多的一个 CD 相关基因，*TNFSF15* 与回肠疾病及狭窄行为密切相关，这可能是因为该基因与炎症严重程度及纤维化相关。

自噬基因 *ATG16L1* 及其相关的基因突变位点 rs2241880 在许多研究中被发现也与回肠疾病相关，特别是一项大型的家族性及散发性 CD 的研究。另外一项研究发现，该位点 GG 型纯合子人群 IBD 的发病风险是其他人群的 2 倍。同样 IRGM、中性粒细胞胞质因子 4（neutrophil cytosolic factor 4，NCF4）、TNFSF1a、HLADRB1*07 记忆 IBD5 区域的一些基因的 SNP 也与回肠疾病密切相关。NCF4 主要参与机体对细菌抗原的吞噬作用。

Duraes 等在 2012 年对这些基因的多态性联系进行分析，笔者在对比了 511 名 CD 患者和 626 名对照组成员后发现，回肠或回结肠 CD 患者中 *ATG16L1*、*IRGM* 和 *ITLN1* 基因存在危险突变，优势比达到了 7.10。另外一项加拿大人群的研究发现，*CARD15* 和 *HLA-DRB1* 的基因突变与回肠疾病相关。

**3. 非小肠型 CD 的基因分型** 研究表明，*STAT5* 可抑制 Th17 细胞分化，促进细胞凋亡，同时还增强肥大细胞分泌 IL-4。*STAT5* 基因在 CD 中起着一定的作用，但很少与小肠疾病相关。另外一些基因与 CD 结肠基因相关，如 *HLA DRB1*0103*、*OCTN1* 和 *OCTN2* 基因，而这些基因也与 UC 相关。肛周疾病是 CD 中常见的一种小肠外表现，目前的基因多态性研究证实，至少有 4 种基因与肛瘘及其严重程度相关，也可能参与了其发病，如 *IL-10*、*TAGAP*、*OCTN1/2* 和 *NOD2* 基因。

## 三、基因对疾病的预测

**1. 基因对疾病复发的预测** 回结肠型 CD 术后回结肠吻合口复发是其一个常见的类型，临床上常表现为典型的狭窄。在吸烟的 CD 患者及诊断后短期内需要手术的患者中复发更为常见。给药方法、吻合方式及家族史是目前临床上研究 CD 复发的几个相关因素，但研究报道的结果并不一致，所以现在没有一个公认的基因标记。*IRGM* 基因与早期复发相关，Seghal 等研究发现，超过 70 名的 IBD 患者出现了 *IRGM* 的 SNP，其中 rs4958847 突变的患者需要更多的回结肠切除术且再手术的间隔时间较短。野生型患者平均 11.4 年手术一次，而突变患者则为 6.8 年。Seiderer 等另外一项对 *NOD2/CARD15* 等 3 个常见突变的研究发现，在 80 名小肠 CD 患者中如果存在至少一项常见突变，则有超过 60% 的患者存在狭窄型病变，如果出现的是 1007fs 突变，则超过 60% 的患者需要手术干预其狭窄病变。

**2. 基因对药物治疗需求和反应的预测** 由于药物的副作用、价格及医师使用的爱好不同，CD 患者使用的药物也不尽相同，而且这些药物使用一段时间后会逐渐失去作用。目前人们正在寻找基因标记来预测患者对药物的反应。HLA DRB1*0103 和 MDR1 与疾病严重程度相关，且需要使用英夫利西单抗来治疗。目前的研究表明，可对使用英夫利西单抗的疗效进行基因预测。一项在儿科开展的 IBD 与英夫利西单抗疗效的 GAWS 研究证实，一小部分病情严重的 CD 患儿如果存在 *ATG16L1* 基因突变，可能对单抗反应欠佳。接下来的一项 29 名成人 CD 的研究中则未发现这一联系，但他们报道了 *IL-1β* 的 rs1143634 位点 C 突变患者使用 14 周英夫利西单抗治疗后临床缓解率低。

CD 患儿若使用糖皮质激素会影响发育，现有大量的研究关注基因对糖皮质激素疗效的影响。在一个 154 名 IBD 患儿使用 30 天糖皮质激素的研究中共明确了 4 种基因可预测疗效，其中 82 名 CD 患儿的多因素相关分析发现，*Bcl1* 基因突变的患者对激素反应较好，而 NACHT 富亮氨酸重复蛋白 1（NACHT leucine-rich-repeat protein 1，NALP1）突变的患儿则对激素反应较差。一项关于成人 CD 的研究发现，巨噬细胞迁移抑制因子（macrophage migration inhibitory factor，MIF）基因突变人群需要增加激素使用剂量。对患有感染性肛周疾病的 CD 患者的研究提示 *NOD2/CARD15* 基因突变是激素治疗效果不佳的标志。

尽管人们早就提倡使用多基因分析来预测药物治疗效果，但临床工作中并没有广泛开展，因为除了硫嘌呤甲基转移酶（thiopurine methyl transferase，TPMT）基因检测外，绝大多数没有确切的定论。*TPMT* 基因与嘌呤类免疫抑制剂的代谢相关，如果该基因存在突变则导致治疗效果不佳，毒副作用增大。

**3. 基因对药物治疗失败 / 需要手术治疗的预测**　手术相关基因研究是一个新领域，主要研究基因型与手术效果之间的关系，拟通过基因型来预测需要手术的 CD 患者或术后复发情况，尤其是在回结肠型患者中。多药耐药（multidrug resistance，MDR）基因可用于预测是否需要手术治疗，*MDR* 基因在外周血淋巴细胞中表达，编码药物排出泵蛋白，研究发现 *MDR* 基因表达升高预示着激素治疗无效，需要进行手术治疗。

在一个儿科的研究中发现，儿童 CD 患者如果存在 TNF-α-308 基因突变，更需要手术治疗，优势比（odds ratio，OR）达 2.1。Dubinsky 等最近一项研究中，对 1000 名 CD 患者的 70 个已知疾病位点进行相关性分析发现了 3 个疾病相关位点，这 3 个位点可独立预测 5 年内是否需要手术治疗，这 3 个基因分别是 *IL-12β*、*IL-23R* 和转录调节因子。他们还同时发现了两个 CD 相关基因区域，即 9q34 和 7q21，这些都和早期手术相关。免疫调节基因 *TNFSF15* 则与 UC 相关，它预示药物难治性 UC 需要手术治疗。

**4. 基因预测展望**　现在西方国家中家庭成员同时出现 IBD 的概率逐渐升高，因此基因相关性分析以后可能会用于预测家庭成员中谁更容易患 IBD，预测新发患者的基因型，选择合适的药物治疗，以及选择合适的手术方式。但目前还没有一个单独的基因和多个基因联合检测以达到所有的目的。目前研究的重点是希望能够通过基因来证实哪些患者存在发病的高危因素，从而预防或避免疾病的发生，或者改变高危人群的周围环境因素以避免以后发展成 CD。

## 第三节　其他病因学说

### 一、吸烟

目前的观点认为吸烟可能增加 CD 的发病风险，可能的生物学机制有化学物质的直接毒副作用和吸烟增加血液黏滞度损害肠系膜血管。尽管这些机制没有在实验中得到证实，但无论是病例对照研究还是队列研究都得到了一致的研究结果，吸烟确与 CD 相关。

荟萃分析证实吸烟与 CD 相关，该荟萃分析共纳入 9 个研究，10 610 例已被确诊的 CD 患者，随机效应模型的结果 OR 为 1.76（95% CI=1.40 ～ 2.22），而对于以前吸烟者而言，总的 OR 为 1.30（95% CI=0.97 ～ 1.76，$P$=0.08）。尽管这些入选研究中只有两个为前瞻性对照研究，但在症状出现前是否吸烟的回忆误差应该是比较低的。同样在另外一个研究 CD 患者术后复发的荟萃分析中发现，吸烟者术后复发率明显高于不吸烟者（OR=2.15，95% CI=1.42 ～ 3.27，$P < 0.001$）。而且吸烟有持续时间效应，一项数据起自 1989 年的荟萃分析显示，吸烟者在初次手术后 10 年内的再手术率远高于 5 年内的再手术率，同时无剂量相关性。因此流行病学调查研究，无论是前瞻性研究还是效应分析及一些剂量效应关系，结果较为一致，认为吸烟会引起 CD，其中还有一些对可能的关联机制进行了研究。吸烟在 CD 发病机制中起的作用仍然不清楚，需要进一步研究。目前比较一致的观点是应鼓励 CD 患者戒烟，以减少复发。

## 二、饮食

食物和营养素等饮食因素在影响肠道炎症方面也起着重要的作用，可能的机制有对肠黏膜直接的毒性作用、改变肠道菌群、直接改变细胞膜组成。目前有关营养素的前瞻性研究包括 PUFA、纤维素和维生素 D。

**1. PUFA** 包含两大类，即 $\omega$-3 型和 $\omega$-6 型。$\omega$-3 多存在于鱼油中，含有二十碳五烯酸（eicosapentaenoic acid，EPA）和二十二碳六烯酸（docosahexoenoic acid，DHA），这些成分有促炎活性，可能会降低 CD 的风险。$\omega$-3 PUFA 抑制炎症基因的激活，同时促进类花生酸物质如前列腺素 $E_2$（$PGE_2$）和白三烯 $B_4$（$LTB_4$）的分泌，这些物质也有弱的抗炎活性。$\omega$-3 PUFA 还可从抗炎和炎症分解角度调控脂类代谢。

$\omega$-6 PUFA 包含有亚油酸和花生四烯酸，存在于红肉、食用油和人造黄油中。花生四烯酸是磷脂双分子层的一个组分，包括 $PGE_2$ 和 $LTB_4$。在 CD 黏膜检测中可发现花生四烯酸增高。队列研究表明，CD 患者与健康人群相比可能在食物中摄入了高 $\omega$-6 PUFA 和低 $\omega$-3 PUFA。但迄今为止，只有两个队列研究观察了食物因素在 CD 病因中的作用。一个是 EPIC-IBD 研究，229 702 名健康成人参与的多次饮食问卷调查，其中 73 人确诊为 CD。研究分析发现，高 DHA 摄入人群 CD 发病率低，统计结果 OR 为 0.07（95% CI=0.02 ～ 0.81），OR 为 0.54（95% CI=0.30 ～ 0.99）。而 EPA 和亚油酸没有观察到显著趋势。在美国护士健康研究中，对 170 805 名护士进行前瞻性队列研究，在随访的 26 年中共确诊 269 名 CD 患者。在这项研究中未发现 PUFA 与 CD 之间的关系，$\omega$-3 与 $\omega$-6 的比例，单独的 $\omega$-6 如亚油酸或花生四烯酸，单独的 $\omega$-3 如 DHA 和 EPA 等都没有单独报道。虽然他们有相同的生物学特性，但流行病学调查中 $\omega$-6 PUFA 在发病中没有显著作用，而对 $\omega$-3 PUFA 的作用仍有争议。

**2. 维生素 D** 是目前认为具有抗炎活性，可预防 CD 的一种维生素，经阳光照射后在人体内合成，也可从食物中摄取。不同纬度之间阳光照射后维生素 D 产生的多少不同，可能是不同纬度之间 CD 发病率不同的一种解释，而这个变化可能比食物变化占据更加重要的地位。实验研究发现，维生素 D 受体基因突变后可增加 CD 的易感性，这证实了维生素 D 可能对 CD 有保护作用。在 IL-10 基因敲除的结肠炎小鼠模型中，如果维生素 D 缺乏可加重结肠炎症，而补充维生素 D 后小鼠结肠炎可以改善。研究表明，维生素 D 可抑制几种 TNF-α 基因表达，而这几种基因在 CD 患者肠黏膜中显著升高，这些数据也得到了美国护士健康研究的证实，他们在对 72 719 名护士血清维生素 D 水平调查后得到类似结论，维生素 D 可显著减少 CD 的发生。但食物中维生素 D 摄入与 CD 危险因素之间无显著相关。最近的一项研究发现维生素 D 在 CD 中的保护作用有剂量依赖性，但这一结果需要更多的流行病学调查来证实。

来自欧洲和美国的两个调查研究还报道了一些其他的营养素，以及不同类型的食物的关系。美国护士健康研究对比了水果中的膳食纤维与 CD 的相关性（最高 vs 最低四分位风险比 =0.59，95% CI=0.39 ～ 0.90），高膳食纤维摄入减少 CD 发生。欧洲 EPIC-IBD 研究报道了动物肉类摄入与 CD 的相关性。欧洲的这项研究还调查了体重指数（body mass index，BMI）与 CD 的关系，他们发现超重（BMI > 25kg/m$^2$）或肥胖（BMI > 30kg/m$^2$）并不增加发病率。但这个数据需要进一步的研究来验证，因为既往人们认为脂肪细胞可以分泌 TNF-α。

到目前为止，早期即开始的关于食物的流行病学研究仍然较少，而关于营养素之间的研究结果并不一致。因此需要更多的研究来对更多的营养素和食物类型进行调查，以解决目前结果不一致的问题，尽量找到更多的疾病标志物。

## 三、微生物

在肠道中约有 100 万亿个微生物，这些微生物可能在 CD 的发病中起着一定的作用。可能机制为细菌在肠道黏膜定植和（或）产生毒素，这些都可能造成局部炎性反应。目前临床工作中可使用抗生素来治疗 CD 并发症，还可以使用粪菌移植来作为 CD 的一种治疗方法，这些可能都是微生物参与 CD 发病的证据。也有研究显示，在 CD 的黏膜活检标本和粪便标本中可检测出特殊的细菌，这些细菌出现了 *NOD2* 基因突变，表明这些 CD 患者对细胞内细菌的杀灭出现缺陷。但是要真正解释这些发现仍然是非常困难的，因为无法确认细菌是否单独参与了 CD 的发病，还是仅仅是一种 CD 发病后继发的表现。要明确这一问题，就需要前瞻性地对健康人群的肠道微生物进行观察研究，找出那些随后出现 CD 或不出现 CD 人群之间的差别。在成千上万健康人群中收集粪便和黏膜样本是不现实的，目前比较可行的方法是测量血清中的一些细菌感染的标志物或在症状出现前使用抗生素治疗。在前文提到的两个前瞻性队列研究中，欧洲的 EPIC-IBD 研究和一个小规模的以色列研究观察了 CD 诊断前的血清学标志物。在 EPIC-IBD 研究中，77 名确诊为 CD 的患者，平均在入组研究后的 4.5 年内首次发病，血清样本中针对大肠埃希菌外膜蛋白和酿酒酵母菌的抗酿酒酵母抗体（anti-saccharomyces cerevisiae antibody，ASCA）及抗中性粒细胞质抗体（anti-neutrophil cytoplasmic antibody，pANCA）在 CD 患者中显著高于健康组，可以预测疾病发生。

另一支持微生物假说的证据是，早期使用抗菌药物患者的 CD 发病率有所增高，可能是使用抗菌药物使得肠道内微生物菌群发生改变，容易诱发小肠炎症。后来的一些研究表明，在 CD 患者出现症状前给予抗生素治疗是最有效的病因学治疗方法。基于英国综合医疗机构研究数据库（General Practice Research Database，GPRD）的调查研究显示，使用抗生素的人中共有 587 人出现 CD。为了尽量减少因果偏差，那些没有被诊断为 CD，因为感染出现非特异性腹泻而接受抗生素治疗的患者是被排除在外的。在确诊 CD 两年以前因腹泻而使用抗生素，或是确诊 2～5 年前因为胃肠道症状而用药的患者中，抗生素使用更为常见（71% vs 58%，$P$=0.001），而且次数更多（2 vs 1，$P$=0.01，OR=1.32，95% CI=1.05～1.65），在这项调查中因任何原因使用抗生素均纳入研究，两组之间年龄、性别、吸烟情况等无差异。在 8 类抗生素的评估中，只有四环素类抗生素与疾病相关（OR=1.72，95% CI=1.12～2.64）。通过因果关系分析，笔者认为 CD 中 17% 的病例可能是使用抗生素引起的。其他前瞻性的研究也报道了相似的研究结果，丹麦对 1995～2003 年出生的共 577 627 名婴儿用药情况进行登记调查发现，其中 50 名最终出现了 CD，早期用过一次抗生素的风险比（risk ratio，RR）为 3.41（95% CI=1.45～8.02），随着抗生素使用次数的增加而发病风险也增加，如果患儿使用 7 次以上抗生素，RR 值为 7.32（95% CI=2.14～24.99），其中使用头孢唑啉的风险最高（RR=2.92，95% CI=1.22～6.97），每多用一次抗生素治疗，增加 18% 的发病风险。有趣的是，使用抗生素与 UC 发病之间无显著相关性。另外两个病例对照研究也证实了抗生素使用与 CD 发病之间的关系。总的来说，要想解释肠道微生物与 CD 之间的关系，需要更多的实验室和动物实验研究来找出特定的致病菌。

## 四、药物

一些药物也可能参与了 CD 的发病，如阿司匹林、非甾体抗炎药（nonsteroidal anti-inflammatory drug，NSAID）、口服避孕药和绝经后激素替代治疗药物。阿司匹林和 NSAID 对胃肠道黏膜的副作用包括糜烂、溃疡、炎症和出血。而且，这些药物抑制环氧合酶（cyclooxygenase，COX）活性，从而影响前列腺素（PG）合成。如 $PGE_2$（具有抗炎活性）和 $PGD_2$（肠系膜血管扩张）合成，这些 PG 在维持黏膜完整性中起着重要的作用。流行病学研究发现了可能的作用机制，最近两个前瞻性流行病学研究报道证实了这个推测。在欧洲癌症和营养前瞻性调查（EPIC）研究中，常规使用阿司匹林的参与者 CD 的发病率是其他人的 6 倍，在不吸烟患者中比例更高（OR=8.55，95% CI=2.10～34.2），但机制不清楚。在美国护士健康研究中没有发现阿司匹林与 CD 的相关性，但高剂量、长时间和经常使用 NSAID 增加 CD 发病风险。没有一项研究能确认阿司匹林和 NSAID 对 CD 的具体作用，因此需要更多的队列研究来达到统计学结果。

也有报道指出口服避孕药及绝经后激素替代治疗药物与 CD 发病相关。这可能是这些药物增加了血栓形成的风险从而导致局部微血栓，这也佐证 CD 可能是脉管炎性疾病。结肠中也有雌二醇受体表达，但具体的作用仍不清楚。护士健康研究证实口服避孕药增加 CD 的发病风险，但在该项研究中未发现绝经后激素替代药物与疾病发病之间的关系。基于 GPRD 的研究报道了口服避孕药和绝经后激素替代药物可以增加 2～3 倍的 CD 发病风险。这些数据结果的不一致可能是因为数据库中纳入了不同人群。

（陈　军）

参 考 文 献

Smith BR，Arnott ID，Drummond HE，et al，2004. Disease location，anti-Saccharomyces cerevisiae antibody，and NOD2/
　CARD15 genotype influence the progression of disease behavior in Crohn's disease. Inflamm Bowel Dis，10（5）：521-528.

# 第三章 克罗恩病的诊断

我国 CD 的发病率逐年升高，已成为常见的消化系统疾病。CD 患者常出现腹痛、腹胀、腹泻、黏液血便、腹部包块、肠外瘘、肠内瘘（如回肠直肠内瘘、回肠膀胱内瘘、回肠阴道内瘘、十二指肠回肠内瘘等）等消化道症状；部分患者可能同时伴发口腔疱疹性溃疡、肝胆损害、关节疼痛与关节炎、皮肤红斑和脓皮病等肠外表现，以及体重下降、贫血、脱发、骨质疏松等全身表现。

CD 需要与肠结核、肠道肿瘤、肠道白塞病等鉴别，可通过实验室检查、影像学检查、内镜检查明确诊断，部分鉴别诊断困难的患者需要病理检查方能确诊。

## 一、临床表现

由于 CD 起病隐匿，进展缓慢，在出现明显的临床症状前患者有多年"逍遥期"，故 CD 从发病至确诊往往需要数月甚至数年时间。CD 病情复杂、容易反复，可累及消化道任何或多个部位。CD 病程漫长，活动期和缓解期长短不一，相互交替出现，反复发作中呈渐进性发展，有终身复发倾向。少数 CD 急性起病，表现为急腹症，部分以肠穿孔、腹腔脓肿或肠梗阻为首发。

虽然 CD 的临床表现多样化，归纳起来，主要可以分为三类，即消化道症状、肠外表现与全身表现。在 CD 的诊断过程中也注意其引发的并发症。

（一）消化道症状

1. 腹痛　为本病最常见症状，50% ~ 90% 的 CD 患者会出现腹痛，一般为中等程度反复发作的隐痛，可伴有阵发性加重。腹痛部位以右下腹最为多见，与末端回肠病变有关，易误诊为阑尾炎急性发作，其次为脐周或全腹疼痛。

腹痛的发生可能与肠道内容物通过炎症病变段肠管，肠黏膜下炎症刺激痛觉感受器使肌层收缩，肠壁被牵拉有关；肠道内容物通过狭窄肠段可引起局部肠痉挛从而导致腹痛；其他如病变累及浆膜层、肠壁周围脓肿、肠穿孔及急性腹膜炎也可能导致腹痛。由肠道溃疡或肠梗阻引起的腹痛一般通过禁食、休息、应用生长抑素、肠外营养等治疗，肛门排气或排便后可减轻；持续性腹痛伴有明显压痛、反跳痛，提示肠道炎症穿透肠壁影响至腹膜甚至导致腹腔内脓肿形成；而突发的全腹剧痛伴有腹膜刺激征则是病变肠段穿孔诱发急性腹膜炎所致，对于后两种穿透性病变需要引起高度重视，甚至需要外科治疗。

2. 腹泻　为本病最常见症状之一，87% ~ 95% 的患者可能出现间断腹泻或持续性腹泻，主要是因为病变肠段炎症渗出、肠道蠕动增加及继发性吸收不良。CD 合并肠内瘘时尤其是十二指肠结肠内瘘，可因消化道形成短路导致消化及吸收不良而加重腹泻。疾病早期腹泻通常呈间歇性，病程后期可转为持续性。粪便多为糊状，一般无肉眼可见脓血；当病变累及结肠远端或直肠肛门，患者可有黏液脓血便及里急后重，偶有鲜血便。

**3. 便血**　40% ～ 50% 的 CD 患者可能出现血便，频率明显低于 UC 伴血便者，且便血量一般较少。其中急性下消化道出血是 CD 一种相对较为少见但是严重的并发症，国内外对其流行病学研究也相对缺乏。

基于笔者中心收治的患者数据显示，合并急性下消化道出血的比例占 5.3%。研究发现，病变累及左半结肠易发生急性下消化道出血，这可能是 CD 病变黏膜充血、溃疡，左半结肠的成形粪便通过时刺激所致。既往出血史是另外一个显著增加下消化道出血风险的因素，这同时也说明 CD 合并的急性下消化道出血具有反复发作的特点。

鉴于 CD 合并急性下消化道出血通常具有病变部位节段分布、出血部位难以确定、出血复发率高的特点，应引起临床医师足够的重视。

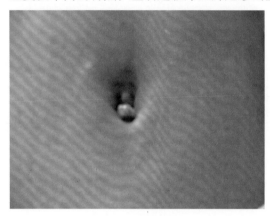

图 3-1　腹部包块

**4. 腹部包块**　常见位置是右下腹与脐周（图 3-1），见于 10% ～ 20% 的 CD 患者，可以由肠粘连、肠壁增厚、肠腔扩张或肠系膜淋巴结肿大引起；而合并有局限性腹膜炎甚至全身感染症状的，则要考虑炎症穿透肠壁全层导致腹腔脓肿形成，严重者甚至出现肠瘘。

**5. 肛门周围病变**　20% ～ 30% 的 CD 患者可能出现脓肿、窦道、瘘管及肛裂等肛门周围病变，多见于直肠和邻近结肠受累者。因此，对 CD 患者尤其是有结肠受累的患者进行肛周检查非常重要。肛门周围病变可为 CD 的首发症状或主要的临床表现，临床上可常见多次手术治疗肛周脓肿或肛瘘而未能治愈，最终经过结肠镜检查明确为 CD 的患者。

CD 出现的各种肛周病变，可分为肛周瘘管与脓肿、直肠肛门病变（肛周溃疡、肛裂、肛门直肠狭窄）、直肠肛门皮肤黏膜病变（皮赘和痔疮）等。

（1）肛周瘘管：分为单纯性及复杂性肛瘘。单纯性肛瘘指浅表和低位（齿状线以下）的瘘管，只有一个瘘管通向两端，不伴有脓肿、直肠肛门狭窄或直肠阴道瘘。复杂性肛瘘则指高位肛瘘、有多个开口并伴有脓肿、直肠阴道瘘、直肠炎症或直肠肛门狭窄的肛瘘。肛瘘容易导致脓肿形成，对于肛瘘患者必须注意是否同时伴有肛周脓肿，肛瘘越复杂，脓肿形成的可能性越大。

（2）肛周脓肿：首先在肛门周围出现小硬块或肿块，继而出现疼痛、红肿发热、里急后重等症状，还可能同时伴有乏力、寒战、发热等全身中毒症状。一般在 1 周左右可形成脓肿，肛门指诊可触及柔软、压痛、有波动感的肿物，可穿刺抽吸出脓液。肛周脓肿压力过大时可自行破溃排出脓液，但原来的脓腔仍然存在，在脓肿排出后期，脓腔会逐渐缩小、变硬，这时就会逐渐形成肛周瘘管。

对 CD 患者进行肛周检查时如果发现有肛周包块，且有触痛及波动感，常常提示存在肛周脓肿。触及肛周皮肤时如果有如同触及电线感觉，则提示存在肛周瘘管。

（3）肛周溃疡：CD 患者的肛周溃疡一般边缘肿胀、边界不清，超过 70% 伴有肛周溃疡的 CD 患者都会出现肛周疼痛，仅 16% 伴有肛周溃疡的患者无任何肛周不适。

（4）肛裂：一般肛裂通常位于肛门正中线上，而 9%～20% 的 CD 患者的肛裂都位于非典型位置，通常位于后部且远离肛门正中线。CD 患者的肛裂一般是无痛性、广基底、边缘有破坏的，肛裂可能导致肛瘘及脓肿形成。当伴有肛裂的患者出现肛周疼痛或发热时，立即检查有无伴随瘘管或脓肿，但大多数情况下可能无阳性发现，因为肛裂本身就可引起肛周疼痛。

（5）肛周狭窄：CD 患者的大便一般为稀便或糊状便，因此轻度肛周狭窄时大便一般能顺利通过，不会引起任何症状，但是肛周狭窄严重时可引起里急后重、大便失禁或排便困难等症状。

（6）肛周皮赘：皮赘与淋巴管阻塞导致淋巴水肿有关。皮赘有两种类型，其一是典型的 CD 皮赘，来源于愈合的直肠裂隙或溃疡边缘，一般较大、较硬、呈青紫水肿型，可能有触痛；其二是各种类型的其他皮赘，包括长（＞2cm）窄型水螅样皮赘，以及大扁平型大象耳朵样皮赘，通常较软，且无痛。

（二）肠外表现

CD 患者可有全身多个系统损害，因而伴有一系列肠外表现。约 35% 的 CD 患者伴有肠外表现，肠外表现与病变部位、临床类型等有关。多数肠外表现与 CD 活动性相关，包括非轴性关节炎、结节性红斑、阿弗他溃疡、巩膜外层炎；有些可先于或独立于 CD 发生，如葡萄膜炎、轴性关节病和原发性硬化性胆管炎。国外文献报道 CD 的肠外表现发生率不同，且已有一种肠外表现者再发其他肠外表现的危险性增加，提示所有并发症可能存在共同的发病机制。CD 肠外表现详见第六章。

（三）全身表现

CD 是累及消化道系统的疾病，同时也可带来一系列的全身表现，其中以发热及营养不良最常见。

1. 发热　为 CD 常见的全身表现之一，临床上需要明确发热的原因是炎症活动还是继发感染。炎症活动所致的发热多为间歇性低热，而继发感染所致的发热常为中度至高度发热，可伴有寒战，偶为弛张性高热。少数 CD 患者以发热为主要症状，甚至在较长时间不明原因发热之后才出现消化道症状。

对于伴有发热的 CD 患者，首先应该明确有无合并感染性疾病，尤其是肠道穿透性病变导致的腹腔感染、腹腔脓肿、内瘘或外瘘形成，可以通过腹部触诊、腹部 CT 检查或者消化道造影检查来明确，如果此时使用激素、免疫抑制剂或生物制剂治疗，机体免疫功能降低，会加重腹腔感染，甚至出现脓毒症，导致患者预后不良。

因此使用激素、免疫抑制剂或生物制剂治疗前应该明确有无合并腹腔感染；而在使用激素、免疫抑制剂或生物制剂治疗后出现的发热则应首先排除继发机会性感染，尤其是上述药物联合治疗后，出现机会性感染的概率增加。

**2. 营养不良**    85% 以上的 CD 患者存在不同程度的营养不良，60% ～ 80% 的患者有贫血，合并肠梗阻、腹腔脓肿、肠内瘘或肠外瘘等并发症需要外科治疗的 CD 患者几乎都存在营养不良。营养不良的主要临床表现为消瘦、贫血、低蛋白血症，同样合并感染和维生素缺乏等。CD 患者营养不良的危害通常较大，可以引起免疫功能下降，导致并发症和病死率增加、住院时间延长、治疗费用增加。儿童和青少年 CD 患者常有生长和发育障碍，成年 CD 患者的营养不良可影响生殖、生育功能，降低生活质量。

营养不良的原因包括饮食营养成分的摄入不足、吸收障碍和消耗增加。临床上不少患者往往因为消化道出现的狭窄、梗阻、溃疡和出血等情况，进食后出现腹痛、腹泻、大便带血等，因而惧怕进食造成摄入不足。小肠是营养物质吸收的主要场所，在 CD 急性活动期间，由于肠道黏膜溃疡范围增加，小肠吸收面积减少、肠道蠕动加剧、腹泻次数增多，从而营养物质的吸收受到影响，甚至引发吸收障碍。病情急性活动带来器官功能应激，营养消耗大大增加，再加之长期服用药物如糖皮质激素、氨基水杨酸类的影响，导致营养缺乏的问题日益突出。一旦陷入这样的恶性循环，患者的病情便迅速加剧，出现全身衰竭。

在慢性营养不良的基础上出现脓毒症与严重外科并发症的急性、重症患者，预后较差，死亡率高达 3% ～ 10%，因此临床上应该高度重视预防营养不良的发生，同时对合并营养不良的 CD 患者进行及时有效的营养支持治疗至关重要。

### （四）并发症

CD 的并发症发生率较高，常见的并发症包括肠梗阻、肠穿孔、腹腔脓肿等。并发症的发生与疾病活动程度、CD 病变部位、临床类型等有关，并发症的出现常提示病情严重，预后较差。CD 患者出现并发症的时间多在发病 5 年内，1 年、5 年、10 年累积发病率约为 51.0%、78.7% 及 95.5%。

**1. 肠梗阻**    可由活动性炎症或肠壁慢性纤维化及肠粘连所致肠腔狭窄引起，病程较长的 CD 患者也可因继发肠道癌变而出现肠腔狭窄，进一步发展至肠梗阻。活动性炎症引起的肠梗阻可随炎症消退而缓解，而肠壁慢性纤维化与外科手术后的肠粘连引起的肠梗阻通常需要内镜下治疗或外科手术。因肠梗阻而进行手术的患者约占所有 CD 手术患者的 60%。

**2. 肠穿孔**    由于 CD 的病变可累及肠壁全层，当炎症严重、出现穿透性病变时，患者可出现自发性肠穿孔，发生率为 1% ～ 3%。CD 合并的肠穿孔多为慢性，常伴随腹腔脓肿和炎性包块，部分可自发破溃形成外瘘，或者与其他部位肠管或脏器如阴道、膀胱等相通形成内瘘。若发生急性穿孔，其常导致急性腹膜炎，体格检查可发现明显的腹膜刺激症状，影像学检查可见膈下游离气体。因消化道穿孔而进行手术的患者约占所有 CD 手术患者的 25%。

**3. 腹腔脓肿**    是 CD 的严重并发症之一，主要是由于 CD 的穿透性病变累及肠壁全层，引起慢性肠穿孔，进而容易穿透至邻近组织，形成腹腔脓肿。CD 合并腹腔脓肿主要发生于腹膜腔内，其次是腹膜后脓肿，腹壁脓肿相对少见，罕见的还有肝脓肿、腰大肌脓肿等。脓肿最常发生于右侧回盲部，此处也是 CD 的好发部位。

随着对 CD 认识的加深和治疗水平的提高，CD 合并腹腔脓肿的发生率较前有所下降，但整个自然病程中的累积发病率仍为 10% ～ 30%。

**4. 肠瘘**　CD 由于透壁性炎性病变穿透肠壁全层至肠外组织或器官而形成肠瘘。瘘管形成是 CD 的临床特征之一，并且可以作为与 UC 及其他疾病鉴别的依据。

肠瘘根据其瘘管的走向及相通的器官可分肠内瘘和肠外瘘。肠内瘘是与其他肠段、膀胱、输尿管、阴道等相通，肠内瘘的危害表现为肠段之间内瘘形成如十二指肠结肠内瘘、空肠回肠内瘘等可加重 CD 的腹泻程度，引起消化和吸收不良，进一步加重营养不良；肠内瘘连通的组织与器官因消化液污染可继发感染，如小肠阴道内瘘从阴道流出肠液导致局部炎症刺激，小肠膀胱内瘘则表现为肠液随尿液排出同时伴有尿频、尿急、尿痛等尿路感染症状，借助影像学检查发现膀胱内有气体存在有助于诊断肠道膀胱瘘，而且尿培养常会检测出多种致病菌。越是高位的肠瘘流出的肠液刺激性越强，进而引起炎症刺激症状越重。

肠外瘘则是肠道瘘口与腹壁、会阴部或肛周等皮肤相通，形成瘘管，有消化液或脓液自体表流出。通过影像学检查如瘘管造影或消化道造影检查明确瘘管内口在肠腔的开口位置，有助于判断瘘管的形成原因。如果瘘管内口位于原吻合口，发生在术后早期的考虑吻合口瘘，而远期的则考虑 CD 吻合口复发；瘘管内口位于肛管齿状线以下，提示瘘管可能与 CD 有关；如果瘘管内口位于齿状线，则提示瘘管可能与肛腺脓肿有关。

有统计结果显示，总体而言，肛周瘘管约占 50% 以上，肠段之间内瘘约占 25%，直肠阴道内瘘约占 10%，其他内瘘包括肠膀胱内瘘占 10% ～ 15%。

**5. 消化道出血**　炎症损伤肠黏膜时，可引起少量渗血，故患者粪便常规化验常可见隐血阳性；损伤较大的血管可引起消化道大出血。消化道大出血可发生于全消化道的任何部位，最常见于末端回肠。确诊消化道出血首选内镜检查，数字减影血管造影（digital substraction angiography，DSA）也有良好的诊断价值，可以确定出血部位及需要手术切除肠管范围。危及生命的消化道大出血占行急诊手术 CD 患者的 1% ～ 13%。

## （五）小结

CD 是一种慢性、反复发作的疾病，其症状在发作时可从轻度到重度，在缓解期可以减轻甚至消失。CD 的临床表现复杂多样，归纳起来可以分为消化道症状、肠外表现与全身表现三类，并且可能合并肠梗阻、肠瘘、腹腔脓肿等并发症。CD 的症状取决于病变累及肠道的部位、累及的肠壁层次及病情活跃程度。

CD 的临床表现与发病部位有关，不同发病部位有不同临床表现。一般而言，结肠型 CD 患者临床症状和肠外表现多，而小肠型 CD 患者临床症状隐匿。回结肠型约占所有 CD 患者的 22%，肠道病变同时累及回肠和结肠，通常表现为餐后痛，可伴有腹泻、体重下降等症状，体检一般有右下腹压痛，偶能触及包块。结肠型约占 28%，肠道病变仅累及结肠，临床表现与 UC 类似，主要表现为腹泻和黏液血便，可伴有痉挛性下腹痛。UC 病变是连续弥漫性的且一般都会有直肠受累，但 CD 肠道病变一般不累及直肠，这个特点有助于区分 UC 和 CD。小肠型最多，约占 47%，肠道病变仅累及小肠，尤其是末端回肠，最主要的症状为腹痛，还可伴有腹泻或体重下降。上消化道型约占 3%，肠道病变仅累及上消化道。当食管受累时，患者可能出现吞咽困难及吞咽痛；当累及胃与十二指肠时，患者可能出现早饱、厌食、恶心、呕吐、上腹痛等，还可伴有幽门或十二指肠梗阻，这些症状与消化性溃疡相似。

在 CD 病程中，病变部位较稳定，但是大多数患者的病型都随着病情进展而发生了变化。法国的一项研究表明，最初诊断时 70% 的 CD 患者为炎症型，17% 为狭窄型，13% 为穿透型；而 10 年后再次随访时，27% 的炎症型患者变成狭窄型，29% 的炎症型患者变成了穿透型。

有研究结果显示，CD 诊断 1 年后，10%～30% 的患者病情活动，15%～25% 呈低活动性，55%～65% 呈缓解状态；而在 5～10 年后，13%～20% 的患者呈慢性活动性表现，67%～73% 的患者呈慢性复发性，仅 10%～13% 的患者维持缓解。可见随着病程的延长，病情会逐渐加重，处于缓解期的患者明显减少，多数会出现慢性复发。在约 20 年后，大部分患者因外科并发症需行手术治疗。

由于 CD 无特异性的临床症状及体征，且临床表现复杂多样，随病变部位、病型、病期的变化而变化，因此诊断十分困难，需注意与其他有类似临床表现的疾病相鉴别，且需同时结合肠镜表现、病理检查、影像学检查等才能做出正确的临床诊断。

## 二、实验室检查

目前，IBD 的诊断需要结合临床表现、实验室和影像学检查、内镜及病理学检查，以排除具有相似临床表现的非 IBD 患者。IBD 包括 CD 和 UC，因此除了与非 IBD 疾病相鉴别外，还需注意 CD 与 UC 的鉴别。尽管拥有多种诊断方法，仍有 5%～15% 的结肠病变患者诊断不明确，而此类患者的临床表现既有 UC 的特征，又有 CD 的特征，即结肠 IBD 类型待定，其中 80% 最终被诊断为 UC 或 CD。实验室检查指标主要可用于 CD 的诊断、鉴别诊断、严重程度评估、治疗反应预测及治疗后随访等。其主要包括血常规检查、血清学标志物检测及基因检测。

（一）血常规项目

CD 患者常伴有急性或慢性炎症反应、贫血、体液丢失、营养不良及营养吸收障碍。初步的实验室检查能够很好地反映这些状况，并且作为 CD 活动期与缓解期鉴别的重要指标，为 CD 的诊断及治疗提供依据。

**1. 血红细胞( red blood cell, RBC )**　CD 是一类肠道炎性疾病，大部分患者呈慢性病程，且反复发作，因此患者大多存在缺铁性贫血和慢性病贫血。铁缺乏的原因可能和摄入减少、吸收障碍及丢失增加相关。肠道失血丢失铁质是引起缺铁性贫血的主要原因。同时，患者病程中出现的腹痛和呕吐引起的食欲缺乏导致铁摄入减少、黏膜炎症引起的铁吸收障碍也是导致缺铁性贫血的原因。另外，作为炎症级联反应序贯激活的副产物，持续 1～2 个月的慢性病程也是不可忽视的贫血原因之一。

在 CD 患者活动期，炎症因子通过抵抗网状内皮系统的铁沉积，抑制 RBC 生成及缩短 RBC 生存周期，影响铁代谢。RBC 的生成通常还受红细胞生成素（erythropoietin，EPO）的影响。在 IBD 整个慢性病程中，较高水平的 TNF-α 和 IL-1 会抑制 EPO 的合成。因此，炎性细胞因子的增加不仅抑制了 EPO 的分泌，同时还影响其对靶细胞的敏感性，这也是慢性炎症病程中细胞因子导致 IBD 贫血的重要机制。

缺铁性贫血在血常规检查中常表现为 RBC 计数减少、血红蛋白（Hb）水平降低，并且伴有血红细胞分布宽度（RDW）的增加。同时在 CD 患者中，红细胞平均体积（MCV）和平均红细胞血红蛋白量（MCH）也会降低。

正常人 RBC 的生成与破坏处于相对平衡中，因而血液中 RBC 的数量和形态都相对稳定。各种原因导致这种平衡被打破，就会引起疾病的发生。正常人 RBC 的数量都在一定的范围内，女性为（3.5 ～ 5.0）×$10^{12}$/L，男性为（4.0 ～ 5.5）×$10^{12}$/L，新生儿为（6.0 ～ 7.0）×$10^{12}$/L。贫血患者 RBC 计数小于参考范围的下限。Hb 浓度指每升全血中 RBC 的 Hb 含量，正常成年男性为 120 ～ 160g/L，正常成年女性为 110 ～ 150g/L。Hb 浓度的降低见于各种类型的贫血，它可以用来评价患者贫血的程度。

近年来，对 IBD 患者贫血状况的监测和治疗越来越受到重视。贫血和 IBD 患者的生活质量及疾病活动程度具有密切的关系。出现贫血表现的患者较无贫血的患者有更高的疾病活动程度。有研究发现，相比于正常人，CD 的 Hb、MCV、MCH 均低于正常对照者，且 Hb 与 IBD 患者疾病活动度呈负相关，Hb 降低预示着疾病活动度增加。

RDW 是反映 RBC 体积异质性的参数，各种病因导致的 RBC 体积增大或减小，均会引起 RDW 增大。同时 RDW 也是评价营养状态的一个重要指标，炎症活动期营养缺乏可导致 RBC 生成障碍，进而导致 RBC 形态大小不一，引起 RDW 增高。

有研究显示，IBD 患者 RDW 高于健康对照组，RDW 诊断 IBD 的特异度较高，但敏感度较低。同时还有不少研究报道了 RDW 与红细胞沉降率（erythrocyte sedimentation rate，ESR）和 C 反应蛋白（C-reactive protein，CRP）等炎症指标相似，在炎症反应时期明显升高。IBD 患者 RDW 比健康对照者明显升高，并且活动期 CD 患者的 RDW 高于缓解期患者。

CD 患者常伴有缺铁性贫血，因此对于伴有贫血的 CD 患者，需联合检测血清铁蛋白、转铁蛋白饱和度、红细胞游离原卟啉 / 血红蛋白（FEP/Hb）等，并且可进行骨髓铁染色。

血常规检查应用广泛，检测方法简单、价格低，因此上述血常规指标可以作为 CD 诊断的常规检测指标。多项研究结果的报道提示它们可以作为判断 CD 疾病活动度的指标，因此可以作为临床随访指标，以及早识别疾病活动并及早干预。

**2. CRP** 是机体产生炎症反应时由肝细胞受 IL-1、TNF-α 等刺激而产生的众多急性期反应物之一，半衰期为 19h。CRP 在健康人血清中浓度很低（＜ 5mg/L），当机体发生炎症反应或感染时，CRP 的水平会显著上升。CRP 在炎症开始数小时就升高，48h 可达峰值，随着病变消退及组织结构和功能恢复降至正常水平。

CD 是一种肠道非特异性炎症性疾病，CRP 与 CD 患者的疾病活动程度密切相关并且能够揭示患者疾病活动度的连续变化情况。CRP 在活动性 CD 和 UC 中均可升高，影响其升高的因素有疾病临床严重程度、治疗药物、病变累及部位等。

血清 CRP 在 CD 中的应用价值主要是作为一项评估 CD 疾病活动度的辅助指标，用于指导治疗、评定疗效和估计预后。其可作为 CD 患者临床检测的常规指标。CRP 虽然在活动性 CD 患者中升高，且较 ESR 反应迅速，但不能反映小肠和轻度病变，与内镜表现没有相关性，因此 CRP 目前只能联合简化 CDAI 评分和内镜检查对 CD 患者病情进行综合评估。

**3. ESR** 反映血浆蛋白的浓度及血细胞比容（Hct）变化情况。ESR 作为实验室常规检查，可快速粗略地反映急性时相血浆蛋白浓度的改变。急性时相血浆蛋白浓度受其他因素影响少，可以保持一个稳定水平，是临床工作中应用最广泛的指标。ESR 与疾病活动度相关，并且对结肠病变的灵敏度更高。ESR 这一经典生物学指标在临床上被广泛应用，可作为诊断 CD 的佐证。但是作为一般性评估方法，并不能准确反映疾病的活动度。ESR 值在 CD 患者中波动较大，往往在临床症状改善的数天后才出现下降，具有明显滞后性。因此，ESR 不一定能准确与及时地反映治疗改善情况。ESR 常与 CRP 一起检测，两者具有一定的相关性，可相互佐证。

ESR 作为较多使用的炎症血清标志物，存在一定的局限性。首先，ESR 的检测依赖于血浆的浓度及 RBC 的数量和体积。同时由于其半衰期较长，诸多因素均可影响其水平，如年龄、贫血、吸烟和药物等。因此单独根据 ESR 判断 CD 炎症状态的敏感度和特异度不尽如人意。

**4. 钙卫蛋白**　是 36kDa 的钙和锌结合蛋白，广泛存在于人体，属于 S100 蛋白家族的一种钙结合蛋白。它绝大多数来自于中性粒细胞，少数则可在单核细胞和反应性巨噬细胞中发现。粪便中钙卫蛋白的含量可以成比例反映胃肠道中性粒细胞的迁移。在感染和炎症状态下，血清中的钙卫蛋白可以增加 5 ～ 40 倍。钙卫蛋白即使在常温条件下也可保持稳定长达 1 周，同时不易降解，这些都使之成为临床上具有检测优势的炎症标志物。

CD 患者由于中性粒细胞进入肠道的数量增加，肠黏膜渗透性增加。进入肠腔的中性粒细胞可引起细胞凋亡，并释放钙卫蛋白，因此肠道发生炎性反应时，粪便中钙卫蛋白浓度升高。钙卫蛋白表达具有组织或细胞特异性，可作为急性炎性细胞活化的标志物。粪便钙卫蛋白水平已被证实能够很好地反映肠道的炎症情况，在区分肠易激综合征与 CD 中其阳性检出率高达 85% ～ 90%。对于那些就诊初期难以区分功能性或器质性慢性腹部不适的患者，可进行粪便钙卫蛋白的检测。有关研究显示，钙卫蛋白临界参考为 68.76μg/g，高于此浓度可进一步进行内镜检查确诊。

粪便钙卫蛋白与内镜分级标准具有相关性，可作为反映病情变化的连续指标，敏感度高于血液指标 CRP 和 ESR。粪便中钙卫蛋白水平与 ESR 和 CRP 相关，均可反映 CD 患者肠道炎症活动性。钙卫蛋白在评估 CD 复发方面有一定的参考价值，粪便中高浓度的钙卫蛋白常常提示 CD 的复发可能性大。钙卫蛋白水平与 CDAI 评分显著相关，可用来区分CD 活动期与缓解期病变，并与活动期炎症程度变化一致，反映疾病活动情况。在 CD 的缓解期，检测粪便钙卫蛋白同样可以反映炎症程度，监测用药反应，可避免多次进行内镜检查。然而，钙卫蛋白存在一定的局限性，其仅是一种机体炎性反应的标志物，多种炎性反应均可导致其水平升高，且除受疾病影响外，还受药物、饮酒等影响，因此目前尚不能用来作为疾病的初诊依据，只能用来作为复查的筛选工具。

粪便钙卫蛋白的检测由于标本易取，检查方便，易被患者接受，可反复进行，有利于实时监控患者病情以调整治疗方案，在 CD 诊断、病情评估和随访等方面具有重要作用。

**5. 乳铁蛋白**　是近年发现的、与铁结合的糖蛋白，主要分布表达于中性粒细胞和上皮细胞，以及各种组织和体液中，具有促进铁吸收、抗菌、免疫调节、抗感染、抗氧化、抗病毒等多种生物学功能，在许多炎症情况下其含量增加。新近的研究显示，乳铁蛋白在IBD 患者肠黏膜及粪便中的含量明显高于正常对照组，不仅可以作为评价疾病活动度的指标，而且可以作为预测疾病复发、检测治疗效果、评价药物疗效等作用的指标。

乳铁蛋白是贮藏在中性粒细胞特殊颗粒中的铁结合蛋白，能及时反映急性炎症的情况。其在活动性 CD 患者粪便中的浓度明显高于非活动性 CD 患者，可作为 CD 活动性的监测指标。乳铁蛋白水平与内镜分级具有良好的相关性。粪便乳铁蛋白也是一项检测治疗效果的诊断指标，尤其对判断黏膜的愈合，乳铁蛋白的浓度降低可以提示患者对治疗有反应。回结肠切除术后的 CD 患者，乳铁蛋白水平高的术后更容易复发。

粪便乳铁蛋白的含量与疾病的严重程度呈相关性，可以通过测定其含量来判断英夫利西单抗治疗是否有效。CD 患者在应用英夫利西单抗治疗后乳铁蛋白水平明显下降。乳铁蛋白与钙卫蛋白在评估疾病活动性方面有相似作用，乳铁蛋白与组织活检相关性较好。

粪便乳铁蛋白可用于活动性 IBD 和非活动性 IBD 的鉴别及 IBD 与肠易激综合征的鉴别，具有很高的准确性。IBD 与肠易激综合征症状相似，鉴别该疾病常需要进行侵入性操作，粪便乳铁蛋白的检测无创，易于被患者接受。

**6. 血小板**　在 IBD 患者中，血小板计数增高常常预示着患者疾病活动度较高。有研究发现，IBD 患者平均血小板体积（MPV）水平明显降低，这种降低主要与疾病活动状态有关，活动期患者 MPV 明显下降。MPV 与 CRP、ESR 水平呈负相关。在 CD 活动期，血小板的生成、形态及功能受多种炎性因子影响。因此对于 CD 患者，联合检测血小板对疾病的活动度评估具有重要意义。

## （二）血清学标志物检测

目前，IBD 的生物标志物主要分为两大类，除了上述用来反映炎症的存在或程度，并用于鉴别肠道炎性反应与非炎性反应疾病及动态判断炎性反应的活动度的常规生化指标外，另一类血清标志物在鉴别 UC 和 CD 上具有特异性和敏感性。

越来越多的证据表明，IBD 的发生可能是由于易感宿主在共生肠道菌群的刺激下，肠道黏膜免疫系统发生了异常应答。由于机体免疫系统在 IBD 的发病机制中发挥重要作用，近年来关于血清免疫特异性抗体标志物的研究较多。目前，鉴别 UC 与 CD 的生物标志物主要集中于自身免疫抗体与抗微生物抗体。大量研究提示，共生菌群可能是 IBD 发生的刺激因子，因此可以检测患者的血清免疫学相关抗体，包括 ASCA、抗细胞外膜孔道蛋白 C 抗体（抗 Omp C 抗体）、抗 I2 抗体等。

另外，CD 患者常存在皮肤炎、外周关节炎等肠外表现，且血清学 ANCA、抗胰腺腺泡抗体（PAB）、抗小肠杯状细胞抗体（GAB）常阳性，因此自身免疫相关抗体的产生与 CD 发病及诊断密切相关。它们在 CD 的诊断、活动度、分层及对治疗的反应方面都有重要意义，但也存在敏感性、特异性不强的缺点，因此联合检测的意义可能更大。

### 1. 抗细菌抗原抗体

（1）ASCA：抗多糖抗体的抗原大多为细菌、酵母菌等微生物细胞壁中的多糖成分，ASCA 是此类抗体中研究较多的，其他抗体还有抗乙糖苷壳糖抗体（ACCA）、抗乙糖苷昆布糖抗体（ALCA）、抗海带多糖抗体、抗壳质多糖抗体等。ASCA 是一种对 CD 具有高度特异性的抗体，分 IgG 和 IgA 两个亚型。ASCA 的表达不仅是肠道受累时的一种简单伴随现象，还是 CD 患者的家族性（夫妇除外）免疫应答。但是 ASCA 是否为 CD 的特异性标志物尚存争议，有待进一步证实。

与其他小肠炎症相比，CD 患者的 ASCA 的 IgG 和 IgA 的水平都会升高。ASCA 阳性的幼年发病的 CD 患者多以小肠疾病、纤维化狭窄、穿孔为特点。ASCA 阳性患者多伴有体内瘘管及脓肿，但不伴有肛瘘。对于 ASCA 阳性患者，尤其是 IgG 和 IgA 双阳性患者，临床治疗应减少手术切除的次数。ASCA 可能与 CD 远期穿孔、梗阻的发生率及小肠手术率呈正相关。

乙糖苷昆布糖是一种由海带多糖构成的多糖，而乙糖苷壳糖则由 N- 乙酰氨基葡萄糖构成。乙糖苷昆布糖和乙糖苷壳糖是细菌等微生物的细胞壁成分，可刺激机体产生免疫反应。现认为，ALCA 和 ACCA 对 UC、CD 有重要的诊断和鉴别价值。相关报道指出，44% ASCA 阴性的 CD 患者表现为 ALCA 和 ACCA 阳性，在抗甘露聚糖 ALCA、ACCA 阳性患者中，CD 的敏感度是 77.4%，特异度是 90.6%；另外，小肠发病部位与高滴度的 ALCA 和 ACCA 显著相关。

（2）抗 OmpC 抗体：抗 OmpC 抗体来源于大肠埃希菌的外膜孔道蛋白 C，其有两种亚型，即 IgG 和 IgA。抗 OmpC IgA 抗体在 CD 患者血清中分泌较多。尽管其在临床上检测率不高，但可发现一些其他血清学指标无法诊断的 IBD 患者，具有一定临床价值。CD 患者中存在抗 OmpC IgA 抗体和抗 I2 抗体时，其疾病的持续时间更长，疾病更严重，往往需要手术治疗。抗 OmpC 抗体表达水平与 CD 发生肠狭窄、肠穿孔及接受小肠手术的概率相关。

（3）抗 I2 抗体：由假单胞菌产生，主要存在于活动期患者的肠黏膜基底层单核细胞。抗 I2 抗体是一种细菌 DNA 片段，是针对荧光假单胞菌的抗体，此细菌参与人类肠道损伤。有研究证实，重组体抗 I2 蛋白的 IgA 血清学反应对 CD 具有特异性。大多数 CD 患者存在抗 I2 抗体，这种抗体的存在增加了 IBD 的持续时间，并且抗 I2 抗体阳性者手术治疗需求率更高。抗 I2 抗体表达水平与 CD 发生肠纤维化和接受小肠手术的概率呈正相关。

（4）抗细菌鞭毛蛋白（CBir1）抗体：细菌鞭毛蛋白是一种常见的细菌抗原，抗原性高，存在于大多数肠道细菌中，因此，鞭毛蛋白在肠道黏膜反应中起着重要的作用。目前研究认为，其与疾病持续时间、CD 亚型有重要关系。抗 CBir1 IgG 抗体在 CD 患者中水平较高，而在 UC 或其他 IBD 中反应很低。另外，抗 CBir1 抗体与成人 CD 回肠受累相关，并与狭窄和穿透性病变相关。抗 CBir1 抗体表达水平与 CD 发生小肠病变、肛周病变及肠纤维化的概率相关，但与小肠手术率无关。抗 CBir1 抗体与抗 I2 抗体、抗 OmpC 抗体、ASCA（IgA 和 IgG）之间不存在相关性，但与 CD 呈独立相关性。

**2. 自身抗体**

（1）ANCA：是一组自身抗体，以中性粒细胞和单核细胞胞质成分为抗原，可通过毛细血管中的中性粒细胞、单核细胞或肠上皮细胞释放溶菌酶，损伤大面积血管和肠组织，另外可通过 T 细胞介导的细胞免疫协同作用造成组织损伤。临床上，ANCA 常用于诊断疾病、评估预后和判断炎症的反应程度。应用间接免疫荧光法（IIF 法）可在正常外周血中检测到 ANCA 的存在，分为胞质型（cANCA）和核周型（pANCA）。UC 患者的 ANCA 表现为核周的染色，故缩写为 pANCA。CD 则可出现一种斑点状的 ANCA（sANCA）。

目前多数观点认为 ANCA 可能是免疫调节紊乱的标志物，可能为 IBD 遗传易感性的标志物。国外有研究报道，pANCA 在 UC 患者中的阳性率达 40% ～ 80%，而在 CD 患者中仅为 15%～25%。pANCA 现已被认为是 UC 相关的血清学标志物，可以作为 CD 与 UC 鉴别的重要指标。

pANCA 阳性的患者多为 UC，但 pANCA 阳性的 CD 亚群表明，不同类型的 IBD 在免疫功能方面是有关联的。pANCA 阳性的 CD 患者有类似 UC 的特点，包括左侧结肠炎和类似 UC 的内镜及组织病理学特点。pANCA 的滴度越高，CD 患者的表现越类似 UC。CD 和 UC 中 pANCA 的存在表明两者存在共同的特异性黏膜炎性反应。与那些 pANCA 阴性或 sANCA 阳性的患者相比，pANCA 阳性的 CD 患者却对抗 TNF 单克隆抗体治疗无明显疗效。CD 患者 pANCA 的高水平与较晚的发病年龄及 UC 样炎性反应有关。

（2）PAB 和 GAB：20 世纪 60 年代人们就已发现 CD 和急性胰腺炎之间可能存在相关性。并且证实 CD 患者的血清中存在 PAB。在人类或灵长类胰腺组织中，用间接免疫荧光法（IIF 法）测定 PAB 有两种染色类型：第一种类型以在胰腺腺泡内出现水滴状荧光染色（$IgG_1$ 和 $IgG_2$）为特点，第二种类型的特点是在胰腺腺泡细胞内出现均匀的斑点样荧光（$IgG_1$）。

有研究报道，CD 患者 PAB 阳性率为 30%～40%，而 UC 患者和正常人仅为 0.5%～6.4%。PAB 阳性在增加 IBD 持续时间的同时并不影响其活动度，且与 PAB 阴性者相比，胰腺外分泌功能更易受损。虽然 PAB 对 CD 的特异性较高，但因敏感性太低而降低了其在临床应用中的价值。GAB 一直作为诊断 UC 的特异性指标。但也有研究指出，GAB 作为 UC 诊断的指标敏感性差。目前研究结果不一，这两种抗体对于 IBD 的鉴别诊断的作用尚需要进一步研究。

（三）基因检测

CD 的炎症反应除了与环境因素有关外，也与人基因组有着密切的关系，人基因组的变异可影响疾病易感性及临床表现型。不同的人种发病率存在差异。CD 在某些人种，特别是白种人中具有高发病率、家族聚集性特点，单合子双胎的发病具有一致性，这些都提示遗传因素对 CD 发病机制具有明显的影响。然而，CD 遗传性状极为复杂，存在明显的遗传异质性及表现型外显率不完全性的特点。自 2005 年以来，随着 GWAS 的进展，大量 CD 和 UC 患者相关遗传突变位点和易感基因被相继发现，为 IBD 的诊断提供了新的方向。

*NOD2/CARD15* 是首个发现的 CD 易感基因，位于染色体 16q21 上，主要表达于淋巴细胞，可促进多种细胞因子表达，与机体先天性免疫密切相关。有学者报道，CD 患者 CTLA 水平显著高于正常人群，CTLA-4（2q33）rs60872763 与 T 淋巴细胞增生及免疫应答相关，其 84bp 的 AT 异常重复与中国中部地区汉族人群 CD 发病率有关。有关研究一致表明，*CARD15* 突变仅与回肠病变的易感性相关，与结肠 CD 无关，也与 UC 和不确定性结肠炎无关。同时 *CARD15* 双突变携带者表现为年轻时发病。

除上述易感基因外，*IL23R*、*CARD9*、*MUC19*、*MST1*、*TNFSF15* 等都是 CD 常见的易感基因。*IL23R* 编码的蛋白主要表达于激活的 T 细胞和 NK 细胞，当肠道发生炎症反应时，IL-23 会生成增多，与辅助性 T 细胞表面的 IL-23 受体结合，从而激活先天性免疫细胞，促进炎性因子分泌。*CARD9* 主要存在于骨髓细胞中，通过激活与酪氨酸活化相关免疫受体的 PRR，促进淋巴细胞分化。*MUC19* 表达于上皮组织中的黏蛋白，在肠道微生物屏障中发挥着重要的作用。*MST1* 编码干细胞生长因子样蛋白，可增强巨噬细胞的稳定性。*TNFSF15* 表达于内皮细胞，激活抗体形成细胞。这些基因的变异可能在 CD 发病中扮演着重要的角色。

检测个体基因型，可为个人提供将来发病风险的预测。例如，同携带两个 *CARD15* 野生型等位基因的个体相比较，杂合子携带者的风险是其 2～3 倍，纯合子与复合杂合子携带者则发病风险是其数十倍。这仅仅是从基因风险上来说，考虑到环境因素及其他基因突变，*CARD15* 并不能单独作为评估 CD 发病率的单一因素。

迄今尚无通过干预特定基因缺陷来治疗 CD 的手段。但是可以从患者遗传背景入手，来制订个体化治疗计划。未来随着各组学的发展，生物标志物和基因型有望被广泛应用于CD 的诊断，揭示 CD 的发病机制，针对性的靶向治疗也将成为可能。

## 三、影像学表现

在 CD 活动期，常见外周血白细胞（white blood cell，WBC）增高、ESR 加快、粪便隐血试验阳性及贫血等表现。结肠镜被认为是 CD 检查的"金标准"，CD 镜下表现为纵行溃疡、溃疡周围黏膜正常或增生呈鹅卵石样、肠腔狭窄、炎性息肉，但是病变肠段之间黏膜外观正常。病变处多部位活检有时可在黏膜固有层发现非干酪坏死性肉芽肿或大量淋巴细胞聚集。但结肠镜有创并存在风险，且只能检测黏膜层病变，深部病变难以检测，因此需要辅助影像学检查。

### （一）超声检查

超声诊断是利用人体对超声波的反射，将超声技术应用于人体，对组织的反射波进行图像化处理，测量组织结构或生理的形态和数据，以此来发现疾病，做出诊断。超声是一种无创、无痛、直观、方便的有效检查手段，特别是 B 超，应用广泛，与 X 线检查、计算机断层扫描（computed tomography，CT）及磁共振成像（magnetic resonance imaging，MRI）并称为四大医学影像技术。

CD 病灶累及肠壁全层，肠壁增厚，节段性分布，可见纵行裂隙溃疡和鹅口疮样溃疡将黏膜分割而成的鹅卵石样改变。因此典型的 CD 声像图表现为受累肠壁增厚变硬，肠壁黏膜回声部分或全部消失，管壁僵硬，呈水管征、靶环征、鹅卵石样改变等。对临床怀疑CD 的患者可通过超声检查进行初筛，若发现典型声像图则高度提示可能为 CD。

临床常用的 CDAI 评分虽然可初步评估疾病活动度及疗效，但是主要依据患者的临床表现，缺乏客观证据。而二维超声、多普勒超声及超声造影的影像学表现和定量分析均有助于 CD 的分期诊断，直接提供客观证据。

**1. 超声在 CD 分期诊断中的应用**

（1）二维超声：活动期 CD 患者肠壁厚度为（5.8±2.9）mm，而静止期 CD 患者肠壁厚度为（4.3±2.2）mm。肠壁增厚表现常被用于评估 CD 活动度，二维超声可以提高 CD 活动度评估的准确性。

（2）多普勒超声：CD 活动期除肠壁增厚表现以外，还会出现肠壁血流量增加，血管阻力降低，血管舒张。多普勒超声可显示病变肠壁内部及周边血流情况，根据血管数量及血流信号的形态、强弱、分布，可判断 CD 的活动度。

近年来，以多普勒的能量频谱积分为成像基础的能量多普勒血流成像（power doppler flow imaging，PDFI）逐渐用于临床评价 CD 活动度。相比于多普勒超声，PDFI 不受血管方位和声速角度的影响，且不受混叠干扰，可明显提高检测血流的敏感性。

（3）超声造影：能提供比二维超声及多普勒超声更丰富、更精确的诊断信息，是目前最先进的超声成像技术。整个检查过程约 10min，其是一项便捷、无创、无电离辐射的新型影像学诊断技术。在普通超声检查的基础上，静脉注射超声造影剂，以增强人体的血流信号，实时动态地监测组织内微血管灌注情况，提高病变肠管的检出率，并可鉴别病变的良恶性。在静脉注射造影剂前，应先行常规超声探查定位，再选择感兴趣区（region of interest，ROI）进行超声造影检查，ROI 通常设置在肠壁增厚区域。CD 的超声造影模式包括以下四种：模式 1 表现为全层肠壁高增强，模式 2 表现为内层肠壁（黏膜层、黏膜肌层及黏膜下层）高增强，模式 3 表现为黏膜下层高增强，模式 4 则为肠壁无增强。其中模式 1 和模式 2 多见于 CD 活动期，而模式 3 和模式 4 则主要见于 CD 缓解期。并且超声造影检查后可通过专业软件来获取 ROI 的时间 - 强度曲线，通过曲线上升速率、达峰时间、下降速率及曲线下面积等参数定量分析 CD 活动度。

**2. 超声在 CD 并发症诊断中的应用**

（1）肠道狭窄：是 CD 最常见的并发症，许多 CD 患者不能耐受内镜检查，而肠道超声可准确显示狭窄部位，从而成为此类患者的首选检查方法。CD 肠道狭窄可分为纤维性狭窄和炎性狭窄两种，临床上多数纤维性狭窄患者需进行内镜或手术治疗，而炎性狭窄患者多仅需药物治疗，因此，狭窄性质的判断十分重要，直接影响治疗方案选择。实时弹性成像可根据不同组织在受到外力压迫后发生形变的程度（弹性系数）不同，将组织受压前后回声信号移动幅度的变化实时转化为彩色图像，以图像色彩来体现组织的硬度，并通过与周围正常组织对比，从而实时测量病变组织的弹性，CD 病变肠管的应变率明显低于正常区，可用于鉴别纤维性狭窄。

（2）瘘管及脓肿：超声检查可有效诊断腔内瘘管及脓肿。但部分合并腹腔脓肿或肠瘘的 CD 患者无法耐受探头压迫，且超声对深入盆腔及腹膜后病变组织诊断敏感度较低。

## （二）CT

CT 是利用 X 线、超声波、γ 射线等，与高灵敏度的探测器一起围绕人体的某一特定部位作连续的断层扫描，具有扫描时间快、成像清晰等特点，被用于多种疾病的检查。根据所采用的射线不同可分为 X 线 CT（X ray CT，X-CT）、超声 CT（uitrasound CT，UCT）及 γ 射线 CT（γ ray CT，γ-CT）等。

目前最常用的是 CT 肠道显像（CTE），其对 CD 的小肠病变具有较高诊断价值，一般口服 2.5% 等渗甘露醇溶液，检查前分次饮用 1000～2000ml，使小肠充分扩张，然后行 CT 平扫加增强检查。在行增强检查时，肠壁强化后在腔内对比剂和壁外脂肪组织的对比下可以清晰显示，因此，对小肠病变的诊断显著优于 CT 平扫。

在肠腔扩张良好的情况下，正常小肠和结肠肠壁厚度分别为 1～2mm 及 2～3mm，肠壁厚度超过 4～5mm 时即为异常，当超过 6mm 时则具有诊断价值。根据 CT 的影像学表现，CD 可被分为三期，即活动期、纤维化期和再生修复期。

**1. 活动期**　以炎症、溃疡和肉芽肿形成为主要特点。病变肠段以肠壁增厚为主要表现。当病变处于活动期时，可见节段性肠壁增厚，在增厚的肠段炎症累及黏膜层、浆膜层和部分肌层，黏膜下层水肿后强化降低，肠壁表现为三层甚至更多层，称为"靶征"；当肠壁显示为两层时，可见明显强化的黏膜层及黏膜下层的低密度影，表现为"双晕征"。在透壁性炎症时，周围系膜受累，形成炎性渗出，显示为肠系膜脂肪密度增高，边缘模糊，增强后强化，称为"脂肪爬行征"。疾病进入静止期后，病变肠壁呈均匀强化。而在 CD 慢性期或静息期，肠壁可轻度均匀强化或无强化。病变肠壁的强化可分为四种，即黏膜强化、分层强化、均匀一致强化和混合强化。CD 在活动期，表现为黏膜强化和分层强化，随着病程迁延，进入慢性期，病变肠段则表现为均匀强化。在肠壁发生改变的同时，炎症也导致病变肠段周围的血管出现相应的改变，局部肠系膜动脉末梢小血管扭曲、增多、增粗，称为"梳样征"。肠壁的影像学表现越严重，如强化程度、梳样征及周围脂肪密度等，内镜及病理学评分值越高。

**2. 纤维化期**　活动期后，反复炎性增生，肠壁纤维化及瘢痕形成，使病变肠壁不可逆性增厚，该期 CD 患者主要表现为小肠梗阻。纤维化期的 CT 主要表现为病变肠段管壁增厚并且管腔狭窄，增强后呈"靶征"或"双晕征"，增厚肠壁强化明显。

**3. 再生修复期**　该期患者病变肠段黏膜萎缩和增生，主要表现为肠腔内息肉形成。

CT 检查具有很多优点，不仅操作便捷、检查时间缩短，也可以提供更直观的解剖学视觉效果，清晰显示病变与周围组织间的解剖关系，为临床治疗提供更全面的影像学数据。但是，主要缺点为放射辐射，其不太适用于治疗后反复随访复查及年轻患者，且对软组织分辨率不够高。

（三）MRI

MRI 是磁矩不为零的原子核即氢质子（$^1H$），在强外磁场特定频率脉冲作用下发生塞曼分裂，共振吸收某一特定频率的射频辐射的一种医学成像技术。MRI 无放射线，无辐射，安全无创，已成为常用的影像学检查方式。

早期的 MRI 检查因呼吸运动或肠道蠕动引起的伪影较为严重，使得肠道图像质量不佳，一度被认为对肠道病变的诊断意义不大。近年来，随着 MRI 技术的迅速发展及肠道对比剂的应用，肠道 MRI 图像质量有了很大的提升，具有多序列、多参数、多方位成像及良好的软组织分辨率和获取信息量大等特点，在消化道的应用有了长足的发展，正逐渐成为肠道病变影像学诊断的热点。

MRI 评估 CD 病变的准确性与 CT 相当，可以对小肠和结肠病变肠段进行准确评估。MRI 肠道成像检查口服的对比剂包括阳性对比剂、阴性对比剂和双向对比剂。阳性对比剂主要为钆螯合物类的超顺磁性物质，在 $T_1W1$ 为高信号，也称为"亮腔"技术，可以显示肠壁增厚的情况。阴性对比剂是含铁氧化物粒子的超顺磁性物质，在 $T_1WI$ 及 $T_2WI$ 上均为低信号，也称为"黑腔"技术，可以很好地显示肠腔的情况。双向对比剂如 2.5% 甘露醇溶液应用较为广泛，在 $T_1WI$ 上呈低信号，而在 $T_2WI$ 上呈高信号，$T_1WI$ 上肠壁呈高信号，对比剂呈低信号，两者之间的对比对于肠壁增厚的诊断价值较大。

在 MRI 肠道成像检查前 5min 可肌内注射东莨菪碱 20mg 来抑制肠道蠕动。检查时，患者大多数采取仰卧位，也可使用俯卧位，压迫肠袢，将肠袢更好地分开，减少冠状面扫描范围，但俯卧位能否提高病变的检出率至今仍存在争议。目前常规使用的序列包括快速扰相梯度回波序列的横断位 $T_1$ 加权像、半傅里叶转换单次激发快速自旋回波冠状位 $T_2$ 加权像、平衡式稳态自由进动序列的冠状位和横断位 $T_2$ 加权像、弥散加权序列及动态增强扫描序列等。

典型的 CD 患者 MRI 肠道成像表现与 CT 肠道成像类似，也可表现为肠壁增厚、纵行溃疡、肠腔狭窄、鹅卵石样病变、"靶征"及"梳样征"等。因为 MRI 有较高的软组织分辨率，周围有系膜脂肪的高信号衬托，对肠外病变如腹腔脓肿、蜂窝织炎、瘘管等的显示较 CT 更为清晰。MRI 肠道成像对鹅卵石样病变、深溃疡、狭窄和狭窄前扩张的探查灵敏度极高，后两者可达 100%，而对浅表溃疡皱襞扭曲、增厚的灵敏度不高。CD 患者病变肠壁的灌注明显高于正常肠壁，应用动态增强 MRI 检查可对肠壁的灌注情况进行定量分析，并可评价病变肛周的 CD 活动度。MRI 肠道成像的缺陷主要在于检查时间较长且图像易受肠道蠕动的影响。

### （四）核医学

正电子发射断层显像/计算机断层扫描（PET/CT）仪是一种将功能代谢显像和解剖结构显像两种先进的影像技术有机地结合在一起的新型的影像设备。目前发现 PET/CT 技术在 CD 的诊断、病变范围、程度判断、疗效评估及治疗方案选择等诸多方面有较好临床应用价值，对其他疾病尤其是结核、淋巴瘤等鉴别诊断也有较好的参考价值，而且其相对无创性更具优势。

$^{18}F$- 脱氧葡萄糖（$^{18}F$-fluorodeoxyglucose，$^{18}F$-FDG）可以反映葡萄糖的体内代谢情况。炎症时，单核细胞、粒细胞等炎性细胞的葡萄糖代谢活动增强，多种生长因子和细胞激酶可增加炎性细胞葡萄糖转运体与脱氧葡萄糖的结合力，从而也会导致 $^{18}F$-FDG 摄取增高。

活动期 CD 的 $^{18}F$-FDG 显像主要表现为受累肠段中至重度放射性浓聚，灵敏度较高，但易受自身免疫状况、病程及临床干预措施等影响，难以与 UC 等其他肠病相鉴别，缺乏特异性。

$^{18}F$-FDG PET 目前较少使用，但有可能成为精确、动态而又无创的 CD 病情评估工具，特别是在治疗方案评估和选择及短期治疗后疗效评估方面很有潜力。

### （五）X 线钡餐

钡餐造影即消化道钡剂造影，简单易行、价格低，是指以硫酸钡作为造影剂，在 X 线照射下判断消化道有无病变的一种检查方法。钡餐造影是口服造影剂，可对整个消化道，特别是上消化道进行更为清晰的放射性检查，可显示肠壁黏膜面的病变，对肠腔狭窄，内镜无法达到理想深度或者根本无法进镜的患者仍有诊断价值。消化道检查用的钡餐为药用硫酸钡的悬浊液，其不溶于水和脂质，因此，不会被胃肠道黏膜吸收，对人体基本无毒性。

插管法小肠钡剂灌肠和全消化道钡餐是检查 CD 病变的两种传统方法。前者适用于通过胃镜、结肠镜、常规 X 线口服钡餐或者结肠钡剂灌肠等检查已排除胃十二指肠及结肠病变的患者，而后者不仅能发现小肠病变，而且能发现消化道其他部位的病变。以往 CD 的诊断主要依赖肠系钡餐检查，但检查过程中小肠充盈受胃排出速度控制，肠内钡剂不连续，检查时间长容易引起钡剂絮凝，很大程度上影响对小肠黏膜的观察，漏诊、误诊时有发生。

气钡由于钡剂连续注入从而可以在肠内形成不间断的钡流，肠管饱满充盈，易于观察轮廓和发现梗阻。在气体的衬托下，黏膜显示尚清晰，可以观察到裂隙样溃疡、卵石征、跳跃症及病变肠管两侧不对称等典型的 CD 表现，帮助了解病变的范围和程度。其可在一定程度上提高定性诊断率。

CD 典型的 X 线影像学表现为黏膜皱襞变形、钡剂通过小肠的时间延长、肠壁僵硬、肠腔狭窄、肠蠕动和移动度消退，同时还可显示瘘管、窦道、腹腔脓肿等并发症所致的征象。CD 发病早期，患者可无明显 X 线征象，或仅有黏膜皱襞紊乱或消失；当病情进展后，肠壁开始僵硬，粗糙不规则，肠腔狭窄，边缘不规则，常有扭曲变形和刺状突出，多发性病变则可在环状狭窄区之间存在正常的肠管，形成"跳跃性"分布；晚期病变常表现为肠管纠集成团，近段肠管由于排出迟缓而扩张，可形成梗阻。

插管法小肠钡剂灌肠和全消化道钡餐均存在缺陷，肠腔扩张不完全，两者对早期 CD 患者诊断均不灵敏，在肠道疾病中的作用有限。且在合并梗阻或肠瘘的情况下，钡剂对受检者可能造成一定伤害，正逐步被 CT 及 MRI 检查所取代。

## 四、诊断与鉴别诊断

CD 是一种慢性、反复发作、累及消化道全层的炎性疾病，其症状取决于病变累及肠道的节段、累及的肠壁层次，在发作时可呈轻度到重度，在缓解期可以减轻甚至消失，因此 CD 的确切诊断相对比较困难。目前 CD 的诊断主要存在两个问题：一是缺乏由组织学或血清学验证的金标准；二是鉴别诊断困难，与 CD 表现相似的疾病较多。

因此 CD 的诊断应该建立在全面评估病史、体格检查、临床表现、常规实验室检查、影像学检查、消化道内镜检查和病理学等证据的基础之上。也正是由于 CD 的诊断困难，形成了多个诊断标准。

（一）诊断依据

**1. 病史**　病史中消化道表现主要有腹泻和腹痛，可有血便；合并肠梗阻的患者出现腹胀、腹痛等症状；穿透性病变患者腹腔内会出现包块，肠液流出体外（外瘘），尿道或阴道流出肠液（内瘘）；伴随消瘦、食欲缺乏、疲劳、贫血营养不良表现；肛周病变（肛周脓肿、肛周瘘管、皮赘、肛裂等）常见；可有皮肤、黏膜、关节、眼和肝胆等的肠外表现。

**2. 体格检查**　可发现消瘦、体重下降；合并肠梗阻的患者出现腹胀、腹痛等症状；对于穿透性病变可触及腹腔炎性包块，外瘘患者见肠液流出体外，内瘘患者见肠液经尿道或阴道流出。

**3. 常规实验室检查**　包括粪便常规和必要的病原学检查、血常规、血清白蛋白、电解质、ESR、CRP、自身免疫相关抗体等。粪便钙卫蛋白和血清乳铁蛋白等检查可作为辅助检查。

**4. 结肠镜检查**　结肠镜检查和活检应列为 CD 诊断的常规首选检查，镜检应达末端回肠。镜下一般表现为节段性、非对称性的各种黏膜炎症，其中特征性的表现为非连续性病变、纵行溃疡和鹅卵石样外观。

**5. 小肠胶囊内镜检查**　对发现小肠黏膜异常相当敏感，主要适用于疑诊 CD 但结肠镜及小肠放射影像学检查阴性者。小肠胶囊内镜检查阴性，倾向于排除 CD，阳性结果需综合分析并常需进一步检查证实。需要引起注意的是小肠胶囊内镜检查对一些轻微病变的诊断缺乏特异性，有发生滞留的风险，可导致肠梗阻的发生，甚至诱发肠穿孔。

目前我国常用的是气囊辅助式小肠镜，该检查可直视下观察病变、取活检及进行内镜下治疗。其主要适用于其他检查（如小肠胶囊内镜或影像学检查）发现小肠病变或上述检查阴性而临床高度怀疑小肠病变需进行确认及鉴别者，或已确诊 CD 需要气囊辅助式小肠镜检查以指导或进行治疗者。小肠镜下 CD 病变特征与结肠镜所见相同。注意气囊辅助式小肠镜为侵入性检查，有一定并发症如穿孔的风险。

**6. 胃镜检查**　少部分 CD 病变可累及食管、胃和十二指肠，但一般很少单独累及。原则上胃镜检查应列为 CD 的检查常规，尤其是有上消化道症状者。

**7. CT 或 MR 肠道显像（CT/MR enterography，CTE/MRE）**　是小肠影像学上的巨大进步，因为 CD 的病变为透壁性病变而非仅仅局限于肠黏膜，因此消化道钡餐造影不能完全反映疾病情况。而 CTE/MRE 可反映肠壁的炎症改变、病变分布的部位和范围、狭窄的存在及其可能的性质（炎症活动性或纤维性狭窄）、肠腔外并发症（如瘘管形成、腹腔脓肿或蜂窝织炎）等征象。因此 CTE/MRE 对于活动期小肠炎症的敏感度明显较消化道钡餐造影高，在许多中心已经替代消化道钡餐造影成为小肠疾病的一线影像学检查手段。

CTE/MRE 的影像学表现与 CD 活动性、其他内镜表现及血清 CRP 水平等具有高度一致性。活动期 CD 典型的 CTE/MRE 表现为肠壁明显增厚（> 4mm）；肠黏膜明显强化伴有肠壁分层改变，黏膜内环和浆膜外环明显强化，呈"靶征"或"双晕征"；肠系膜血管增多、扩张、扭曲，呈"木梳征"；相应系膜脂肪密度增高、模糊；肠系膜淋巴结肿大等。

CTE/MRE 对于活动性小肠炎症较小肠镜及消化道钡餐造影更加敏感，特异度较小肠胶囊内镜更高。同时，相较于会引起小肠胶囊内镜滞留的隐性小肠狭窄，CTE/MRE 也有明显优势。然而常用的 CTE/MRE 仍存在不足之处，它并非适用于所有 CD 患者，肠张力不足或不能耐受静脉造影剂（肾功能缺损、严重造影剂过敏）都限制了 CTE/MRE 的应用；CTE/MRE 包含了 CT/MR 平扫＋增强，故较为昂贵；CTE 导致患者更多的射线暴露；更关键的是常用的 CTE/MRE 需要口服大量（至少 1400ml）液体，对于不全性肠梗阻的患者可能加重肠梗阻症状。

为此，笔者所在中心专门为 CD 患者改进了常用的 CTE，具体是采用 3% 泛影葡胺 500 ～ 800ml 口服 2h 后行 CT 平扫检查，这样既能达到 CTE 检查的目的，也能减少患者接受射线的剂量、降低检查的费用，而且口服的液体量较少，不会诱发或加重肠梗阻。现已经成为笔者所在中心 CD 专用检查，并且在临床诊断 CD 时起到了较好的指导作用。

**8. 钡剂灌肠及消化道钡剂造影** 钡剂灌肠已被结肠镜检查所代替，但遇到肠腔狭窄无法继续进镜者仍有诊断价值。消化道钡剂造影敏感度低，已被 CTE/MRE 代替，但对无条件行 CTE/MRE 检查的单位，其仍是小肠病变检查的重要技术。该检查对肠狭窄的动态观察可与 CTE/MRE 互补，必要时可两种检查方法同用。消化道钡剂造影所见为多发性、跳跃性病变，病变处见裂隙样溃疡、鹅卵石样改变、假息肉、肠腔狭窄、僵硬，可见瘘管。

**9. 腹部超声检查** 对发现瘘管、脓肿和炎性包块具有一定价值，但对 CD 诊断准确性较低，超声造影及彩色多普勒超声可增加准确性。

**10 黏膜活检病理组织学检查** 需在消化道内镜下行多段（包括病变部位和非病变部位）、多点取材。CD 黏膜活检标本的病理组织学改变：①固有膜炎性细胞呈局灶性不连续浸润；②裂隙样溃疡；③阿弗他溃疡；④隐窝结构异常，腺体增生，个别隐窝脓肿，黏液分泌减少不明显，可见幽门腺化生或潘氏细胞化生；⑤非干酪样坏死性肉芽肿；⑥以淋巴细胞和浆细胞为主的慢性炎性细胞浸润，以固有膜底部和黏膜下层为主，常见淋巴滤泡形成；⑦黏膜下淋巴管扩张；⑧神经节细胞增生或神经节周围炎。

**11. 手术切除标本病理检查** 手术切除肠管连同周围淋巴结的病理组织学检查，是确诊 CD 并鉴别排除其他疾病的金标准。手术切除标本的大体表现包括：①节段性或局灶性病变；②融合的线性溃疡；③鹅卵石样外观、瘘管形成；④肠系膜脂肪包绕病灶；⑤肠壁增厚和肠腔狭窄等特征。

显微镜下典型改变除了活检标本组织学改变外还包括：①节段性、透壁性炎症；②活动期有深入肠壁的裂隙样溃疡，周围重度活动性炎症甚至穿孔；③透壁性散在分布淋巴样细胞增生和淋巴滤泡形成；④黏膜下层水肿和淋巴管扩张，晚期黏膜下层增宽或出现黏膜与肌层融合；⑤非干酪样坏死性肉芽肿见于黏膜内、黏膜下、肌层甚至肠系膜淋巴结；⑥肌间神经节细胞、神经纤维增生和神经节周围炎。

CD 的病理学诊断在黏膜活检难度较大，需结合临床表现、肠镜所见和病理学改变考虑。非干酪样坏死性肉芽肿具有较大的诊断价值，但需排除肠结核。手术切除标本可见到更多的病变，诊断难度相对较小。

## （二）诊断标准

正是由于 CD 的确切诊断比较困难，因此目前有多个国际国内的诊断标准，包括 Mendeloff 标准、Lennard-Jones 标准、日本炎症性肠病研究协会的诊断标准、世界卫生组织（World Health Organization，WHO）推荐的 CD 诊断要点及我国中华医学会消化病学分会的 CD 诊断规范等。

**1. 改良的 Mendeloff 标准结合 Lennard-Jones 标准诊断要点**

（1）确诊 CD：手术标本在肉眼观察和组织学检查有典型表现，显示节段性、透壁性病变，裂隙样溃疡和非干酪性肉芽肿，固有层和黏膜下层有淋巴细胞聚集。

（2）疑诊 CD：①剖腹探查发现肠道有典型肉眼改变，但未行组织学检查；②手术标本具有典型大体特征而组织学检查结果不明确；③结肠镜表现符合并具有组织学特征强烈提示 CD；④放射学检查显示伴有梗阻或瘘管的慢性炎症。

排除感染（特别是肠结核）、缺血、放射损伤、淋巴瘤或癌变后，如果存在肉芽肿伴下列特征性改变之一，如跳跃性溃疡、不连续溃疡、裂隙样溃疡、瘘管、狭窄或阿弗他溃疡等；或无肉芽肿但有上述病变中的 3 项，可确诊 CD。如果只有 2 项病变表现而无肉芽肿，则应考虑为"疑诊"。病变仅累及结肠，基于上述标准不能明确诊断为 UC 或 CD 时，应考虑为"未定型结肠炎"。

**2. 日本炎症性肠病研究协会的诊断标准**

CD 主要特点：①纵行溃疡；②鹅卵石样外观；③非干酪性肉芽肿。

CD 次要特点：④线样不规则溃疡或阿弗他溃疡；⑤不规则溃疡或上下消化道阿弗他样改变。

确诊 CD：③伴①或②；③伴④或⑤。

疑诊 CD：①或②，但未能排除缺血性肠炎或溃疡性结肠炎；③；④或⑤。

虽然日本 IBD 研究协会的诊断标准简便易行，但应首先做好排除诊断，尤其应排除肠结核。

**3. WHO 推荐的 CD 诊断要点** WHO 结合 CD 的临床、X 线、内镜和病理表现，推荐了 6 个诊断要点（表 3-1）。

表 3-1 WHO 推荐的 CD 诊断要点

| 项目 | 临床表现 | X 线表现 | 内镜表现 | 活检 | 切除标本 |
|---|---|---|---|---|---|
| ①非连续性或节段性病变 | | + | + | | + |
| ②铺路石样改变或纵行溃疡 | | + | + | | + |
| ③全壁性炎症病变 | +（腹部肿块） | +（狭窄） | +（狭窄） | | + |
| ④非干酪性肉芽肿 | | | | + | + |
| ⑤裂沟、瘘管 | + | + | | | + |
| ⑥肛周病变 | + | | | + | + |

在排除肠结核、阿米巴痢疾、耶尔森菌感染等慢性肠道感染，肠道淋巴瘤、憩室炎、缺血性肠炎及白塞综合征等疾病的基础上，可按下列标准诊断 CD：

（1）具有 WHO 诊断要点①、②、③者为疑诊，再加上④、⑤、⑥中任何 1 项可确诊。有④者，只要加上①、②、③中的任何 2 项也可确诊。

（2）根据临床表现，若影像学、内镜及病理表现符合，可诊断本病。

（3）根据临床表现，若影像学或内镜表现符合，可拟诊本病。

（4）临床表现符合为可疑，应安排进一步检查。

（5）初发病例，根据临床、影像学或内镜表现及活检改变难以确诊时，应随诊观察 3～6 个月。与肠结核混淆不清者应该按肠结核进行诊断性治疗，以观后效。

诊断要求：诊断成立后，应列出疾病的活动度、严重程度、病变范围、全身表现及并发症。

**4. 中华医学会消化病学分会炎症性肠病学组的 CD 诊断规范** 《炎症性肠病诊断与治疗的共识意见（2012 年·广州）》（以下简称共识意见）明确指出 CD 的诊断缺乏金标准，诊断的要点仍基于临床、内镜、影像学和组织病理学表现进行综合分析并随访观察。

共识意见提出在排除其他疾病基础上，按下列要点诊断：

（1）具备 CD 临床表现者可临床疑诊，安排进一步检查；

（2）同时具备结肠镜或小肠镜（病变局限于小肠者）特征及影像学（CTE 或 MRE，无条件者采用小肠钡剂造影）特征者，可临床拟诊；

（3）如再加上活检提示 CD 的特征性改变且能排除肠结核，可做出临床诊断；

（4）如有手术切除标本（包括切除肠段和病变附近淋巴结），可根据标准做出病理确诊；

（5）对无病理确诊的初诊病例，随访 6～12 个月以上，根据对治疗的反应和病情变化判断，符合 CD 自然病程者，可做出临床确诊。如与肠结核混淆不清但倾向于肠结核者，应按肠结核进行诊断性治疗 8～12 周，再行鉴别。

共识意见提出的临床疑诊、临床拟诊、临床诊断、临床确诊和病理确诊的不同诊断层次，条理清晰，具有很好的临床实践指导意义。

### （三）早期发现和早期诊断

CD 是在易感基因和环境因素的共同作用下形成的慢性反复发作的肠道非特异性炎症。在早期，CD 患者常不存在明显的特异性临床表现，有少数患者存在仅肠镜镜检可见的回结肠溃疡等病变，在病情经过一段时间的进展后，患者进入无并发症炎症阶段，并可能出现部分非特异性的临床症状，如不明原因的间断腹痛、腹泻和发热等。

早期 CD 的定义是在 2011 年巴黎会议上确定的，主要包括两项条件：①符合 CD 诊断标准且病程不得超过 18 个月；②患者尚未接受可能影响自然病程的治疗。由于早期 CD 患者的肠道尚不存在结构性病变，因而此阶段的患者若能及时进行诊断并进行适当的治疗，其病情很有可能会好转。一旦错过这个阶段的治疗机会，肠黏膜炎症进一步慢性、非线性持续进展，形成透壁性炎症，而透壁性炎症将引起各种外科并发症，治愈的希望随之减少。

目前 CD 的确切病因及其发病机制尚未明晰，从临床来看，CD 的发生、发展有一个从无到有、从轻而重、从量变到质变的过程，若在患者症状较轻、炎症尚未造成肠壁结构性损伤前给予积极治疗，效果必将事半功倍，因此应该重视 CD 的早期发现和早期诊断，CD 诊断延迟会导致患者对药物治疗的敏感度降低，发生外科并发症并接受手术治疗的概率增加，影响患者预后。

### （四）诊断延迟对预后的影响

CD 发病的早期、亚临床阶段由于缺乏特异性临床表现，往往不能引起患者足够的重视，同时及时、准确诊断相对困难，因此绝大部分 CD 都存在诊断延迟的情况。诊断延迟可分为患源性延迟和医源性延迟，患源性是由于患者的原因，从早期出现症状到就诊中间耽误的时间过长；医源性则由于 CD 的确诊困难，需要建立在全面评估病史、体格检查、临床表现、常规实验室检查、影像学检查、消化道内镜检查和病理学等证据的基础之上，在此过程中往往需要一段较长的时间。

2012 年瑞士炎症性肠病协作组首次提出了 CD 诊断延迟的概念。将＞24 个月者定义为诊断延迟；并定义初发症状到就诊的时间超过 6 个月为患源性延迟，从患者就诊到医师做出明确诊断的时间超过 18 个月为医源性延迟。

CD 患者诊断延迟的危险因素主要包括以下几个方面：确诊年龄＜ 40 岁、女性、存在回肠病变、疾病早期服用 NSAID、有吸烟史的 CD 患者。存在以上情况时，诊断延迟的风险明显增高，同时有肠外表现的 CD 患者，诊断延迟发生率也存在明显升高趋势。

CD 多见于青年，男女患者发病比例为 1.5 ∶ 1，由于该病缺乏特异性的临床表现，在疾病初期，常难与肠结核、肠易激综合征等疾病鉴别，导致诊断延迟，甚至漏诊、误诊。

CD 好发于末端回肠，很多早期 CD 患者常仅表现为右下腹痛，缺乏特异性血便与排便习惯改变的表现。患者常因右下腹疼痛不适就诊，易与急性阑尾炎、感染性肠炎等疾病混淆，延长诊断时间。

正是由于腹痛是 CD 的早期表现之一，患者常会自行服用 NSAID 缓解疼痛，从而延长了患者对疾病疼痛的耐受时间，也延长了患者就诊的时间。

吸烟是 CD 发病的危险因素之一。有吸烟史的 CD 患者与非吸烟者比较，病情更加复杂，并发症更多，均会导致诊断延迟。此外，确诊时有吸烟史的患者，对药物治疗的敏感度降低，治疗难度升高，相应的手术风险增加。这都会进一步干扰医师对病情的诊断，使诊断延迟。

部分 CD 患者可伴有皮肤、黏膜、关节等部位的肠外表现，常表现为口腔溃疡、结节性红斑、反应性关节炎等，与相关系统的其他疾病鉴别困难。这些复杂多样的肠外表现常干扰患者的自我评估与医师的临床诊断，可同时造成患源性和医源性诊断延迟。

对患者而言，只有当 CD 导致的腹痛、腹泻、便秘等症状加重，影响患者生活质量时，方去医院就诊。另外，由于我国各级医院的诊断受多种因素限制，CD 的误诊率高达 48.3%，CD 的确切诊断存在不同程度的延迟。

CD 并发症的发生，尤其是外科相关并发症的发生，常常是诊断延迟导致的。诊断延迟时间较长的患者，由于得到有效的 CD 治疗措施的延后，发生肠腔狭窄及其他手术相关并发症的风险明显增加，而在 CD 早期采取有效的治疗措施能够改变病程发展，改善患者预后。正是基于以上认识，目前在临床上特别强调 CD 的早期发现和早期诊断。

### （五）鉴别诊断

与 CD 临床表现相似的疾病较多，同时缺乏由组织学或血清学验证的金标准，因此 CD 需要与肠结核、UC、急性阑尾炎、小肠淋巴瘤、十二指肠壶腹后溃疡、非肉芽肿性溃疡性空肠回肠炎、肠道白塞病、耶尔森菌肠炎、肠易激综合征等疾病进行鉴别。

正如炎症性肠病诊断与治疗的 2012 年共识意见指出的，与 CD 鉴别最困难的疾病是肠结核。CD 和肠结核在临床表现、内镜下表现等方面有高度相似性导致临床上误诊率非常高，肠结核的发病机制、治疗方案和预后与 CD 截然不同，错误的治疗甚至可能危及患者的生命，故两者的鉴别具有十分重要的临床意义。因此本部分将就 CD 与肠结核的鉴别进行详细讨论。

**1. 肠结核**　是结核分枝杆菌引起的肠道慢性特异性感染。肠结核的诊断标准：①肠壁或肠系膜淋巴结内发现干酪样坏死性肉芽肿；②病变部位病理检查发现结核杆菌；③病变部位培养结果为结核杆菌阳性；④病变部位取材接种动物后出现典型结核病变。以上四项标准满足任意一项即可诊断为肠结核。由此可见诊断肠结核的关键是找到明确的结核在肠道定植、感染的证据，这往往需要内镜活检甚至手术切除标本才能完全确诊。手术切除标本组织病理学检查是鉴别诊断肠结核和 CD 的金标准，但手术标本组织病理学的鉴别诊断价值仅限于行手术治疗的患者。由于两者在临床症状、影像学检查等方面的表现具有很大的相似性，在取得明确病理诊断之前，两者的鉴别诊断一直是临床上面临的难题。

（1）基于临床表现的鉴别方法：针对经过手术确诊的 CD 和肠结核患者的临床特征分析显示，发热、闭经与生殖器结核较为支持肠结核的诊断，而腹泻、肠壁与器官脓肿、肛门与直肠病变、便血及易复发是 CD 的临床特点。其他临床特点如便秘与腹泻交替出现、腹部肿块、侵犯回盲部、跳跃性病变、旧结核菌素试验阴性对两者鉴别意义不大。故仅根据临床特征难以准确鉴别肠结核和 CD。

（2）基于影像学检查的鉴别方法：既往的小肠放射影像学检查多借助小肠钡餐造影和小肠钡灌造影，但其可靠性与操作者的技术、经验及黏膜显影质量有关，因此对研究结果的可比性有一定影响。有研究显示，肠管狭窄、黏膜病变（黏膜紊乱、破坏、僵硬和增粗）、充盈缺损、肠管变形（肠袋消失、盲肠挛缩和回盲部变形）和龛影在两种疾病中的分布无明显差异。研究显示跳跃性病变、溃疡、黏膜增厚、肠襻分离、肠管狭窄和假息肉在肠结核和 CD 患者之间的分布呈 Pearson 正相关。Patel 等的研究也显示影像学（钡餐/CT/B 超）特征如肠壁增厚/肠腔狭窄、肠系膜增厚、腹水、腹部淋巴结、回盲部粘连等对肠结核和 CD 没有鉴别价值。

既往为了明确小肠病变而使用的消化道钡餐检查已经被 CTE（包括 CT 肠造影法和 CT 肠动描记法）所代替。常见的 CTE 检查的主要步骤包括口服大量（至少 1400ml）中性造影剂扩张小肠，使肠壁与肠腔形成对比，静脉注射碘造影剂，以及获取腹部与盆腔的薄层扫描影像。

CD 的 CTE 检查的特征：肠壁厚度增加或厚度不对称，肠壁强化明显，肠壁分层，纤维脂肪增生，呈"梳样征"等。其中节段性小肠病变、"梳样征"（肠系膜血管增多）是 CD 的独立预测指标；CTE 结合结肠镜下的表现可使诊断的准确率提高至 66.7% ～ 95.2%。而肠结核的 CTE 改变为右结肠动脉旁淋巴结增大、回盲瓣挛缩、回盲瓣开口固定、淋巴结中央坏死。CD 病例的节段性病变、"梳样征"、纤维脂肪改变、肠壁中度增厚与不对称性分布均比肠结核更常见。

CTE 在肠结核与 CD 鉴别诊断中的敏感度、特异度、准确度、阳性预测值、阴性预测值分别为 96.5%、93.6%、95.7%、97.8%、89.8%，为 CD 的诊断、与肠结核的鉴别诊断提供了重要的证据，并且为判断 CD 病变的活动度、病变的类型和范围提供更好的依据。

应该说 CTE 是小肠影像学上的一个巨大进步，CTE 对于活动性小肠炎症高度敏感，相较于胶囊内镜又可以探测管腔外并发症，在许多中心已经替代消化道钡餐造影成为一线小肠疾病的影像学检查手段。

（3）基于内镜检查的鉴别方法：虽然活检发现干酪样坏死性肉芽肿是肠结核的特异性指标，但在内镜活检中干酪样坏死性肉芽肿的检出率很低，因此 CD 与肠结核的鉴别主要还是综合患者的临床特征、内镜表现、活检结果加以分析。

CD 内镜下病变以充血水肿、节段性改变、糜烂、裂隙样溃疡、息肉增生为主，而肠结核内镜下病变多为充血水肿、肠腔狭窄、糜烂、节段性改变、息肉增生。CD 与肠结核内镜下均可发现充血水肿、糜烂、节段性改变、肠腔狭窄、息肉增生等病变，而裂隙样溃疡、鹅卵石样病变等则仅可见于 CD。

内镜检查不仅可直接观察肠道黏膜病变，且可对病变进行活检，在肠结核和 CD 的鉴别诊断中具有重要价值。Pulimood 等通过对内镜活检肠黏膜标本进行病理观察，发现最大肉芽肿直径＞ 400μm、肉芽肿性炎部位超过 4 个、干酪样坏死性肉芽肿、融合性肉芽肿、黏膜层肉芽肿、淋巴袖套、溃疡底部带状类上皮细胞、肉芽肿性炎处黏膜深溃疡、回肠末段肉芽肿、盲肠肉芽肿性炎等特征支持肠结核的诊断，其中肉芽肿直径＞ 400μm、肉芽肿性炎部位超过 4 个、干酪样坏死性肉芽肿、溃疡底部带状类上皮细胞或盲肠肉芽肿性炎诊断肠结核的阳性预测值达 84.6%～ 100%。非干酪样肉芽肿、最大肉芽肿直径＜ 200μm、肉芽肿结构不完整、黏膜下层肉芽肿、病灶隐窝炎症（Paneth 细胞化生）、肉芽肿性炎远隔黏膜结构改变、肉芽肿性炎远隔黏膜中度或重度慢性炎症、乙状结肠或直肠肉芽肿等特征倾向于 CD 的诊断，其中非干酪样肉芽肿、病灶隐窝炎症（Paneth 细胞化生）、肉芽肿远隔黏膜异常、乙状结肠或直肠肉芽肿诊断 CD 的阳性预测值为 68.8%～ 100%。

内镜活检组织病理学检查对鉴别肠结核和 CD 有重要价值，随着活检部位的增多，其诊断肠结核或 CD 的阳性率也增高，因此需要内镜操作医师多点活检和有经验的病理科医师细心阅片。

（4）基于细胞免疫学的鉴别方法：在肠结核与 CD 的鉴别诊断中，结核杆菌 T 细胞斑点试验（T cell spot of tuberculosis test，T-SPOT）诊断肠结核的准确度（85.4%）显著高于纯蛋白衍化物（purified protein derivative，PPD）试验的准确度（63.3%），差异具有统计学意义；T-SPOT 与 PPD 试验联合诊断肠结核的敏感度较单独行 T-SPOT 诊断肠结核的敏感度更高。也有研究发现肠结核组 T-SPOT 阳性率为 91.9%，显著高于 CD 组的阳性率（8.6%），T-SPOT 鉴别 CD 与肠结核的敏感度、特异度、阳性预测值、阴性预测值分别为 91.9%、91.4%、91.9%、91.4%。T-SPOT 结果阴性在两病鉴别时具有极高的价值。研究发现 T-SPOT 诊断肠结核的敏感度为 84.2%，特异度为 75.4%，阳性预测值为 50.0%，阴性预测值为 94.2%；在结核流行地区鉴别肠结核和 CD 时，对于排除肠结核是一种有价值的诊断方法；另有研究也得出 T-SPOT 诊断肠结核的敏感度为 86%、特异度为 93%、阳性预测值为 88%、阴性预测值为 91%，由于 T-SPOT 在诊断肠结核时具有很高的特异度及阴性预测值，其在两病的鉴别诊断中具有很好的鉴别价值。

（5）其他鉴别方法：可通过检测内脏脂肪来鉴别，CD 的内脏脂肪占总脂肪的比例要显著高于肠结核；当这一比例的阈值定为 0.46 时，其诊断 CD 的敏感度、特异度、阳性预测值与阴性预测值分别为 42.1%、93.3%、88.9%、56.0%。也有学者根据内镜下特征、临床特征、影像学特征与细胞免疫学结果的 12 个特异性高的变量而建立一个评分系统，结果显示受试者工作特征曲线的阈值为 −0.5，诊断试验的曲线下面积为 0.997；总分大于 −0.5 可诊断为 CD，反之则诊断为肠结核，此评分系统诊断的准确率和误诊率分别为 97% 和 3%。这些新的鉴别方法及评分系统为两种疾病的鉴别提供了新的思路。

综上，CD 和肠结核在临床表现、内镜下表现等方面有高度相似性，两者的鉴别非常困难，导致临床上误诊率非常高。而两者的发病机制、治疗方案与预后截然不同，错误的治疗甚至可能危及患者的生命，故两病的鉴别具有重要的临床意义。需要从临床特征、影像学表现、内镜检查、组织病理及血清标志物等方面对肠结核和 CD 进行比较分析。在 CD 与肠结核鉴别困难时，CTE、分子生物学检查、细胞免疫学检查及一些评分系统可为两者提供极具鉴别诊断价值的信息。

2. UC　一般起病缓慢，但也有少数急性起病，病情轻重不一，容易反复发作，发作的诱因包括精神刺激、过度疲劳、饮食不当、继发感染等。

腹泻是 UC 最常见的症状，约占 90% 以上，常反复发作或持续不愈。UC 根据其病情程度可分为轻、中、重度。轻度最常见，常仅累及结肠的远端部分，起病缓慢，腹泻及腹痛程度较轻，粪便多成形，全身症状和体征少；重度患者起病急，有显著的便血、腹泻、贫血、发热、心动过速、厌食和体重下降，甚至脱水和虚脱表现，常有严重腹胀、腹痛和全腹压痛，可发展为中毒性巨结肠；中度则是介于两者之间，但可在任何时候发展为重度 UC。国内的一组数据显示 UC 中轻型占 21%、中型占 52%、重型占 27%。而根据病情进展又可将其分为急性期和缓解期。根据病变部位还可将其分为直肠炎、直肠乙状结肠炎、左半结肠炎、右半结肠炎、区域性结肠炎及全结肠炎等。

血便或黏液脓血便是 UC 常见症状，研究显示 UC 患者中黏液血便、全血便达 84.4%，以黏液脓血便多见，部分患者为鲜血便，少数出血量较多。腹部疼痛以胀痛为主，多固定、局限于左下腹或左腰腹部，轻型常无腹痛。里急后重是 UC 累及直肠的主要症状。消化不良是 UC 的非特异性症状，主要见厌食、上腹部饱胀感、恶心、呕吐、嗳气、反酸等。

在发生部位及内镜下的表现方面，两者分布方式和累及部位不同，UC 病变仅累及结直肠，以左半结肠和全结肠多见，其次是直肠，单纯发生于右半结肠者极少，绝大多数病变为连续性分布。

大体形态观察显示 UC 是以黏膜为主的炎症，肠壁浆膜层一般完整，外观光滑，血管充血，肠管缩短，以远端结肠和直肠最明显；肠管黏膜表面有颗粒感、质脆，广泛充血和出血，有多个浅表性溃疡，沿结肠带呈线状或斑块状分布；严重者可见黏膜大片剥脱，黏膜病变呈连续性，从直肠或乙状结肠开始，常常远端重，近端轻，左半结肠重，右半结肠轻；黏膜表面还可见到许多大小不等、形态各异的炎性息肉，以结肠多见，直肠则较少见。有时可见到炎性息肉相互粘连而形成的黏膜桥。

组织形态学检查可以发现黏膜和黏膜下层高度充血、水肿，炎性细胞弥漫性浸润，起初炎症限于黏膜，在上皮和腺体受损后炎症可发展到黏膜下层，一般不累及肌层和浆膜层。中性粒细胞浸润肠上皮，可导致隐窝炎和隐窝脓肿，上皮细胞增殖，杯状细胞减少或消失。小溃疡多位于黏膜层，呈弥漫性分布，底部可达黏膜下层，极少累及全层。

完全缓解的病例，其结肠黏膜与正常黏膜肉眼观察往往难以区别，但病理学检查仍可发现异常改变，表现为腺管不规则，且有分支；杯状细胞增多，细胞增大，潘氏细胞化生。UC 最主要也是最特异的病理变化如下：弥漫性连续性黏膜炎症；黏膜溃疡；隐窝脓肿；假性息肉；特殊细胞变化，如潘氏细胞增生、杯状细胞减少。

总之，虽然 CD 与 UC 在临床表现和并发症等方面有一些不同点，对两者的鉴别诊断具有一定的意义，但这些不同点仅能作为诊断的参考指标，确诊仍需要依靠内镜和病理检查结果，表 3-2 为 CD 与 UC 的鉴别要点。临床医师必须综合分析患者的临床资料及整个发病过程，无禁忌证情况时常规进行内镜活检，并注意鉴别与排除与炎症性肠病症状相似的多种疾病，做出正确诊断。

表 3-2  CD 与 UC 的鉴别要点

| 鉴别要点 | CD | UC |
|---|---|---|
| 症状 | 有腹泻但脓血便少见 | 脓血便多见 |
| 起病 | 缓渐隐匿 | 缓渐或突发 |
| 中毒症状 | 少有 | 常有 |
| 复发性腹痛 | 慢性腹痛 | 常见 |
| 腹部包块 | 常见 | 少见 |
| 肛周病变 | 常见 | 罕见 |
| 病变分布 | 呈节段性 | 病变连续 |
| 直肠受累 | 少见 | 绝大多数受累 |
| 末端回肠受累 | 多见 | 罕见 |
| 肠腔狭窄 | 多见，偏心性 | 少见，中心性 |
| 瘘管形成 | 多见 | 罕见 |
| 内镜表现 | 纵行溃疡，伴周围黏膜正常或鹅卵石样改变 | 溃疡浅，黏膜弥漫性充血水肿，颗粒状，脆性增加 |
| 组织学特征 | 裂隙样溃疡、上皮样肉芽肿、黏膜下层淋巴细胞聚集，局部炎症 | 固有膜弥漫性炎症、隐窝结构明显异常、杯状细胞减少 |
| 癌变 | 无 | 4% 左右 |

**3. 急性阑尾炎**  发病急，病程短，患者多有发热，可有典型的转移性右下腹痛，压痛及肌紧张明显，但一般无腹泻。部分病例根据临床症状无法准确鉴别时可借助腹部 CT 扫描进行鉴别。

**4. 小肠淋巴瘤**  常见临床症状包括腹痛、腹泻、发热、易疲劳及体重下降等。严重者会出现肠梗阻。其症状多为持续性，且恶化较快。体征方面小肠淋巴瘤患者腹部肿块一般较硬，无压痛，肝脾可触及明显增大，可伴有浅表和肺门淋巴结肿大。X 线及小肠镜检查可发现肠腔内肿物及溃疡，小肠活检有助于诊断。

**5. 十二指肠壶腹后溃疡**  临床症状和 X 线表现与累及十二指肠的 CD 相似。但 CD 的疼痛不存在十二指肠溃疡的规律性。抑酸药物治疗对消化性溃疡有效，而对 CD 则无效。纤维内镜检查及活检有助于鉴别诊断。

**6. 非肉芽肿性溃疡性空肠回肠炎**  起病急，病情变化快，突出表现为腹痛和腹泻，同时伴有体重下降、吸收不良和低蛋白血症等症状。小肠活检结果为弥漫性病变，绒毛变平和增厚，基底膜炎症浸润，黏膜溃疡。

**7. 肠道白塞病**  与 CD 都可伴有口腔溃疡，临床上不易鉴别，肠道白塞病往往伴有会阴部、生殖器溃疡，而 CD 较少累及会阴部、生殖器。此时通过组织病理及血管造影可将两者加以区分。

**8. 耶尔森菌肠炎**  是由耶尔森菌或假性结核耶尔森菌感染所致的急慢性肠道炎性疾

病，病程多呈自限性，和 CD 相似，其病变可累及胃肠道的任何部分，最常累及末端回肠和肠系膜淋巴结。病理检查无纵行溃疡、鹅卵石征、上皮样肉芽肿和淋巴细胞聚集，病原学检查阳性等特征可与 CD 鉴别。

**9. 肠易激综合征** 肠易激综合征的发病与精神、心理障碍有关，常见症状有腹痛、腹胀、腹鸣等，也可出现便秘与腹泻交替的症状，同时伴有全身神经官能症症状，粪便有黏液但无脓血，显微镜检查偶见少许白细胞，肠镜检查无器质性病变。

（王革非　邓友铭　陈国璞　王之伟）

## 参 考 文 献

何瑶，陈瑜君，杨红，等，2012. 回结肠克罗恩病与肠结核临床及内镜特征比较. 中华消化内镜杂志，29（6）：325-328.

胡晓磊，赵允召，2007. 克罗恩病的血清学标记物. 医学研究生学报，20（4）：426-429，433.

兰平，何晓生，2012. 炎症性肠病肠切除术后消化道重建应注意的问题. 中国实用外科杂志，32（8）：672-674.

兰平，何晓生，2014. 炎症性肠病外科治疗的策略和技术. 中华消化外科杂志，13（8）：591-595.

李原，任建安，吴秀文，等，2015. 克罗恩病诊断延迟的危险因素及其对预后的影响. 中华消化外科杂志，14（7）：598-600.

沈骏，殷洪敏，冉志华，等，2009. 炎症性肠病患者红细胞指数和血红蛋白的变化及其与疾病活动性的关系. 临床消化病杂志，21（1）：18-20.

唐斌，张俊，李小安，2016. 肠结核与克罗恩病鉴别诊断的研究进展. 临床医学研究与实践，1（2）：124-125.

王建强，黄缘，2013. 炎症性肠病血清学标志物的研究进展. 世界华人消化杂志，21（36）：4110-4115.

杨晓鸥，钱家鸣，杨红，等，2011. 粪便钙卫蛋白对炎症性肠病和肠易激综合征的鉴别诊断价值研究. 临床消化病杂志，23（5）：259-262.

张芳宾，高翔，2008. 肠结核和克罗恩病的鉴别诊断. 胃肠病学，13（9）：568-570.

中华医学会消化病学分会炎症性肠病学组，2012. 炎症性肠病诊断与治疗的共识意见（2012年·广州）. 中华内科杂志，51（10）：818-831.

Hu D，Ren JA，Wang G，et al，2015. Value of red cell distribution width for assessing disease activity in Crohn's disease. Am J Med Sci，349（1）：42-45.

Huang X，Liao WD，Yu C，et al，2015. Differences in clinical features of Crohn's disease and intestinal tuberculosis. World J Gastroenterol，21（12）：3650-3656.

Li G，Ren JA，Wang G，et al，2015. Impact of Crohn's disease on marital quality of life：a preliminary cross-sectional study. J Crohns Colitis，9（10）：873-880.

Liu S，Ding J，Wang M，et al，2016. Occupational risk for Crohn's disease：a two-center study. Dig Liver Dis，48（11）：1318-1322.

Liu S，Ren JA，Hong ZW，et al，2013. Efficacy of erythropoietin combined with enteral nutrition for the treatment of anemia in Crohn's disease：a prospective cohort study. Nutr Clin Pract，28（1）：120-127.

Ouyang Q，Tandon R，Goh KL，et al，2006. Management consensus of inflammatory bowel disease for the Asia-Pacific region. J Gastroentero，12（12）：1772-1782.

Wang Y，Ouyang Q，2007. Ulcerative colitis in China：retrospective analysis of 3100 hospitalized patients. J Gastroenterol Hepatol，22（9）：1450-1455.

Yan D，Ren JA，Wang G，et al，2014. Predictors of response to enteral nutrition in abdominal enterocutaneous fistula patients with Crohn's disease. Eur J Clin Nutr，68（8）：959-963.

# 第四章 克罗恩病的内镜下诊断与治疗

内镜检查作为唯一一种将肠腔内结构、黏膜形态可视化的技术，在 CD 的诊断、鉴别诊断和治疗中具有独特的价值和巨大作用。此外，内镜还在 CD 疾病活动度评估、随访及恶变监测等方面发挥重要作用。本章就 CD 患者内镜下的诊断、治疗技术及监测随访等方面进行逐一论述。

## 第一节 克罗恩病的内镜下诊断

### 一、诊断标准

炎症性肠病（IBD）患者的临床表现并不具有特异性。内镜下的表现及诊断在鉴别 CD 和其他具有类似临床表现的疾病中具有重要的作用。CD 内镜表现多样，随疾病活动度及所处时期不同而改变。其特征性表现为非连续性病变、纵行溃疡及鹅卵石样肠黏膜外观。病变多位于末段回肠及回盲部，病变肠管之间黏膜基本正常。

CD 的诊断需要结合病史、临床表现、内镜表现、组织学检查、影像学检查等综合判断。依据 WHO 推荐的诊断要点，在排除肠结核、阿米巴痢疾、耶尔森菌感染等慢性肠道感染及肠道淋巴瘤、憩室炎、缺血性肠炎及白塞综合征等疾病的基础上，可按下列标准诊断 CD。

WHO 的诊断标准：①非连续性或区域性肠道病变；②肠黏膜呈鹅卵石样表现或有纵行溃疡；③全层性炎性肠道病变，伴有肿块或狭窄；④结节病样非干酪性肉芽肿；⑤裂沟或瘘管；⑥肛门病变，有难治性溃疡、肛瘘或肛裂。具有 WHO 诊断要点①、②、③者为疑诊，再加上④、⑤、⑥中任何一项可确诊。有④者，只要加上①、②、③中任何两项也可确诊。

IBD 的内镜表现，具有以下特征。

**1. 溃疡** CD 早期病变较轻微时，内镜下可见散在分布的、浅表、针尖样小溃疡，周围有充血环，溃疡之间黏膜正常。其进一步发展为口疮样溃疡，即阿弗他溃疡（图 4-1），然后融合成星形溃疡。随着病变严重程度不断进展，溃疡大而深，并沿肠管纵轴走行，形成 CD 特征性的纵行溃疡（图 4-2）。

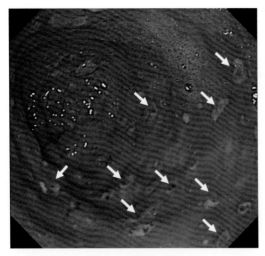

图 4-1　阿弗他溃疡

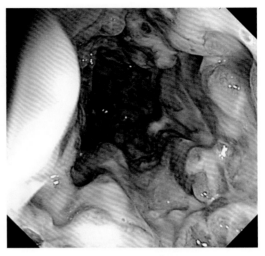

图 4-2　纵行溃疡

**2. 鹅卵石样黏膜外观**　溃疡病变之间的肠黏膜下层淋巴水肿、增生肿胀及低平隆起性改变，如同结节，顶面圆钝，形似鹅卵石，称为鹅卵石样黏膜（图 4-3）。

**3. 炎性息肉及黏膜桥**　炎性息肉散在分布于溃疡边缘或卵石征之间，病理表现为炎症性增生性改变，顶面高尖（图 4-4）。黏膜桥是溃疡愈合过程中黏膜炎症愈合及再上皮化形成的桥状改变，簇集可呈网状或蜂窝状改变（图 4-5）。

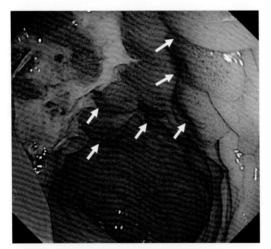

图 4-3　鹅卵石样黏膜

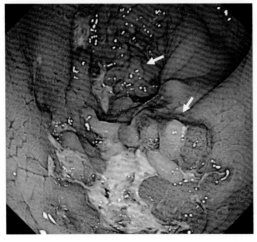

图 4-4　炎性息肉

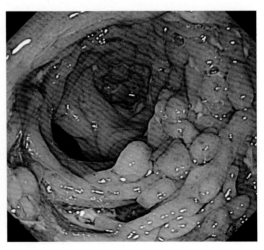

图 4-5　黏膜桥

**4. 瘘管及肠腔狭窄** CD 并发肠腔狭窄，小肠比结肠多见。CD 狭窄多为环状狭窄，呈多发性、节段性分布，也可见到长管状狭窄，由病变肠管肿胀及广泛纤维化等多种原因导致（图 4-6）。病程较长的患者并发肠腔狭窄需排除癌变。内镜检查时必须多点活检并充分应用染色内镜、超声内镜及放大内镜等多种技术进行鉴别诊断。狭窄呈偏心性、局部结节感、边缘僵硬等提示恶性病变。由于 CD 是全层透壁炎症性疾病，因此穿透性病变多见，表现类型多样，如，小肠 - 小肠内瘘、小肠 - 结肠瘘，甚至有肠 - 膀胱瘘、直肠 - 阴道瘘等（图 4-7）。CD 的肛周病变

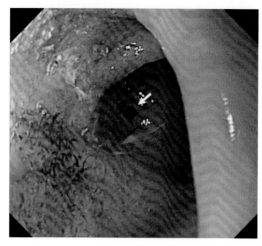

图 4-6 肠腔狭窄

应作为一个独立的类型，区别于其他 CD 肠道穿透性病变。与小肠病变相比，CD 肛周病变与结肠和上消化道病变更为相关。如同时出现非正中线部位的肛裂、溃疡空洞、肛管狭窄等多种肛周病变（图 4-8），临床上应考虑 CD。

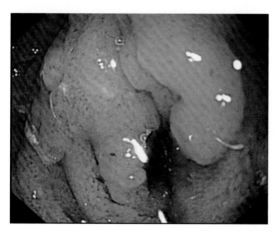

图 4-7 瘘

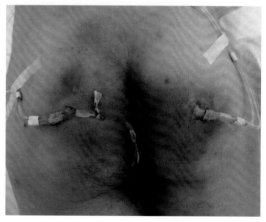

图 4-8 肛周病变

## 二、鉴别诊断

CD 内镜下黏膜表现虽有特征性，但早期 CD 与其他肠道疾病，如 UC、肠结核、白塞综合征、淋巴瘤等较难鉴别。一般需结合临床表现、实验室检查及影像学检查综合判断。此外，随着内镜技术的不断发展，超声内镜在鉴别诊断中具有重要作用。超声内镜检查（endoscopic ultrasonography，EUS）是经内镜（胃镜、结肠镜、腹腔镜）导入超声探头，在内镜直视下对消化道管壁或邻近脏器进行断层扫描的方法。超声内镜具备内镜和超声双重功能，既可通过内镜直接观察黏膜表面的病变形态，通过活检孔对靶组织进行活检及细胞学检查，又可进行超声扫描，获得消化道管壁黏膜以下各层次及周围邻近脏器几乎未受

干扰的超声图像。依靠高分辨率的超声探头，可以得到类似低倍镜下病理的超声图像，由此对普通内镜下有相似黏膜改变的疾病进行鉴别诊断。正常结肠壁断层结构图像有高—低—高—低—高5个回声环（图4-9）。经正常肠标本水槽内高分辨探查与组织学对照证实，从腔内向腔外，可见以下5层。

第1层高回声环，为黏膜界面及浅表的黏膜。

第2层低回声环，相当于黏膜层（mucosa，m）。

第3层高回声环，相当于黏膜下层（submucosa，sm）。

第4层低回声环，相当于固有肌层（muscularis propria，pm）。

第5层高回声环，相当于浆膜下层（subserosa，ss）、浆膜层（serosa，s）及界面回声。

CD的主要病理组织学特征为全层透壁炎、裂隙样溃疡、非干酪样肉芽肿及淋巴细胞聚集，淋巴管及血管扩张、纤维组织增生等导致的黏膜下层高度增厚。EUS显示肠壁厚薄不均，第1、2层较清楚，无明显增厚，第3、4层组织增厚，尤以第3层增厚显著，其中第3层回声降低，而第4层高回声化（图4-10）。溃疡病灶可见肠壁缺损，缺损的深度与溃疡的深度一致。"铺路石"处可见隆起处层次结构清晰，第1、2层结构正常，黏膜下层明显增厚向肠腔内隆起，回声较均匀，固有肌层呈不规则增厚。炎性息肉可见呈局限性低回声隆起，内部见点状高回声结构。

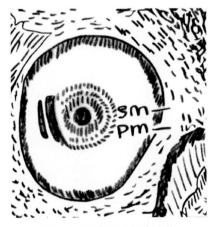

图4-9　正常肠壁超声内镜

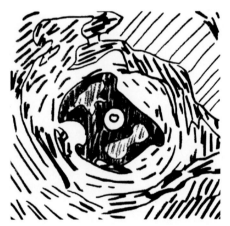

图4-10　CD超声内镜

肛周病变是CD的特殊类型。EUS能清晰显示肛管直肠周围的病变，正常肛门内括约肌为均质的低回声图像，CD肛门内括约肌为不均质的低回声，瘘管显示为低回声的管道状结构从肛门内括约肌伸入脓肿腔内，管腔内可见点状高回声气体影；肛周脓肿为一低回声区，可见坏死碎片漂浮于腔中。

放大内镜采用高像素图像后处理系统，将图像放大10～100倍，观察到黏膜上皮内乳头状毛细血管襻、结肠黏膜腺管开口及局部微血管形态。染色内镜包括化学染色和电子染色，化学染色包括碘染色、甲苯胺蓝染色、靛胭脂染色等，电子染色是指经过特殊的光学处理，凸显消化道黏膜表层的毛细血管和腺管开口等细微形态，放大内镜及染色内镜在CD与其他胃肠道疾病及癌变的鉴别诊断中具有重要作用。具体鉴别诊断如下。

### （一）与溃疡性结肠炎鉴别

UC 是一种病因不明的，主要累及直肠和结肠的非特异性炎性疾病，呈活动期与缓解期反复交替发作的慢性病程。临床表现为腹痛、黏液脓血便及里急后重。UC 内镜特征是连续性的、弥漫性炎症性病变，炎症病灶与正常肠黏膜间界限清晰（图 4-11）。结肠镜下染色及放大时见隐窝结构破坏，呈绒毛样结构或珊瑚样改变，活检标本病理学检查见炎症主要局限于黏膜层及黏膜下层。

根据改进的 Baron 内镜下 UC 活动度分级标准，UC 分为以下 5 级：0 级，黏膜正常；Ⅰ级：黏膜充血、血管模糊；Ⅱ级：黏膜有接触性出血；Ⅲ级：黏膜有自发性出血；Ⅳ级：黏膜可见大小不等的溃疡。Mayo 内镜评分（MES）标准见表 4-1。

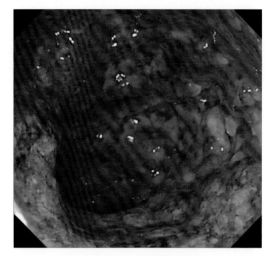

图 4-11　UC 肠镜下表现

**表 4-1　UC 的 Mayo 内镜评分标准**

| 病变最严重部位 | 评分 | 描述 |
| --- | --- | --- |
| 血管网 | 正常（0 分） | 正常血管网，毛细血管分支清晰，或毛细血管网边缘模糊或部分缺失 |
|  | 不完全闭塞（1 分） | 血管网不完全闭塞 |
|  | 完全闭塞（2 分） | 血管网完全闭塞 |
| 出血 | 无（0 分） | 无可见出血 |
|  | 黏膜出血（1 分） | 黏膜表面有凝固的出血斑纹，可被冲洗掉 |
|  | 腔内轻度出血（2 分） | 管腔内见少量活动性出血 |
|  | 腔内中重度出血（3 分） | 管腔内见明显的出血，或管腔内出血冲洗掉后见黏膜渗血，或见活动性出血的黏膜 |
| 糜烂和溃疡 | 无（0 分） | 正常黏膜，无糜烂或溃疡 |
|  | 糜烂（1 分） | 微小（≤ 5mm）的黏膜破损，边缘平整，呈白色或黄色 |
|  | 浅表溃疡（2 分） | 较大（> 5mm）的黏膜破损，呈不连续的纤维蛋白覆盖的溃疡，但仍表浅 |
|  | 深层溃疡（3 分） | 深层通透的黏膜破损，边缘轻度隆起 |

**1. 活动期镜下表现**　轻度活动期患者黏膜充血水肿，表面呈颗粒状、血管纹理模糊；中度活动期患者黏膜充血、糜烂，脆性增加，有接触性出血，血管网部分闭塞；重度活动期患者黏膜糜烂、溃疡明显，有自发性出血，血管网完全闭塞。不同时期均可伴有溃疡，但一般为浅溃疡，累及黏膜及黏膜下层，与 CD 的穿透性溃疡有显著不同（图 4-12 ～图 4-14）。

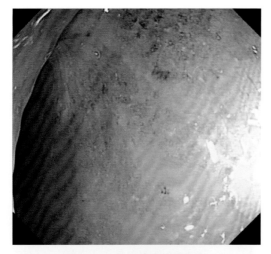

图 4-12　轻型溃疡性结肠炎

**2.慢性复发及静止期内镜下表现**　随着病变的进展,肠管逐渐出现纤维化,结肠袋变浅、变钝或消失,呈铅管状。慢性期形成黏膜桥及炎症性息肉,一般这种息肉病呈半圆形或椭圆形隆起,有的呈长棒状,直径在1cm内,也有管腔狭窄及假憩室(图 4-15～图 4-17)。UC 患者出现肠道狭窄时都应该取活检排除癌变。建议 UC 患者自症状出现8 年起,开始规律复查肠镜并进行多点活检,目的是建立患者的疾病活动档案,明确炎症程度,早期发现组织学或镜下异常,同时便于后续随访监测。一般推荐活检的位置是各

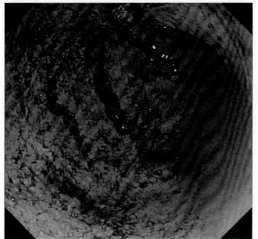

图 4-13　中型溃疡性结肠炎

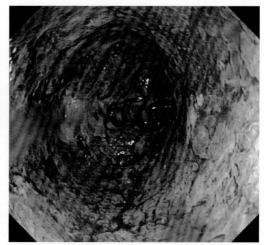

图 4-14　重型溃疡性结肠炎

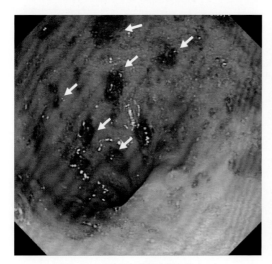

图 4-15　慢性溃疡性结肠炎(1)

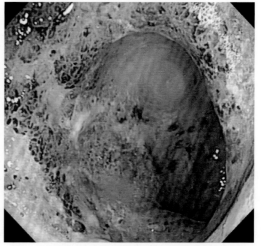

图 4-16　慢性溃疡性结肠炎(2)

段结肠上下左右四个象限，各取 2 份样本，共 32 份随机样本。最少 32 份活检样本对发现不典型增生的敏感度为 80% ～ 90%。对息肉样病变、肠腔狭窄、肿块及炎症改变周围不规则的黏膜区应进行定向活检。

少数患者有结肠癌变。钡灌肠、肠镜及活检等诊断方法只能观察 UC 累及结肠黏膜表面的变化，而不能细致评价由炎症、水肿、萎缩或纤维化而导致的肠壁结构的变化。超声内镜能清晰地显示消化道管壁的内部结构，其影像学表现在解剖学上及病理组织学方面有很高的一致性。UC 在 EUS 上呈现的连续、对称、均匀的肠壁增厚特点，与 CD 超声内镜表现显著不同。

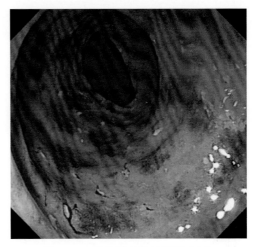

图 4-17　慢性溃疡性结肠炎（3）

**3. UC 的 EUS 图像改变**

（1）病变区域管壁增厚：0 及 I 级的病变肠壁无增厚，层次清晰无异常；Ⅱ级以上的中、重度病变管壁各层次有不同程度的增厚，增厚的肠壁厚度大致均匀，表现为连续性、对称性改变。经药物治疗后达缓解期的肠壁可恢复正常管壁结构，或表现为单纯的第 3 层管壁增厚，而第 1、2 层结构恢复正常。

（2）管壁层次结构大多清晰可辨，其中黏膜下层及固有肌层始终存在。

（3）黏膜下层内可见直径＞ 2mm 的脉管样低回声结构，其形态不一，有类圆形、梭形及不规则形。

（4）炎性息肉表现为肠壁黏膜层的各种形态的局限性隆起，突入肠腔内，内部多呈均匀的稍强回声，多无蒂，轮廓清晰整齐，黏膜下层以下结构正常。

（5）重症炎症时肠壁旁可见一至数个炎性肿大的淋巴结，表现为边界清晰的圆形或椭圆形低回声小结节，直径常小于 1cm，部分内部有脐样征。

**4. 染色及放大内镜表现**　利用新型电子内镜的染色（包括化学染色和电子染色）和放大功能，可进一步在内镜下观察 UC 病变黏膜的微细病变及其形态特征，包括：

（1）正常腺管开口，主要见于 UC 正常肠段黏膜。

（2）隐窝减少、变形，主要见于 UC 炎症活动早期。

（3）隐窝肿大和细颗粒样结构，是 UC 活动期病变进展过程中黏膜病变的典型形态，其组织病理学改变为隐窝黏膜下层炎性细胞浸润致隐窝肿胀。

（4）隐窝破坏、粗绒毛状结构是 UC 黏膜病变的典型形态之一，具有特征性诊断意义。

（5）隐窝融合和筛网状结构形成，是 UC 炎症活动、黏膜明显破坏的特征性改变，发现典型筛网状结构即可内镜诊断 UC。

（6）隐窝广泛破坏融合后可形成不规则的表浅溃疡，溃疡较深常提示预后差。

**5. UC 内镜下的特殊表现**

（1）直肠豁免：内镜下见到直肠黏膜正常，可见于未治疗的儿童早期 UC，或经局部或系统治疗后的成人 UC。

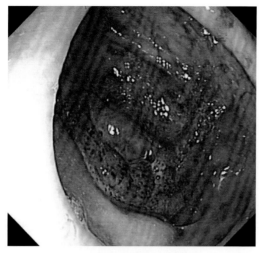

图 4-18　盲肠斑片状炎症

（2）盲肠斑片状炎症：内镜下见盲肠斑片状炎症（图 4-18），多见于左半结肠型 UC 患者。

（3）倒灌性回肠炎：是指左半结肠型 UC 所见的盲肠至回肠末端的连续性炎症。一旦发现盲肠斑片状炎症、直肠豁免或倒灌性回肠炎，应行全消化道检查，排除 CD。

（4）阑尾跳跃性病变：是指内镜下 UC 的病变没有向上蔓延到盲肠，但有阑尾内口的炎症性改变。高达 75% 的 UC 患者存在跳跃性阑尾病变。有阑尾病变的 UC 有较好的治疗应答，但回肠贮袋吻合术后贮袋炎的发生率较高。

## （二）肠型淋巴瘤

原发肠道淋巴瘤罕见。结肠淋巴瘤占结肠恶性肿瘤的 0.3%。男性多见。其好发于盲肠，其次为直肠。镜下表现多为较大的息肉样隆起性病灶，但溃疡和黏膜皱襞中断也可见。套细胞淋巴瘤表现为小结节样、息肉样病灶，也可有伴有溃疡的肠腔狭窄，类似 CD，而 B 细胞淋巴瘤更容易产生肿块样病灶，T 细胞淋巴瘤则多为溃疡型病灶（图 4-19～图 4-21）。

结直肠淋巴瘤的超声内镜下主要表现：病变处管壁环形增厚形成肿块，层次消失而

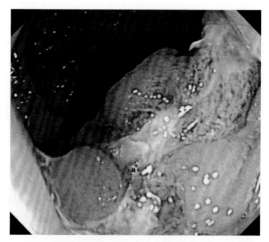

图 4-19　淋巴瘤（1）

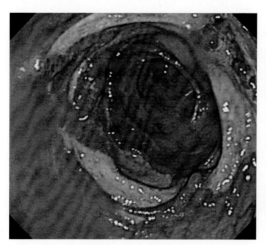

图 4-20　淋巴瘤（2）

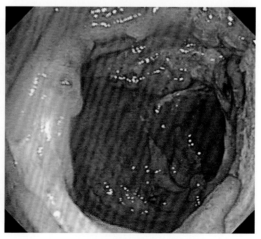

图 4-21　淋巴瘤（3）

无法判断增厚层次，病变回声呈均质弥漫性低回声；腹腔或腹膜后多可探及淋巴结肿大或融合成块。与 CD 最大的区别点在于淋巴瘤主要病变回声较 CD 明显降低，管壁层次结构消失，且管壁增厚更明显。

（三）肠结核

80% ～ 90% 的肠结核患者病变位于末端回肠（图 4-22，图 4-23），20% 的患者乙状结肠可受累而末端回肠无明显病变。结肠脾区、直肠及小肠少见。肠结核的内镜下表现主要分为以下 3 型。

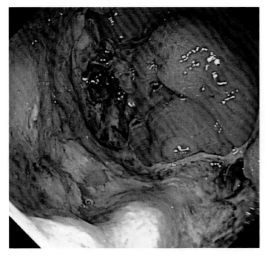
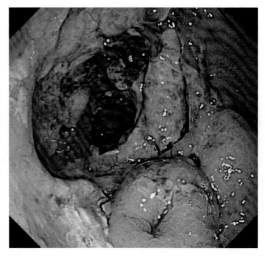

图 4-22　肠结核（1）　　　　　　　　　　图 4-23　肠结核（2）

（1）溃疡型：60% 的肠结核属于此型，以多发的浅表溃疡为表现。

（2）增生型：约占 10%，以纤维化、假瘤及瘢痕形成为特点。

（3）溃疡增生型：占 30%，表现为回盲部的炎性肿块及肠壁溃疡。

典型的结核溃疡是与肠腔纵轴垂直的环肠壁圆形溃疡，40% ～ 60% 的肠结核患者具备上述特征性溃疡表现，这也是镜下与 CD 鉴别的主要特征。溃疡周围的黏膜常表现为炎性结节征。小溃疡在肠结核中可见，但阿弗他溃疡不常见（< 20%）。CD 与肠结核之间的鉴别诊断一直是临床医师面临的挑战，组织病理学是诊断金标准，但内镜下表现可在初次判断时提供重要帮助。总体而言，与肠腔垂直的环肠腔溃疡、假瘤、瘢痕及回盲瓣变形在肠结核中更常见；而裂隙样溃疡、跳跃性病变、鹅卵石样改变、假息肉、多节段受累在 CD 的诊断中更具价值。根据不同的内镜下表现，可使用以下 8 个指标的镜下评分系统来鉴别两者（表 4-2）。

表 4-2　CD 及肠结核的内镜下鉴别诊断

| A. 结果提示可能为肠结核 | B. 结果提示可能为 CD |
| --- | --- |
| 病变累及小于 4 个节段 [a] | 肛周直肠病变 |
| 回盲瓣异常扩张 | 纵行溃疡 |

续表

| A. 结果提示可能为肠结核 | B. 结果提示可能为CD |
| --- | --- |
| 横向溃疡 | 口疮样溃疡 |
| 瘢痕或炎性息肉 | 鹅卵石征 |

a 节段分类：回盲区、升结肠、横结肠、降结肠、乙状结肠、肛周直肠

诊断推定：肠结核，A 的发现数目＞B 的发现数目；CD，A 的发现数目＜B 的发现数目；诊断不明确，A 的发现数目＝B 的发现数目

肠结核的超声内镜主要表现：病变处管壁以黏膜层增厚为主，黏膜下层变窄、模糊，各层次间界限清晰可辨；病变呈稍高或高回声。肠结核与 CD 主要鉴别点为消化道结核的黏膜下层因瘢痕形成而变窄，CD 的黏膜下层则为明显增厚。

（四）白塞综合征

白塞综合征是慢性复发性累及多系统的血管炎性疾病。主要临床表现为口腔、眼及生殖器溃疡，也可累及淋巴结、肠道及关节。中亚及东亚高发，肠道受累率与人口学相关，为 3%～50%。肠道症状包括腹痛、腹泻及血便等。主要受累肠道为末端回肠，其占 80%～95%。但同 CD 一样，白塞综合征病变可累及从口腔至肛门任何部位（图4-24）。食管受累极少见，少于 5%，而且一般发生于食管中段。胃是最不易受累的器官。60%～65% 的患者溃疡单发。溃疡大小不一，但大多数患者（70%～80%）溃疡较大，直径多大于 1cm。如果是小溃疡，常边界清楚，周围黏膜正常。白塞综合征肠道溃疡的特点：深大的环形或口唇形溃疡，周围黏膜隆起，溃疡底被覆较厚的白苔。溃疡的形态可以预测疾病结局。例如，上述的火山形溃疡，往往药物治疗效果不佳，需要手术，且容易复发。术后复发多在肠吻合口处或附近。CD 与白塞综合征鉴别诊断流程见图 4-25。

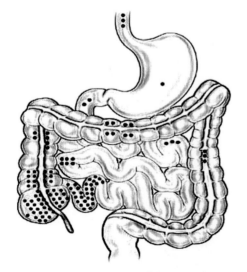

图 4-24　白塞综合征溃疡发生部位

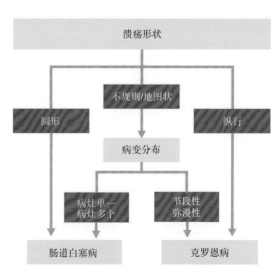

图 4-25　CD 与白塞综合征鉴别诊断流程

## 三、克罗恩病内镜严重程度评分系统

以往对 CD 的活动性和疾病严重程度的评估大多依靠实验室检查及影像学检查，而内镜作为集诊断、鉴别诊断及治疗为一体的技术手段，可建立独立的评分体系，对评判 CD 活动性、内镜或手术治疗后的疗效及复查随访具有重要意义。CD 内镜严重程度指数（Crohn disease endoscopic index of severity，CDEIS）（表 4-3）是目前临床试验研究常用的工具量表。

**表 4-3　CD 内镜严重程度指数**

| 内容 | 部位 |
| --- | --- |
| 1. 可探查的 5 个肠段 | 直肠 |
|  | 乙状结肠与左半结肠 |
|  | 横结肠 |
|  | 右半结肠 |
|  | 回肠（10cm） |
| 2. 病变肠段所占百分比 | 病变累及节段表面（SSD） |
| 3. 病变肠段表面溃疡 | 仅溃疡累及节段表面（SSU） |

CDEIS=（12× 深溃疡长短总数 +6× 浅溃疡长短总数 + 非溃疡病变累及的肠表面积 + 肠溃疡的总面积）÷$n$( 被检查的肠段总数 )+3× 非溃疡性狭窄数量 +3× 溃疡性狭窄数量（表 4-4）。

**表 4-4　CD 内镜下病损的定义或具体说明**

| 病损名称 | 定义或具体说明 |
| --- | --- |
| 1. 假性息肉 |  |
| 2. 愈合性溃疡 | 指具有毛玻璃样外观的苍白区域 |
| 3. 明显红斑（斑块状、带状、弥漫性） | 轻度或中度红斑应予以忽略不计 |
| 4. 黏膜明显肿胀 | 轻度或中度肿胀应予以忽略不计 |
| 5. 口疮样溃疡 | 指细小（2～3mm）、隆起或平坦的有白色中心的红色病损 |
| 6. 浅表溃疡 | 指口疮样或深溃疡以外的任何溃疡 |
| 7. 深溃疡 | 仅指明显而易见的深凹的溃疡 |
| 8. 非溃疡性狭窄 | 指无法或难以通过成人内镜的狭窄 |
| 9. 溃疡性狭窄 | 指无法或难以通过成人内镜的狭窄 |

CDEIS 的特点：肠道病变严重性与内镜医师镜下判断结果呈正相关，建立在患者不同的评估基础上，判断稳定可靠，可重复性高，计算相对复杂。

在 CDEIS 基础上，简化 CD 内镜评分（simple endoscopic score for Crohn disease，SESCD），并广泛应用于临床，公式为溃疡大小评分 + 溃疡面积评分 + 溃疡范围受累肠段百分比评分 + 肠段狭窄数量 −1.4× 受累肠段数。

CD 国内标准（Chinese grading system of Crohn disease，CGSCD）：1 分（轻度），

局部或多粗红斑，脆性增加，无上皮损伤；2分（中度），阿弗他溃疡；3分（重度）大溃疡或多处溃疡，有肠腔狭窄、瘘管、大出血等并发症。

## 第二节　克罗恩病的内镜治疗

### 一、内镜治疗的适应证和禁忌证

要给予患者合适的内镜治疗，并获得良好的疗效，需要了解 CD 并发瘘管、狭窄形成的机制。明确患者的一般身体情况、并发症的自然病程及因手术导致的解剖改变，以及经过专业培训的内镜医师及团队均是 CD 内镜治疗取得成功的基础。

（一）内镜治疗的适应证

（1）原因不明的消化道出血。
（2）CD 导致肠腔狭窄且在内镜长度范围内。
（3）并发肠瘘的堵瘘治疗。
（4）并发息肉，需要鉴别其良恶性或需要内镜下切除。
（5）超声内镜引导下的穿刺引流。

（二）内镜治疗的禁忌证

（1）已有穿孔及腹膜炎者。
（2）严重心肺功能不全，近期行心脏支架置入术、搭桥等手术者。
（3）一般情况差，器官衰竭的患者。
（4）妊娠期、经期患者或无法配合者，如合并精神疾病。

### 二、内镜治疗的准备

内镜治疗 CD 相关的狭窄、瘘的目的：①解除梗阻，减轻症状；②减少狭窄或瘘导致的并发症，如脓肿发生率；③作为药物或手术的辅助治疗方式；④降低手术率。无论是患者还是医师都应该清楚内镜治疗的风险和获益，以及替代治疗方案。多数患者可能需要不止一次的内镜治疗，同时药物治疗仍继续，最终需要手术治疗。

（一）患者准备

**1. 患者的选择标准**　不是所有并发狭窄或瘘的患者都合适内镜治疗。排除标准包括：①严重营养不良或一般情况差的患者，无法耐受内镜治疗需要转手术治疗者；②急诊患者；③目前应用免疫抑制剂（如激素）及生物制剂。患者病史中的信息是决定治疗方案的重要因素，如病程长（＞15 年），狭窄长度较短（＜4cm），肠道炎症程度低，无手术史，或曾多次行切除术，有多次吻合史的单个吻合口狭窄复发的患者可行内镜治疗。

**2. 部位的选择**　表 4-5 中列出内镜治疗的部位选择。例如，向心性狭窄适合球囊扩张，而偏心性狭窄存在穿透的风险不适合内镜扩张，反复球囊扩张后的纤维性狭窄适合内镜针刀治疗。积极的内镜治疗还需要结合病变所在部位的解剖学位置，如回结肠吻合口位于右上腹，毗邻肝、胆囊及胰腺，这个部位狭窄的球囊扩张需要慎重，扩张时应用直径较小的球囊，因为一旦扩张穿孔将导致无法控制的感染或脓肿。相反，狭窄位于下消化道尤其是造口远端肠管，内镜治疗可以积极大胆一些，如果发生穿孔也是可以自愈的，形成脓肿或窦道的概率较低。

**表 4-5　CD 内镜治疗部位选择**

| | 适合内镜治疗的病灶 | 避免内镜治疗的病灶 |
|---|---|---|
| 狭窄 | 纤维性狭窄为主 | 炎性狭窄为主 |
| | 狭窄较短（＜4cm） | 狭窄较长（≥4cm） |
| | 良性狭窄 | 恶性狭窄 |
| | 单个或多个，但狭窄部位肠腔较直 | 成角的狭窄，多个狭窄且有成角，狭窄并发脓肿 |
| | 狭窄远离近侧肠段的瘘管开口 | 狭窄在近侧肠段瘘管开口的近侧 |
| 瘘管 | 单发，长瘘管 | 复杂性瘘管，分支瘘管，短瘘管 |

## （二）临床准备

治疗前患者需要进行实验室检查、影像学评估、肠道准备及必要的治疗前镇静等。而内镜治疗团队需要确保治疗相关的仪器设备工作状态良好。

**1. 常规实验室检查**　是评估内镜治疗风险及治疗方式选择的基础。近期一项研究表明，在 2000 例纳入患者中，仅有 40% 的患者进行了内镜治疗前检查，其中仅有 1% 的患者检查结果有异常。美国胃肠内镜学会（American Society of Gastrointestinal Endoscopy，ASGE）推荐一些既往有基础疾病的患者在内镜治疗前应进行常规实验室检查，包括全血细胞计数、凝血功能、基础代谢率、心电图等。而 CD 患者需要有近期的全血、代谢及出凝血检验结果。

**2. 影像学检查**　包括 CTE、MRI、钡灌肠、碘水造影等。影像学检查不仅可以判断并发症的类型、部位，还可以明确有既往手术史的患者目前的解剖学改变，为内镜治疗提供"地图"指导。对于 CD 相关的肠腔狭窄，CTE 是最常用的检查。其灵敏度和特异度均较高，实施起来也很方便。CTE 可为医师提供狭窄的位置、数量、长度及是否存在其他并发症（如瘘、脓肿）等信息。但 CTE 无法很好地鉴别纤维性狭窄和炎性狭窄。MRI 恰好弥补了这一不足。而且在评估 CD 相关的瘘管性病变时，MRI 相比 CT 更为有效，准确率达 76%～100%。钡灌肠和碘水造影更适用于评估结肠 CD 并发症及回肠肛管吻合口情况。

**3. 肠道准备**　良好的肠道准备应该安全有效并且患者能良好耐受。多年来，标准的肠道准备为 4L 的聚乙二醇电解质散（polyethylene glycol electrolyte powder，PEG-EP）及平衡电解质散。但患者的依从性较差，因为口味太差而且要饮用大量的液体。另一个选择是 PEG 527g 与 1.9L 运动饮料的混合肠道准备剂。后者在肠道准备质量上稍逊于前者，但两者在息肉检出率及副作用方面并无差异。

**4. 抗生素预防使用**    一般而言，CD 内镜治疗不需要预防性使用抗生素。但对于一些合并营养不良、免疫缺陷，近期有关节置换、心脏支架置入手术史或正在使用激素、生物制剂治疗又不得不内镜干预的患者，建议预防性使用抗生素。

**5. 抗凝治疗的处理**    部分正在接受抗凝治疗的患者需要进行内镜下治疗时，如果抗凝治疗是暂时性的，那么内镜治疗应尽可能在抗凝治疗停止后进行，如果抗凝治疗时间较长或无法推迟患者内镜治疗时间，那么内镜治疗前抗凝药物停用的时间需要个体化考虑。ASGE 推荐阿司匹林及 NSAID 可在内镜治疗过程中不停用。对于服用噻吩并吡啶或华法林且有高风险血栓事件的患者，在内镜治疗前需将上述药物分别转换为阿司匹林和低分子肝素进行抗凝治疗，低风险患者停药 5 ～ 10 天后进行内镜治疗。内镜治疗结束评估患者出血低风险后应尽早再次开启抗凝治疗。日本的《消化内镜指南（第 3 版）》中将原疾病及内镜操作分为高危险群和低危险群，帮助判断出血风险。高危险疾病包括合并瓣膜病的心房颤动、二尖瓣置换术后、人工瓣膜置入等；高危操作包括超声引导下穿刺、球囊扩张、黏膜切除、息肉切除、内镜下胃肠造瘘术等。低危险疾病指没有深部血栓、没有并发症的心房颤动，低危操作包括活检、定位标记、钛夹、支架置入等。因此，在整个内镜治疗过程中，需要在抗凝可能导致治疗后出血及停止抗凝导致的血栓事件方面进行风险、收益对比。必要时内镜治疗医师应向心脏专科医师咨询，便于在内镜治疗前做好药物使用计划。

**6. 镇静**    良好的镇静可缓解患者紧张焦虑的情绪，提高内镜治疗效果。绝大多数内镜治疗过程均需要镇静。镇静药物有很多种，方式目前也没有统一的界定，主要决定于内镜医师的个人习惯及治疗时间的长短。丙泊酚是近年来使用最为普遍的药物。该药物生物半衰期短、复苏快且安全有效。咪达唑仑及地西泮是苯二氮䓬类药物的代表，具有起效快、维持时间短等良好的药代动力学特性。其他可选择的药物还有盐酸哌替啶、芬太尼等。

**7. 知情同意**    告知患者内镜治疗相关的信息，包括为什么做、怎么做、可能是什么结果、有什么并发症及并发症的处理等。然后患者根据自身的情况和意愿去理解、评估并决定是否接受治疗及治疗方式。

（三）场地、设备及其他供给

部分 CD 患者的内镜治疗在门诊进行。患者在治疗后需要严密监测出血、穿孔等导致的临床症状，同时完成基础麻醉的复苏。因此，具有吸氧、监测设备及医护人员的复苏间是必不可少的。一般建议复苏后观察 30min。内镜治疗室一般应配备空气泵、负压吸引器、吸氧管路、氩气刀及多普勒超声仪器。内镜下狭窄扩张还需要 X 线透视机的辅助。其他内镜治疗的特殊器械包括内镜、针刀、球囊、各种导丝、异物钳等。在内镜治疗前，内镜医师应检查所需设备、器械准备完善，工作状态良好，以确保治疗顺利进行。内镜治疗后需要对非一次性器具如内镜、异物钳等进行清洗和消毒，以避免出现感染性疾病的流行及传播。因此，内镜治疗中心还必须配有清洗消毒间和经过严格培训的消毒护师。

（四）内镜医师及团队

CD 并发症多，病程长，治疗复杂，内镜治疗更需要多学科团队的协作，包括专业的内镜医师、内镜护师及胃肠外科医师。而内镜医师作为内镜治疗的领导核心，在整个过程中具有重要的作用。IBD 治疗的内镜医师应该是对该疾病有较深的专业认识并且精通内镜治疗技术的高精人才。

（五）内镜治疗的时机

内镜治疗时机的选择非常重要。总体来说，内镜治疗是择期治疗方案，急诊患者如由狭窄导致肠梗阻则需经过一段时间的药物治疗后再寻求内镜治疗解除梗阻的原因。一般不建议 ICU 床边治疗。尽量避开激素及生物制剂应用时期。

## 三、内镜治疗技术的应用

（一）CD 并发狭窄的内镜治疗

CD 并发的狭窄包括炎症性狭窄和纤维增生性狭窄，前者可随 CD 病情缓解而缓解，后者则需要进一步的治疗。对 CD 相关的纤维增生性狭窄，可考虑内镜下治疗。

1. 内镜下球囊扩张（EBD）　是指内镜下利用不同直径的充气球囊扩张已出现梗阻症状的 CD 相关肠道纤维性狭窄处，从而解除梗阻。目前其被认为是治疗 CD 肠道狭窄的良好手术替代治疗手段。许多研究报道，CD 相关的狭窄经内镜下球囊扩张后，能获得即刻的技术成功和较高的临床有效率。即刻的技术成功定义为扩张后内镜能够通过狭窄，这一比例为 45% ～ 97%。绝大多数患者在扩张后的随访期内摆脱手术治疗。治疗有效率的差异可能与狭窄长度、单个还是多发狭窄、原发性还是吻合口狭窄、球囊直径的选择及内镜医师的经验差别等有关。

（1）适应证：纤维性狭窄导致的梗阻；总长度小于 4cm；无胃肠镜检查禁忌证。

（2）禁忌证：有胃肠镜检查禁忌证；炎性狭窄；成角性狭窄；狭窄处有溃疡、穿孔、窦道、瘘管、脓肿；狭窄长度超过 4cm；有明显的出血倾向。

（3）操作过程：在扩张之前，应行影像学检查以明确狭窄部位的数量及位置，然后通过内镜（胃镜、结肠镜或气囊小肠镜等）检查。一般将狭窄分为内镜可通过的狭窄和内镜不能通过的狭窄。内镜可通过的狭窄，进行逆行狭窄扩张，即直视下将球囊顺内镜置入狭窄远端，然后撤出球囊，反复进行狭窄扩张。内镜不能通过的狭窄，应采用顺行导丝引导，如果将球囊盲目置入狭窄远端，可能导致黏膜损伤甚至穿孔（图 4-26）。在治疗 CD 相关的狭窄时，不同的球囊直径均可能用到。研究表明，大直径的球囊（18 ～ 25mm）与即刻的技术成功率无关，而且球囊的直径与扩张后的长期有效率无关（长期有效定义为一次球囊扩张后在随访时限内无须再扩张或手术治疗）。但是当球囊直径超过 25mm 时，扩张导致的肠穿孔率显著增加。对于同一处狭窄，可以分别使用不同直径的球囊进行阶梯式扩张，球囊直径由小逐渐增大，根据狭窄的程度，球囊充气的持续时间不等。建议将球囊直径由 18mm 逐渐增大，持续时间为 5 ～ 20s。临床指南中，透视引导下实施球囊扩张是第一选择，但透视导致患者、内镜医师及护士经常暴露于过高的辐射当中，而不常被临床所用。笔者所在中心一般直接在内镜下扩张。基于狭窄的长度不同，选择不同长度的球囊。一种是短款，长度约为 5.5cm，另一种是长款，长度约为 8cm。短球囊的优点在于容易通过内镜孔道推送和撤回；可以通过小儿内镜到达空肠、回肠及近端结肠较深处的狭窄；配有导丝，能在导丝引导下进行顺行扩张。缺点在于在较长的狭窄扩张中，无法完全通过狭窄肠段，造成球囊向前或向后滑动，向前滑动很容易造成肠管损伤。长球囊的优点突出体现在扩张较长狭窄肠段中，但不配有导丝。扩张后应再次行内镜检查以明确有无出血、穿孔等并发症的发生，同时检查有无遗漏的未扩张的远端狭窄肠管，当然再次内镜检查确认也有可能导致其他损伤，如穿孔。

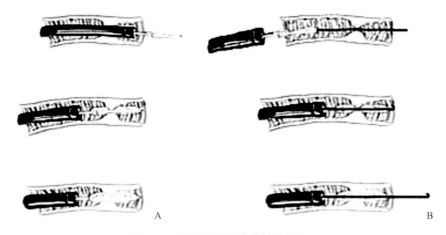

图 4-26　逆行及顺行球囊扩张示意图

（4）特殊问题

1）病灶处激素的应用：球囊扩张狭窄实际上是对 CD 相关病灶的骚扰，导致局部炎症反应和纤维化的发生，为减少由狭窄扩张导致的再狭窄，有内镜医师提出在病灶部位注射长效的激素以抑制局部炎症反应。有研究报道扩张部位注射激素后可以降低再扩张及再手术率，但也有研究认为注射激素无效，对于其临床应用仍有争议。

2）狭窄部位的活检：内镜下初次诊断的狭窄、非吻合口狭窄（原发狭窄）需要内镜下活检进行病理检查以排除恶性疾病。CD 相关的恶性肿瘤行肠切除吻合术后，吻合口狭窄需要活检，排除肿瘤复发；反复需要球囊扩张或针刀切开的吻合口狭窄需要活检。但值得指出的是组织病理学检查并不能区分炎性狭窄和纤维性狭窄。

3）远端肠管及肛门附近的狭窄：直肠肛管分布有丰富的神经，痛觉明显。内镜医师在直肠下段、回肠储袋远端及肛管附近等部位进行治疗时要熟悉局部解剖。左侧卧位时，镜头垂直情况下，直肠前壁位于 4：00、5：00 方向，后壁位于 10：00、11：00 方向。球囊扩张可能导致直肠前壁或邻近器官（如膀胱、阴道）的气压伤，甚至造成直肠膀胱瘘或直肠阴道瘘。球囊或探条扩张导致的撕脱伤往往较为隐匿，内镜医师无法保证将可能撕脱的部位放置于镜头可视的部位，如狭窄肠管的后壁或侧壁。内镜下针刀狭窄切开可规避这一问题。为保证治疗安全，针刀治疗应沿着相邻骶前间隙的后壁进行，沿着前壁的狭窄切开可能导致前列腺或阴道损伤。

4）并发症：部分 CD 患者存在肠道内瘘并发肠腔狭窄，如回肠 – 乙状结肠内瘘并发末端回肠狭窄，这样的狭窄是否能够进行球囊扩张取决于狭窄与瘘口之间的距离。如果内瘘口位于狭窄远端且两者距离大于 5cm，则可以尝试狭窄处球囊扩张，这样可以帮助肠内容物的通过，并促使内瘘口愈合。但如果内瘘口和狭窄的距离小于 5cm 且并发腹腔脓肿，则不建议进行球囊扩张，以免出现穿孔。扩张时若球囊直径不够大，患者术后狭窄复发概率将会增高；而扩张过大过快，则容易出现肠壁撕裂、出血甚至穿孔等并发症，严重病例甚至需要外科手术介入。

**2. 内镜下针刀狭窄切除术（endoscopic needle-knife stricturotomy）**　针刀是 ERCP 治疗时最常用的工具，多用于食管 – 胃吻合口狭窄及先天性幽门肥厚的治疗。

（1）适应证：对于 CD 患者，针刀狭窄切开术适用于反复球囊扩张无效的纤维性狭窄及有黏膜桥形成等原因造成的狭窄，其他还包括回结肠吻合口狭窄、回肠 J 型储袋狭窄及 Kock 储袋狭窄，总长度小于 1cm，无胃肠镜检查禁忌证。

（2）禁忌证：有胃肠镜检查禁忌证；狭窄为 CD 活动期炎症性狭窄；狭窄长度超过 2cm；有明显的出血倾向。

（3）操作：针刀狭窄切开术是具有挑战性的内镜操作，其关键技术在于内镜医师能够完全掌握内镜头端的移动。在狭窄切开之前，建议超声内镜环狭窄检查一周，以避开血供较为集中的部位。另外，纤维性狭窄时应将电刀机设置在"ERCP Endocut"模式，这时电切最小而电凝最大，切割时进行切线位或垂直位切割。

（4）并发症：CD 伴有狭窄的患者行高频电切时，可发生出血、穿孔等并发症。相比球囊扩张，狭窄切割风险较高，故医师的经验非常重要。两者对比见表 4-6。

**表 4-6　球囊扩张与针刀狭窄切开的对比**

|  | 球囊扩张 | 针刀狭窄切开 |
|---|---|---|
| 创伤性 | + | ++ |
| 短期有效性 | ++ | +++ |
| 短期复发率 | ++ | +/– |
| 长期复发率 | +++ | ++ |
| 并发症 | + | + |

（5）特殊情况：内镜针刀同样可以成功地用于直肠肛管吻合口及回肠储袋肛管吻合口窦道的治疗。一项纳入 65 例回肠储袋肛管吻合口窦道患者的研究表明，43.1% 可以完全愈合（定义为窦道完全消失或内镜及影像学检查窦道腔内上皮形成），41.5% 部分有效（定义为至少可减少窦道长度或大小的一半）。操作前同样需要超声内镜检查以避免于血供丰富的部位进行切割。窦道和储袋比邻部位在"ERCP Endocut"模式下用针刀进行连续分段切割，切割过的窦道边缘用钛夹夹闭以避免分开的组织粘连。然后向窦道内喷洒过氧化氢清洗窦道，最后向窦道内注射盐酸多西环素或 50% 的高糖促进组织再生和纤维化，封闭窦道。

（二）出血的内镜治疗

CD 并发出血往往需要急诊处理，需要迅速掌握患者的一般情况，如意识状态、血压等，确认有无大出血导致的休克，同时确保静脉通路通畅以便进行液体复苏、输血等处置，为内镜下明确出血位置及可能的内镜治疗提供良好的安全保证。原则上讲，急诊内镜检查应在脱离休克状态后进行，但有些出血很凶险，不止血就无法脱离休克，只能在快速输血、补液、监护等密切的全身管理下进行急诊内镜检查和治疗。其目的为诊断出血来源、判断内镜下止血适应证及进行止血。出血程度按照 Forrest 分级（表 4-7）判断。不同的出血形式有不同的内镜下止血方法，但并不局限于单独使用一种，具体见表 4-8。

**表 4-7　内镜出血程度 Forrest 分级**

| Forrest 分级 | 内镜下表现 |
| --- | --- |
| I | |
| Ⅰa | 喷射性 |
| Ⅰb | 溃疡底部或周边渗血 |
| Ⅱ | |
| Ⅱa | 溃疡底血管显露，无活动性出血 |
| Ⅱb | 溃疡覆盖血凝块，无活动性出血 |
| Ⅱc | 溃疡底呈黑色 |
| Ⅲ | 溃疡底清洁 |

**表 4-8　出血形式及内镜下止血方法的选择**

| 出血形式 | 止血方法 |
| --- | --- |
| 喷出性（搏动性）出血 | 钛夹法、局部注射水（无水乙醇、高渗盐水肾上腺素、前卫蛋白结合剂），热探头法、激光法、高频电凝固法 |
| 血管露出 | 钛夹法、局部注射水（无水乙醇、高渗盐水肾上腺素、前卫蛋白结合剂），热探头法、激光法、微波法、高频电凝固法 |
| 涌出性出血 | 氩气刀，药剂喷洒法（凝血酶、海藻酸钠、纤维蛋白糊） |
| 静脉瘤出血 | 内镜下硬化疗法，内镜下静脉套扎术，三腔二囊管压迫止血法，氰基丙烯酸盐黏合剂（组织黏合剂）局部注射法 |

笔者所在中心对于 CD 相关的出血，常用的止血方法为钛夹及药物止血，有些患者是疾病活动导致的较大范围肠道黏膜溃疡出血，不适合内镜下止血，通常需要手术切除病变肠段治疗。

（三）瘘的内镜治疗

瘘和窦道的结构不同。窦道有一个盲端，是一个没有上皮组织的空腔，而瘘是两端均有开口，且瘘管全程均有上皮化的细胞覆盖。因此，两者内镜治疗的方式和目的也不同。内镜下窦道治疗是为了通过打开进口加强内引流，再把窦道转换为具有上皮覆盖的憩室。而内镜治疗瘘的目的在于通过堵上进口，开放出口，减少外引流，将瘘管去上皮化。内镜下瘘的治疗方式较多，包括注射盐酸多西环素、50% 高糖溶液、纤维蛋白胶、干细胞及内镜下钛夹或 OTSC 吻合夹（over the scope clip）系统夹闭等。

**1. 内镜下瘘管内注射**

（1）内镜下注射干细胞：干细胞治疗 CD 相关的瘘管病变的临床试验结果较好。最常用的干细胞是脂肪来源的组织间充质干细胞（adipose-derived mesenchymal stem cell，AMSC）。第一项以 AMSC 治疗的研究纳入 4 例共有 8 个瘘管的患者，治疗 8 周后 6 个瘘管完全愈合，2 个瘘管不完全愈合。整个随访期未见不良反应。近期一项纳入 24 例并发肛周瘘管病变患者的研究表明，30% 的患者瘘管完全闭合，69% 的患者减少了引流瘘管的数量。有研究表明，AMSC 联合纤维蛋白胶在治疗复杂肛瘘患者时疗效优于单纯纤维蛋白胶治疗。因此，局部注射 AMSC 是治疗 CD 相关瘘安全有效的方法。

（2）纤维蛋白胶：瘘管注射纤维蛋白胶在非 CD 患者瘘的治疗中取得了较好的效果，有报道其瘘口愈合率达 86.6%，但其长期有效率仍值得探讨。

（3）其他：其他瘘管药物治疗还包括盐酸多西环素、50% 高糖溶液等，但疗效均为单中心或小型系列研究，仍有待进一步的研究结果。

**2. 内镜下钛夹或 OTSC 吻合夹夹闭**　钛夹夹闭瘘管在临床有应用。对于瘘管的两个口治疗方法是不同的。为减少引流，内口需要夹闭，而外口要打开。如果瘘管内口在肠道，导丝可以帮助找到内口，也可以通过瘘管外口注射过氧化氢，镜下找到内口，然后用钛夹夹闭位于肠管的内口。但是钛夹能夹闭组织的厚度较薄，对炎症组织的夹闭能力较弱。OTSC 吻合夹是内镜治疗的新工具，主要用于控制上消化道出血、支架固定、穿孔及吻合口瘘等。首先用过氧化氢冲洗瘘管，然后用刷子反复刮刷瘘管去除瘘管上皮以提高愈合率。瘘的部位用锚固定，通过透明帽将全部瘘口吸入内镜吸引口，释放 OTSC 吻合夹。笔者所在中心应用 OTSC 吻合夹系统治疗 CD 或非 CD 患者术后肠瘘，均可成功夹闭瘘管。值得指出的是，OTSC 吻合夹系统对于内瘘口较小的患者有效，而对于外瘘口位于皮肤，上皮化明显，且较大者仍需要外科干预或内镜下针刀切开引流。另外，较长的单一瘘管、简单的肛瘘及直肠或回肠储袋炎症较轻时内镜治疗效果较好。肠道或瘘管周围组织炎症较重时，不宜采取内镜治疗，应先用抗生素、免疫抑制剂或生物制剂治疗。

### （四）息肉的治疗

CD 患者在反复发作后常继发炎性息肉。较小的炎性息肉（直径＜ 1cm）可随着 CD 的缓解而消退，通常不需要内镜下切除。较大的炎性息肉通常不会随着 CD 的缓解而消退，并可能会继发缺血性的糜烂及溃疡导致出血，因而应行内镜下切除。患者并发狭窄及肠梗阻或有明显的出血倾向，不适宜内镜下息肉切除。

## 四、内镜治疗的并发症防治

任何有创治疗，小到内镜下注射，大到针刀切除，都有可能出现并发症。CD 相关的狭窄进行球囊扩张后出现严重并发症的概率为 2%。并发症无法完全避免，与操作者、患者及疾病本身均有关系。最常见的并发症包括出血和肠穿孔，其他还有直肠膀胱瘘、直肠阴道瘘、镇静相关的并发症及呼吸道炎症等。防止或最小化并发症发生的关键在于内镜医师十分熟悉CD的诊治、熟练掌握内镜技术并对胃肠道解剖十分了解。内镜医师在治疗之前，应做好充分的准备以应对可能出现的并发症。一般是 A 计划：内镜下顺利到达指定部位并完成治疗；B 计划：内镜下控制损伤，如钛夹夹闭出血点或穿孔肠管等；C 计划：手术治疗。早期发现并干预并发症十分重要。内镜医师及其团队应时刻警惕并发症的症状，如果在内镜治疗过程中，患者突然出现严重腹痛、腹胀或生命体征的改变，要想到并发症的可能。

（一）出血

球囊扩张后凶险的出血不常见，即使是狭窄黏膜存在活动性炎症时。绝大多数出血是自限性的，不需要特殊处理。扩张后数小时或数天出现迟发出血罕见。如果球囊扩张时出现出血，局部喷洒 50% 葡萄糖溶液，一般都能较为迅速止血。

（二）穿孔

很多因素与球囊扩张后的肠穿孔有关，包括黏膜活动性炎症（或并发脓肿、瘘），正在使用激素、免疫抑制剂或生物制剂，回肠乙状结肠吻合口狭窄，回肠直肠吻合口狭窄，多发狭窄、成角狭窄及原发性狭窄等。CD 与非 CD 患者相比，接受球囊扩张治疗时并发症发生率与由内镜治疗导致肠穿孔而接受手术治疗的再手术率及肠管切除率两者无显著差异。但正在使用激素的患者，无论是否患有 IBD，接受内镜治疗发生并发症的风险增加 13 倍。这包括器官功能衰竭、ICU 治疗、肠管切除并回肠转流性造口等。因此，内镜医师在为接受系统激素或生物制剂治疗的 CD 患者治疗时，要格外注意。

美国克利夫兰内镜治疗中心根据文献报道及自身的经验，提出以下建议供内镜医师学习参考，旨在减少内镜治疗的并发症。

（1）内镜医师及其团队接受正规的培训。

（2）内镜治疗择期进行，避免急诊内镜治疗。

（3）暂停或更换抗凝治疗药物。

（4）高危患者应行心肺功能评估。

（5）尽可能暂停目前系统的激素或生物制剂治疗，待患者解除免疫抑制之后进行内镜治疗。

（6）保证良好的肠道准备，良好的肠道准备可改善穿孔后患者的预后并减轻穿孔后腹膜炎的症状。

（7）内镜治疗前进行影像学检查，以明确狭窄的性质及是否并发瘘及脓肿，另外，腹部影像学检查可以帮助找到一些隐匿的微小穿孔，尤其是老年患者。

（8）保持内镜处于垂直位，良好地掌控镜头的运动和方向。

（9）尽量避免盲目的顺行扩张，在严重狭窄的患者，建议在 X 线引导下扩张。

（10）治疗后立即评估并明确并发症有无发生，并不是所有的并发症都需要外科干预，绝大多数出血可以在内镜下止血，穿孔也可以尝试内镜下夹闭。

（11）对于合并原发性硬化性胆管炎的患者，要格外小心，警惕潜在门静脉高压导致出血的风险。

（12）建议患者内镜治疗后进食流食，以避免出现需要外科干预的并发症时再次行肠道准备。

（13）对穿孔的疑似病例，应静脉补液，抗感染治疗。

（14）降低住院观察的门槛，密切监测患者治疗中及治疗后的情况，早期发现、诊断并治疗内镜相关的并发症。

## 五、其他

由于慢性炎症的长期刺激，较长病程的 CD 患者可继发癌变。CD 患者发展为癌的危险性较对照人群高 10 ～ 20 倍，癌变率约为 4.8%。最易发生癌变的部位依次为结肠、小肠及肛门。因此，对于发病早、病程长、病变范围广的患者，须进行癌变监测。监测的主要技术手段就是肠镜检查，其他还包括症状、实验室检查、影像学检查等。CD 癌变的危险因素包括发病年龄、病程、病变部位及范围、炎症持续性及家族史等。广泛结肠型 CD 癌变危险性最高，其次为左半结肠 CD，直肠病变不增加 CD 癌变风险。如发病年龄＜ 20 岁则癌变风险明显增高。合并原发性硬化性胆管炎（PSC）的患者癌变风险明显增高，且时间明显提前。

由于病程长短是 CD 患者癌变的主要危险因素之一，因此，通常是发病后 8 ～ 10 年即应进行常规肠镜筛查。有危险因素的 CD 患者应尽早行初次筛查。当 CD 患者合并 PSC 时，应在明确 PSC 诊断后立即开始监测，每年至少进行 1 次肠镜检查。结肠镜检查除了常规观察病变范围外，还必须进行活检。目前欧美及国内的指南认为随机活检能够提高癌变诊断的准确率，建议在病变肠段每隔 10cm 随机取材 4 点。但是，随机活检具有盲目性、损伤大，且增加内镜医师和病理医师工作量的缺点。因此，定点活检在临床上更为常用。定点活检是在肠镜检查过程中运用染色、放大及 EUS 技术，识别可疑的病变部位，并对可疑的病变部位进行活检。内镜下的染色包括化学染色和电子染色。化学染色结合放大可以突出结肠黏膜结构上的微小病变，从而提高结肠镜监测的效果，尤其是提高不典型增生病变的检出率。电子染色包括窄带成像（narrow band imaging，NBI）和智能分光比色（fuji intelligent chromo endoscopy，FICE），结合放大功能，不仅可以突出结肠黏膜结构上的微小病变，而且可以观察到黏膜层的微小血管结构，可以准确识别病变部位、鉴别肿瘤和非肿瘤性病变，并可进一步判断肿瘤性病变的浸润深度，从而实时确定是否宜行内镜下治疗或外科手术治疗。内镜治疗合适的选择是内镜黏膜下剥离术（endoscopic submucosal dissection，ESD）。ESD 能够将局限于黏膜层或仅累及黏膜下层浅层的病灶自黏膜下层完整切除，从而达到根治的目的。但有下列情况之一者不宜行 ESD：有胃肠镜检查禁忌证；有狭窄及肠梗阻；有明显的出血倾向；癌变累及黏膜下层深层；尽管癌变局限于黏膜内，但肠道多发黏膜癌前病变。

### （一）并发不典型增生 / 癌变与内镜下的治疗

根据上皮有无特异性组织学改变，CD 的不典型增生可以分为低级别、高级别或不能确定的不典型增生。根据形态其分为平坦型不典型增生及隆起型不典型增生。

**1. 隆起型不典型增生性病变的治疗** 隆起型不典型增生病变，无论是高级别不典型增生还是低级别不典型增生，均应内镜下完整切除病灶，并应包括周边平坦组织，进行充分的病理学检查。组织学上隆起型病灶完全切除，相邻隆起型病变切除部位的黏膜活检未见不典型增生，且肠道其他部位也无不典型增生，可暂时不进行外科手术。但患者应进行密切随访，内镜治疗后的第一个 3 个月复查肠镜，以后每隔 6 个月检查 1 次。若组织学上隆起型病变完全切除，相邻黏膜活检呈不典型增生，应立即追加外科手术切除病变肠段。

2. 平坦型不典型增生　平坦型高级别不典型增生应视为早期癌或进展期癌，宜直接切除病变肠段，并根据手术标本的病理学结果，酌情考虑是否需要进一步化疗，不宜内镜治疗。平坦型低级别不典型增生病灶，癌变风险增加 9 倍，首选 ESD 完整切除，同时，必须对整个切除病灶进行充分的组织病理学检查。若切除病变的组织病理学检查显示病灶未发生癌变，并已完整切除，则不必追加外科手术，但 3～6 个月内应再次肠镜检查；若切除病变的组织病理学检查显示病灶已发生癌变，但局限于黏膜内或仅累及黏膜下层浅层，也可不必追加外科手术切除病变肠段，但 3 个月内应再次复查肠镜，以后每隔 6 个月行结肠镜检测 1 次；若切除病变的组织病理学检查显示病灶已发生癌变，而且癌变已累及黏膜下层或中层甚至更深，须立即追加外科手术。对于中度平坦型不典型增生及无法确定级别的平坦型不典型增生，原则上按高度不典型增生处理。

（二）监测及随访

如果经验丰富的病理学家无法判断活检组织是否为不典型增生，则推荐 3～6 个月行内镜复查，同时强化 CD 的治疗。

# 六、展望

内镜在 CD 的诊断、鉴别诊断及治疗中具有重要的作用。随着内镜诊疗技术的发展，超声内镜、放大内镜、染色内镜相继应用于 CD 与其他系统或肠道的良恶性疾病的鉴别，结合临床症状及影像学检查，已经大大提高了疾病诊断的正确率，同时能早期发现恶性病变。而内镜治疗 CD 相关的并发症如瘘、狭窄、脓肿及出血，简便易行，避免了反复多次手术治疗，取得了良好的疗效。我们相信内镜医师具备良好的内镜操作技能和扎实的 CD 诊疗基础，有坚强的手术团队作为后盾以及时处理内镜相关的并发症，则内镜在 CD 的诊疗中将发挥越来越重要的作用。

（韦　瑶　汪志明）

参 考 文 献

日本消化内镜学会主编，汪旭主译，2014. 消化内镜指南 . 3 版 . 沈阳：辽宁科学技术出版社 .

吴开春，梁洁，冉志华，等 . 2018. 炎症性肠病诊断与治疗的共识意见（2018 年·北京）. 中华消化杂志，38（9）：796-813.

Annese V，Beaugerie L，Egan L，et al，2015. European evidence-based consensus：inflammatory bowel disease and malignancies. J Crohns Colitis，9（11）：945-965.

Baron JH，Connell AM，Lennard-Jones JE，1964. Variation between observers in describing mucosal appearances on proctocolitis. Br Med J，11（1）：89-92.

Bernstein CN，Fried M，Krabshuis JH，et al，2010. World gastroenterology organization practice guidelines for the diagnosis and management of IBD in 2010. Inflamm Bowel Dis，16（1）：112-124.

Brooker JC，Beckett CG，Saunders BP，et al，2003. Long-acting steroid injection after endoscopic dilation of anastomotic Crohn's strictures may improve the outcome：a retrospective case series. Endoscopy，35（4）：333-337.

Campbell L，Ambe R，Weaver J，et al，2012. Comparison of conventional and nonconventional strictureplasties in Crohn's disease：a systematic review and meta-analysis. Dis Colon Rectum，55（6）：714-726.

Chen M，Shen B，2014. Comparable short- and long-term outcomes of colonoscopic balloon dilation of Crohn's disease and benign non-Crohn's disease strictures. Inflamm Bowel Dis，20（10）：1739-1746.

Chen M，Shen B，2015. Endoscopic therapy in Crohn's disease：principle，preparation，and technique. Inflamm Bowel Dis，21（9）：2222-2240.

Chow DK，Leong RW，Tsoi KK，et al，2009. Long-term follow-up of ulcerative colitis in the Chinese population. Am J Gastroenterol，104（3）：647-654.

Committee ASoP，Pasha SF，Acosta R，et al，2014. Routine laboratory testing before endoscopic procedures. Gastrointest Endosc，80（1）：28-33.

Fazio VW，Tjandra JJ，Lavery IC，et al，1993. Long-term follow-up of strictureplasty in Crohn's disease. Dis Colon Rectum，36（4）：355-361.

Lichtenstein DR，Jagannath S，Baron TH，et al，2008. Sedation and anesthesia in GI endoscopy. Gastrointest Endosc，68（5）：815-826.

Rahier JF，Magro F，Abreu C，et al，2014. Second European evidence-based consensus on the prevention，diagnosis and management of opportunistic infections in inflammatory bowel disease. J Crohns Colitis，8（6）：443-468.

Schwartz DA，Wiersema MJ，Dudiak KM，et al，2001. A comparison of endoscopic ultrasound，magnetic resonance imaging，and exam under anesthesia for evaluation of Crohn's perianal fistulas. Gastroenterol，121（5）：1064-1072.

Siddique S，Lopez KT，Hinds AM，et al，2014. Miralax with gatorade for bowel preparation：a meta-analysis of randomized controlled trials. Am J Gastroenterol，109（10）：1566-1574.

Stienecker K，Gleichmann D，Neumayer U，et al，2009. Long-term results of endoscopic balloon dilatation of lower gastrointestinal tract strictures in Crohn's disease：a prospective study. World J Gastroenterol，15（21）：2623-2627.

Thienpont C，D'Hoore A，Vermeire S，et al，2010. Long-term outcome of endoscopic dilatation in patients with Crohn's disease is not affected by disease activity or medical therapy. Gut，59（3）：320-324.

# 第五章 克罗恩病的病理学

## 一、病理学特征

### （一）大体检查

CD通常发生于回肠，但需注意小肠以外的其他任何部位均可受累，包括口腔、涎腺、食管、胃、十二指肠、结肠和肛门等消化道的其他部分。CD甚至还可以累及消化系统以外的部位，如皮肤（尤其是回肠造瘘或结肠造瘘术周围的皮肤）、外阴、骨和关节、骨骼肌、喉和脾。

CD的两个最明显的特征为病变好发于小肠末段，常常呈节段性分布；病灶轮廓清楚，被表面上看似正常的黏膜分隔开（跳跃性分布）。有时本病也可累及小肠全肠。

早期CD表现为受累的小肠黏膜呈紫红色，可见微小的糜烂，称为"口疮样溃疡"。疾病进一步发展为溃疡变得明显，呈线状或匐行性，常呈纵行分布（与肠长轴平行），平行排列，并有短的横行溃疡相连。肠黏膜由于肉芽组织增生及结节状淋巴管扩张，常呈息肉状外观。线性溃疡与水肿隆起的息肉状黏膜相间，形成经典的"鹅卵石样"外观，且伴有整个肠壁淋巴滤泡的聚集，常常沿着浆膜面分布，形成"串珠样"改变。受累肠管的肠系膜脂肪增厚，环绕肠表面，形成"匐匍性脂肪"。由于CD呈透壁性炎症，病变晚期溃疡加深呈裂隙状，因此可能会在局部肠壁及其周围形成脓肿、裂隙、窦道或瘘管（与其他小肠肠袢、大肠、腹壁或膀胱相通），有时发生穿孔。以下分别简述CD大体检查的主要特征。

**1. 节段性分布** CD的肠管病变具有"节段性分布"的特点，呈"跳跃性"改变，病变黏膜表现为充血、水肿、糜烂及溃疡（图5-1）。相邻病变部位之间的肠管形态基本正常，肉眼可观察到病变肠管与相邻正常肠管之间界限清晰。

**2. 裂隙样溃疡与鹅卵石样黏膜** CD病变黏膜的早期表现为阿弗他溃疡，黏膜下伴随增生的淋巴滤泡，周围黏膜形态正常，随疾病进展而加重，溃疡逐渐增大并相互融合，形成匐匍样溃疡或线性溃疡，进而进展为典型的裂隙样溃疡，表现为深而狭长的纵行溃

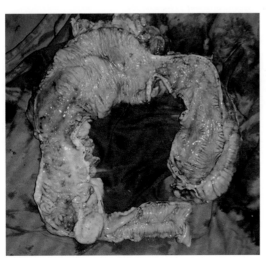

图 5-1 CD 节段性病变

疡（图 5-2）。裂隙样溃疡是 CD 病理诊断的特征性依据，其形成基础为透壁性炎症。CD 另一特征性表现为溃疡之间的黏膜发生水肿、隆起，进而被深溃疡分割，表现出"鹅卵石样"或"铺路石样"黏膜形态。

**3. 肠壁增厚伴肠腔狭窄** 在上述裂隙样溃疡的基础上，肠道黏膜反复修复，造成瘢痕挛缩，黏膜下层、肌层、浆膜层纤维化，肠壁僵硬、增厚，肠腔因创面修复、瘢痕挛缩而逐渐狭窄，导致临床可及的完全或不全性肠梗阻（图 5-3）。透壁性炎症导致肠壁各层发生广泛性纤维化，最终引起与周围脏器组织广泛粘连。

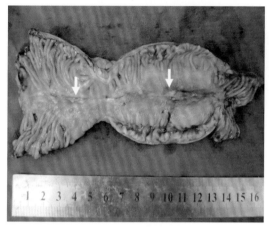

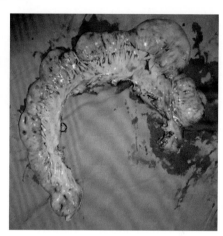

图 5-2 CD 裂隙样溃疡　　　　　　　图 5-3 多段肠管狭窄致梗阻

**4. 瘘管** 在透壁性炎症基础上，裂隙样溃疡最终穿透肠壁，导致肠瘘（图 5-4）。此类穿孔多为慢性病程，瘘管周围可形成脓肿。炎性肠管因瘘管而相互粘连、包裹，因此 CD 引起的瘘多为慢性病程，且多数伴有严重的肠粘连。

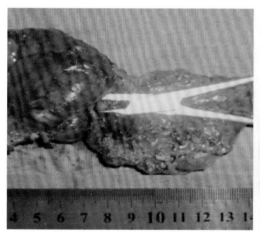

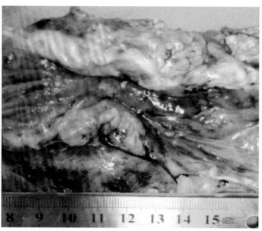

图 5-4 肠瘘（血管钳处为瘘口）

**5. 息肉** CD 病变肠管可出现炎性息肉或假息肉。炎性息肉是由肠上皮覆盖的炎性肉芽组织增生性突起形成的；假息肉是指溃疡间残留的黏膜岛。形态学上，CD 息肉可表现为小突起、狭长带蒂息肉、巨大分叶状肿物等。

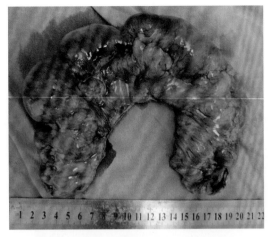

图 5-5　病变肠管对系膜缘"爬行脂肪"

**6. 浆膜层病变**　由于 CD 属于透壁性炎症，肠壁炎症侵犯浆膜面时，CD 可表现为浆膜面被覆炎性渗出物。由于 CD 多属于慢性病程，肠壁全层的穿透多伴有外周纤维组织包裹，在病变肠段处形成巨大包块，临床上易误诊为结肠癌。值得一提是，近年研究提出了"爬行脂肪"（creeping fat）的概念，用于描述 CD 患者病变肠管表面常见脂肪组织包绕，以对系膜缘显著（图 5-5）。该改变或有助于病理医师做出 CD 的诊断。

## （二）镜下特征

早在 1932 年 Burrill B. Crohn 便已详细描述了 CD 的病理学特征，包括不规则分布的阿弗他溃疡、结节性淋巴滤泡增生、黏膜下层神经组织增生及结构疏松的肉芽肿形成等。在随后近 1 个世纪的研究中，病理学研究者已能够全面认识 CD 的镜下病理学特征，并将最具诊断价值的病理特点总结如下。

**1. 淋巴滤泡与炎性细胞浸润**　显微镜下，CD 的早期变化包括黏膜下层淋巴水肿，伴有黏膜固有层和黏膜下层淋巴组织增生、散在的慢性炎性细胞（包括浆细胞、淋巴细胞、嗜酸性粒细胞、组织细胞和肥大细胞）浸润。镜下观察发现，溃疡常始于淋巴滤泡的上方，表现为黏膜上皮的大片坏死。

**2. 裂隙样溃疡**　CD 最典型的病变为裂隙样溃疡，其定义为具有清楚的边界和狭窄的裂缝样结构，与黏膜面垂直，并向深部延伸，可以达到黏膜下层甚至固有肌层（图 5-6）。没有形成溃疡的黏膜通常显示萎缩和再生的混合性病变，还可能出现潘氏细胞和灶状幽门腺化生。其中幽门腺化生是指在炎症反复发作和黏膜修复的作用下，黏膜类似胃窦或幽门黏膜的形态，尽管该现象常常与 CD 导致的慢性黏膜损伤相关，但也可见于其他慢性炎症性疾病。

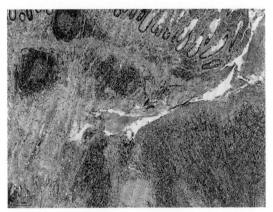

图 5-6　裂隙样溃疡

左上黏膜及黏膜下炎症，结节性淋巴滤泡增生，右下黏膜上皮破坏，裂隙样溃疡形成（HE 染色，40 倍放大）

**3. 透壁性炎症**　在进展期 CD 中，显微镜下检查可见透壁性炎症损害，包括水肿、淋巴管扩张、充血、黏膜肌层增生及纤维化。其炎症性改变累及动静脉，黏膜下层平滑肌纤维增生（图 5-7），这些病变均可能是梗阻发生的诱因。

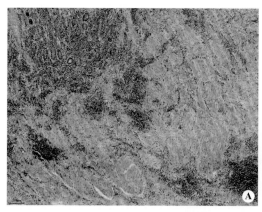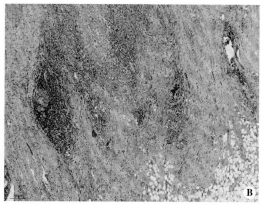

图 5-7　CD 常见透壁性炎症损害

炎性细胞弥漫浸润肠壁全层。A. 左上见炎性细胞破坏黏膜腺体，右下见炎症侵及肠壁肌层（HE 染色，40 倍放大）；B. 可见结节性淋巴滤泡增生，炎性细胞蔓延至浆膜面脂肪组织（HE 染色，40 倍放大）

**4. 上皮样肉芽肿**　CD 的另一个重要的显微镜下改变是出现上皮样肉芽肿，但出现率不高。这些肉芽肿被称为结节样肉芽肿，其定义为 5 个或 5 个以上上皮样细胞聚集形成的、边缘不清的结节，主要由上皮样细胞和多核巨细胞组成，但多核巨细胞并非其特征性表现，坏死少见，常常出现在淋巴滤泡中心（图 5-8）。不伴活动性隐窝损伤的黏膜固有层肉芽肿是其特征性表现，需与其他原因引起的肉芽肿相鉴别。若出现明显的坏死，需要进行辅助检查，谨慎排除结核及其他感染性病变的可能。另外，由于 CD 多属慢性病程，手术切除标本多为病程长的病例，在术前治疗的影响下，肉芽肿常难以观察到，或仅能观察到散在的多核巨细胞，此时也需警惕与肠结核的鉴别。

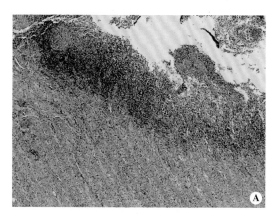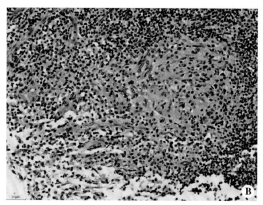

图 5-8　CD 中的上皮样肉芽肿

A. 黏膜溃疡形成，左侧边缘见一形成不良的肉芽肿性结节（HE 染色，40 倍放大）；B. 高倍镜下观察，肉芽肿由类上皮细胞构成境界不清的粉染结节，此肉芽肿未见多核巨细胞，肉芽肿内未见坏死（HE 染色，200 倍放大）

**5. 神经组织增生**　表现为黏膜层、黏膜下层甚至肌层内自主神经丛增生，神经束体积增大甚至形成丛状神经瘤。神经组织增生可伴慢性淋巴细胞浸润，形成神经周围炎。

综上所述，CD 最具诊断意义的特征包括非连续性或节段性病变、全层透壁性炎性反应改变、鹅卵石样外观或纵行溃疡、非干酪样坏死性肉芽肿、裂隙瘘管及肛周病变。单个病理学特征性表现通常不足以确诊 CD。

## 二、病理学鉴别诊断

### （一）肠结核

CD 和肠结核均是肠道的肉芽肿性疾病，且都易发生于末端回肠，两者在临床表现上均可有不规则发热、腹痛、腹泻、便血及腹部包块，当病变早期局限于回盲部时，影像学表现及内镜下所见相似，甚至活检也难以鉴别。但它们的处理措施和病程存在很大差别。经规范的抗结核治疗后，肠结核可以治愈，但 CD 具有缓解与复发交替或持续的过程，且有终生复发倾向。一方面误诊为 CD 而接受免疫抑制剂治疗可能加重肠结核；另一方面，经验性抗结核药物治疗可能延迟 CD 的诊断，甚至给患者带来不必要的药物毒副作用。CD 和肠结核在临床表现、肠镜表现上存在众多相似之处，因此确诊对病理学诊断存在较大的依赖性。

大体上，CD 较特异的表现包括纵行溃疡、鹅卵石征、节段性病变、假性息肉、黏膜桥。肠结核主要特点是黏膜充血水肿、肠腔狭窄，溃疡呈环形，更常见回盲瓣受累，鹅卵石样改变未出现，单个的环形溃疡融合为不规则的环形溃疡，溃疡一般较深，覆盖较厚且牢固的白苔。

镜下 CD 常表现为透壁慢性炎症、淋巴细胞聚集、裂隙样溃疡等，肉芽肿检出率较高，但不融合，不伴有干酪样坏死。肠结核中肉芽肿改变更为显著，肉芽肿大，常见肉芽肿融合及干酪样坏死（图 5-9）。此外，应用辅助检查对肠黏膜标本进行抗酸染色和结核 PCR 分子检测寻找结核分枝杆菌感染的证据是最可依赖的鉴别诊断的方法。但文献报道的肠结核患者肠黏膜组织标本抗酸染色阳性率为 20% ～ 28%，CD 为 0。由此可见，抗酸染色特异性虽高，却因缺乏敏感性而临床应用受限。因此当出现肠道肉芽肿性炎的病理表现时，抗酸染色和结核 PCR 阴性，也不能完全排除结核，更不能直接诊断 CD，还是需要结合临床、肠镜、病理改变综合判断。

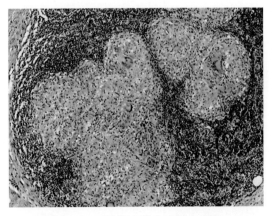

图 5-9　肠结核中的上皮样肉芽肿

肉芽肿大，形成良好，由类上皮细胞和多量多核巨细胞构成，可见肉芽肿融合，肉芽肿内常见凝固性坏死（HE 染色，100 倍放大）

### （二）溃疡性结肠炎

UC 男女发病率相似，最常见于 20 ～ 30 岁的患者，第二个发病高峰年龄为 70 ～ 80 岁。左半结肠发病较易见，通常起始于直肠乙状结肠区域。

UC 的肠镜下表现主要为病灶常累及直肠及乙状结肠，病变呈连续性，而不是节段性分布。病变增生部位多呈环形弥漫分布，且无肠腔狭窄症状。病理检查则主要表现为炎症范围仅侵犯至黏膜及黏膜下层，出现绒毛状结构、杯状细胞减少、隐窝脓肿及潘氏细胞化生（图5-10）。在病程进展早期，结肠镜下常表现为黏膜充血水肿、黏膜出血及脓性分泌物附着，也可见黏膜粗糙呈天鹅绒状或细颗粒状。在病变活动期，常可见弥漫性多发表浅溃疡或糜烂，且沿着结肠袋或斑块状分布，可伴随有杯状细胞减少。当隐窝有急性炎性细胞浸润，特别是上皮细胞间出现中性粒细胞浸润及隐窝炎时，能形成隐窝脓肿。慢性病变者结肠镜下可见受累部位的肠管缩短，结肠袋囊变浅变钝甚至消失，受累黏膜处出现多发炎性息肉。而在缓解期黏膜的慢性炎症细胞减少，以致出现潘氏细胞化生。

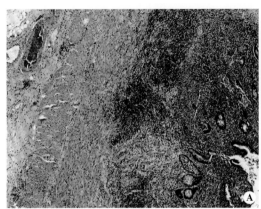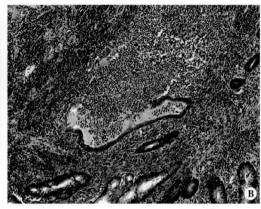

图 5-10　UC 病理检查

A. 主要表现为黏膜及黏膜下层炎症，肌层及浆膜层基本正常，无明显炎症破坏（HE 染色，40 倍放大）；B. 高倍镜下视野中央见一处隐窝脓肿（HE 染色，100 倍放大）

　　UC 和结直肠 CD 之间的鉴别诊断非常困难，以往人们将没有特殊病原体的大肠慢性炎症性疾病等同于 UC，现已明确其中相当一部分病例事实上是累及结肠的 CD。遗憾的是，没有什么诊断标准对这两种疾病是特异性的，约 15% 的病例兼具两者的特征，无法鉴别。对于这个杂合性的群体，建议使用"未定型肠炎"这一名称。这些未定型病例的发生，如偶尔小肠的典型 CD 和大肠 UC 并存于同一位患者，以及这两种疾病发生在同一家庭，提示两者的区别可能没有那么严格。最近报道称在结肠活检标本中，Das-1 和 CG-3 的免疫染色可能有助于区分两者。

### （三）原发性肠道淋巴瘤

　　原发性肠道淋巴瘤与 CD 患者在临床表现、辅助检查结果方面存在较多相似点，相互误诊率较高，但治疗方法和预后相差悬殊，两者的鉴别是临床医师面临的巨大挑战之一。国内外文献资料显示，肠道淋巴瘤误诊为 CD 的病例报道较多，尤其多见于以非典型溃疡为主要表现的肠道淋巴瘤病程初期。

　　大体上，CD 以多发、非连续性病灶多见，原发性肠道淋巴瘤以单发病灶多见。CD 以溃疡型病灶多见，原发性肠道淋巴瘤以隆起型病灶多见。对溃疡型病灶进一步分析发现，原发性肠道淋巴瘤溃疡面多不规则，而 CD 溃疡面相对规则。CD 常伴有鹅卵石征、肠管僵硬、肠腔狭窄,而淋巴瘤细胞沿黏膜固有层或黏膜下层增殖,并不诱发结缔组织增生,故原发性肠道淋巴瘤罕见肠腔狭窄和肠梗阻。两者均可伴有肠系膜淋巴结增生肿大。

镜下病理检查,淋巴瘤的瘤细胞较弥漫一致,常有异型性,无上皮样肉芽肿表现。原发性肠道淋巴瘤以 B 细胞淋巴瘤最常见,并且绝大部分是弥漫性大 B 细胞淋巴瘤,免疫组化检查有助于确诊与分型(图 5-11)。当病变早期,肿块尚未形成,仅出现黏膜下克隆性增殖的淋巴细胞时,其尤其容易与 CD 误诊。主要原因包括:①淋巴瘤大量的坏死和炎性细胞浸润会造成炎症性、感染性疾病的假象,掩盖相对小的肿瘤;②一些类型的淋巴瘤(如黏膜相关边缘区 B 细胞淋巴瘤、外周 T 细胞淋巴瘤等)肿瘤细胞体积较小,异型性不明显,与反应性淋巴细胞形态学区别有困难;③早期病变在深部的黏膜下层,随后扩大到黏膜肌层,与 CD 透壁性炎症的改变类似。因此,当病变较局限,淋巴细胞形态一致且有异型性,出现血管壁的浸润和破坏时需要警惕淋巴造血系统肿瘤,必要时可做免疫组化和基因重排检测以鉴别增生的淋巴组织是否为单克隆性,从而辅助诊断。

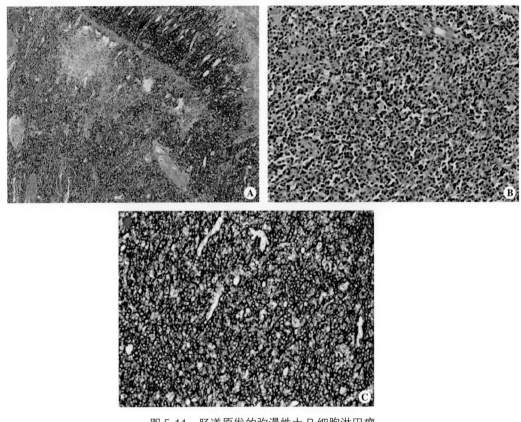

图 5-11　肠道原发的弥漫性大 B 细胞淋巴瘤

A.肿瘤性淋巴细胞弥漫浸润肠壁全层,低倍镜下可类似 CD 的透壁性炎改变(HE 染色,40 倍放大);B.高倍镜下观察,肿瘤性淋巴细胞较弥漫一致,有异型性(HE 染色,200 倍放大);C.免疫组化染色显示肿瘤细胞弥漫表达 B 淋巴细胞标记 CD20(免疫组化,200 倍放大)

## (四)孤立性回肠炎

消化内镜在消化系统疾病鉴别及治疗中的作用越来越重要,而末端回肠的检查在肠镜检查中也越来越受到重视。近年来，结肠镜检查常能发现一些目前暂时难以进行分类的轻度末端回肠炎症，而结肠通常没有异常表现，这类病变的黏膜病理检查中没有慢性炎症的表现，也达不到 CD 的病理学诊断标准，被定义为"孤立性无症状性回肠炎"，简称孤立性回肠炎。

近年研究显示，在孤立性回肠炎患者的长期随访中，约 50% 的患者可表现为症状反复及持续的末端回肠炎症，约 20% 的患者可发展为达到诊断标准的 CD。因此，对于结肠镜发现单纯末端回肠炎症的患者，首先需询问 NSAID 服用史，从而排除 NSAID 可能引发的胃肠道黏膜损伤；在此基础上，需密切观察临床症状并做长期随访，必要时及时就诊，复查结肠镜及相应病理学复查。

### （五）非甾体抗炎药诱发的损伤

随着 NSAID 在临床上应用得更加广泛，很多患者出现胃肠道黏膜损伤，如糜烂、溃疡等。此类损伤在组织学表现与分布方面与 CD 的表现非常接近，因此对于取自临床有症状患者末端回肠的活检标本，若镜下表现为活动性肠炎，需警惕 NSAID 而非 CD 引起的肠黏膜病理表现。

此类损失的特点以灶性绒毛状改变与上皮内中性粒细胞浸润为主，但一些特殊的镜下改变仍有助于支持 CD 的诊断，排除 NSAID 损伤。例如：①存在明显的幽门腺化生或形态典型的上皮样肉芽肿；②散在的灶性潘氏细胞化生或肉芽肿。

### （六）其他感染性肠炎

其他感染性肠炎包括血吸虫病、痢疾、阿米巴肠病等疾病，均可表现为慢性、多灶性及节段性肠道炎症。此时，临床病史及其他相应的实验室检查有助于得出正确的诊断。

## 三、特殊问题

### （一）肠黏膜活检标本的诊断价值

肠黏膜活检可为 CD 诊断提供线索，但明确诊断 CD 具有较大挑战性，需充分取检并结合临床和肠镜表现综合判断。提示 CD 的线索如下：活检组织中炎性病变不延续，出现伴有中性粒细胞浸润的隐窝（急性隐窝炎），而邻近隐窝可无异常，呈交替分布。典型的早期病变是"口疮样溃疡"，镜下表现为局灶性肠黏膜表面上皮坏死，常伴随混合性炎性细胞浸润，坏死灶下方有时有淋巴细胞聚集。同一部位活检的不同肠黏膜组织可显示不同程度的炎症改变，某些黏膜可以完全没有炎性病变，提示 CD 病变的节段性改变。上皮样肉芽肿的出现可支持 CD 的诊断，常与慢性炎症有关，但并不常见，即使存在也常常形成不良。若出现丰富的上皮样肉芽肿，或坏死性肉芽肿性炎，应仔细寻找病原菌，排除感染性病变。

活检组织中如果看到黏膜下成分，CD 的黏膜下层也有明显的慢性炎症反应，上方黏膜固有层轻度增宽，其内有慢性炎性细胞浸润。遗憾的是，CD 的组织学特征与其他炎症性病变存在重叠，尤其在活检标本中，因取材局限的影响，确诊十分困难，排除感染因素是十分重要的。发生于结肠的病例,依靠活检鉴别 CD 与 UC 几乎不可能。

### (二)异型增生与癌变

近年研究显示,CD 患者发展为结直肠癌的风险较正常人高 10～20 倍,癌变率约为 5%。而肠道黏膜异型增生则是明确的癌前病变,具有癌变潜在可能,且以腺癌为主。异型增生的严重程度与癌浸润程度呈正相关,但与癌变的病程长短则无显著相关性。

异型增生又称上皮内瘤变,组织学水平上分为 4 个级别,即阴性/再生性上皮、可疑异型增生、低级别异型增生、高级别异型增生。异型增生的表现包括组织层面及细胞层面的形态学异常,具体如下:①组织层面异常,黏膜层增厚,隐窝密集、增大,形成上皮簇,伴被覆上皮高柱状改变及黏膜分泌增加;②细胞层面异常,细胞层次增加,极性丧失,细胞核增大,核染色质深,核拥挤、重叠,核分裂象位于隐窝上部,甚至位于表面。

CD 相关癌变可发生于消化道各部位,如小肠(25%)、结肠(70%)、肛门(5%)。形态学表现,CD 相关癌变较多发,以扁平状为主,边界不清、质硬;组织学表现,CD 相关癌变有多种类型,包括腺癌、小细胞癌、神经内分泌肿瘤等。

### (三)冷冻切片在炎症性肠病鉴别诊断中的价值

主流观点认为:冷冻切片尤其是快速冷冻切片对于鉴别 CD 与 UC 或术中获得支持 CD 诊断依据的价值较有限。但也有学者认为:在一些特殊病例中,冷冻切片仍具有自身价值。冷冻切片中能否获得连续性病变、有无以淋巴细胞集结为特征的透壁性炎症及肉芽肿等病理学信息均十分宝贵。但需注意:病理医师对冷冻切片的诊断仅依赖于对相对广泛病变中小部分组织的观察,术中假阴性诊断风险仍难以避免。但也有研究认为:术中冷冻标本快速诊断可减少误诊的发生。此方面的争论仍需未来研究验证。

### (四)手术切除标本取材与处理的注意事项

CD 的大体取材应当充分、全面,取材不能局限于肉眼所见病变部位,而应当在送检标本的全部肠管内有规律取材,并将肉眼所见的病变特点详细记录,才有助于观察病变肠段的节段性变化。

手术切除标本的观察要点:切除肠管的长度、管径;肠壁浆膜面是否光滑;沿肠系膜缘纵向剪开肠管后是否存在溃疡、息肉、瘘管、脓肿、狭窄;测量肠壁厚度。手术切除标本的取材要点:建议每隔 10cm 间断取材;对于肉眼可见的病变(包括溃疡、息肉、瘘管、脓肿、狭窄)需单独取材;对肠系膜淋巴结、系膜血管、手术切缘、回盲瓣、阑尾需另外取材。

### (五)内镜活检取材的注意事项及其对临床诊断的影响

CD 的镜下形态学特征复杂多样、缺乏诊断特异性,相应炎性改变可见于其他多种疾病中,很多医院的病理科对 CD 的诊断属于排他性诊断。而内镜活检标本具有取材少、取材局限等弊端,病理医师单纯依靠内镜活检标本更难以做出明确的 CD 诊断,诊断不明甚至误诊难以避免。因此,以下几点事项值得临床医师、内镜医师及病理医师借鉴,以提高诊断的准确率，减少误诊率。

**1. 临床医师应为病理医师提供充分全面的临床信息** 这一点应当从准确、全面填写"病理申请单"做起。很多医院的临床医师忽视"病理申请单"中主诉、临床表现及影像学结果的填写，导致病理医师难以获得有价值的临床信息。由于 CD 患者往往具有区别于肿瘤、感染性肠炎、淋巴瘤、结核等患者的临床表现，其临床特点十分有助于病理学的鉴别诊断。另外，病理医师应当重视与临床医师的交流沟通，避免考虑不周或仅凭借镜下表现做出病理学诊断，应当学会从临床角度出发，提高 CD 病理诊断的准确性。

**2. 临床医师应理解内镜活检病理诊断的局限性** CD 的形态学特征在胃肠道不同部位表现并不一致，其严重程度、形态特点变化多样，内镜医师无法保证从所有患者中均取得具有典型形态学表现的活检标本，病理医师受限于取材质量的局限性，仅能够对接收到的活检标本负责，无法对所有患者均做出明确的阳性或阴性诊断。临床医师应当理解内镜活检病理诊断的局限性，不应强求病理医师对每一例内镜活检患者均明确诊断。在医患沟通方面，临床医师应重视对患者在此方面的教育沟通，让患者也能了解、接受内镜活检的局限性，避免医患关系的恶化和不必要的纠纷。

**3. 内镜医师应规范活检取材标准** 内镜下活检标本的质量对病理学诊断具有显著影响。取材过少、取材过浅、取材不全面等均会导致送检标本丧失病理诊断价值。考虑到 CD 具有节段性特点，内镜取材应当"多段多点"，这样才有助于病理医师全面观察评估病变性质与程度。内镜下活检取材及处理的具体注意事项如下。

（1）取材数量：对于初检患者，需要在结直肠至少 5 个部位取材，同时在回肠取材时，每个部位取材不少于 2 块组织。对于肉眼观病变及周围正常黏膜处均应取材。

对于临床疑似复发患者，应当在末端回肠既往未活检部位重新取材；对于随访复查患者，可适当减少取材数量；对于行回肠储袋肛管吻合术后患者，若疑似复发，应当在输入袢取材。

（2）取材范围与深度：由于 CD 具有"透壁性炎症"的特点，活检取材应尽量"大而深"，理论上需达到黏膜下层，从而充分暴露肠壁全层是否存在透壁性病理改变。若取材过小过浅，仅仅停留于黏膜表面，则仅能观察到炎性细胞浸润、炎性改变等非特异性表现，无法获得诸如腺体结构改变、基底浆细胞过多、炎性细胞浸润随黏膜深度逐渐严重等相对特异性形态学特点，导致病理诊断更加困难。

（3）取材标本的处理：活检组织离体后应当立即放入事先准备好的标本瓶中，瓶内应装有足够的组织固定液（福尔马林）。

组织包埋决定了镜下观察的方向性，故包埋时应当确保切片方向与黏膜表面垂直，如此才能在镜下观察到肠壁全层的形态学改变。

组织切片时需连续切片、多平面切片，从而有助于观察病变组织的不连续性，提高肉芽肿的检出率。

**4. 多学科会诊能够提高病理及临床诊断的准确率** 多学科讨论（multiple disciplinary team，MDT）正逐渐得到推广，MDT 的理念也正逐渐被临床工作者接受。由消化内科、胃肠外科、病理科、影像科医师组成的多学科诊疗团队能够综合归纳、分析患者的全方位信息，包括临床病史、体格检查、影像学检查、实验室报告、内镜表现、组织病理学特征在内的多方面信息相互结合、相互印证，可显著提高 CD 诊断的准确性与及时性，降低误诊率。

**5. 内镜活检的病理学诊断要点与共识**　CD 的形态学表现复杂多样，不同部位的表现轻重不一。目前国际病理专家组推荐将"肉芽肿"与"局灶性隐窝结构异常"作为 CD 重要的诊断要点；而其他有助于诊断的形态学特点包括局灶性及黏膜下层炎性细胞浸润、局灶性隐窝炎、上皮内淋巴细胞增多、阿弗他溃疡、神经组织增生等；有助于与 UC 鉴别的诊断要点包括不伴弥漫性隐窝不规则、不伴弥漫性隐窝数量减少等。同时需注意：①必须为内镜下多段活检，单一部位活检不具有诊断价值；②内镜活检对 CD 的诊断准确率低于 UC，这是因为 UC 的病变局限于黏膜及黏膜下层，内镜活检标本易于观察到特征性改变。

**6. 未确定型结肠炎的病理学诊断**　未确定型结肠炎（indeterminate colitis，IC）是一类属于 IBD，但却独立于 CD 与 UC 的特殊疾病类型，约占 IBD 的 5%。IC 率先于 1978 年由英国病理学家 Price 报道，其基本病理学特点为结肠内纵行裂隙样溃疡伴全层炎症，但却不具备 CD 的其他病理学特征，如非特异性肉芽肿等；与此同时，IC 也不符合 UC 的病理特征，即远段结直肠常无病变，或病变轻于近端结肠。

有学者认为：IC 是一类"过渡性诊断"，而非"特异性诊断"。经过一定时间的随访检查后，大多数 IC 患者能够归类至 CD 或 UC。目前，IC 的诊断仍多源自手术切除标本，但也有应用至内镜下活检诊断的趋势。

（夏秋媛）

# 参 考 文 献

李明松，朱维铭，陈白莉，2015. 克罗恩病：基础研究与临床实践 . 北京：高等教育出版社 .

夏冰，邓长生，吴开春，2015. 炎症性肠病 .3 版 . 北京：人民卫生出版社 .

Feakins RM. Inflammatory bowel disease biopsies：updated British society of gastroenterology reporting guidelines. J Clin Pathol，66：1005-1026.

Fink C，Karagiannides I，Bakirtzi K，et al，2012. Adipose tissue and inflammatory bowel disease pathogenesis. Inflamm Bowel Dis，18（8）：1550-1557.

Low DG，Underwood J CE，1999. Recent advances in histopathology：Vol. 18. Edinburgh：Churchill Livingstone，63-88.

Lucarotti ME，Freeman BJ，Warren BF，et al，1995. Synchronous proctocolectomy and ileoanal pouch formation and the risk of Crohn's disease. Br J Surg，82：755-756.

Odze RD，2015. A contemporary and critical appraisal of 'indeterminate colitis'. Mod Pathol，28：S30-S46.

# 第六章 克罗恩病的肠外表现

## 第一节 皮肤病变

CD 患者常并发肠道外多器官病变，常见关节、皮肤、眼、肝胆、肺等。俗话说皮肤是人体的一面镜子，许多皮肤病变可在一定程度上反映患者肠道内部病情变化及发病机制。本章将详细阐述 CD 的常见皮肤病变，为临床医师通过皮肤表现更好地掌握及理解 CD 提供一定的指导意见。

CD 的皮肤病变主要分为以下四类：CD 的反应性皮肤病变、CD 的相关性皮肤病、转移性皮肤克罗恩病（metastatic Crohn disease，MCD）及治疗 CD 的药物引起的皮肤病变。

### 一、克罗恩病的反应性皮肤病变

此类病变通常与肠道病情活动相关，包括复发性阿弗他溃疡（recurrent aphthous ulcer，RAU）、结节性红斑、坏疽性脓皮病（pyoderma gangrenosum，PG）等。

#### （一）复发性阿弗他溃疡

RAU 为 CD 最常见的口腔黏膜疾病，表现为口腔黏膜疼痛性、复发性、单发或多发性浅表溃疡，形态为圆形或椭圆形，一般 1～4 周可愈合。偶尔其也可发生于生殖器部位的黏膜。本病致病因素复杂，与细菌或病毒感染、免疫异常、遗传及系统性疾病（消化系统、内分泌系统）等相关。

**1. 与 CD 相关性**

（1）临床表现相关性：CD 患者病变不仅局限于肠道，也可累及从口腔至肛门所有消化道黏膜。RAU 为 CD 最常见的黏膜病变，CD 患者中 RAU 的发病率为 10% 左右，较 UC 高 4%，通常与疾病活动性相关，处于活动期 CD 中的发生率为 20%～30%，可随肠道症状好转而迅速缓解。另外治疗 IBD 的甲氨蝶呤（methotrexate，MTX）也常引起口腔反复溃疡。合并口腔溃疡的 CD 患者与无口腔黏膜表现的 CD 患者相比，其腹痛、腹泻等其他症状并无明显不同，但其合并肛周病变的发生率更高，近端消化道黏膜病变也更常见。对于 CD 诊断尚不明确的患者，在排除其他病因后若出现反复的口腔溃疡发作可作为一条重要的提示诊断指标。近年有散在 CD 患者无腹部症状，仅以口腔上腭的溃疡作为初发症状报道，提醒临床医生应重视 CD 患者的口腔溃疡。

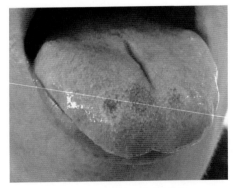

图 6-1　复发性阿弗他溃疡

（2）致病机制相关性：CD 患者 RAU 高发可能与肠道病变活动导致的铁、叶酸、维生素 $B_{12}$ 等营养元素缺失有关。组织病理学显现为中性粒细胞介导的炎症。本病通常与疾病活动相关，一般出现在 IBD 再发或加重时，可随肠道症状好转而缓解。

**2. 临床表现**　本病以反复发生的口腔黏膜溃疡为特点。颊黏膜、唇内侧、舌缘、舌腹、舌尖、软腭等为溃疡好发部位（图 6-1）。轻症患者溃疡常间歇发生，一般数月 1 次，严重患者溃疡常持续很长时间，经久不愈，甚至可伴随乏力、低热、下颌淋巴结肿大等系统症状。因本病灼痛感明显，常给患者精神、生活带来很大困扰。

**3. 诊断和鉴别诊断**　根据典型临床表现及复发自限性病史诊断并不困难。但本病需与下列疾病相鉴别。

（1）口腔单纯疱疹：单纯疱疹常常是多个小而浅的溃疡呈簇状分布，疱液可分离出病毒；而 RAU 则一般为孤立性的，绿豆大小散在分布的小溃疡。

（2）白塞综合征：一般也会出现口腔病变，白塞病患者可出现针刺反应阳性，可伴发眼部病变，皮肤毛囊性丘疹、结节性红斑等损害。

（3）增殖性化脓性口炎（pyostomatitis vegetans，PV）：为 IBD 罕见的口腔黏膜疾病，临床表现为颊黏膜、扁桃体或附着龈等部位多发的白色脓疱，易破溃，可形成"蜗牛轨迹"样溃疡。与 RAU 相似，PV 也与 IBD 活动相关。

**4. 治疗**

（1）一般治疗：该病现无根治方法，CD 患者合并此类疾病时应以去除病因为主，药物治疗为辅。首先明确肠道病变，评价肠道活动性指标，缓解肠道症状。

（2）局部治疗：包括局部外用糖皮质激素抗炎，利多卡因、丁卡因等麻醉制剂缓解疼痛，还可以配合使用一些促进溃疡愈合的贴片。

（3）系统治疗：CD 患者合并 RAU 通常不需要系统用药，因本病有自限性，且可随肠道症状缓解而好转。对于顽固性及反复发作病例也可考虑系统使用糖皮质激素、免疫抑制剂、抗生素甚至生物制剂。因为此类药物可抑制免疫功能，而 CD 患者一般营养状况较差，所以使用此类药物需综合评价患者一般情况、肝肾功能、感染风险等相关指标，谨慎使用。

（二）结节性红斑

结节性红斑是最常见的炎症性脂膜炎，为累及皮下脂肪小叶间隔的脂膜炎。本病病因复杂，IBD、免疫性疾病（红斑狼疮等）、恶性肿瘤、药物、感染等均可导致本病。药物主要包括磺胺类、阿莫西林及避孕药等；感染致病菌主要有结核分枝杆菌、链球菌及衣原体、支原体等。

**1. 与 CD 相关性**

（1）临床表现相关性：结节性红斑为 CD 最常见的皮肤疾病。IBD 中结节性红斑的发病率为 4.2%～7.5%，CD 中为 3%～10%，UC 中为 4%～15%。女性患者更为多见。结节性红斑通常于 CD 确诊后的 2 年以后出现，极少病例早于 IBD 出现，因此对于结节性红斑患者应注意肠道疾病的筛查。合并结节性红斑的 CD 患者，结肠病变多见，同时可伴有关节痛、乏力、发热等系统症状。CD 患者结节性红斑的出现通常反映肠道疾病活动或急性暴发，所以肠道疾病活动性得到控制时，皮肤红斑也会有所缓解。但是结节性红斑的出现与 CD 严重程度并无明显相关性。结节性红斑有自愈倾向，一般 6 周内可自愈，约有20% 的患者可反复发作。

（2）致病机制相关性：结节性红斑的发病机制并不十分明确，红斑区域的直接免疫荧光显示血管周围免疫球蛋白和补体的存在，提示本病是由对肠道细菌和皮肤的共同抗原的异常免疫反应引起。

经研究发现，健康对照组及 IBD 无结节性红斑组 γδ T 细胞中抗胶原蛋白抗体（collagen auto antibody，CLA）是阴性表达的，IBD 合并结节性红斑患者血液循环中 γδ T 细胞中细胞归巢分子 CLA 异常表达，并且此组人群中 $CLA^+$ 的 γδ T 细胞并不表达肠道归巢分子标志 $β_7$ 整合素，表明这类细胞为皮肤归巢 γδ T 细胞。结节性红斑患者口服糖皮质激素（40mg/d）后，红斑迅速消退，全身整体状况也得到了改善，同时伴随的是血液循环中 $CLA^+/β_7^-$ 的异常皮肤归巢 γδ T 细胞也消失了。以组织归巢通路为靶点的研究为 IBD 提供了一个更加特定的抗炎治疗方式。研究认为，不同的归巢分子生物学标志物可以作为 IBD 及合并皮肤病变患者炎症活动的标志。

**2. 临床表现** 本病常为发生于下肢胫前的红色皮下结节。皮损局部温度升高，自觉疼痛和压痛。一般对称性分布，不融合，直径为 1～5cm（图 6-2）。另外躯干及上肢也可出现。

**3. 诊断和鉴别诊断** 诊断主要依据临床表现和病史，非典型皮损需结合皮肤深部组织活检。本病需与 MCD 相鉴别。MCD 可

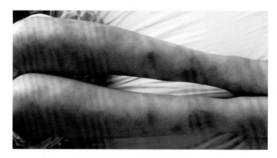

图 6-2 结节性红斑

发生于全身任何部位，临床表现呈多形性，为单发或多发的结节、斑片、溃疡或毛囊周围的丘疹。组织病理可见非干酪性肉芽肿。

**4. 治疗**

（1）一般治疗：采取抬高患肢、卧床休息等支持疗法有助于缓解症状。疼痛明显者可口服非甾体抗炎药缓解。

（2）局部治疗：局部可应用青鹏软膏等活血化瘀、镇痛类外用制剂。

（3）系统治疗：CD 患者合并此类疾病时应以治疗肠道疾病为主。首先明确肠道病变，评价肠道活动性指标，缓解肠道症状。对于严重病例使用类固醇激素，一般情况下可迅速缓解皮肤症状。病情反复及对激素治疗抵抗病例可考虑使用环孢素 A、沙利度胺等免疫抑制剂或英夫利西单抗、阿达木单抗等生物制剂。

## （三）坏疽性脓皮病

PG 为一种疼痛性、坏死性溃疡反复发作的皮肤病，常与潜在的系统性疾病相伴随。国内 30～50 岁女性多见。约 50% 的本病患者伴随潜在的系统性疾病，包括 IBD、恶性肿瘤、血液系统疾病、风湿性关节炎等，其中最常见的为 IBD。皮损可发生于全身任何部位，常见的为胫前、造瘘口周围。

### 1. 与 CD 相关性

（1）临床表现相关性：IBD 中 PG 的发生率为 2%～12%，UC 中的发病率为 0.6%～2.1%，相对 CD 发病率更高。因此对于无症状患者应注意全身体检，以了解潜在的其他系统性疾病。有胃肠道不适症状的 PG 患者，应尽早行胃肠道相关检查，排除是否合并 CD。

PG 是 CD 患者皮肤病变中第二常见的皮肤疾病，发病率为 1%～3%，但却是最严重的皮肤病变。另外有人分析统计了 IBD 患者中有 CD 的女性，确诊 IBD 时病情较轻的和有其他肠外表现的患者更容易出现结节性红斑或 PG。本病通常发生于造瘘术后的 2 周到 3 年，也可以作为 CD 的首发症状。皮损发展迅速，由小的红斑脓疱发展为深在的溃疡只要几小时到几周的时间，它可以深达肌肉、肌腱等深部组织。直径可达 2～20cm。合并本病的 CD 患者病变常累及结肠。但 PG 与 CD 活动性的相关性目前仍存有争议。既有 PG 与 CD 活动性相关病例，也有病程独立的报道。因为相对结节性红斑，PG 案例少得多，尚缺乏大数据统计的证据。对于有造瘘的 CD 患者，坏疽更常发生于造瘘口周围。有研究认为创伤可能为本病的一个诱因，因此对于 CD 合并的 PG，应避免行清创术，以防加重病情。PG 较容易复发，皮损成功治疗后的复发率为 25%，皮损通常在同一部位复发。过去的几年中嵌合的抗 TNF-α 单克隆抗体在治疗 CD 相关的复发性 PG 中获得了巨大的成功。英夫利西单抗是现在被美国 FDA 批准的用于类风湿关节炎和 CD 治疗的药物。据报道治疗 CD 合并的 PG 时此药在 12h 到 1 周内就会显效。然而也有病例只是短暂起效或根本不起效。合并本病的 CD 患者常有结肠病变。PG 经常与 IBD 活动性相关。

（2）致病机制相关性：病因及发病机制不清。有人提出 PG 的发生是由于异常的中性粒细胞聚集和细胞免疫的减弱，也有认为 CD 与 PG 共同发病机制为针对肠道和皮肤的共同抗原的异常交叉免疫反应，其他可能发病机制为中性粒细胞功能障碍、异常 T 细胞反应及 IL-8、IL-16、IL-17 和 TNF-α 等前炎性因子过度释放。另也有人提出 IL-23-Th17 轴是造成 PG 皮损的原因。临床可分为溃疡型、大疱型、增殖型和脓疱型四种类型。有文献报道 UC 合并 PG 患者，病理活检显示广泛的微血管血栓形成和血管炎，这可能与 IBD 患者存在高凝状态有一定相关性。基因方面，*GPBAR1* 是公认的 PG 合并 IBD 相关基因，其编码的 G 蛋白，在胆汁酸盐的吸收中起重要作用，在回结肠区域高表达。同时其也与 IBD 的另外一肠外表现，原发性胆管硬化症相关，恰恰印证了肠外表现之间存在一定相关性。

### 2. 临床表现

PG 是一种慢性、坏死性、溃疡性、疼痛性皮肤病，可伴随有发热、乏力、肌肉和关节疼痛等皮肤外系统性症状。面部、肩部、背部是常见部位。诊断主要依赖于临床表现。炎性丘疹、脓疱、结节迅速形成潜行性溃疡，疼痛剧烈，直径为 2～20cm，应考虑本病（图 6-3）。此病常合并肿瘤、免疫系统疾病。CD 中 PG 的发病率为 1% 左右。

3. 诊断和鉴别诊断 诊断主要根据临床表现，PG 为一排除性诊断，需排除臁疮、坏死性血管炎、动静脉功能不全性溃疡。皮肤活检无特异性，但可帮助排除诊断。组织病理学主要表现为非特异性炎性细胞浸润，多数为中性粒细胞，可有小血管炎性改变。因此本病与急性发热性噬中性皮肤病同归为噬中性皮肤病。

本病应与感染及非感染性疾病相鉴别。感染性疾病包括细菌及真菌等微生物引起的

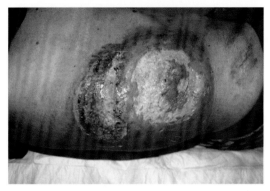

图 6-3 坏疽性脓皮病

皮肤溃疡，分泌物培养可鉴别，PG 为无菌性溃疡。非感染性疾病包括急性发热性噬中性皮肤病、韦格纳肉芽肿、坏死性筋膜炎等引起的皮肤溃疡。

4. 治疗

（1）一般治疗：因 PG 为损害性很高的皮肤疾病，创面常继发感染，所以 CD 患者如本身营养状况差、免疫力低下，合并 PG 时更易发生脓毒血症，病情难以控制。发生于关节附近的 PG，如不及时治疗可产生瘢痕挛缩，影响功能。因此 PG 治疗的目标是采取积极的治疗手段，快速治愈。通常合并 IBD 的 PG 患者病情较重，需要结合多种治疗方式才能治愈。治疗上主要包括伤口护理、局部运用抗生素治疗伤口二次感染和针对内部肠道疾病的治疗。

文献报道针对肠道疾病的治疗可同时促进 PG 缓解和改善。PG 合并 CD 患者应控制肠道疾病，改善患者的全身营养状况，以防继发性感染的发生，同时嘱患者注意增强体质。

（2）局部治疗：对于合并 PG 的轻症患者，应主要以外用药物治疗为主，对于创面脓性分泌物较多的患者，首先用呋喃西林或碘伏纱布对创面进行湿敷，以起到清洁、收敛的作用，忌对创面清创。具体可咨询创面护理专家。待创面干燥后外涂钙调磷酸酶抑制剂他克莫司或糖皮质激素软膏。对皮损范围较小且局限的坏疽，病灶内局部注射类固醇激素可以起到治疗的作用。

（3）系统治疗：IBD 相关的 PG 传统治疗主要是使用类固醇激素，尤其对于多个病损及面积较大的皮损。系统使用激素的成人常规剂量一般是泼尼松 40～120mg/d，使用到皮损好转，然后给予激素小剂量维持治疗。但激素的副作用及部分案例对激素治疗并不敏感促使临床医师尝试寻找替代性治疗药物。

近期发现阿达木单抗及英夫利西单抗对顽固性病例的治疗效果比较理想。另外近期的系统回顾显示抗 TNF-α 单抗可作为 IBD 合并 PG 的一线治疗，但由于缺乏大样本的研究及其高昂的治疗成本限制了它的使用。对于广泛的结肠炎和严重的复发性 PG 可以考虑直结肠切除术，但并不能确保所有患者术后均不会再发。另外对于难治性 PG，可以考虑采用抗 TNF 制剂，包括注射用重组人 II 型肿瘤坏死因子受体抗体融合蛋白（益赛普）、英夫利西单抗和阿达木单抗。其中英夫利西单抗是起效最快，且相关研究最多的。关于英夫利西单抗治疗 PG 的一项多中心随机对照试验，纳入了 30 例 PG 患者，其中 19 例同

时合并 IBD。在第 1、2 周分别给予英夫利西单抗 5mg/kg 和安慰剂。使用英夫利西单抗的试验组相对安慰剂对照组，PG 有明显改善，但仅患 IBD 组和 IBD 同时合并 PG 组之间疗效并无明显差异。该项研究认为英夫利西单抗在 PG 的治疗中起重要的作用。之后也有人在 29 例 IBD 患者中采用英夫利西单抗为治疗手段，其中在第 6 周时治疗有效率为 90%。另外瑞典的一项纳入 67 例 IBD 合并 PG 的患者，46% 需要抗 TNF 治疗，有效率也接近 90%。目前尚没有试验比较不同免疫抑制药物之间的不同疗效。需结合皮肤科专家及伤口护理专家的意见。另外对于 CD 患者有造瘘口的 PG 患者，造口还纳可促进 PG 的愈合。

### （四）急性发热性噬中性皮肤病

急性发热性噬中性皮肤病又称斯威特综合征（Sweet syndrome，SS）。临床表现为发热、面颈部和四肢的红色斑块或结节，疼痛感明显，可有假水疱出现。血液循环中性粒细胞增多，皮肤也有大量中性粒细胞浸润。其与 PG 同属于急性发热性皮病。

**1. 与 CD 相关性**

（1）临床表现相关性：SS 病因尚不明确，在 IBD 中发生率相对较少，相对 UC 更常见于 CD。SS 是近期才被认识的 CD 的肠外表现。多数出现于 IBD 诊断之后，极少数也可出现在肠道疾病之前。目前尚缺乏此病在 IBD 中的准确的发生率数据。外伤可诱发此病。其常与一些潜在的系统性疾病相伴随，常见的有 IBD、感染、肿瘤等。SS 约更常见于 CD 的女性患者，所有 CD 患者均有结肠病变，约 87% 合并其他肠外表现，更易出现 SS，IBD 是 SS 最常合并的系统性疾病。SS 与肠道疾病的活动性相关，67%～80% 可以出现于 IBD 的初诊患者中，21% 先于 IBD 出现。个别报道 UC 患者在直结肠切除术后 3 个月出现了 SS。出现 SS 的 IBD 患者通常同时伴有关节炎或关节痛。

（2）致病机制相关性：具体病因尚不明确。有研究认为其合并 IBD 的机制为改变的免疫反应与肠道和皮肤的共同抗原发生的免疫反应。ANCA、粒细胞集落刺激因子等细胞刺激因子可导致中性粒细胞激活趋化，起到一定致病作用。也有认为Ⅲ型超敏反应、T 细胞功能障碍或者组织相容性抗原与其发病有一定相关性。

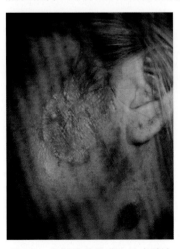

**2. 临床表现**　临床特点是突然出现的疼痛性红色或紫色结节、斑片，可融合成片，主要分布于上肢、面颈部区域（图 6-4）。除了水肿性红斑结节，假性水疱、脓疱都可能出现。部分患者可反复发作。通常患者可伴随有高热、乏力、肌肉疼痛等全身症状。实验室检查可出现血白细胞及中性粒细胞升高。

**3. 诊断和鉴别诊断**　诊断标准包括主要标准和次要标准。主要标准包括：①真皮大量中性粒细胞浸润；②红色斑块或结节，疼痛感明显。次要标准：①有感染、肿瘤或免疫等系统性疾病病史；②体温大于 38℃；③炎症指标 ESR、CRP 升高，血中性粒细胞大于 70%；④糖皮质激素治疗有效。同时满足主要标准和两项以上次要标

图 6-4　急性发热性噬中性皮肤病

准可诊断本病。

根据临床典型表现和病理检查可与结节性红斑相鉴别。结节性红斑通常局限于四肢部位，组织病理显示皮下脂膜的炎症。血中性粒细胞无明显升高。

**4. 治疗**

（1）局部治疗：局部可使用糖皮质激素药膏，也可于皮损内局部注射糖皮质激素。注意面部忌用此类药膏。

（2）系统治疗：一线治疗是系统使用糖皮质激素，待病情好转后可逐渐减量。反复发作或对激素抵抗病例可考虑使用免疫抑制剂，包括环孢素和氨苯砜。也有关于抗 TNF-α 的成功报道。另口服碘化钾肠溶片也是有效的。

## 二、克罗恩病的相关性皮肤病

CD 的相关性皮肤病主要包括银屑病、获得性大疱表皮松解症（epidermolysis bullosa acquisita，EBA）等，此类疾病与肠道疾病存在某些共同发病机制。

### （一）银屑病

银屑病为一种免疫异常，且有多基因遗传背景的疾病。临床表现为红斑、鳞屑性丘疹。有典型的 Auspitz 征阳性及薄膜现象等。

**1. 与 CD 相关性**

（1）临床表现相关性：CD 患者常合并此病，发病率为 11.2% 左右，高于 UC 的 5.7%。生物制剂的使用也易导致银屑病样皮损的发生。银屑病病程与 CD 活动性并无明确相关性，但银屑病产生却可以促进 CD 发病。有研究指出，CD 合并银屑病的患者相对仅有银屑病患者，其患自身免疫性甲状腺炎、关节炎、肝炎、糖尿病的概率更高，且炎症指标 ESR、CRP 升高更明显。

（2）致病机制相关性：CD 与银屑病的相关性与免疫、遗传均有相关性。共同免疫通路，包括 Th1 淋巴细胞及其产生的细胞因子 TNF-α、IL-12 等异常激活，而临床上针对这些细胞因子的生物制剂，抗 TNF-α 制剂等则印证了这一观点；另外 Th17 淋巴细胞及其细胞因子 IL-17、IL-21、IL-23、IFN-γ 异常也起一定致病作用。除免疫外，基因遗传背景也是很重要一个致病因素。有研究报道了关于 CD、UC、银屑病、强直性脊柱炎（ankylosing spondylitis，AS）、PSC 的基因重叠位点。此研究指出基因易感性或 HLA 连锁在这些疾病的免疫应答及共同炎症通路中起一定作用。10% 的 CD 患者的一级亲属有银屑病病史，显著高于对照组。

**2. 临床表现**　红色斑疹、丘疹，上覆厚层银白色鳞屑，刮除最上层鳞屑、薄膜，可见点状出血（Auspitz 征）（图 6-5）。根据临床表现可分为 4 型，即寻常型、关节病型、

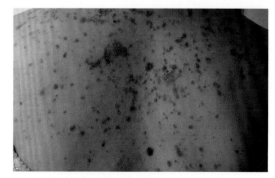

图 6-5　银屑病

红皮病型、脓疱型。其中寻常型约占 90%。

**3. 诊断和鉴别诊断** 根据典型临床表现可确诊，临床表现不典型者可行病理活检鉴别。病理表现可有表皮角化不全伴角化过度、表皮突向下延伸、棘层细胞变薄、毛细血管迂曲扩张。

银屑病主要需与以下疾病相鉴别。头癣：应与头皮银屑病相鉴别，头癣皮损表面为糠状白色鳞屑，真菌镜检可查到真菌。慢性湿疹：湿疹瘙痒较银屑病更加剧烈，皮损可有苔藓样变。组织病理可用于鉴别。

**4. 治疗**

（1）局部治疗：轻中度局部外用糖皮质激素、水杨酸制剂，或者维生素 D 衍生物可起效。

（2）系统治疗：重度患者需系统应用激素、阿维 A 胶囊、MTX、环孢素。症状顽固或合并关节炎患者，可考虑使用生物制剂。

## （二）获得性大疱表皮松解症

EBA 是一种罕见的自身免疫性疾病，特点为针对表皮和真皮交界处的Ⅶ胶原蛋白抗体阳性和表皮下的水疱。

**1. 与 CD 相关性**

（1）临床表现相关性：EBA 可合并其他系统疾病，如类风湿关节炎、2 型糖尿病、银屑病、IBD 等。有研究显示 EBA 患者合并 IBD 的概率为 25%，另接近 30% 的 EBA 患者可合并 CD。目前国际上有研究，42 例 IBD 合并 EBA 的病例报道，其中 35 例为 CD 患者，仅有 7 例为 UC 患者。IBD 的诊断通常先于大疱的发生，IBD 发生于 EBA 之后的报道少见。

（2）致病机制相关性：EBA 的免疫学特点是存在针对Ⅶ型胶原（存在于皮肤和肠道的正常组织中）的 IgG 抗体，而高于 68% 的 IBD 患者中可检测到此抗体。EBA 更常见于 CD 患者。可能的免疫学机制为 IBD 患者针对自身病原体或肠道菌群的免疫反应，导致了 T 细胞和 B 细胞激活，与肠道Ⅶ型胶原抗原决定簇发生反应，产生针对Ⅶ型胶原的抗体，EBA 患者的抗体同时攻击位于表皮真皮交界的Ⅶ型胶原。针对表皮真皮交界处的Ⅶ型胶原抗原抗体反应引发了的炎症反应，导致了淋巴细胞的固定补体和 Fc 片段的激活。激活的粒细胞释放活性氧中间体和蛋白酶导致了上皮损伤和水疱的产生。

**2. 临床表现** 红斑、水疱主要集中于双手足、膝关节等解剖学上容易受伤的区域，愈合后留有萎缩性瘢痕，可有黏膜累及（图 6-6）。组织病理学表现为表皮下的水疱和中性粒细胞为主的炎性细胞浸润。20% ～ 60% 的患者血清中有抗Ⅶ型胶原的 IgG 抗体，大部分患者血清 HLA-DR2 阳性。直接免疫荧光：线状的 IgG、补体 C3 在基底膜带沉积。盐裂试验显示真皮侧下方可见免疫复合物沉积。间接免疫荧光：血清中抗Ⅶ型胶原抗体阳性。

**3. 诊断和鉴别诊断** 主要依据临床表现和直接、间接免疫荧光表现诊断。

本病主要需与下列疾病相鉴别。大疱性

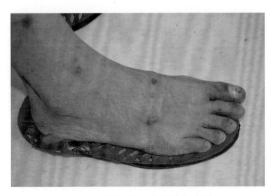

图 6-6 获得性大疱表皮松解症

类天疱疮：为表皮下的水疱，愈合后不遗留瘢痕。自身抗体 BP180、230 阳性，盐裂试验显示 IgG 在表皮侧沉积。天疱疮：为表皮内的水疱，临床尼氏征阳性。IgG、C3 在表皮细胞间沉积，血清中可检测到 Dsg1、Dsg3 特异性抗体。

**4. 治疗**

（1）一般治疗：保持衣物宽松，皮疹干燥。

（2）局部治疗：可使用糖皮质激素类药膏，水疱破溃处配合抗生素类药膏预防感染。

（3）系统性治疗：EBA 发病率低，治疗困难，目前尚缺乏大样本随机对照试验。治疗主要依赖免疫抑制剂和抗炎药。一线治疗国外推荐为糖皮质激素联合氨苯砜。硫唑嘌呤、甲氨蝶呤等免疫抑制剂也有一定疗效。另外针对循环免疫复合物吸附及生物制剂也被逐渐应用于此病。同时治疗 IBD 和 EBA，EBA 更难控制。

### （三）血管炎

**1. 变应性皮肤血管炎**　是小血管的坏死性炎症，主要累及真皮的毛细血管和小血管。

（1）与 CD 相关性：本病是 IBD 的罕见皮肤表现。组织病理学表现为中性粒细胞浸润，细胞核碎裂，毛细血管内皮细胞增大和纤维素样坏死，毛细后静脉可见免疫复合物沉积。皮损表现为下肢踝关节处的紫癜、坏死性溃疡。此类血管炎不仅可出现在初发的肠道疾病中，也可出现在疾病恶化期。大部分患者的皮肤血管炎可随肠道症状而好转。

（2）临床表现：临床表现多样，主要表现为下肢皮肤的紫癜、风团、溃疡等（图6-7）。皮损完全缓解需要几周到几个月的时间，约有 10% 的患者表现为慢性复发病程。组织病理学表现为真皮血管周围大量的白细胞浸润，同时有核碎裂及小血管壁纤维蛋白坏死现象，即所谓的白细胞碎裂性血管炎。

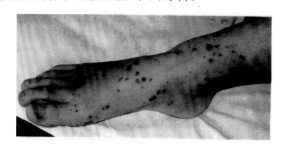

图 6-7　变应性皮肤血管炎

（3）诊断和鉴别诊断：根据临床皮损多形性，主要发生于下肢，结合组织病理学即可诊断。本病主要需与下列疾病鉴别。过敏性紫癜：主要发生于儿童，双下肢存在瘀点、瘀斑，皮损单一，可有胃肠道症状、关节痛，肾脏累及。结节性多动脉炎：组织病理为小动脉炎症及坏死。临床主要表现为深在的皮下结节，沿小动脉分布，疼痛感明显。

（4）治疗：皮损较轻的患者仅局部采用糖皮质激素即可有效，而对于疼痛明显，有坏疽溃疡皮损的患者，一线治疗为系统使用糖皮质激素，一般剂量为甲泼尼龙 0.8～1mg/（kg·d）。对于使用皮质类固醇单一疗法疗效不佳或症状反复的患者，可考虑应用免疫抑制剂环孢素［2～5mg/（kg·d）］。

**2. 结节性多动脉炎**　是罕见的严重的中小型动脉坏死性血管炎，可累及多器官系统。

（1）与 CD 相关性：当其合并 CD 时，组织病理学可有类似 CD 的肉芽肿出现。超过 10% 的结节性多动脉炎与 IBD 相关。

（2）临床表现：一般认为皮肤结节性多动脉炎是仅局限于皮肤的结节性多动脉炎的一种。皮肤结节性多动脉炎临床主要表现为四肢末端的单个或多个深在的皮下结节（图6-8）。

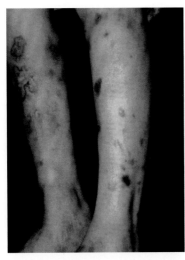

图 6-8　结节性多动脉炎

病程初期，组织病理主要表现为白细胞碎裂性血管炎，随着病程的进展，浸润的炎性细胞主要为淋巴细胞和组织细胞。

（3）诊断和鉴别诊断：必须满足组织病理学或血管造影显示中小动脉的坏死性炎症，同时满足皮肤表现、肌肉疼痛、肾脏或神经系统受累中的一条即可诊断。

本病需与过敏性紫癜、变应性皮肤血管炎相鉴别。

（4）治疗：一线治疗为系统使用皮质类固醇激素，对于激素抵挡或无反应的患者可考虑应用 MTX（7.5 ～ 20mg/ 周）。

## （四）白癜风

白癜风是表现为色素脱失的一种皮肤病，由黑素细胞破坏所致。Wood 灯下皮损呈现乳白色。

**1. 与 CD 相关性**

（1）临床表现相关性：正常人群白癜风的发生率为 0.3%，IBD 患者中其发生率显著升高，在 CD 患者中为 0.5%，UC 患者中为 1.1%。

（2）致病机制相关性：IBD 患者白癜风的发病机制可能与自身免疫或 *HLA* 基因连锁相关。

**2. 临床表现**　白癜风可发生于任何部位，较常见的为容易受摩擦及暴露的部位，如手背、腕部、腰骶部、面颈部等，可有黏膜区域的累及。皮损既可广泛分布，也可仅沿神经节单侧分布。皮损表现为片状色素减退斑，境界不清，上无鳞，部分可见中间的色素岛（图 6-9）。一般患者无瘙痒、疼痛等自觉症状。机械刺激、外伤、挤压等均为发病诱因。

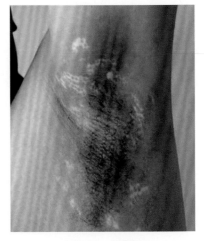

图 6-9　白癜风

**3. 诊断和鉴别诊断**　诊断主要根据后天出现的色素脱失性斑片及实验室检查 Wood 灯下呈乳白色即可诊断。

本病主要需与以下疾病相鉴别。炎症后色素减退：此病发病前一般有原发的炎症性疾病病史，如皮炎湿疹或外伤。色素减退斑片也局限于炎症性皮损区域。一般可自行恢复。贫血痣：与白癜风相比，一般局限且单侧分布。加热或摩擦白斑区域后，皮损区域不发红，而周围皮肤可变红，与皮损部位毛细血管收缩有关。

**4. 治疗**

（1）局部治疗：对于局限性皮损除可外涂糖皮质激素药膏，钙调神经磷酸酶抑制剂如他克莫司也可使用，对于顽固且处于稳定期的皮损可考虑自体表皮移植术。

（2）系统治疗：对发展迅速的皮损，可口服糖皮质激素控制皮损发展；另外，免疫调节剂可考虑配合使用以减少激素用量。

### （五）肠吻合关节炎 – 皮炎综合征

肠吻合关节炎 – 皮炎综合征（arthritis-dermatitis syndrome caused by intestinal short circuit operation，BADAS）为 IBD 的罕见皮肤表现，临床表现为斑丘疹、脓疱疹甚至结节性红斑及坏疽性皮损等多形性皮疹，多出现于 IBD 手术后，可反复发作，有自愈倾向。

## 三、转移性皮肤克罗恩病

此类疾病为 CD 在皮肤上的表现，组织病理学表现与肠道组织相同，主要包括皮肤 MCD 和 CD 的肛周表现。

此类疾病是与胃肠道疾病有相同组织病理学特征的罕见皮肤并发症。

### （一）与克罗恩病相关性

皮肤 MCD 与 CD 患者肠道活动性并无明确相关性。其可与肠道病变同时进展，但多数病例先于肠道病变发生。

### （二）临床表现

皮肤 MCD 可以被分为两种形式：生殖器 CD，多见于儿童（主要表现为阴唇、阴茎、阴囊等部位的水肿、红斑、裂隙、溃疡）；多见于四肢的非生殖器 CD（图 6-10），组织病理学特点为真皮层有多核巨细胞组成的非干酪肉芽肿，周围有丰富的淋巴细胞、浆细胞和嗜酸性粒细胞浸润，在 CD 的成年女性患者当中更常见。此类疾病通常表现为四肢或生殖器区域的皮下结节或未愈合的溃疡。假性湿疣也有可能发生。

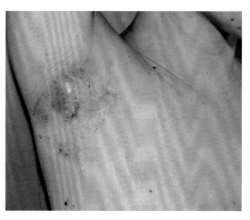

图 6-10　皮肤 MCD

### （三）诊断和鉴别诊断

由于皮损表现多样，此类疾病易与其他皮肤病蜂窝织炎、汗腺炎等混淆。因此明确诊断需结合组织活检，排除其他肉芽肿性疾病。

### （四）治疗

针对此类疾病多种治疗方式可以采用，包括类固醇激素、柳氮磺吡啶、甲硝唑、MTX、高压氧及抗 TNF-α 抗体。对于药物治疗无效的严重的皮肤溃疡可考虑手术切除或者口服硫酸锌。部分 CD 合并 MCD 患者切除病变肠道皮肤后症状也有改善。

## 四、药物治疗引起的皮肤表现

药物引起的皮肤副作用表现多样，包括荨麻疹、血管性水肿、扁平苔藓、多形性红斑、Stevens-Johnson 综合征、痤疮、银屑病等。可用于 IBD 继发性皮肤反应治疗的药物主要有氨基水杨酸类药物、硫唑嘌呤类、糖皮质激素、抗 TNF-α 单克隆抗体等。本部分将主要阐述生物制剂、免疫调节剂及激素产生的皮肤副作用。

### （一）抗肿瘤坏死因子治疗

近年抗 TNF 制剂（anti-TNF）如英夫利西单抗、阿达木单抗、戈利木单抗等被广泛应用于 CD 患者的治疗中。长期的免疫抑制治疗可增加各类皮肤并发症的发生，发生率为 1.6% ~ 22%。另有人在儿童 IBD 应用抗 TNF 制剂的患者中做的一项研究显示皮肤副作用发生率高达 50%。常见的有免疫异常导致的皮肤疾病如狼疮、血管炎、银屑病样皮炎，以及皮肤感染和皮肤肿瘤等。其中最常见的是银屑病样皮损，发生率为 1.6% ~ 8.8%，狼疮和皮肤肿瘤均少于 1%。

**1. 皮肤感染**　在使用抗 TNF 制剂的 IBD 患者中皮肤感染发生率为 11.6%。皮肤感染为第二常见皮肤副作用，最常见的皮肤感染主要包括毛囊炎、脓肿和丹毒。治疗过程中 CD 患者发生皮肤感染的概率相对于 UC 更高，推测可能与 CD 为先天性免疫缺陷有关。剂量越高，感染发生的概率越大。皮肤感染一般平均发生于抗 TNF 治疗的 3 年左右，这表明长期免疫抑制治疗是皮肤感染的高危因素。这种情况仅 2.9% 的 IBD 患者需停用抗 TNF 制剂，另外 5.9% 的人需更换生物制剂种类。针对皮肤感染，71.1% 的患者仅需局部治疗，另 28.9% 的患者需系统使用抗细菌、真菌或病毒药物。如继续使用，约 1/4 的患者会出现感染再发。

**2. 银屑病样皮损**

（1）临床表现：银屑病样皮损可以表现为红斑，可有小囊泡、脓疱、水疱等，皮损常出现于口周、肛周、四肢、手指和头皮。使用抗 TNF-α 治疗的患者中约有 22% 可出现皮肤表现（图 6-11），与患者年龄及病程并无明显相关性。国际上有学者曾对 IBD 患者使用抗 TNF 制剂后出现的银屑病样皮损的临床特点、危险因素及结局做过统计研究，认为银屑病样皮损较常出现在头皮、关节部位，pANCA 阳性与银屑病样皮损有关。此类皮损与肠道疾病活动并无相关性。一般女性 CD 患者更常见。任何类型的抗 TNF 制剂，如英夫利西单抗、阿达木单抗或赛妥珠单抗等都可引起皮肤表现。抗 TNF-α 单克隆抗体在 CD 和银屑病中都有显著疗效，但其在注射 3 或 4 次时易诱发银屑病样皮损，有研究证实，大部分皮肤表现停用药物以后

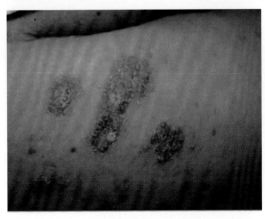

图 6-11　抗 TNF 制剂导致的银屑病样皮损

是可逆的，皮损可自行消退。出现严重皮肤表现者需停用抗 TNF 制剂，而换用另外一种抗 TNF 制剂的并不能防止皮肤病的产生，有接近一半患者会出现银屑病样皮损再发。

（2）致病机制：至今为止抗 TNF 治疗产生的银屑病样皮损具体病理学机制尚不完全明确，研究认为，TNF-α 抑制激活自身反应性 T 细胞，导致 IFN-α 及 IL-12、IL-17、IL-23 等其他炎性因子升高。

（3）治疗：CD 患者使用抗 TNF 药物治疗时出现的皮肤病变对于临床医师来说较棘手，需咨询皮肤科医师。大多数患者采用局部治疗可控制病情，没必要停用抗 TNF 制剂。局部治疗可诱导约 50% 的患者出现部分或完全好转，包括类固醇激素，角质剥脱剂如水杨酸软膏、尿酸软膏、维生素 D 衍生物，物理治疗如窄波紫外线 A 波段、紫外线 B 波段治疗。据报道优斯特单抗（ustekinumab）治疗抗 TNF 制剂引起的银屑病样皮损是有效的，但近期有关于这一单抗引起脓疱型银屑病的报道。治疗上主要依据专家共识。

（4）诊断和鉴别诊断：根据临床表现和组织病理学可诊断。本病需与生物制剂引起的其他药疹相鉴别：英夫利西单抗引起的药疹，表现为湿疹样发疹；间质肉芽肿性皮炎（interstitial granulomatous dermatitis），环状红色斑块，病理呈栅栏状肉芽肿形成；其他，脓疱性发疹、斑疹 – 丘疹样疹、银屑病样发疹、紫癜样发疹、坏死性筋膜炎。鉴别诊断需结合病理。

（二）激素

激素引起的最常见皮肤副作用为毛囊炎和萎缩纹。

**1. 毛囊炎**

（1）临床表现：表现为毛囊的红色丘疹，部分可见小脓疱。前胸、后背等汗腺发达区域为好发部位。常见病因为凝固酶阴性的金黄色葡萄球菌感染，少数也可由真菌（如糠秕马拉色菌）感染所致。其与夏季多汗、清洁不够也有一定关联。另外长期应用激素类免疫抑制剂可诱发此病。

（2）诊断和鉴别诊断：根据临床表现可诊断，部分可结合细菌及真菌培养结果。头部的毛囊炎，尤其是疖肿需与头癣相鉴别，真菌镜检及培养可帮助鉴别。

（3）治疗：一般治疗需去除诱因，激素等免疫抑制剂视病情尽量减量或停用。对慢性疾病需控制患者病情。局部治疗可采用物理治疗，如半导体激光、红外线治疗等。泛发型毛囊炎可系统使用抗生素，病情严重者可静脉注射。

**2. 萎缩纹**

（1）临床表现：萎缩纹表现为皮肤上的萎缩性凹陷，呈波浪形，线状分布。颜色初起为粉红色，后逐渐变为白色。任何年龄段均可发生。病因为真皮弹力纤维变性后受过度牵拉。另外皮质类固醇激素的使用起到很重要作用。

（2）诊断和鉴别诊断：本病需与常发病于老年男性的线状局灶性弹性组织变性鉴别。此病一般分布于背部，颜色呈黄色，条带状分布。

（3）治疗：去除诱因，如可酌情减量或停用激素。局部治疗包括在起病早期可以使用维 A 酸软膏等，也可采用激光灯物理治疗，如 585 脉冲燃料激光或 308 准分子激光。总体来说，本病治疗效果并不理想。

（三）抗生素

CD 患者全身营养状况差，容易合并各类感染，因此抗生素类药物使用较普遍。但抗生素类药物如头孢、青霉素等极易引发药疹。因此使用此类药物之前需详细询问药物过敏史，青霉素需皮试。用药后患者出现全身红斑、丘疹、水疱伴瘙痒，应首先排除药物影响，停用可疑致敏药物，请皮肤科医师协助诊疗。重型药疹可出现全身表皮剥脱、电解质紊乱，死亡率较高，切勿延误治疗时机。嘱患者多饮水，加速药物代谢。

（四）其他药物

**1. 硫嘌呤类药物**　容易导致的皮肤反应主要包括皮肤或软组织感染及皮肤肿瘤。皮肤感染中蜂窝织炎较多见。皮肤肿瘤以非恶性黑素性皮肤肿瘤为主，预防可以采取对患者进行包括隔离日晒和定期皮肤检查的宣传教育等方式。国外学者研究认为硫唑嘌呤的使用会增加 IBD 患者的鳞癌的患病率。

其他类型皮肤表现包括药物超敏反应综合征，发生率超过 10%；带状疱疹，年龄大于60 岁并同时系统使用类固醇激素患者患带状疱疹概率高。

**2. 柳氮磺吡啶**　易导致药疹，主要包括剥脱性皮炎（exfoliative dermatitis，ED）、史蒂文斯 – 约翰逊综合征（Stevens-Johnson syndrome，SJS）和中毒性表皮坏死松解症（toxic epidermal necrolysis，TEN），此三类均为重型药疹类型，相对较罕见，但一旦发生，致死率较高，一经确诊需立即停药，请皮肤科专家协助诊治。

**3. MTX**　引起的皮肤副作用如下：脱发，发生率小于 10%，在长期使用患者中较多见；全身皮疹，较少见；口腔黏膜糜烂，罕见，一般与药物过量有关，可调整剂量由每天 1 次减至每周 1 次。

## 五、结语

皮肤黏膜表现是 CD 重要的一项肠外表现。其与肠道疾病的活动性、发病都有密切相关性。因此加强对 CD 合并的皮肤黏膜疾病的认识可更好地掌握 CD 患者的病情变化，为进一步探究其发病机制提供新思路。

## 第二节　关节病变

CD 可出现多种肠外表现，关节病变为 IBD 患者中最常见的肠外表现，发生率为17% ～ 39%，其中，CD 相关的关节病变发病率为 4% ～ 29%，CD 相比于 UC 要更易发生外周关节炎。IBD 相关的关节病变具有遗传相关性和家族聚集性。发病危险因素主要包括肠道炎症活跃状态、IBD 家族史、阑尾切除手术史、吸烟及其他肠外表现的存在（如结节性红斑、坏疽性脓皮病等）。关节病变多为不对称性，累及包括外周大小关节及轴向关节，以外周膝关节、踝关节多见。

据欧洲脊柱关节病研究小组（European Spondyloarthropathy Study Group，ESSG）标准，

炎症性肠病性关节炎属于脊柱关节炎（spondyloarthritis，SpA），这一类疾病包括强直性脊柱炎、反应性关节炎、银屑病关节炎、未分化脊柱关节炎和幼年慢性关节炎。脊柱关节炎国际评估协会（Assessment of Spondylo Arthritis International Society，ASAS）在 2009 年的诊断标准中将 SpA 分为中轴和外周脊柱关节炎两类。

骨量减少和骨质疏松也是 CD 常见的并发症。CD 患者发生骨质疏松的风险比普通人高，骨折发生率也比普通人略高，且随着年龄的增长而增长。大部分 IBD 患者存在腰椎骨密度降低，且主要为 20～40 岁的青壮年患者。40%～50% 的 IBD 患者存在骨质减少（T 值 < −1 并 > −2.5），5%～37% 的 IBD 患者可患有骨质疏松症。另外，相比于正常人，IBD 患者发生脊柱骨折的概率增高 6.5 倍。CD 患者髋关节骨折的发生率为 1.68%，UC 患者为 1.41%。

## 一、关节病

### （一）病因和发病机制

**1. 自身免疫机制** 炎症性肠病性关节炎发病时，关节滑膜会出现微小血管增生伴大量免疫细胞浸润，包括 $CD4^+$ 及 $CD8^+$ 淋巴细胞和巨噬细胞等细胞。$CD4^+$ 细胞诱导分化的 Th17 细胞和 Treg 所介导的免疫反应为炎症性肠病性关节炎重要的发病机制。

**2. 遗传基因易感性** 20% 的 IBD 患者患有骶髂关节炎和脊柱炎，60%～70% 的 SpA 患者有肠道炎症微观表现，另有 7% 的 SpA 患者可合并 CD。有研究发现，AS 与 IBD 存在致病基因上的重叠：GWAS 及 Meta 分析发现 AS 相关基因位点中有 8 个位点与 IBD 为共同位点，包括 IL-23R、IL-12β、STAT3、与 Th17 通路相关的 PTGER4、与 NF-κB 通路相关的 CARD9 及与免疫应答相关的 IL-R2 和 ORMDDL3。

**3. 炎性细胞从肠道迁徙至滑膜** 有研究表明，血管黏连蛋白 -1（vascular adhesion protein-1，VAP-1）介导小肠淋巴细胞及巨噬细胞（尤其是大量的免疫母细胞）迁徙出肠道，并黏附于滑膜。另外，CD44、血管内皮细胞黏附分子（vascular cell adhesion molecule-1，VCAM-1）与整合素 $\alpha_4$、胞内黏附因子（intracellular adhesion molecule-1，ICAM-1）、整合素 CD18 等的相互作用，可间接促进淋巴细胞作用于关节脉管。

### （二）分型

IBD 相关关节病分为外周型和中轴型。外周型关节病多发生于女性 IBD 患者，CD 患者中发病率高于 UC，且多与肠道炎症活动度相关，预后良好，只有少数患者病情迁延为慢性和侵袭性。中轴关节病多见于男性患者，且相较于外周型关节病患者预后差，与 CD 的病程进展及炎症活动度无关。

**1. 外周型关节病**

（1）外周关节炎：CD 患者合并的外周关节炎通常为不对称性且为少关节型，病变累及结肠的患者其中发病率较高。在 IBD 患者中其发病率为 5%～20%（UC 为 5%～14%，CD 为 10%～20%），分为少关节外周关节炎（Ⅰ型）和多关节外周关节炎（Ⅱ型）两型，

Ⅰ型关节炎的发病率为 4% ~ 17%，而Ⅱ型关节炎的发病率约为 2.5%。

1）临床表现及分类：外周关节炎分为 2 类。

Ⅰ型关节炎（少关节型）：累及关节数目少，多少于 5 个关节，呈不对称性，影响四肢大关节，尤其是长期受累的部位。最常受累的关节为膝关节和踝关节，肘关节、腕关节、肩关节相对较少受累。关节症状和肠道症状可同时发生。其与 IBD 活动有关，呈急性、自限性病程发病，起始表现为急性关节炎，起病 48h 内达到高峰，同时伴有急性肠炎。关节表现为肿胀、积液，皮温增高，主动或被动活动关节时，疼痛加剧（图 6-12）。少数患者可无任何阳性体征。关节液可检验出非特异性炎症标志物。因为 CD 可同时伴发脓毒性关节炎，所以可进行体外关节液培养。另外，Ⅰ型关节炎常伴发其他肠外表现，如结节性红斑和葡萄膜炎。

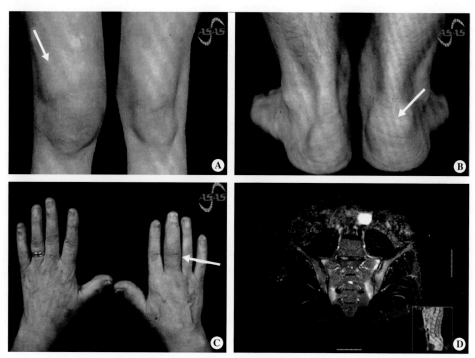

图 6-12　炎症性肠病相关关节病变
A. 右膝关节炎；B. 右侧跟腱附着点炎；C. 右手中指指炎；D. 活动期骶髂关节炎

Ⅱ型关节炎（多关节型）：以手足小关节受累为主，多为对称性，侵犯多个关节，多 ≥ 5 个关节，和Ⅰ型一样，Ⅱ型外周关节炎可与肠道病变同时发生，或在结肠切除或回肠 - 肛管吻合术后发生，常持续数月或数年，中位时间为 3 年。且其为典型的血清阴性关节炎，不具有侵袭性和致畸性。Ⅱ型关节炎患者可能会出现"症征不符"的现象：客观体征轻微的同时，伴有剧烈的疼痛。其与肠道疾病的活动度无相关性，可能与眼部肠外表现葡萄膜炎存在相关性。

2）诊断及鉴别诊断：外周关节炎的诊断主要基于关节的炎性症状和体征及排除其他形式的关节炎。Ⅰ型外周关节炎主要累及大关节，存在肿胀、积液，＜ 5 个关节受累，多为下肢承重关节。急性起病，呈自限性，无永久性损害，多与IBD活动性相关。Ⅱ型关节炎≥5个关节受累，对称分布，多影响上肢关节，病程可持续数月，与IBD的活动度无相关性。骨关节可进行传统的放射学诊断，如骨扫描、CT、MRI、超声检查等。

Ⅰ型关节炎需与骨关节炎、化脓性关节炎、焦磷酸盐沉积关节病、风湿性关节炎、痛风、皮质激素引起的髋关节股骨头坏死等相鉴别；Ⅱ型关节炎需与骨关节炎、皮质激素治疗引起的假性风湿性关节病、咪唑硫嘌呤治疗引起的关节病等相鉴别。当掌指关节和跖趾关节受累时，Ⅱ型关节炎和类风湿关节炎的鉴别诊断较为困难，在这种情况下，炎症性肠病性关节炎两个典型标志是轻度的骨融合和反应性骨赘生物的存在。如果只有单一髋关节或膝关节受累，应当考虑类固醇激素导致的骨坏死。

3）治疗：对于Ⅰ型外周关节炎，由于其严重程度与CD的活动度有关，因此需要在治疗CD，缓解CD疾病活动度的同时，针对关节症状进行治疗。短期应用NSAID可缓解症状，但是因为NSAID容易加重CD症状，所以在使用的过程中需要谨慎，对于一些严重的病例，也可以采用关节内注射类固醇激素缓解症状。短期口服糖皮质激素有一定的治疗效果，但不建议长期应用，情况允许时应尽快停药。对于持续存在的关节炎症状，可应用柳氮磺吡啶及MTX进行治疗。对存在药物抵抗的患者可以应用抗肿瘤坏死因子进行治疗。

Ⅱ型外周关节炎需要长期的治疗，在慢性疾病过程中，可首先使用柳氮磺吡啶治疗，如果持续治疗12周后仍没有效果，可以使用免疫抑制剂进行治疗。在采用MTX治疗时，需要同时使用叶酸减少其不良反应。系统使用糖皮质激素也能控制Ⅱ型外周关节炎的症状，目前除了使用免疫抑制剂控制症状外，还可以采用生物制剂尤其是抗TNF-α单克隆抗体英夫利西单抗延缓关节炎的进展。

根据2014年Cochrane系统评价报道，柳氮磺吡啶对治疗外周关节炎有效，适用于病程较短及ESR升高的患者，在病变累及大关节的外周型脊柱关节炎的患者中也可应用。

（2）附着点炎：是指肌腱、韧带、筋膜或关节囊的炎症性改变。IBD患者中附着点炎的发生率为5%～10%，并且CD患者多见，主要累及跟腱及足底筋膜（Achilles附着点炎及足底筋膜炎）。

1）临床表现及诊断：患者主要的表现为轻到中度的关节疼痛和肿胀及活动性受限。附着点炎可通过临床表现进行初步诊断，影像学检查可选用灵敏度较高、无创伤性的超声检查。除超声外也可选用MRI进行进一步检查。

2）治疗：附着点炎的治疗可选用镇痛药物、NSAID或COX-2抑制剂、矫形法、物理治疗及局部注射类固醇激素等进行治疗。对病程持续、有致残可能的患者可选用TNF抑制剂进行治疗。

（3）远端指趾炎：关于IBD患者中指趾炎的发病率的相关研究较少。在一项160名IBD患者合并关节病的研究中，指趾炎的发病率为2%。与另一项研究中的发病率（4%）相似。

1）临床表现：SpA指趾炎又称香肠样指炎，表现为疼痛、全指/趾弥漫性肿胀，可根据临床及MRI表现进行诊断。对于SpA指趾炎，MRI可表现为屈肌腱鞘炎、肌腱软组织肿胀伴关节滑膜炎。

2）治疗：SpA指趾炎可应用NSAID及COX-2抑制剂或屈侧滑膜鞘内注射类固醇激

素进行治疗。

（4）关节痛：在 IBD 患者中较为常见，影响患者的生活质量且具有致残性。在基于医院（1459 名 IBD 患者）及基于人群（521 名 IBD 患者）的研究中发现，IBD 患者中关节痛的发病率分别为 8% 和 16%。另外，关节痛在 CD 患者中发病率高于 UC 患者。

1）临床表现：本病引起的关节痛属于非炎症性关节疼痛。大部分关于 IBD 合并关节病的研究中并未提及关节痛或并未明确和外周关节炎相区分。关节可有触痛，但不伴有肿胀和渗出。关节痛可由多种因素导致：抗 TNF 制剂的应用可导致迟发型超敏反应或血清病样反应，导致关节痛的发生；也可与硫嘌呤醇的副作用和类固醇激素停药有关，硫唑嘌呤引起的关节痛常出现在治疗的前 3 个月内并常伴有肌肉疼痛的症状。除了关节痛，IBD 患者也可发生慢性泛发性疼痛及纤维肌痛。

2）治疗：可选用镇痛药物如对乙酰氨基酚、NSAID 和 COX-2 抑制剂及阿片类药物控制疼痛。如硫嘌呤醇引起关节痛，可将硫嘌呤醇转换为巯基嘌呤治疗。

**2. 中轴型关节病**　与 CD 活动相互独立，包括骶髂关节炎伴或不伴脊柱炎表现。

（1）发病率：在一项以 44 名 CD 患者为研究对象，对患者进行骶髂关节 MRI 筛查的研究中，27% 的患者患有孤立性骶髂关节炎，50% 的患者患有炎性腰背痛。而强直性脊柱炎在 IBD 患者中的发病率为 1% ～ 10%。

（2）临床表现：强直性脊柱炎属血清阴性脊柱关节炎，是一种以累及脊柱和骶髂关节为特征的系统性炎性疾病，在临床上多数表现为炎性腰背痛、僵硬与活动受限。合并强直性脊柱炎的 IBD 患者临床和影像学表现与原发性强直性脊柱炎相似。强直性脊柱炎一般与肠道活动相独立，可出现于结肠炎前后或同时，病变累及整个脊柱，导致脊柱畸形、活动受限。男性多于女性，多于年轻时发病；经常表现为睡眠或休息后的晨僵或疼痛加剧；查体可见腰椎前凸消失，脊柱弯曲受限。

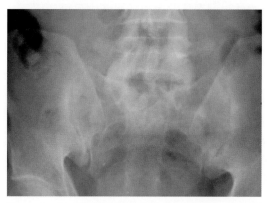

骶髂关节炎表现为双侧受累，可以是有症状的也可无症状，无症状的骶髂关节炎较常见（图 6-13）。但有部分无症状的患者也可发现骶髂关节硬化。有症状的骶髂关节炎表现为骨盆疼痛，活动加重，骨盆受到双侧压力的作用下，骶髂关节有不适感。

脊柱关节炎患者的腰背痛常常隐匿性起病，起始部位为腰臀部区域，逐渐向背部发展，常在后半夜较为明显，并伴有明显僵硬感，可导致夜间翻身困难，且在清晨起床时腰背部明显僵硬，需活动后方改善（图 6-14）。

图 6-13　CD 患者骶髂关节炎的早期影像学表现（不对称性骶髂关节炎早期）

这种晨僵的持续时间与患者的病情轻重有关，轻者数分钟可缓解，重者不仅持续时间长达数小时甚至全天。炎性腰背痛是强直性脊柱炎最具有标志性的特点之一，作为筛选和鉴别那些慢性腰背痛的患者是否是中轴受累的脊柱关节炎的有力工具。

腰背痛在 IBD 患者和普通人中都很常见，而 IBD 相关性炎症性腰背痛可由骶髂关节炎引起并蔓延至脊柱。区分炎症性和机械性腰背痛应用最广泛的为 Calin 标准。以下 5 项满足 4 项：①起病年龄 < 40 岁；②背痛 ≥ 3 个月；③隐匿性发病；④晨僵；⑤活动后改善。

（3）影像学检查：IBD 合并骶髂关节炎的患者中 20% ~ 50% 可有放射学表现，而仅有 1% ~ 10% IBD 合并进行性强直性脊柱炎患者具有放射学表现。

强直性脊柱炎诊断的金标准是 MRI 表现为"关节僵硬及竹节样脊柱"。在某些晚期病例中，标准的 X 线检查可以表现出椎骨体，韧带骨赘，中轴骨的僵硬伴随骨增生。

骶髂关节炎诊断主要依靠影像学表现。双骶髂关节正位 X 线检查为最广泛使用的初筛方法。但病变早期的 X 线征象判断常较为困难，这可能是其解剖结构复杂所

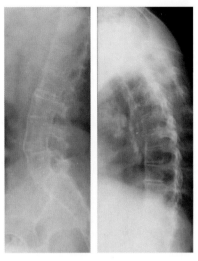

图 6-14 CD 患者腰背部严重脊柱炎
（前后纵韧带的骨化、椎体融合）

致。CT 可更好地显示骶髂关节的解剖结构，显示关节间隙狭窄、骨质侵蚀和硬化等骶髂关节炎的基本征象方面明显优于 X 线检查。但 X 线检查和 CT 都只能反映骨关节的病变，并不能反应骶髂关节炎的活动度。MRI 可显示 X 线检查、CT 所不能显示的关节软骨异常、骨髓内水肿和脂肪沉积等早期炎症改变，敏感度和特异度约为 90%，对骶髂关节炎具有较高的诊断价值。

对于炎性腰背痛症状持续时间小于 3 个月且年龄小于 40 岁的 IBD 患者，可应用 $T_2$ 加权像自旋回波（$T_1$-weighted spin-echo，TISE）、薄层短翻转恢复成像（short tau inversion recovery，STIR）等技术进行早期评估。

（4）实验室检查：HLA-B27 是对炎症性肠病性关节炎具有诊断提示意义的遗传基因。研究发现，80% ~ 90% 的强直性脊柱炎患者 HLA-B27 阳性，其易感性与家族和遗传因素密切相关，而 IBD 和（或）合并强直性脊柱炎患者 HLA-B27 阳性只有 25% ~ 78%。IBD 合并强直性脊柱炎的患者中，HLA-27 阳性率相较自发性强直性脊柱炎较低。HLA-27 阳性的 IBD 患者具有较高的风险发生强直性脊柱炎，但 HLA-27 阴性并不能完全排除诊断。

（5）诊断：中轴 SpA 应基于骶髂关节炎的 MRI 或其他放射学特征，结合炎性腰背痛的临床表现进行诊断。强直性脊柱炎的诊断可依据 1984 年美国纽约修订标准进行诊断，中轴 SpA 可根据 ASAS 新分类标准进行诊断。

（6）治疗：因中轴型关节炎为持续进展性疾病，伴有结构性损伤及致残性，对于合并中轴型关节炎的 IBD 患者应与风湿病专家共同诊治。中轴型关节炎治疗包括物理治疗及药物治疗，药物治疗包括阿片类镇痛药、甾体类抗炎药或 NSAID、生物制剂等。

NSAID 对中轴型关节炎治疗有效，但应避免长期使用。尽管 NSAID 可增加复发风险，一项包含 426 名 CD 患者、203 名 UC 患者的大型队列研究表明，短期低剂量使用 NSAID 是可耐受的。

因 COX-2 抑制剂如依托考昔和塞来考昔加重 CDAI 的风险性更低，相比于 NSAID 更

为安全。MTX 及硫嘌呤醇的治疗效果有限。对 NSAID 不耐受或存在抵抗的患者，可选用抗 TNF 制剂进行治疗。抗 TNF 治疗可减缓早期无放射学表现的中轴型脊柱关节炎的进程，也有少量报道其临床应用可促进少量的成骨形成。

疼痛症状轻微时可应用镇痛类药物；而当疼痛症状加重时，可应用传统的抗炎药物及 COX-2 抑制剂。为避免加重肠道症状，应当采取短疗程治疗方案。有研究表明，在缓解期 UC 患者中，应用 COX-2 抑制剂塞来考昔不大于 2 周时是安全的。当关节症状单一、持续，且对系统用药存在抵抗时，可采取关节内治疗。欧洲克罗恩病和结肠炎组织（European Crohn and Colitis Organization，ECCO）指南建议在强直性脊柱炎患者中在药物治疗的基础上加强物理康复治疗，在其他存在关节症状的患者中，也可以采取物理康复治疗，旨在缓解疼痛症状，改善患者生活质量。另外有研究证实，生物制剂如英夫利西单抗和阿达木单抗可有效治疗外周型及中轴型关节炎，且阿达木单抗可用于英夫利西单抗治疗失败者。

## 二、骨量减少和骨质疏松

### （一）病因

发生骨质代谢紊乱的原因众多，高龄、吸烟等危险因素，肠道炎症的活动度控制不佳、肠道吸收营养不良、皮质类固醇治疗、内分泌系统紊乱、使用免疫抑制剂或者炎症本身所致的促炎因子的释放（如 TNF-α、TGF-β、IL-6、IL-1）、性腺功能减退等均是病因。

糖皮质激素的应用是 IBD 患者发生骨质疏松的主要原因之一。研究表明，糖皮质激素可通过破坏成骨细胞功能、诱导成骨细胞凋亡、减少钙在肠道的吸收、增加钙在肾脏的排泄等方式，引发 IBD 患者骨量减少、骨质疏松。但有研究发现，未用皮质类固醇激素的 IBD 患者与激素依赖型患者发生无症状性骨折的比例相似，肠道炎症的控制可增加肠道对维生素 D、钙等营养物质的吸收度，从而减少骨质疏松的发生。

肠黏膜病变及手术切除，常引起肠道对钙、维生素 D、维生素 K 等营养素的吸收不良。维生素 D 缺乏与低钙血症可导致骨软化症、类骨质矿化不良，进而导致骨质疏松。另外，钙和维生素 D 的缺乏（维生素 D < 30ng/ml）还可引发继发性甲状腺功能亢进，进一步加重骨质丢失。维生素 K 可辅助骨钙蛋白羧化，维生素 K 缺乏可导致未羧化骨钙素增高和骨密度下降。

多种炎性因子可通过不同途径导致骨质疏松。IBD 患者体内增高的 TNF-α、IL-1、IL-2、IL-6、IL-11、IL-17 等细胞因子，可通过促进破骨细胞生成和分化、抑制成骨细胞分化及成骨细胞成骨保护素的表达等方式，参与诱发骨质疏松。

胰岛素生长因子（insulin-like growth factor-1，IGF-1）减少或胰岛素抵抗：有研究发现 IBD 患者易发生 IGF-1 减少或胰岛素抵抗。IGF-1 是一种具有促细胞分化和增殖活性的多肽物质，为生长激素（growth hormone，GH）发挥作用所必需，它通过影响成骨细胞和破骨细胞分化、增生、活化及偶联而在骨骼生长发育、骨密度的维持及骨重建中起重要作用。血清 IGF-1 浓度与骨表面 OB 数目呈正相关。有研究表明，IGF-1 减少可导致成骨细胞数量减少及骨丢失。美国胃肠病协会（American Gastroenterological Association，

AGA）发布的对具有危险因素的 IBD 患者行骨质疏松筛查的指南，危险因素包括椎骨骨折病史、＞ 50 岁男性、绝经后妇女、性腺功能减退及长期接受糖皮质激素治疗。AGA 推荐：如初始双能量 X 线吸收法（dual-energy X-ray absorptiometry，DXA）检查骨密度正常，应每 2 ～ 3 年复查 DXA，如已有骨质疏松或已有轻微外伤后骨折病史，应进一步评价和治疗。

（二）临床表现

骨质疏松患者症状明显时表现为骨痛，常于劳累或活动后加重，负重能力下降或不能负重。四肢骨折或髋部骨折时肢体活动明显受限，局部疼痛加重，有畸形或骨折的阳性征。身材缩短及骨折，严重者可发生椎体压迫性骨折，患者发现或被人发现身材变矮。严重者伴驼背，但罕有神经压迫症状和体征。因轻微活动或创伤而诱发骨折，通常于弯腰、负重、挤压或摔倒后发生。

X 线检查可见骨的透光度增加，椎体中央部出现透亮区，并且逐渐向周围扩大，横向骨小梁减少，纵向骨小梁异常突起，CT 表现为椎体中央或整个区域骨松质密度降低，骨皮质可见普遍变薄，椎体周边及后角可因增生性骨赘而呈高密度突起。

（三）诊断

需要结合骨矿含量测定和脊椎 X 线片进行判断。成人骨质疏松的诊断基于 DXA 测定的骨密度（bone mineral density，BMD）。DXA 是进行骨密度检测的金标准，且是相对快速、廉价、所需放射线剂量低并且重复性好的一项检查方法。骨质疏松诊断标准：检查所得到 BMD 与正常年轻人群的 BMD 相比，低于年轻人的标准差（standard deviation，SD），至少大于 2.5（T 值 ≤ 2.5）。骨质疏松是患者发生骨折的危险因素，患者应接受相应治疗。

儿童骨密度与骨折风险之间的相关性并没有被确定。Z 值（患者的骨密度与同性别、同年龄、同种族的人的骨密度的比值）可做参考作用，当 Z 值 ＜ −2 时定义为"低于同年龄期待值"，需根据存在的危险因素判定是否需要干预治疗（如低体重、是否存在骨折史、用药史、IBD 活动度等）。

WHO 在 1998 年和 2004 年发布了骨质疏松的诊断标准：绝经后女性和 50 岁以上男性使用 DXA 测得的股骨颈骨密度，参照白种人年轻女性峰值骨量减少 2.5 个标准差（−2.5SD）及以上。由于黄种人峰值骨量低于白种人等原因，国内也推荐使用低于峰值骨量 2 个标准差（−2.0SD），或者骨量下降 25% 作为诊断标准。对于儿童、绝经前妇女及小于 50 岁的男性，其骨密度水平用 Z 值表示，Z 值 =（测定值 − 同龄人骨密度的均值）/ 同龄人骨密度标准差。

骨折风险的评估：国际专家提出了骨折风险评价（fracture risk assessment，FRAX）方法。FRAX 方法主要是综合考虑骨密度、年龄、身高、体重和骨质疏松危险因子等参数进行评估。骨折风险评价方法需要参考正常人群骨折的发病率。

腹部 CT 能够准确测量腰椎骨密度，可用于排除骨质疏松。定量 CT（quantitative computed tomography，QCT）检查较 DXA 检测更能对骨密度进行精确的定量测定。而多排螺旋 CT、HR-pQCT、定量超声、MRI、磁共振波谱（magnetic resonance spectroscopy，

MRS）等可用于研究工作，不建议用于筛查工作。

### （四）治疗

**1. 非药物治疗**　避免可增加骨质丢失及骨折风险的危险因素，如戒烟、避免过量饮酒。可定期进行身体负重或抗阻力练习，避免跌倒。适量接受日光照射，饮食中适量补充钙剂（1g/d）。对存在危险因素的 IBD 患者定期检测骨密度。

**2. 药物治疗**　应对低骨密度和存在危险因素的患者进行治疗。FRAX 可计算骨折风险，可评估哪些患者需要接受治疗，然而 FRAX 的作用尚未在 IBD 患者及年龄小于 50 岁的人群中验证过。药物治疗包括维生素 D 和钙剂、双磷酸盐、英夫利西单抗、激素、降钙素等。

接受系统性类固醇治疗的患者应补充钙剂和维生素 D 以用于预防骨质疏松。骨量减少是骨质疏松的预测指标，因此应给 T 值小于 −1.5 的患者补充钙剂和维生素 D。维生素 D 补充剂量应约为 1000IU（25μg）/d，已知存在维生素 D 不足的患者，应提高剂量。饮食中含钙量少于 800mg/d 的患者应额外补充钙剂。补充钙剂 500 ～ 1000mg/d 及维生素 D 800 ～ 1000IU/d 可增加 IBD 患者的骨密度。有研究表明，积极控制 CD 患者肠道炎症活动度的同时，补充维生素 D 及钙剂，可平均每年增加骨密度 0.76%。对于具有维生素 D 缺乏的患者，首要治疗目标是将 25-OH 维生素 D 补充至 ≥ 30ng/ml 或 75nmol/L。对于存在骨折史的患者，应考虑加强治疗。

研究表明，双磷酸盐可有效降低椎骨骨折风险，而对非椎骨骨折效用不大，双磷酸盐为强有效的骨吸收抑制剂，可增加患者骨密度，改善其生活质量。然而，由于不同研究结果存在分歧，对于绝经前妇女及青年男性不推荐常规使用双磷酸盐类以预防骨折。下颌骨坏死为双磷酸盐类罕见的副作用（发生率＜ 1%），对于口腔卫生状态不良的患者，在用药前可接受牙科放射学检查，用药期间患者应保持良好的口腔卫生，接受常规口腔检查及保健。其他的副作用主要包括股骨干非典型骨折及食管炎。英国胃肠病学会（British Society of Gastroenterology，BSG）推荐对接受糖皮质激素治疗 3 个月以上或具有其他致骨质疏松的危险因素的患者，应先进行 DXA 骨密度检测，T 值＜ −1.5 者应考虑给予双磷酸盐药物治疗。另外，大于 65 岁的患者则可在使用激素治疗的初期即进行双磷酸盐治疗。

积极控制肠道炎症活动度，对于绝经后及闭经的妇女，以及有过自发性骨折病史的患者，应用双磷酸盐类药物或其他疗法，能防止进一步骨质流失。一旦确诊为骨质疏松，应同时检测尿 *N*-Telopetide 或 24h 尿钙，并在治疗 4 周后复查以了解治疗骨质疏松的药物是否有效。对补充钙剂与维生素 D 后仍持续有骨吸收发生的患者，或是已诊断为骨容量减少或骨质疏松的患者，可应用双磷酸盐进行治疗。

全身作用的糖皮质激素是导致 IBD 患者骨质疏松的主要原因之一，而布地奈德作为局部作用的激素，全身反应相对较小。有研究发现，口服泼尼松 / 泼尼松龙约 ≥ 6.7mg/d，将会导致剂量依赖的骨折风险增加，而口服布地奈德和氢化可的松则与骨折风险增加无关。与泼尼松相比，布地奈德能够较好地保留骨量。初次使用糖皮质激素治疗的患者，泼尼松比布地奈德更易导致骨丢失，尤其在开始治疗的前 6 个月。相比于全身作用的激素，局部作用的糖皮质激素引起患者骨质疏松的风险较小。

肠道炎症持续处于活动期的患者，为预防骨量丢失，应根据指南接受免疫抑制剂治疗（别嘌醇，抗整合素、抗 TNF 制剂）以避免激素的长时间使用及肠道疾病长期活动。在一项 137 例 IBD 患者的研究中，处于疾病缓解期的患者与活动期的患者相比具有更高的骨密度，同时骨密度与疾病缓解时间长短相关。事实上，疾病缓解 3 年以上的患者，其骨密度可达到与其相应年龄段正常人的水平。此外，使用硫唑嘌呤治疗的患者其 Z 值明显增加，原因可能与药物使疾病缓解相关而非药物的直接作用。

目前已有大量研究证实，激素（主要包括雌激素、选择性雌激素受体调节剂及甲状旁腺激素）用于绝经后妇女和性腺功能减退的老年性骨质疏松患者能够改善骨密度和降低骨折风险，但目前尚无这些药物在 IBD 患者并发骨质疏松方面的研究。美国 FDA 推荐鲑降钙素（密钙息）可用于绝经后 5 年以上女性骨质疏松患者的治疗，但目前尚无降钙素用于 IBD 患者骨质疏松的临床研究。新型治疗药物如特立帕肽、雷奈酸锶及狄诺塞麦等的临床应用还有待进一步研究，另外有研究发现，雷奈酸锶的使用可增加心血管疾病的风险。如患者骨质疏松病情严重，应请骨科专家共同诊治。

# 第三节 肝胆系统病变

肝脏和胆道疾病是 CD 典型肠外表现之一，通常表现为独立进程，与肠道的炎症活动无关。CD 患者接受免疫抑制治疗（包括生物制剂）时乙型肝炎重新激活的风险很高，所以患者在接受这些治疗方法之前应进行肝炎病毒的筛查。此外，临床上大多数用于 CD 治疗的药物具有肝毒性，需要通过临床和生化特征与 CD 肝脏受累进行鉴别。

## 一、与疾病相关的肝胆疾病

### （一）原发性硬化性胆管炎

PSC 与 IBD 的密切相关性，目前已得到广泛认可。PSC 是一种原因不明的慢性胆汁淤积性肝病，其特征为胆道系统弥漫性炎症和纤维化，最终导致胆管阻塞、胆汁性肝硬化及肝衰竭。PSC 和 IBD 之间的相关性在 1965 年被首次描述。据流行病学调查发现，IBD 患者中 PSC 的发病率为 1.4%～7.5%，其中 CD 患者中 PSC 的发病率约为 3.4%，病变局限于小肠的 CD 未见 PSC 报道。尽管 PSC 与 IBD 有密切相关性，但 IBD 的活动性与肝胆疾病的严重程度并不相关，对于 IBD 的各种治疗，包括结直肠切除术，均不会对肝胆疾病产生影响。

**1. 病因学** PSC 的发病原因仍不清楚，可能与基因、免疫和环境因素有关。此外，研究表明 PSC 患者的直系亲属患 PSC 的风险更高，说明 PSC 可能与遗传因素相关。目前已确认的大约有 16 个基因位点与 PSC 有关，其中与 CD 发生有关的有 *BACH2*（06q15）、*IL2RA*（10p15.1），与 UC 和 CD 发生均有关的有 *MST1*（03p21.31）、*L2/IL21*（04q27）、*HDAC7*（12q13）、*PSMG1*（21q22）。

CD 和 PSC 在临床上具有密切的相关性，可能是 CD 增加结肠的通透性，使结肠内多种产物进入肝脏导致肝损害，细菌和细菌毒素被认为可能与 PSC 的发病有关。在动物模型中发现，炎症性细菌多肽能够导致汇管区炎症及 PSC 特有的组织学变化，但是尚未找到它们在 PSC 发病机制中的确切证据。此外，在 CD 病变肠道中由细菌活动产生的异常胆汁酸直接被肠道黏膜吸收至门静脉系统，也可能是 PSC 的病因之一，但也没有直接证据予以证实。

**2. 诊断**　大多数 PSC 患者无明显临床症状。CD 患者出现肝功能异常应考虑合并 PSC，其血清碱性磷酸酶通常升高。疲劳和皮肤瘙痒是 PSC 常见症状，其他症状还包括腹痛、黄疸和体重减轻。此外，10%～15% 的患者在病程中有胆管炎表现。血生化检查表现为胆汁淤积。血清转氨酶水平通常低于 300IU/L。其他生化参数异常还包括：约 30% 的患者可出现 γ 球蛋白增高，40%～50% 的患者出现血清 IgM 增高，30%～80% 的患者出现血清 pANCA 增高。随着该疾病的进展，血清白蛋白水平可出现降低，而早期即出现低蛋白血症可能提示 CD 活动，需注意鉴别。

PSC 的典型临床表现是肝内外胆管出现弥漫性的、多处的狭窄和扩张，约 41% 的患者累及胆囊和胆囊管。在疾病早期，仅仅表现为胆管的浅表溃疡。内镜逆行胆胰管造影（endoscopic retrograde cholangiopancreatography，ERCP）技术是 PSC 诊断的金标准。ERCP 既可以用于诊断，也可以作为治疗手段，也可以用于胆管癌的早期筛查。磁共振胆胰管造影（magnetic resonance cholangiopancreatography，MRCP）也具有较高的敏感度和特异度，且无 ERCP 相关的风险。不推荐常规进行肝脏活检。PSC 最典型的病理表现是小胆管纤维化堵塞，伴有胆管周围呈"洋葱皮"样同心性纤维化。

**3. 预后**　PSC 是一种进展性疾病，最终的结局往往为门静脉高压、肝硬化和肝衰竭。没有进行肝移植的患者中位生存时间大约为 12 年。诊断时有症状的患者预后更差。合并 IBD 是预后不良的因素之一，发病时越年轻，越可能进展为严重恶性并发症，如结肠癌。门静脉高压是 PSC 患者进展至肝病终末期的并发症，主要症状为静脉曲张、腹水和肝性脑病。另一些并发症包括脂肪泻和脂溶性维生素缺乏，伴随炎症进展，患者出现胆汁淤积、淀粉样变，最终可出现胆管缩窄、胆管上皮癌变和结肠癌。

对于合并 IBD 的 PSC 患者，胆管上皮癌（cholangiocarcinoma，CCA）的风险显著增加。出现进行性黄疸、体重减轻和腹部不适是 CCA 可疑症状。传统的 CT 及超声对 CCA 的早期诊断敏感度不高，而 ERCP 和胆管狭窄处的细胞学检查具有较高的特异度。最近的研究显示，与传统的方法相比，PET-CT 更适合作为 CCA 的检查手段。

PSC 还可增加胆囊癌、胰腺癌的风险；在已有肝硬化患者中，肝细胞癌的风险也相对增高。尽管有研究表明 UC 合并 PSC 的患者结肠癌风险更高，但对 CD 合并 PSC 结肠癌的风险是否更高未见文献报道。

**4. 治疗**　合并 CD 的 PSC 与单纯 PSC 在治疗方面并没有不同。目前仍没有证据显示有药物对 PSC 有效，治疗目标是控制症状和减少并发症。熊去氧胆酸在改善肝功能生化指标方面有效，但在改善肝脏组织学病变、肝移植无病生存期、肝移植的需求、胆管癌的发展和死亡率方面无作用。出现胆管炎、进行性黄疸或怀疑为胆管癌的患者，可考虑行 ERCP。采用有或无支架置入的内镜胆管狭窄扩张术可减轻胆汁淤积、改善实验室检查结果，但不能阻止疾病进展。肝移植是唯一可以改变其必然结局的治疗方法。移植后 5 年、

10 年生存率分别为 85% 和 70%。然而，20% ～ 25% 的患者在接受肝移植后 PSC 出现复发。

### （二）小胆管原发性硬化性胆管炎

小胆管 PSC 是一种实验室检查和病理特征与 PSC 相似，但胆管造影检查正常的肝胆病变。该疾病首先是作为胆管周围炎被认识，而且通常和 IBD 有关。一项大型多中心研究表明，约 80% 的小胆管 PSC 患者合并有 IBD，其中 78% 为 UC，21% 为 CD。有趣的是，在合并 IBD 的小胆管 PSC，其 HLA 与大胆管 PSC 是相似的，而在不合并 IBD 的小胆管 PSC 则不然。

小胆管 PSC 的预后好于大胆管 PSC，且患胆管癌的风险也并不增高。然而，在平均随访 13 年后，约 30% 的小胆管 PSC 会进展为大胆管 PSC。这些进展为大胆管 PSC 的患者应定期进行胆管癌的筛查。目前未发现药物治疗有效的报道，部分终末期患者可能需要肝移植，但即使肝移植后也存在复发可能。CD 患者肝功能检查提示胆汁淤积，且 ERCP 或 MRCP 胆道成像提示正常，在排除其他肝胆疾病的情况下，推荐肝穿刺活检以排除小胆管 PSC。

### （三）胆结石

CD 患者胆结石的发病率为 13% ～ 24%。一项意大利的前瞻性队列研究，共纳入 634 名 IBD 患者，平均随访 7 年，发现胆结石在 CD 患者中的年发病率为 14/1000，显著高于普通人群；并且，CD 所累及的部位不同，胆石症发生风险也存在差异，相对只有回肠病变的患者，回结肠均有病变的患者患胆石症的风险更高。CD 合并胆结石的发病风险还与肠道切除手术和切除长度相关。另一些风险因素可能还包括年龄、性别、肠道症状发作的频率、住院时间和全肠外营养的使用。

CD 患者高发胆石症的致病机制并不十分明确，目前有多种机制解释这种现象。最可能是由于回肠的损伤和炎症，胆汁酸的肝肠循环受到影响，胆汁中胆汁酸盐减少，导致过饱和胆汁的排泄，随后在胆囊中形成胆固醇性结石。此外，胆汁中胆红素的过饱和也可导致胆囊的运动不足，胆汁淤积形成结石。CD 患者长时间的禁食和全肠外营养的使用也可导致胆囊运动障碍和胆汁淤积。

这些发现提示积极控制原发病，减少 CD 复发频率，从而改善胆汁酸的肝肠循环仍是预防 CD 患者发生胆石症的主要办法。口服熊去氧胆酸补充胆酸或可减少 CD 患者发生胆石症，但缺乏临床研究证据。推荐符合胆囊切除手术指征的行胆囊切除术。

## 二、药物诱导的肝损伤

目前，已有多种药物用于治疗 CD。尽管一些药物可获得明确的治疗效果，但却带来潜在的肝损伤风险。造成肝损伤的原因主要是药物本身具有的肝毒性及特异性的药物反应。常见可能造成肝损伤的 CD 治疗药物包括氨基水杨酸盐、硫嘌呤类药物、MTX、英夫利西单抗、雷公藤多贰等。

### （一）氨基水杨酸盐：柳氮磺吡啶和美沙拉嗪

柳氮磺吡啶是第一种用于 IBD 治疗的 5- 氨基水杨酸（5-aminosalicylic acid，5-ASA）药物。该药在肠道细菌的作用下分解成磺胺吡啶和 5-ASA。随后磺胺吡啶被肠道吸收、乙酰化，随尿液排出体外。柳氮磺吡啶造成的急性肝损伤多数是磺胺吡啶乙酰化减慢导致的。由于其副作用较大，近 20 年其已被美沙拉嗪和 5-ASA 取代。

5-ASA 较为安全，很少导致严重的副作用。肝功能检查部分指标可能会有轻微的改变，但很少有临床症状。美沙拉嗪用于 IBD 治疗时的肝损伤发生率很低，即使用于治疗类风湿关节炎所引起的肝损害发生率也仅为 4/1000。肝损伤通常发生于药物治疗的第 1 个月，通常为过敏反应。因此，在使用美沙拉嗪治疗前应常规行肝功能检查。治疗后 1 个月应复查肝功能，如出现肝功能异常应及时停药或换药，并进行保肝治疗；如肝功能无异常，没有必要进行密切的肝功能监测。

### （二）硫嘌呤类药物

硫唑嘌呤（azathioprine，AZA）及其衍生物 6- 巯基嘌呤（6-mercaptopurine，6-MP）为嘌呤类似物，其体内活性代谢产物 6- 硫鸟嘌呤核苷酸（6-thioguanine nucleotide，6-TGN）可通过干扰核酸合成，从而抑制 T 淋巴细胞和 B 淋巴细胞的增殖而发挥免疫抑制作用。主要用于维持 CD 患者的临床缓解，避免长期使用糖皮质激素。

肝毒性是 AZA 和 6-MP 最常见的副作用，约 3% 的 CD 患者可出现肝损伤，年发生率为 1.4%，在一项前瞻性研究中其发生率可高达 10%。AZA 和 6-MP 能损伤血管内皮，特别是窦状隙和末端肝静脉，导致小叶中央静脉闭塞、肝脏结节性增生。这些并发症（包括门静脉高压）通常出现在治疗开始后的 3 个月和 3 年之间。有研究还显示，硫嘌呤类药物与糖皮质激素联用可能会增加肝毒性风险。

AZA 和 6-MP 导致的肝损伤机制仍不是十分清楚。可能是部分患者存在代谢途径的异常，导致 6-TGN 在细胞内蓄积。研究表明，6-TGN 在细胞内蓄积与 TPMT 活性密切相关。对于 TPMT 活性较低或 TPMT 缺陷的患者，无活性的代谢物 6- 甲基嘌呤（6-methyl mercaptopurine，6-MMP）减少，有活性的 6-TGN 增多，即使给予常规剂量的药物也可能发生致命的毒性反应。而 TPMT 高活性的患者，在常规剂量下却很难达到治疗效果。此外，尽管 6-MMP 为无生物活性的代谢产物，但也有研究显示，高水平的 6-MMP（$\geqslant 5700$pmol/$8 \times 10^8$ 红细胞）与肝毒性高风险有关；但是，6-MMP 低水平也并不能排除肝损伤可能，约 40% 的硫嘌呤类药物肝损伤患者的 6-MMP 为低水平（$< 5300$pmol/$8 \times 10^8$ 红细胞）。

推荐在 CD 患者中使用 AZA 和 6-MP 治疗前检查 TPMT 的基因型，对于基因突变者应避免使用或减量在密切监测下使用。服药期间应密切监测肝损伤和骨髓毒性。前 3 个月每月复查肝功能，之后视情况复查，一般每 3 个月或半年复查 1 次。没有临床症状的轻微肝功能指标异常，在护肝的同时仍可维持低剂量治疗 [0.75～1mg/（kg·d）]。如出现黄疸，以及在药物减量后仍有持续的肝功能异常应立即停止使用该类药物。

临床上在使用 AZA 和 6-MP 进行治疗出现肝酶增高时，在排除其他原因导致的肝损伤后应检测 6-TGN 和 6-MMP 水平，根据结果对药物剂量进行调整或停药。①当 6-MMP 处于低水平（＜2500pmol/8×10$^8$ 红细胞）或检测不到时，无论 6-TGN 水平高低应继续排除其他肝损伤原因。明确为肝脏基础疾病的，在治疗肝脏基础疾病的同时继续使用硫嘌呤类药物，并密切监测肝酶；未明确肝脏基础疾病的立即换用其他药物。②当 6-TGN 和 6-MMP 均为高水平（6-TGN＞235pmol/8×10$^8$ 红细胞；6-MMP≥5700pmol/8×10$^8$ 红细胞）时，在减少硫嘌呤类药物剂量后监测肝酶和 6-TGN/6-MMP 水平，如结果均正常则继续维持减量后的剂量治疗；如肝酶持续异常，且 6-MMP 不高应停用硫嘌呤类药物。③当 6-MMP 高（≥5700pmol/8×10$^8$ 红细胞）而 6-TGN 低（＜235pmol/8×10$^8$ 红细胞）时，继续减少药物剂量，或考虑低剂量硫嘌呤类药物与别嘌醇联用。随后继续监测肝酶、6-TGN/6-MMP，如结果均正常则继续维持该剂量治疗；如肝酶持续异常，且 6-MMP 不高（＜5300pmol/8×10$^8$ 红细胞）应停用硫嘌呤类药物。

（三）甲氨蝶呤

MTX 具有抗增殖、免疫抑制和减少 DNA 合成的作用（通过抑制二氢叶酸还原酶实现），此外还具有阻止 T 细胞活化和抑制细胞间黏附分子的作用。临床指征是诱导糖皮质激素依赖 CD 患者的临床缓解，也用于硫嘌呤类药物无效或使用其他药物产生严重不良反应的患者。

MTX 的肝毒性呈剂量依赖性。该药用于类风湿关节炎约 25% 的患者可出现肝功能异常，主要风险因素是药物积累量超过 1.5g，次要风险因素还包括肥胖、饮酒、糖尿病、服药前有肝功能异常史。一项平均随访 26 个月的研究显示，应用 MTX 治疗 IBD 时约有 14.3% 的患者出现肝功能异常。MTX 导致肝硬化的情况较少见，可能得益于肝功能指标的密切监测和持续的叶酸治疗。

应用 MTX 治疗 CD 患者过程中，应定期进行肝功能检查，推荐前 3 个月每月复查肝功能，之后一般每 3 个月或半年复查 1 次。不推荐常规行肝组织活检。但对于减少药物剂量后丙氨酸转氨酶（alanine aminotransferase，ALT）、天冬氨酸转氨酶（aspartate aminotransferase，AST）仍持续异常，药物积累较高（超过 1.5g）并伴有其他高危风险因素的患者，可考虑行肝组织活检。也可以进行肝脏瞬时弹性成像检查了解肝纤维化的情况。对于已经出现肝纤维化的患者，必须进行长期的保肝治疗及密切随访。

（四）抗肿瘤坏死因子制剂

英夫利西单抗和阿达木单抗都是用于多种风湿性疾病、皮肤科疾病和胃肠疾病的抗 TNF-α 单克隆抗体。其在 CD 和 UC 的适应证是对激素抵抗或存在激素依赖，并对免疫抑制剂无应答，主要用于诱导缓解和维持治疗。

通常生物制剂很少导致严重的肝损伤，并且难以区分是由药物导致的肝损害还是其他混合因素（如另一些药物或合并其他疾病）。英夫利西单抗临床试验显示，4.9% 的 CD 患者 ALT 高于正常值 3 倍，而对照组 ALT 几乎没有变化。阿达木单抗临床试验过程中，ALT 水平与对照组相似，未发现显著性差异。近年来，随着抗 TNF-α 抗体使用的增加，肝损伤的报道有所增加，其中 76% 与英夫利西单抗有关，并具有自身免疫性肝损伤的特征，停药后可逐渐恢复。因此，相对而言，使用阿达木单抗可能更安全。

### （五）雷公藤多甙

雷公藤多甙为中药雷公藤的提取物，在我国常用于治疗自身免疫疾病等难治性疾病（如类风湿关节炎、慢性肾炎、系统性红斑狼疮等）。笔者所在中心在国内较早将其引入临床，用于 CD 的诱导和维持缓解治疗。其主要活性成分雷公藤甲素能够抑制 CD 患者结肠黏膜下成纤维细胞分泌 IL-1β，同时能降低黏膜 TNF-α、IFN-γ、IL-12 和 IL-23 的产生，从而减轻炎症反应。

雷公藤多甙引起的肝损伤并不少见，临床表现类似于急性病毒性肝炎，有食欲缺乏、乏力、恶心、呕吐、尿黄、皮肤和巩膜黄染等症状，肝大、有压痛，肝功能提示有血清 ALT、AST、胆红素增高。多数患者为单项肝功能轻度异常或无黄疸型肝炎，预后较好。临床上也有肝损害导致死亡的报道，往往合并有粒细胞减少。

由于雷公藤多甙的化学成分复杂，其肝毒性的作用机制尚不十分清楚，目前主要认为是其多种有毒成分综合作用的结果。目前认为可能的机制如下：①与脂质过氧化反应有关；②与免疫损伤有关；③与引起细胞凋亡有关；④与 P450 酶系代谢异常有关。CD 患者使用雷公藤多甙前应检查肝功能，有肝功能异常者不宜使用雷公藤多甙。治疗期间也应密切监测肝功能，一旦出现有肝功能异常的，应及时停药，换用其他药物，并加强保肝治疗。

## 三、克罗恩病合并肝炎病毒感染的免疫抑制治疗

### （一）克罗恩病合并乙型肝炎病毒感染

据 WHO 报道，全球约 20 亿人有乙型肝炎病毒（hepatitis B virus，HBV）感染史，其中 3.5 亿人为慢性 HBV 感染者。我国属 HBV 感染高流行区，一般人群的乙型肝炎表面抗原阳性率为 9.09%。由于慢性肝炎患者基础人群众多，有相当数量的 CD 患者合并有 HBV 感染。对于这类患者，免疫抑制治疗可能会导致 HBV 的再激活。目前有多个病例报道，在英夫利西单抗联用泼尼松或硫唑嘌呤时出现 HBV 的再激活。美国肝病学会指南推荐在使用免疫抑制药物前（包括抗 TNF 药物）应常规进行 HBV 感染的筛查。建议筛查的项目包括乙型肝炎表面抗原（hepatitis B surface antigen，HBsAg）、乙型肝炎表面抗体（hepatitis B surface antibody，HBsAb）、乙型肝炎核心抗体（hepatitis B core antibody，HBcAg）。

一般认为，HBV 感染患者在接受免疫抑制药物治疗（包括糖皮质激素、免疫调节剂或生物制剂）之前，应给予抗 HBV 病毒药物预防 HBV 的再激活。针对使用免疫抑制药物治疗合并 HBV 感染的 IBD 患者，拉米夫定是目前唯一进行过随机对照研究的药物。但拉米夫定由于存在较高的耐药率，仅适合短期预防使用。而另一些抗 HBV 病毒药物，如替诺福韦、阿德福韦、替比夫定、恩替卡韦，并没有针对该类患者进行过评估。替诺福韦和恩替卡韦的长期使用发现其耐药率极低，可能更适合用于预防 HBV 再激活（HBsAg 阳性，HBV-DNA 阴性）。针对仅只有 HBcVg 阳性的患者，在免疫抑制治疗

期间应密切随访肝功能，如肝酶出现异常应及时复查 HBV-DNA 以明确是否存在 HBV 的再激活。

HBsAg、HBsAb、HBcAg 均为阴性的 CD 患者，在进行免疫抑制治疗之前应注射乙型肝炎疫苗。同时应进行 HBsAb 滴度的检查，特别是老年患者或先前和现在正在使用免疫抑制药物的患者。表面抗体滴度不足的应再次进行全程的乙型肝炎疫苗接种。

### （二）克罗恩病合并丙型肝炎病毒感染

根据流行病学调查，我国 1 ~ 59 岁人群丙型肝炎病毒（hepatitis C virus，HCV）流行率为 0.43%，在全球范围属 HCV 低流行区，约 1000 万人。国外早期的研究显示，CD 患者感染 HCV 的比率较普通人高，而近期的文献未发现两组人的 HCV 感染率有差异。国内尚未有相关数据报道。由于在临床药物试验中，常将合并有 HCV 感染作为排除标准，因此很难确定 CD 治疗药物对 HCV 预后的影响。

在基于 HCV 患者肝移植术后的研究显示，糖皮质激素可能会促进肝移植术后 HCV 病毒的复制，但目前尚没有针对 CD 患者人群的研究。合并 HCV 感染的 CD 患者应避免使用激素，已经开始使用激素进行治疗的应停用，在停用或逐步减量过程中应密切监测肝功能。另一些免疫抑制剂，如 AZA、MTX 和环孢素已经被大量使用于 HCV 患者肝移植术后的抗排异治疗，并没有发现显著的不良反应。因此，在合并 HCV 感染的 CD 患者中使用这些药物是安全的。

众所周知，TNF-α 在慢性 HCV 感染的发病机制中扮演了重要角色，并具有调节干扰素应答的作用。TNF-α 水平增高会影响 HCV 感染患者干扰素的疗效。因此，抗 TNF-α 治疗可能会增加干扰素疗效。另外，通过对合并 HCV 感染的类风湿关节炎患者采用抗 TNF-α 治疗的观察，并没有发现抗 TNF-α 治疗对 ALT 水平和病毒载量有影响。因此，抗 TNF 治疗对合并 HCV 感染的 IBD 患者是安全的。

目前 HCV 感染患者常用的抗病毒治疗为长效干扰素 α 加利巴韦林方案。尽管干扰素具有免疫调节作用，活化增强 Th1 的作用，且 CD 的发病与 Th1 的应答有关。然而，并没有明确的证据显示使用干扰素会对 CD 产生不良影响。因此，合并 HCV 感染的 CD 患者使用干扰素抗病毒治疗是安全的。

## 四、其他罕见的肝胆系统病变

### （一）门静脉血栓形成

CD 可增加血管相关并发症，如动脉及静脉血栓形成。研究显示，IBD 患者门静脉血栓的发生率较普通人要高。尽管 IBD 合并门静脉血栓并不常见，但往往危及生命。一项梅奥医学中心的研究显示，IBD 患者肠系膜血栓/门静脉血栓的发生率为 1.3%，而死亡率高达 50%。近期有腹部手术史、年轻患者、女性为门静脉血栓的高风险因素。此外，IBD 患者还往往伴有血小板计数、凝血因子（Ⅴ、Ⅷ）和纤维蛋白原增高，抗凝血酶Ⅲ降低。治疗上应使用抗凝药物，如低分子肝素和华法林。

## （二）非酒精性脂肪肝病

非酒精性脂肪肝病（non-alcoholic fatty liver disease，NFALD）是一种包含范围很广的临床和病理综合征，包括肝脏轻度脂肪肝、非酒精性脂肪性肝炎（nonalcoholic steatohepatitis，NASH）和纤维化。NASH 指的是伴随着肝脏炎症的脂肪肝，在病理上与酒精性脂肪肝难以区分。NASH 可发展为肝硬化。横断面的研究显示，IBD 患者中 NFALD 的流行率为 8%～40%。最近的一篇系统回顾分析显示平均患病率为 23%（1.5%～55%）。在 IBD 患者，NAFLD 的发病机制相对更复杂，可能与一些特异性风险因素有关，如慢性炎症、糖皮质激素和肝毒性药物的使用、营养不良和肠道菌群的改变。体能锻炼和控制饮食是治疗的关键，并且可能会出现组织学改善。对于明确为 NASH 的患者，噻唑烷二酮类药物，如吡格列酮，可以减轻炎症、脂肪变性和气球样变。

## （三）肝淀粉样病变

肝脏继发性淀粉样变性是 IBD 不常见的并发症，但在 CD 的发生率较 UC 高（0.9% vs 0.07%）。肠道的慢性炎症活动所产生的淀粉样蛋白可沉积于肝脏的脉管系统和窦状隙。本病表现为无症状的肝大，更常见于结肠病变的男性患者。治疗上主要是控制病因，即减轻肠道炎症，从而减少急性期反应物（淀粉样蛋白 A）的释放。秋水仙碱在部分患者中有效。

## （四）肉芽肿性肝炎

肉芽肿性肝炎是 CD 的另一种罕见并发症，其特征是在肝脏活检中发现肉芽肿。主要表现是胆汁淤积相关酶类增高，如碱性磷酸酶。肉芽肿性肝炎通常继发于 CD 药物治疗后，包括柳氮磺吡啶。肾上腺皮质激素和免疫抑制剂治疗有效。

## （五）肝脓肿

肝脓肿是 IBD 少见并发症，通常发生于 CD 患者。有报道其作为 CD 患者的初始症状出现。伴有腹腔感染（非胆道感染）的青年患者更易出现多发肝脓肿，通常为链球菌感染所致。肠瘘引起的腹腔内感染和糖皮质激素的使用是发生肝脓肿的已知高危风险因素。腹腔脓肿、化脓性门静脉炎和肠道黏膜通透性增加可能是肝脓肿发生的主要原因。当该类患者出现无法解释的发热时，应考虑存在肝脓肿可能，需进行影像学检查排除。治疗上与其他病因导致的肝脓肿相同，包括使用敏感抗菌药物，当脓肿液化可考虑行肝脓肿穿刺引流。

# 第四节　凝血功能异常

CD 患者在疾病活动期时可伴有凝血功能异常，表现为血液高凝状态，继而增加患者发生血栓栓塞事件的风险。另外，肠系膜血管及肠道微血管的栓塞导致组织坏死又会加重疾病发展，形成恶性循环。临床研究及相关指南也建议适当抗凝，其可促进疾病缓解，降低患者血栓栓塞的风险。因此，临床上除了需要实时监测凝血功能的相关指标，及时预防疾病进展，还需要在并发症发生时采取有效治疗。而上述这些都建立在对 CD 并发凝血功能异常的发病机制充分研究的基础上。

## 一、流行病学

IBD 患者凝血系统主要表现为血液高凝状态，尤其是在疾病急性期易出现血栓，甚至累及全肠或肠外器官和组织。有研究表明，IBD 患者的深静脉血栓（deep vein thrombosis，DVT）或肺栓塞（pulmonary embolism，PE）风险是健康人群 3 倍。1%～8% 的 IBD 患者发生血栓栓塞事件，并且在根据患者年龄分层分析后发现 10～20 岁的年轻患者比 60 岁及以上的老年患者发生深静脉血栓栓塞的风险更高。在 IBD 患者尸检中发现，高达 41% 的死亡患者存在血栓栓塞。

血栓栓塞可以发生于任何部位，以静脉循环系统为主，但也可发生于动脉系统。静脉栓塞中以深静脉血栓和肺栓塞最为常见，而其他部位多见于术后患者。在 CD 患者中深静脉血栓发病率为 31.4/ 万人，肺栓塞为 10.3/ 万人。已有研究报道，此类患者发生心脑血管事件及急性肠系膜缺血的风险也显著高于健康人群。因此，表现为持续性头痛的 IBD 患者，需要考虑有大脑深静脉血栓形成的风险，且以上矢状窦血栓居多，女性患者与年轻患者更易出现，易发生于疾病活动期。

## 二、病因与发病机制

血液凝固这一过程包括众多因素的共同作用，这些因素叠加后的效应表现在 IBD 患者身上则倾于血液高凝状态，也称为血栓前状态（prethrombotic state，PTS）。这是多种血液学变化导致的病理状态。这些变化主要包括：凝血因子含量增高或被活化；纤溶因子含量减少或功能减弱；血小板和白细胞被激活或功能亢进；血管内皮细胞受损或受刺激；抗凝因子减少或结构异常；血液黏滞度增高和血流减慢。

（一）疾病本身的影响

对于 IBD 患者表现为血液高凝而易发生血栓栓塞的机制研究尚不清楚。但已有很多研究证实凝血系统的激活与炎症通路激活及放大中产生的促炎因子密切相关。此外，与炎症相关的各类疾病都会伴有血液高凝问题，主要由于炎性因子等引起的级联反应破坏了凝血系统的平衡。

TNF-α、CD40 配体（CD40 ligand，CD40L）及 CRP 均可促使白细胞表面表达组织因子（tissue factor，TF）。IL-6 和 TNF-α 可诱导凝血酶（thrombin）表达增加，从而使血液处于高凝状态。炎症反应时的细胞因子还会抑制纤溶系统的活性。现已证实，CRP 可以促进纤溶酶原激活物抑制因子 1（Plasminogen activator inhibitor 1，PAI-1）表达，减少组织型纤溶酶原激活物（tissue-type plasminogen activator，t-PA）生成。此外，IL-6 等炎性介质可促进新的血小板生成以增加血小板数量，但新生成的血小板更易被凝血酶所激活，从而形成血栓。

另外，促炎因子导致内皮细胞功能障碍的同时，受损细胞会产生 CRP 等物质，进一步会引起血管性假血友病因子（von Willebrand factor，vWF）的释放，减少内皮细胞一氧化氮（nitrogen oxide，NO）合成。这一系列反应都是炎症诱导血液高凝状态的协同因素。

### （二）血小板异常

血小板是凝血过程中的关键参与者。血小板在 IBD 病程中的异常表现可分为数量异常及功能异常。血小板激活后释放多种炎性因子，如血小板活化因子（platelet activation factor，PAF）、血栓烷（thromboxane，TX）$A_2$、血小板因子（platelet factor，PF）-4 等，可促进炎性细胞聚集、黏附。其与炎症之间的相互作用又促进了疾病的进展。

**1. 血小板数量异常**　众多研究证实，血小板计数在 IBD 活动期增多，且体积缩小；而 IBD 静止期，则恢复正常。有研究证实，IBD 患者的 MPV 在疾病活动期明显低于缓解期及正常组，其降低程度与疾病严重程度呈正相关，是判断疾病活动性的一项有效指标。MPV 降低的 IBD 患者常会发生出血相关的并发症，临床也常观察到 IBD 患者疾病活动期更易出现胃肠道出血症状。血小板的体积减小并不会影响其功能被激活，其高活化状态导致 IBD 患者血液高凝易形成血栓；同时，激活的血小板又会促进炎症反应的加剧而形成恶性循环。

疾病活动期血小板计数增多主要与释放的促进血小板生成的相关炎性介质增多有关，如 IL-3、IL-6；另外，炎症部位导致血小板激活，血小板消耗增多，因而反应性增多。但 MPV 减小的具体机制目前尚不清楚。

**2. 血小板功能异常**　正常情况下，人体内的血小板处于静息状态。但 IBD 患者血液及肠道局部炎性物质堆积、肠道微细胞受损，均可激活血小板促进凝血过程。超过一半的 IBD 患者会发生自发性血小板聚集的现象，这主要受到 CD40/CD40L 通路的调节。该通路可产生大量的转移因子（TF），并激活外源性凝血途径。炎性因子的产生也可增强血小板表面蛋白的活性，促进血小板移动并黏附于血管内皮细胞表面。

一项纳入 49 例 IBD 患者及 22 例健康对照组的研究中，分别使用胶原、二磷酸腺苷、肾上腺素三种血小板激动剂，以诱导血小板活化。结果发现，绝大部分患者的血小板对激动剂敏感度增加，而健康人中仅 1 例有反应。由此证明，IBD 患者血小板更易黏附、聚集于血管内皮细胞，是患者血液高凝风险增加的重要原因。

此外，P 选择素是激活的血小板表面表达的特异性中性粒细胞黏附分子，主要存在于血小板颗粒和内皮细胞分泌颗粒内，本质为一种糖蛋白。它也可促进中性粒细胞聚集、纤维蛋白沉积，造成微血管闭塞继而发生缺血性损害，并释放炎症介质扩大炎性反应。

以上研究结果表明 IBD 时不仅血小板数量会增加，机体内的血小板活性也处于上调状态。

### （三）凝血系统的改变

在 IBD 患者中，凝血级联反应的核心步骤均会产生相应变化，如Ⅶa 因子、Ⅻa 因子和Ⅺa 因子、Ⅹa 因子和Ⅴa 因子、凝血酶原和纤维蛋白原产生增加；而抗凝血酶（AT）

的水平则显著降低。此外，IBD 患者中凝血的激活也存在异常，如血浆凝血酶原片段1+2、纤维蛋白肽 B（fibrinopeptide B，FPB）、纤维蛋白肽 A（FPA）及凝血酶原复合物表达水平在 IBD 患者中均显著升高。

总体来说，凝血系统的改变可以大致划分为内源性凝血途径异常和外源性凝血途径异常及凝血因子异常。

**1. 内源性凝血途径异常**　近几年研究证实，Ⅷ因子高表达是静脉血栓栓塞的高危因素。研究发现，7199 例 IBD 患者中 73% 的患者有Ⅷ因子升高，除此之外 IBD 的疾病活动期Ⅺ/Ⅶ因子也有所升高，所有这些凝血因子的改变与增加的血栓风险密切相关。但由于活化部分凝血活酶时间（activated partial thromboplastin time，APTT）在 IBD 中的异常表现不一，它是评估内源性凝血系统最常用的筛选试验，从而目前对 IBD 患者内源性凝血系统的筛查还是缺乏较为实用和方便的方法或标志物。

**2. 外源性凝血途径异常**　外源性凝血途径是在转移因子暴露于血液，介导Ⅹ因子激活的过程。转移因子为外源性凝血途径的启动者，在 IBD 患者的血浆中组织因子浓度较健康对照组升高，但与 IBD 的疾病活动性关系不明确。

外源性凝血途径中，Ⅶ因子作为关键因子，在转移因子和钙离子同时存在的情况下，其激活Ⅹ因子的能力极大增加，导致凝血酶和纤维蛋白大量产生，并促使纤维蛋白局部沉积，诱发肠道血管损伤和炎症。而诱发的炎症反应会促进激肽及激肽酶释放，活化Ⅶ因子，后者同时激活Ⅸ因子并促进Ⅶ因子活化。最终，Ⅶ因子通过内源性凝血途径更快的转变为活化状态。临床研究发现，IBD 患者循环Ⅶ因子水平显著高于健康人，也提示 IBD 患者外源性凝血途径激活。所以，IBD 患者可能存在异常的外源性凝血途径激活，而增加了血栓形成风险。

## （四）纤溶系统改变

纤溶酶原在纤溶酶原激活剂诱导下转化为活性状态的纤溶酶，从而发挥降解纤维蛋白的作用。t-PA 和尿激酶型纤溶酶原激活物（urokinase-type plasminogen activator，u-PA）是主要的纤溶酶原激活物，其中，t-PA 激活纤溶酶原效能更高。当然也有纤溶系统的抑制物，即 PAI-1 和凝血酶激活纤溶抑制物，其中 PAI-1 可与 t-PA 结合使之灭活，从而抑制纤维蛋白降解。IBD 患者表现为血浆中的 t-PA 水平明显降低，PAI-1 和凝血酶激活纤溶抑制物高表达，而 u-PA 活性明显增加。因此，IBD 患者纤溶活性降低，导致形成的血栓不易被降解。

## （五）抗凝系统

人体内稳态的情况下凝血系统与抗凝血系统两者保持动态平衡，而在病理状态时，凝血系统和抗凝系统都有相应的改变。生理性抗凝系统主要包括丝氨酸蛋白酶抑制剂、蛋白 C 系统和组织因子途径抑制物（tissue factor pathway inhibitor，TFPI）。而抗凝血酶（antithrombin Ⅲ，ATⅢ）是主要的凝血酶抑制剂，其与凝血酶结合，形成酶复合物，而使凝血酶失活。若凝血酶与内皮细胞产生的凝血酶调节蛋白（thrombomodulin，TM）结合，则可激活蛋白 C 系统，继而灭活 Va 因子和Ⅷa 因子，达到抑制凝血的作用。此外，TFPI

也可与 Xa 因子结合抑制外源性凝血途径。已有研究证实，IBD 患者循环中 AT Ⅲ 含量下降，且活动期患者的水平比缓解期患者更低，而凝血酶 – 抗凝血酶复合物明显升高；TFPI 较正常人高，尤其是在疾病活动期。

### （六）内皮功能异常导致凝血功能改变

IBD 患者会出现内皮功能障碍已成为公认问题。IBD 患者的肠道免疫系统紊乱导致局部的肠道组织及血浆中炎性因子发生多种改变，如血管内皮生长因子（vascular endothelial growth factor，VEGF）、促炎因子（IL-6、IL-12、IL-23、INF-γ 及 TNF-α）表达增加，会促使内皮屏障功能破坏、增加局部血管通透性而导致肠道微血管内皮细胞直接损伤。内皮细胞的损伤可对血小板活性产生直接影响，两者相互作用，最终增加患者血液高凝风险。

### （七）治疗药物对凝血功能的影响

5-ASA 对 IBD 患者血小板功能的影响尚存在争议。一部分研究发现服用 5-ASA 的 IBD 患者，P 选择素表达明显减少，促血小板聚集的趋化因子表达明显降低。但也有研究并未发现凝血系统有明显改变。对于 IBD 治疗中较为常见的激素，长期服用激素时深静脉血栓形成的高危因素已经达成共识。糖皮质激素可促进血小板释放大量血小板源性微粒（platelet-derived microparticle，PMP）并活化，加之活化后产生大量血小板因子、转移因子和多种糖蛋白，促使血液处于高凝状态。此外，激素也会损伤内皮细胞，启动内源性凝血途径、外源性凝血途径，导致血液处于高凝状态。一项关于 IBD 术后的队列研究也证实，类固醇药物是患者术后形成静脉血栓的潜在危险因素。不同的免疫制剂对凝血系统的影响也不同。如服用巯嘌呤类药物的 IBD 患者，白细胞聚集水平降低；而环孢素会诱导血小板聚集、增加内皮细胞活性、降低 PAI-1 活性从而促进凝血。临床研究也发现服用环孢素患者的血栓栓塞发生率增加，表明环孢素会增强体内凝血活性。生物制剂英夫利西单抗主要通过降低 IBD 患者循环 PMP 数量，抑制 CD40/CD40L 通路来抑制血小板活化。而最近一项前瞻性队列研究发现，使用抗 TNF-α 抗体治疗的类风湿关节炎患者，未增加静脉血栓栓塞事件发生率。

## 三、实验室检查

在实验室检查中，血生化和血常规检查中一些指标异常可以提示患者凝血功能改变。

### （一）血小板

CD 患者可以出现血小板数量、大小及密度的改变。CD 患者多表现为高凝状态，血小板计数升高。原因很多，一方面，营养不良而导致的缺铁性贫血、消化道失血或慢性炎症会导致反应性血小板增多，有时长期使用激素也是反应性血小板增多的原因之一；另一方面，IBD 活动期也会出现血小板增多，多认为临界值为 $45 \times 10^9$/L。MPV 降低是 CD 患者的一个表现，这与血小板增加并活化增多有关。MPV 降低可以有效区别 CD 患者与健康人，但是无法判断患者是否处于疾病活动期。

（二）凝血功能检查

CD患者血液常呈高凝状态，有并发血栓的风险，所以，除了可能会有血小板的变化外，还可能有一些凝血指标的异常。

**1. 凝血因子**　如前文所述，根据一些研究报道证实，IBD患者血浆中可出现凝血因子 XIII 水平降低。该因子是血栓形成过程中的最后一个凝血因子，使纤维蛋白稳定，连接血凝块黏附于血管壁并将血液中蛋白质和血小板连接起来。

**2. vWF**　CD患者活动期 vWF 会较健康人升高。在凝血过程中，vWF 主要与凝血因子Ⅷ和血小板表面蛋白 GPⅠb 结合起到凝血的作用。

**3. D- 二聚体**　是形成交联的纤维蛋白降解后形成的特异性降解产物，高凝和血栓形成等病理过程中会明显增高，说明体内存在较高的凝血与纤维蛋白降解的过程。而 CD 患者多有肠系膜血管内皮损伤、微循环血栓形成等血栓前状态，所以在 CD 活动期，D- 二聚体及血小板可高于正常值。

**4. APTT 及凝血酶原时间（prothrombin time，PT）**　一些研究认为 APTT 在 IBD 患者中是延长的，且 APTT 作为衡量内源性凝血途径异常的一个常用指标，而 CD 患者又同时存在内源性凝血途径的异常，理应有 APTT 的改变。但实际上，APTT 在 IBD 患者中是否升高还存在争议，多数研究认为 APTT 与正常组对比并没有显著差异。类似的还有常用于外源性凝血途径筛查的 PT，目前仍无定论 PT 是否会在 CD 患者中或活动期 CD 患者中延长。

**5. 其他**　目前在临床中常见的 IBD 患者凝血异常的实验室检查并不多，实际上还可以有很多其他可以检查的项目，如抗凝血酶Ⅲ（AT Ⅲ）会降低、纤维蛋白原升高、各类凝血因子的监测，包括凝血因子Ⅴ、Ⅶ、Ⅷ活性增加，凝血酶原片段 1+2 升高等。

# 四、防治措施

IBD 患者血液处于高凝状态易导致各类血栓性疾病，同时也会加重疾病本身的进展。所以纠正凝血异常也是 IBD 治疗的一部分，但对于存在高凝风险的 CD 患者缺乏具体的针对性抗凝血治疗措施。

目前临床上常用的经典抗凝药物主要是肝素及低分子肝素。在机体内，肝素是一种主要由肥大细胞及嗜酸性粒细胞产生的酸性黏多糖，具有抑制血小板聚集、增强纤溶活性、降低血液黏滞的作用。此外，肝素还有其他有助于疾病治疗的功效：①抗炎作用，抑制白细胞黏附、激活，抑制 CD8[+] T 细胞激活；②调血脂作用，促进内皮细胞释放脂蛋白酯酶，水解乳糜微粒和极低密度脂蛋白；③抑制血管平滑肌增殖。但需要注意的是，肝素在抗血栓的同时会增加出血的风险，因而目前多使用低分子肝素（low molecular weight heparin，LMWH），可选择性灭活 Xa 因子，不对其他凝血因子及凝血酶产生显著影响，应用更为安全，也不需要常规实验室监测抗凝活性。

此外，尚有很多中药和中药提取物，如丹参、阿魏酸钠、川芎嗪等，也开展了相应的临床试验，为 IBD 的治疗提供了新思路。未来仍需要更多的分子细胞水平的研究，针对 IBD 的炎症 – 凝血系统失衡研发出更有效的治疗方法。

（寇彩霞　张媛媛　郑　涛　吴　婕）

## 参 考 文 献

任建安，黎介寿，1989. 重症胰腺炎的营养支持：附 19 例报告 . 实用外科杂志，9：35-36.

张智海，刘忠厚，李娜，等，2014. 中国人骨质疏松症诊断标准专家共识（第三稿）. 中国骨质疏松杂志，20（9）：1007-1010.

Bergquist A，Montgomery SM，Bahmanyar S，et al，2008. Increased risk of primary sclerosing cholangitis and ulcerative colitis in first-degree relatives of patients with primary sclerosing cholangitis. Clin Gastroenterol Hepatol，6：939-943.

Burak K，Angulo P，Pasha TM，et al，2004. Incidence and risk factors for cholangiocarcinoma in primary sclerosing cholangitis. Am J Gastroenterol，99：523-526.

Colia R，Corrado A，Cantatore FP，2016. Rheumatologic and extraintestinal manifestations of inflammatory bowel diseases. Ann Med，48（8）：577-585.

Harbord M，Annese V，Vavricka SR，et al，2016. The first european evidence-based consensus on extra-intestinal manifestations in inflammatory bowel disease. J Crohns Colitis，10：239-254.

Holzbach RT，Marsh ME，Freedman MR，et al，1980. Portal vein bile acids in patients with severe inflammatory bowel disease. Gut，21：428-435.

Irving PM，Pasi KJ，Rampton DS，2005. Thrombosis and inflammatory bowel disease. Clin Gastroenterol Hepatol，3：617-628.

Katsanos KH，Torres J，Roda G，et al，2015. Review article：non-malignant oral manifestations in inflammatory bowel diseases. Aliment Pharmacol Ther，42（1）：40-60.

Larsen S，Bendtzen K，Nielsen OH，2010. Extraintestinal manifestations of inflammatory bowel disease：epidemiology，diagnosis，and management. Ann Med，42（2）：97-114.

Lee YM，Kaplan MM，1995. Primary sclerosing cholangitis. N Engl J Med，332：924-933.

Marzano AV，Borghi A，Stadnicki A，et al，2014. Cutaneous manifestations in patients with inflammatory bowel diseases：pathophysiology，clinical features，and therapy. Inflamm Bowel Dis，20（1）：213-227.

Ngu JH，Gearry RB，Wright AJ，et al，2011. Inflammatory bowel disease is associated with poor outcomes of patients with primary sclerosing cholangitis. Clin Gastroenterol Hepatol，9：1092-1097.

Talbot RW，Heppell J，Dozois RR，et al，1986. Vascular complications of inflammatory bowel disease//Mayo Clinic Proceedings. Elsevier，61（2）：140-145.

Trikudanathan G，Venkatesh PG，Navaneethan U，2012. Diagnosis and therapeutic management of extra-intestinal manifestations of inflammatory bowel disease. Drugs，72（18）：2333-2349.

# 第（七）章　克罗恩病并发营养不良

## 第一节　克罗恩病与营养不良

胃肠道是人体消化、吸收及维持机体良好营养状况的重要器官，也是体内重要的免疫器官，因此，CD 患者肠道出现慢性炎症性病变时，极易出现营养不良。

### 一、营养不良的概况

在 IBD 的任何阶段，患者都可能出现营养不良。CD 患者出现营养不良的过程通常比较缓慢，多表现为中、重度营养不良或各种营养素缺乏。IBD 住院患者营养不良的发生率为 20% ～ 85%。营养不良可以导致肌肉萎缩，呼吸和免疫功能障碍，使儿童生长发育受阻；营养不良可延长各类疾病及手术后康复时间；营养缺乏还能导致肠壁绒毛萎缩，进一步阻碍营养吸收。

#### （一）蛋白质 – 热量营养不良

蛋白质 – 热量营养不良在成人主要表现为体重下降，在儿童主要表现为生长发育迟缓。在成人患者中的调查数据显示，65% ～ 75% 的成人 CD 患者出现体重下降，而对儿科 CD 患者调查数据显示，70% 的患儿出现体重减轻。同时体重和身高的变化在 CD 患儿中表现较为突出。Kanof 等报道了在新诊断出的儿童 CD 患者，46% 的患儿在肠道表现之前出现身高增长速率减慢，42% 的患儿在肠道表现之后出现身高增长速率减慢，只有 12% 在诊断明确时身高的线性生长未受影响。儿童患者的生长迟缓与多种因素有关，慢性营养不良是最主要的原因。大多数生长迟缓的患者血清 IGF-1 低。最近的研究发现，炎症状态下肠上皮细胞、淋巴细胞等分泌的 IL-6 可能抑制儿童生长。炎症反应本身也可能抑制生长，在动物模型中，炎症反应直接作用会使 30% ～ 40% 的线性生长减弱。另外，每天应用糖皮质激素也可能抑制生长。

#### （二）维生素、矿物质及微量元素营养不良

除蛋白质 – 热量营养不良外，CD 患者常因摄入不足或丢失增加而出现维生素、矿物质和微量元素缺乏。国外研究报道，47 例缓解期的 CD 患者有 11 例（23%）存在实验室生化指标的异常。CD 患者营养不良 / 微量元素缺乏的发生率见表 7-1。

表 7-1　CD 患者营养不良 / 微量元素缺乏的发生率

| 营养不良 / 微量元素缺乏 | 发生率（%） |
| --- | --- |
| 体重减轻 | 65 ～ 75 |
| 低白蛋白血症 | 25 ～ 80 |
| 贫血 | 60 ～ 80 |
| 缺铁 | 39 |
| 缺维生素 $B_{12}$ | 48 |
| 缺叶酸 | 54 |
| 缺钾 | 6 ～ 20 |
| 缺钙 | 13 |
| 缺镁 | 14 ～ 33 |
| 缺维生素 A | 11 ～ 50 |
| 缺维生素 D | 75 |
| 缺锌 | 40 ～ 50 |
| 缺硒 | 35 ～ 40 |

**1. 水溶性维生素**　叶酸和维生素 $B_{12}$ 缺乏较为常见。50% ～ 79% 的 CD 患者存在叶酸缺乏，饮食摄入不足、肠道丢失增加或应用柳氮磺吡啶治疗引起竞争性抑制，均可造成叶酸缺乏。近端小肠是吸收叶酸的主要部位。研究发现，在活动性 CD 患者中，高细胞活力的白细胞及幼稚细胞的数量增加，同时伴有血浆低叶酸水平，因此，可能是慢性炎症增加炎性细胞的产物，从而导致叶酸的高利用及在叶酸摄入不足时出现的巨幼细胞贫血。16% ～ 39% 的 CD 患者有维生素 $B_{12}$ 缺乏。维生素 $B_{12}$ 吸收不良的程度与末端回肠疾病的严重性及范围有关。此外，细菌过度增殖也可导致维生素 $B_{12}$ 吸收不良，同时出现维生素 $B_1$、维生素 $B_2$、维生素 $B_6$ 及维生素 C 不同程度的缺乏。

**2. 脂溶性维生素**　CD 患者的腹泻可能引起脂溶性维生素（维生素 A、维生素 D、维生素 E、维生素 K）缺乏，其中维生素 D 缺乏最为常见。维生素 D 缺乏的水平与 CD 患者疾病活动度有关，维生素 D 的变化影响着体内钙的水平，并与患者骨质疏松症或骨质软化症有关。维生素 A 和维生素 E 缺乏也可能与摄入不足或代谢增高有关。维生素 K 缺乏则可能是使用广谱抗生素抑制了正常肠道菌群，导致内源性合成维生素减少所致。

**3. 矿物质及微量元素**　血清镁和铁的缺乏常与肠道丢失和摄入不足有关。在 CD 患者及回肠切除术后患者中的报道发现，低镁血症可导致患者出现痉挛、骨痛、谵妄、手足搐溺、乏力、抑郁、心律不齐及肠蠕动紊乱等症状。铁缺乏主要是由于肠道慢性失血、小肠的慢性炎症或切除术后导致的铁吸收不良，摄入减少也能加重铁的缺乏。锌的缺乏可能是肠道吸收不良、严重腹泻、肠瘘引起的。CD 患者还可出现硒缺乏，其可致心肌病。

## 二、营养不良的原因

CD 患者发生营养不良的原因可概括为营养素的摄入不足、吸收减少、肠道丢失增加和机体的需要量增加。

## （一）营养素摄入不足

**1. 厌食及进食减少**　许多CD患者存在厌食症状，可能与进餐后出现腹痛与腹泻等症状而避免进食有关。这些胃肠道症状可能在每天不同的时间点差异很大，患者通常会过高估计其长期以来的摄食状况，而对可能发生或已发生的营养不良不予重视。

**2. 限制性膳食过度**　患者本人遵医嘱过于强调限制性膳食，一定范围内的膳食限制有利于症状的控制，但同时需保证必要的膳食补充以满足机体的需求。

（1）乳糖不耐受患者应避免进食富含乳糖的牛奶及奶制品，该部分食品的限制食用虽然有利于改善胃肠道症状，但可能会发生钙、维生素D及其他有关营养素的缺乏。因此，给予低乳糖食品，添加乳糖酶制剂以帮助乳糖分解，或给予额外的维生素与矿物质补充剂均属必要。

（2）部分CD患者在减少膳食中的脂肪摄入后，可因大便中脂溶性维生素及钙、镁、锌等二价阳离子的丢失减少而改善症状。但是脂肪摄入若过分减少，将难于满足患者能量所需，造成体重下降、慢性疲劳和乏力。

（3）对于并发肠狭窄及肠梗阻的CD患者，限制膳食纤维摄入可明显改善症状。但大多数CD缓解期无须给予纤维限制，蔬菜、水果及全谷类食品的摄入受限，可导致维生素与矿物质摄入不足。因此，除非患者证实有肠道缩窄并有梗阻症状，一般不推荐低纤维膳食。

## （二）营养素吸收减少

CD患者常并发小肠吸收不良症，其原因如下。

**1. 小肠吸收表面积减少**　CD患者若存在广泛小肠黏膜病变，或因病变而行小肠切除术，则消化与吸收营养素的小肠黏膜表面积减少。凡是回肠切除超过100cm患者，均可因胆盐肝肠循环缺陷，导致肠腔内胆盐浓度不足，造成脂肪泻及脂溶性维生素与矿物质吸收不良。由于肠道摄取内因子结合性维生素$B_{12}$的受体位于回肠，因此回肠病变或回肠切除的CD患者往往合并维生素$B_{12}$吸收不良与缺乏。

**2. 肠内容物停滞，小肠细菌过度生长**　CD患者伴有肠缩窄与瘘时，肠内容物滞留，致使小肠细菌过度生长的危险性增高。这种情况下发生吸收不良的原因如下：①细菌使胆盐脱结合，引起近端小肠提前吸收胆盐，远端小肠胆盐缺乏。②细菌与肠黏膜竞争性摄取与利用营养素。③脱结合的胆盐与细菌代谢的其他毒性产物可引起肠黏膜损伤与绒毛缩短。④药物可能影响营养素吸收，如柳氮磺吡啶是肠内叶酸吸收的竞争性抑制剂，从而可引起叶酸缺乏，皮质类固醇是发生钙吸收不良及骨质疏松的重要原因。胆酸结合性树脂药物，如考来烯胺可用于控制CD患者的腹泻，但这些药物可加重某些患者脂肪泻，加速脂溶性维生素的丢失。

## （三）胃肠道病变致营养素过多分泌与丢失

活动性炎症可导致蛋白质丢失性肠病。当丢失量超过肝白蛋白合成量时，白蛋白浓度降低，造成周围性水肿。蛋白质丢失性肠病与CDAI评分密切相关。消化道出血可导致铁缺乏与贫血。腹泻还可导致矿物质与微量元素丢失过多。大便中锌的丢失量与腹泻量呈正相关。脂肪泻可导致镁、钙、锌等二价阳离子丢失，这些二价离子均可与脂肪酸形成不溶解性皂盐，增加大便排出量。

### （四）营养素需要量增加

伴有脓肿等感染并发症时，CD 患者能量需要增加。但根据间接热量测定仪或 Harris-Benedict 公式计算结果，大多数疾病活动期患者静息期代谢率仍属正常。而一些体重严重减轻患者的代谢率却是增高的。

## 第二节　营养风险筛查和营养状况评估

评价患者营养状况时，首先要对患者进行营养风险筛查，对确定存在营养风险的患者需进一步行营养状态评估，随后给予相应的营养支持，在营养支持治疗期间还需要进行反复多次疗效评定。

### 一、营养风险筛查

营养风险不是指发生营养不良的风险，而是指现存的或潜在的营养因素导致患者出现不良临床结局的风险。包括：①已经存在的营养不足；②与手术或疾病有关，可影响患者结局的潜在代谢及营养改变。营养风险筛查的工具有很多，如营养风险筛查 2002（nutritional risk screening 2002，NRS 2002）简表、营养不良通用筛查工具（malnutrition universal screening tool，MUST）、微型营养评价（mini nutritional assessment，MNA）、营养风险指数（nutrition risk index，NRI）及主观整体营养状况评分量表（patient-generated subjective global assessment，PG-SGA），最常用的营养风险筛查工具为 NRS 2002 简表（表7-2）。对于 NRS 2002 评分≥ 3 分的患者，提示存在营养风险，需要进行营养治疗。对于评分< 3 分的患者，要反复多次对其进行筛查。研究结果表明，随着疾病严重程度的加剧，存在营养风险的 IBD 患者比例显著增加。

表 7-2　NRS 2002 简表

适用对象：18 岁以上，住院 1 天以上，次日 8：00 前未行手术，神志清醒者

单位名称：　　　　　　　　　科室名称：

病案号：　　　入院日期：　　　病区：　　病　床：

姓　名：　　性　别：　　　年龄：　　疾病诊断：

患者知情同意参加：（是□ 否□）

疾病有关评分：□0 分　□1 分　□2 分　□3 分

如果患者有以下疾病请在□打√，并参照营养需要量标准进行评分（无下列疾病为 0）

评分 1 分，营养需要量轻度增加：□髋骨骨折□慢性疾病有并发症□ COPD □血液透析□肝硬化□一般恶性肿瘤患者

评分 2 分，营养需要量中度增加：□腹部大手术□脑卒中□重度肺炎□血液恶性肿瘤

评分 3 分，营养需要量重度增加：□颅脑损伤□骨髓移植□大于 APACHE 10 分的 ICU 患者

营养状态有关评分（下面 3 项取最高分）：□0 分　□1 分　□2 分　□3 分

1. 人体测量：□0分　□1分　□2分　□3分

身　　高　　　　　　（m，精度到0.5cm）（免鞋）

实际体重　　　　　　（kg，精度到0.5kg）（空腹，病房衣服，免鞋）

BMI　　　　　　　　（kg/m²，≤18.5 kg/m²，3分）

注：因严重胸腔积液、腹水、水肿等得不到准确的 BMI 值时用白蛋白来替代（ESPEN 2006）。

白蛋白　　　　　　　（g/L，≤30g/L，3分）

2. 近期（1～3个月）体重是否下降？（是□　否□），若是体重下降　　　　（kg）

体重下降≥5%，是在□3个月内（1分）　□2个月内（2分）　□1个月内（3分）

3. 1周内进食量是否减少？（是□　否□）

如果是，较之前减少□25%～50%（1分）　□50%～75%（2分）　□75%～100%（3分）

年龄评分：□0分　□1分

超过70岁为1分，否则为0分。

营养风险（疾病有关评分+营养状态有关评分+年龄评分）总评分：　　　　分

注：COPD. 慢性阻塞性肺疾病；APACHE. 急性生理学及慢性健康状况评分系统；ICU. 重症监护治疗病房；BMI. 体重指数

## 二、营养状况评估

通过对患者的病史分析和详细的体格检查，可以提示患者存在营养不良，但不能完全反映其营养状态（表7-3）。病史使临床医师了解患者体重减少的速度和程度，以及营养摄入的数量和质量、患者饮食特点、味觉改变、食物药物过敏、酒精摄入及厌食等相关信息。详细的体格检查可让医师发现皮肤干燥、鳞屑、萎缩、肌肉消耗、水肿、意识状态等信息。然而若需制订出符合患者需要的营养支持治疗方案，仅靠病史和体格检查还不能对患者的营养状况做出准确的评价。

### 表 7-3 营养状态评估内容

| 项目 | 评估内容 |
| --- | --- |
| 病史 | 除一般病史外，还应着重了解患者的膳食史及病前体重状况 |
| 体格检查 | 除疾病相关性体征外，还应检查并发现有无体重下降、肌肉消耗及面色苍白等体征；维生素或微量元素缺乏的体征，如皮疹、唇干裂、龋齿、舌炎等；矿物质缺乏的体征，如手足搐溺等 |
| 人体测量 | 成人应测定评估脂肪储备与瘦体组织丢失相关的指标；儿童则应测定其生长发育与成熟等相关的指标 |
| 实验室检查 | 包括血液红细胞、白细胞、淋巴细胞计数，以及血清蛋白、维生素、矿物质及微量元素含量等，以评估患者蛋白质及微量营养素状态等 |

评估包括主观营养状况评估和客观营养状况评估两个方面。

### （一）主观营养状况评估

主观综合评价法（subjective global assessment，SGA）是一个定量的测量患者营养状态的方法，该法在不同的观测者间具有较好重复性，是常被采用的评价 CD 患者营养状况的一种方法，SGA 的观测内容见表7-4。

表 7-4　SGA 的观测内容

| 指标 | 正常 | 中度营养不良 | 严重营养不良 |
|---|---|---|---|
| 体重下降（最近 6 个月内）* | ＜ 5% | 5% ～ 10% | ＞ 10% |
| 膳食摄入* | 达到正常标准量 | 70% ～ 90% 正常标准量 | ＜ 70% 正常标准量 |
| 胃肠道症状：厌食、恶心、呕吐、腹泻 | 无 | 间歇有 | 每天有，＞ 2 周 |
| 体力情况 | 正常工作、学习 | 下降 | 卧床 |
| 病变情况 | 不活动 | 介于不活动与活动之间 | 急性活动 |
| 皮下脂肪（三头肌与腋中线皮褶） | 正常 | 下降 | 明显下降 |
| 肌肉质块（四头肌、三角肌）* | 正常 | 下降 | 明显下降 |
| 下坠性水肿 | 无 | 轻 | 明显 |
| 腹水 | 无 | 轻 | 明显 |

*重点评估项目

## （二）客观营养状况评估

NRI 是一种客观测量患者营养状态的方法。计算公式如下：NRI=1.519% 血清白蛋白 ＋ 0.417×（当前体重 / 既往体重）×100。若 NRI ＜ 83.5，或血清白蛋白＜ 30g/L 且体重减轻 10%，或血清白蛋白＜ 27.5g/L，或体重减轻 25% 均为重度营养不良。

若干实验室检查在评价患者某些营养素缺乏和确定营养不良的原因方面有重要作用（表 7-5）。贫血在 CD 患者中较常见，导致贫血的原因也是多方面的。有时难以鉴别某些患者是缺铁性贫血还是 CD 导致的贫血，两者均表现为机体内铁减少而铁蛋白浓度却升高，这时总铁蛋白结合力或转铁蛋白浓度有助于两者的鉴别。维生素 $B_{12}$ 或叶酸缺乏导致部分 CD 患者出现大小细胞混合性贫血，维生素 $B_{12}$ 内因子复合体主要在小肠下半部分吸收，对回肠切除的 CD 患者需测定维生素 $B_{12}$ 及内因子浓度，以明确贫血的原因。柳氮磺吡啶抑制空肠部分的叶酸结合酶，长期服用柳氮磺吡啶的患者，定期测定叶酸浓度可以确定是否需外源性补充叶酸，且不仅可预防贫血发生，还可预防 CD 患者的结肠直肠癌变。氮平衡是简单有效的营养评定方法，正氮平衡表示蛋白质合成占优势，负氮平衡表示蛋白质分解占优势。

表 7-5　营养不良的评估参数

| 指标 | 正常 | 轻度 | 中度 | 重度 |
|---|---|---|---|---|
| 体重减轻 | | ＜ 5% | 5% ～ 9% | 10% |
| 白蛋白（g/L） | 35 ～ 58 | 30 ～ 35 | 24 ～ 30 | ＜ 24 |
| 转铁蛋白（mg/L） | 2000 ～ 4000 | 1500 ～ 2000 | 1000 ～ 1500 | ＜ 1000 |
| 前白蛋白（mg/L） | ＜ 50 | 100 ～ 150 | 50 ～ 100 | |
| 上臂肌围（%） | ＞ 40 | 35 ～ 40 | 30 ～ 34 | ＜ 30 |
| 肱三头肌皮褶厚度（%） | ＞ 40 | 35 ～ 40 | 60 ～ 80 | ＜ 60 |
| 肌酐 / 身高指数（%） | ＞ 90 | 80 ～ 90 | 60 ～ 80 | ＜ 60 |
| 总淋巴细胞计数（×$10^9$/L） | ＞ 2.0 | 1.2 ～ 2.0 | 0.8 ～ 1.2 | ＜ 0.8 |

所有人体及生化测定在人群调查中的结果是准确可靠的，但在患者中其敏感性不稳定，也缺乏特异性。在面对每个具体患者时，这些方法可以帮助确定其营养状态，同时医师对营养支持疗法的临床经验也起着至关重要的作用。

# 第三节　营养不良的治疗

CD 患者在初诊时多已伴有营养不良，病情进展、药物或手术治疗又会进一步加重营养障碍。成人 CD 患者一旦出现营养不良或儿童 CD 患者一旦出现生长发育迟缓，很难通过饮食指导纠正，往往需要营养治疗。因此营养支持作为 CD 的治疗手段，与药物、手术等治疗措施同等重要，且贯穿于患者整个治疗过程。

## 一、营养治疗的适应证

### （一）营养不良或存在营养不良风险的患者

营养状况正常但存在营养不良风险（NRS 2002 评分≥ 3 分）、中度营养不良预计营养摄入不足＞ 5 天及重度营养不良者应给予营养治疗。营养摄入不足并且生长发育迟缓及停滞的儿童和青少年患者，应尽早给予营养治疗。在 CD 患者中，生长发育迟缓或停滞的儿童和青少年相当普遍，营养治疗具有促进生长发育的作用，激素治疗却不具备这一优势。因此，营养治疗是其他治疗方式的基础。

### （二）围手术期患者

有手术指征合并营养不良或存在营养不良风险的 CD 患者，应先行营养治疗，后进行手术，以降低手术风险。有研究表明，围手术期通过营养治疗诱导 CD 缓解后再施行手术，有助于降低术后复发率。

### （三）活动期患者诱导和维持缓解

1. 儿童和青少年活动期 CD 患者诱导缓解推荐首选肠内营养（EN）。EN 诱导儿童和青少年活动期 CD 的缓解率已被证实与激素治疗相当。并且，EN 还能促进深度缓解和肠黏膜溃疡愈合，促进患者生长发育。因此，儿童和青少年 CD 患者应首选 EN 诱导缓解。

2. 成人活动期 CD 药物治疗无效或有禁忌证（如激素无效或不耐受，骨质疏松）时可考虑使用 EN 作为诱导缓解的替代治疗。EN 能够诱导成人 CD 缓解，但其疗效不如激素，且成人对 EN 依从性差，因此，药物仍是诱导和维持成人 CD 缓解的主要手段，EN 则作为药物治疗无效或禁忌时的替代治疗。由于 CD 成人多伴有营养不良，因此营养支持治疗的使用范围仍较广。

3. 对生长发育迟缓或停滞的儿童，应以 EN 维持缓解。已有研究表明，EN 可用于维持 CD 缓解，其疗效与 6-MP 相比无显著差别。

（四）克罗恩病并发症

CD 并发肠功能障碍的患者应视情况给予短期或长期营养治疗。

## 二、营养治疗的方法

（一）营养供给量

可采用间接能量测定仪测定患者的静息能量消耗（resting energy expenditure, REE）。根据患者活动量，每天总能量消耗为 REE 的 1.2 ～ 1.5 倍。若无能量测定仪，缓解期 CD 成人的每天总能量需求与普通人类似，可按照 25 ～ 30kcal/（kg·d）（1kcal=4.184kJ）给予。但活动期 CD 患者的能量需求增加，并受许多因素影响；体温每升高 1℃，REE 增加 10% ～ 15%，并发脓毒症时 REE 约增加 20%。儿童和青少年患者处于生长发育期，摄入的营养除满足正常代谢需要外，还需追赶同龄人身高、体重，故每天提供的能量应为正常儿童所需的 110% ～ 120%。CD 患者蛋白质供给量应达到 1.0 ～ 1.5g/（kg·d）。

（二）营养治疗效果评价

如营养治疗的目的（纠正营养不良或诱导 CD 缓解）已经达到，可逐渐停用营养治疗；营养治疗不能奏效时，应及时查明原因；营养治疗用于维持缓解时，可长期使用。

（三）营养支持

### 1. 膳食治疗

（1）低纤维膳食：为了避免机械性刺激，减少排便次数和促进病灶愈合，CD 急性期或发生肠道狭窄的患者可采用低纤维膳食，限制膳食纤维的摄入量。但有研究证明，膳食纤维的摄入量，尤其是水果中纤维素摄入量与 CD 的发生风险呈负相关。长期而言，在缓解期，应缓慢增加膳食纤维的摄入量。膳食纤维按其功能大致可分为两类，即非水溶性食物纤维和水溶性食物纤维。非水溶性食物纤维在豆类的皮、野菜、玉米、韭菜等食物中含量较高，非水溶性食物纤维会增加便量，可导致腹泻、腹痛及狭窄部分阻塞，因此这部分食物应减少摄入；苹果、香蕉、桃子等水果中水溶性食物纤维含量较高。水溶性食物纤维对肠道刺激较小，能吸收粪便中的水分，有助于粪便成形，减轻腹泻，并通过肠内细菌被分解，有助于肠管黏膜的形成，提高黏膜再生的功能。

（2）低乳糖膳食：小部分患者伴有乳糖不耐受或对牛乳过敏，食用牛乳或乳制品后往往会出现腹胀、腹泻加重或痉挛。急性期及确诊对乳糖不吸收或不耐受的患者，应限制牛乳及乳制品的摄入。有调查资料表明，CD 患者乳糖不耐受的发生率与同种族的对照组之间并无明显差异。因此对于大多数患者而言，在没有足够证据证明具有乳糖不吸收或不耐受情况而盲目地限制牛乳及乳制品的摄入是不明智的。因为乳制品是优质蛋白质、钙和维生素 D 的重要来源。在限制乳制品摄入的患者中，也应注意此类营养素的补充。

（3）低脂肪膳食：CD 病因学研究中发现，人造黄油等化学合成的氢化脂肪可能对发病有影响。CD 的发病率与人造黄油的使用量呈正相关。有报道高脂肪的快餐摄入增加了

CD 发病的相对风险，可能与快餐中含有化学合成的反式脂肪酸有关。日本学者通过流行病学调查发现，CD 的发病率随着每天总脂肪和动物脂肪的摄入量（尤其是 $\omega$-6 PUFA）的增加而增高。这种饮食模式可以通过影响花生四烯酸的代谢，产生较多促炎因子 $LTB_4$ 而促进疾病的发展。

病变累及回肠的 CD 患者，特别是回肠切除术后，容易发生脂肪泻。发生脂肪泻时，吸收不良的脂肪酸和羟基脂肪酸衍生物均可刺激结肠黏膜而使腹泻迁延不愈，钙、镁、锌等二价阳离子及脂溶性维生素也会随之排出增加。另外，此类患者粪便中脂肪酸钙复合物增加，结肠中草酸钙减少，导致结肠中游离的草酸盐吸收增加，故容易并发高草酸尿症及草酸钙肾结石。对于脂肪泻患者，应将脂肪摄入量减至 50～70g/d，可以减轻腹泻症状，同时注意钙的补充，也能防止高草酸尿症与肾结石。

（4）维生素及微量元素的补充

1）铁剂的补充：对于缺铁性贫血，静脉补铁与口服补铁都能有效地提高血红蛋白含量，暂无研究表明静脉补铁疗效优于口服补铁。口服补铁可以改善生活质量，但口服铁剂在肠道氧化可产生氧自由基，加重肠黏膜溃疡。静脉补铁需在特定的情况下选择：严重贫血（Hb ＜ 100g/L）；需要快速恢复贫血状态的中度贫血；口服补铁不耐受或无效的患者。口服补铁常见的不良反应（恶心、腹痛或腹泻等）主要与相对高剂量（＞ 120mg/d）补充有关。研究表明，低剂量（60mg/d）补充铁剂与高剂量一样有效，并且能够避免高剂量补铁的不良反应。

2）叶酸和维生素 $B_{12}$ 的补充：通过补充叶酸或增加新鲜蔬菜水果类食物的摄入，可以有效降低叶酸缺乏的发生率，处于缓解期的患者应予以考虑。上述措施疗效不佳的患者或正在接受甲氨蝶呤或柳氮磺吡啶治疗的患者可常规补充叶酸。病变部位位于回肠或有回肠切除史的患者应常规监测血清维生素 $B_{12}$ 水平。对于已存在维生素 $B_{12}$ 缺乏的患者，应通过肠外途径（如肌内注射）补充。

3）钙和维生素 D 的补充：建议所有 CD 患者每天摄入 1.5g 膳食钙，膳食钙摄入不足的患者可以每天口服补充 500～1000mg 钙剂。维生素 D 缺乏在 CD 患者中普遍存在，且与疾病活动度相关。维生素 D 可以增加骨密度，并有辅助治疗作用，因此，补充维生素 D 有助于控制 CD 病情。

4）维生素的补充：CD 患者应增加日常饮食中蔬菜水果类和豆类食品的摄入，避免维生素缺乏。CD 患者存在肠道病变，维生素等营养物质吸收障碍，当已监测到体内维生素缺乏时，短时间内很难再补充至正常状态。因此在 CD 患者营养支持过程中应常规补充维生素制剂。

2. EN　与肠外营养（PN）相比，EN 更能改善营养状况。EN 是促进肠黏膜愈合的重要因素。大量证据表明，长期应用 EN 的 CD 患者中，44%～74% 处于黏膜愈合阶段。尽管机制不明，但使用 EN 能够降低炎症指标，缓解肠道炎症，控制疾病活动。EN 的抗炎作用远早于营养状况的改善，EN 开始 3～7 天即能观察到炎性指标（ESR、CRP、IL-6、IGF-1）水平下降。EN 还可以防止肠道菌群移位，保护胃肠道功能，在营养治疗方案中应优于 PN 的选择，所以强烈推荐遵循 "if the gut works, use it" 的原则，即只要肠道有功能，就应该使用肠道，即使部分肠道有功能，也应该使用这部分肠道。

（1）适应证和禁忌证：CD 患者营养不良常见，任何有营养不良及有营养不良风险的 CD 患者都应给予营养治疗，并首选 EN。

下列情况应予以 EN：3 ～ 6 个月体重下降≥ 5%；重度营养不良；中度营养不良预计营养摄入不足＞ 5 天；或正常营养状况但预计摄入量不足＞ 10 天；体重指数低于 18.5kg/m²；或尽管药物治疗有效，但患者体重仍持续下降。

虽然 EN 的适应证较为广泛，但由于口味不佳，患者很难耐受长期的禁食和 EN，因此，EN 的撤药率高达 39%。

EN 的禁忌证：消化道大出血；肠穿孔；短肠综合征；完全性肠梗阻；中毒性巨结肠。

（2）EN 方法：根据摄入量占营养需求总量的比例，EN 分为全肠内营养（exclusive enteral nutrition，EEN）和部分肠内营养（partial enteral nutrition，PEN）。EEN 指营养完全由 EN 提供，不摄入普通饮食；PEN 指在进食的同时补充 EN。以纠正营养不良为目的时，可用 EEN，也可用 PEN。PEN 作为一般饮食的辅助治疗，目的是改善营养状态和维持缓解。PEN 制剂添加量由患者营养不良程度和耐受情况决定，治疗终点为营养状况恢复正常。围手术期营养治疗时间不应少于 10 ～ 14 天。

营养治疗用于诱导活动期 CD 缓解时，应采用 EEN。EEN 以 EN 制剂作为唯一的饮食来源，是诱导儿童急性期 CD 缓解的一线治疗方案。研究证实，EEN 能够诱导 85% 的初诊 CD 患儿缓解。而对于成人患者，激素治疗失败或不耐受时，EEN 可作为诱导缓解的一种方案。EEN 诱导缓解率高于 PEN。儿童和青少年患者 EEN 诱导缓解的疗程为 6 ～ 12 周，成人为 4 ～ 6 周。

应用 EN 维持 CD 缓解时，可以采用 EEN 或 PEN。与 EEN 相比，PEN 同样可以延长缓解期，促进儿童、青少年 CD 患者生长发育。有证据表明，儿童 CD 患者摄入要素饮食，复发率可由 64% 降至 34.6%。缓解期 CD 患者长期予以 EN 可以通过抑制炎症因子 IL-1β、IL-6 和 TNF-α 控制临床和内镜下病情活动，应用 EN 12 个月，维持缓解率可由 22% 升至 48%。使用 EEN 的阻力主要在于管饲对日间活动的影响及患者对长期禁食的抗拒。为提高患者的依从性，对需要 EN 维持缓解的患者，平时可以在正常饮食基础上口服补充 EN 制剂，即采用 PEN，病情活动时转为 EEN；或白天正常进食，夜间鼻饲半量 EN 制剂；或每 4 个月总用 1 个月的时间进行 EEN。PEN 的推荐量为每天总能量需求的 50% 以上。不全性肠梗阻、肠动力障碍、围手术期、高流量肠外瘘或高位肠造口等患者如果使用 EEN，经常会出现供给量低于每天总能量需求 60% 的情况，如果这种现象持续时间超过 3 天，应补充 PN。

（3）EN 途径：包括口服、管饲、胃 / 肠造口等。

口服补充对胃肠道功能要求较高，患者耐受量有限，依从性也较差。当口服补充 EN 制剂的量超过 600kcal/d 时建议管饲。

管饲方法包括鼻胃管、鼻肠管、经皮内镜下胃 / 空肠造口（percutaneous endoscopic gastrostomy /jejunostomy，PEG /PEJ）和手术胃造口等。部分患者由于肠道运动、消化和吸收等方面的限制，必须将 EN 治疗的途径改为管饲，以便缓慢、匀速和持续输注营养，并且添加一些辅助性的消化酶或胃肠动力药等。鼻胃管是最常见的管饲途径，其操作简单，适用于绝大多数患者。盲法放置的鼻胃管应通过 X 线影像学检查证实导管在位方可使用。

为避免反流,管饲时卧床患者应处于头高足低位。喂养从较低速度开始(25ml/h),并根据患者耐受程度在 48 ~ 72h 逐渐增加至目标量。建议采用持续泵注的方法进行管饲。与间断输注相比,持续泵注能够提高胃肠道耐受性,改善吸收,增加输注量,减少 EN 并发症。管饲期间应监测胃排空情况,避免呕吐和误吸。有胃排空障碍、幽门或十二指肠狭窄、高位 CD(十二指肠或高位空肠)等误吸风险的患者,应采用鼻空肠管进行幽门后喂养,胃镜引导下放置鼻空肠管是常用的方法之一。

预计管饲时间在 4 周内时,应使用鼻饲管喂养;如超过 4 周或患者不耐受,推荐选择 PEG。CD 患者使用 PEG 并不增加胃瘘和其他并发症的风险。除非十分必要,一般不建议 CD 患者做空肠插管造口术。

由于 EN 涉及胃空肠管鼻饲及口味、腹泻等问题,EN 在成人 CD 患者中的接受程度和依从性逊于儿童患者。

(4)EN 制剂的种类与选择:肠内营养制剂按蛋白质来源分为两大类。①氨基酸型和短肽型( elemental type,要素型)肠内营养制剂;②整蛋白型( non-elemental type,非要素型)肠内营养制剂。总体来说,应用这两大类配方进行营养治疗时,疗效并无明显差异,但不同个体、不同情况对不同配方的耐受性可能不同。抗原性低的氨基酸型和抗原性高的整蛋白型营养制剂,以及高脂肪含量和低脂肪含量营养制剂对于诱导缓解的作用无明显差异。整蛋白型营养制剂更有利于儿童 CD 患者体重增长,但肠功能不全患者建议使用要素膳或低聚配方,CD 活动期时应减少膳食纤维的摄入。

低脂肪含量制剂能够提高 EN 诱导 CD 缓解的效果,但长期限制脂肪摄入可能导致必需脂肪酸缺乏。鱼油能够改善活动期 CD 的炎症指标水平,但不能改善 CD 患者的临床结局。没有足够证据证实鱼油能够维持 CD 缓解。谷氨酰胺有利于减轻肠道损伤,防止肠黏膜萎缩,补充谷氨酰胺可以改善活动期 CD 的肠道通透性,但未发现高剂量谷氨酰胺更有利于病情缓解的证据,也没有改善 CD 临床结局。联合应用益生菌和益生元可能对 CD 患者有益。

目前临床常用的 EN 制剂有安素、瑞代、能全力和百普力。根据笔者的临床经验,安素因具有营养全面均衡、肠道耐受性好和价廉物美等特点,在临床表现出更好的疗效,因而应用更加广泛。

(5)EN 的并发症及防治:EN 的并发症重在预防,操作过程中必须遵循相关规范。

EN 较 PN 安全,但若使用不当会发生并发症,包括胃肠道并发症(腹泻、恶心、呕吐、腹胀)、代谢并发症(脱水、电解质异常、高血糖症)、感染并发症(吸入性肺炎、腹膜炎、鼻窦炎)及导管相关并发症(鼻咽部黏膜损伤、PEG 造口旁瘘、喂养管堵塞和异位、导管错误连接等)。采用管饲、缓慢增加输注量、适当加温、防污染等措施能够减少并发症的发生。

无论使用何种 EN 制剂,大多数 CD 患者都可能发生胃肠道并发症。处理方法首先是通过调节 EN 制剂的种类、剂量、时机等方法改善 CD 患者症状,必要时口服或与 EN 制剂一同管饲调节胃肠道功能和促进消化的药物,上述措施通常能明显改善 CD 患者对 EN 制剂的不耐受。重度营养不良患者在 EN 初期应特别警惕再喂养综合征。

**3. PN** CD 患者进行 PN 的目的主要是纠正营养不良,因为已经证实 EN 与 PN 同样有效，但是 EN 成本更低，不良反应更少。PN 只局限于 EN 无法达到目标量（总能量需求的 60%）或有 EN 禁忌证及重症患者的围手术期营养治疗。对于促进瘘管愈合和修复肠黏膜功能，PN 与 EN 相比不占优势。

（1）PN 适应证

1）CD 继发短肠综合征早期或伴顽固性腹泻。

2）高流量小肠瘘（≥ 500ml/d）无法实施 EN。

3）低位肠梗阻无法实施 EN，或高位肠梗阻时肠内营养管无法通过梗阻部位。

4）高位肠内瘘（胃 – 结肠内瘘或十二指肠 – 结肠内瘘）无法实施 EN。

5）肠瘘造成的腹腔感染未得到控制。

6）不耐受 EN 的其他情形，如重症 CD 或其他原因造成的肠腔严重狭窄、顽固性呕吐、严重腹胀或腹泻、严重的肠动力障碍，或由于其他原因无法建立 EN 途径。

（2）PN 途径的建立与选择：应通过周围静脉插入的中心静脉导管或中心静脉穿刺置管输注 PN 制剂。经周围静脉向中心静脉置管并发症少，应为首选。只有在预计使用 PN 时间较短（10 ～ 14 天）和 PN 的渗透压 ≤ 850mOsm/L 时，方可采用周围静脉输注，并应警惕血栓性静脉炎。通常采用单腔静脉导管输注 PN 制剂，导管管腔越多，接口越多，污染的可能性越大。通常选择右侧锁骨下静脉途径进行中心静脉置管。股静脉置管极易污染，容易形成静脉血栓，为相对禁忌。高位颈内静脉置管难以护理，容易污染，故不采用。应在 B 超引导下进行中心静脉置管。置管成功后必须进行影像学检查，确定导管尖端部位合适并排除并发症后方可使用。

（3）制订 PN 制剂配方：能量需求应按非蛋白热量，氮量 =（100 ～ 150）kcal ∶ 1g 的比例提供。总能量构成中，脂肪应占非蛋白热量的 30% ～ 50%。不推荐使用 $\omega$-6 PUFA 作为唯一的脂肪来源，可选择中长链脂肪乳剂或含有 $\omega$-9 PUFA 的脂肪乳剂。尚无证据支持在 PN 中添加谷氨酰胺二肽或鱼油对 CD 患者有益。

（4）PN 的并发症与防治：PN 治疗引起的并发症主要如下。

1）脏器功能损害：肝胆系统异常，20% ～ 30% 长期应用 PN 的患者，特别是不合理（如高能量）PN 支持，肝酶谱可出现异常，大多出现在应用 2 周后。常见的有 ALT、AST、碱性磷酸酶（alkaline phosphatase，AKP）、$\gamma$- 谷氨酰转肽酶（$\gamma$-glutamyl transpeptidase，$\gamma$-GT）升高，总胆红素、直接胆红素也可有不同程度的升高。AKP 与 $\gamma$-GT 联合监测有利于淤胆的诊断。降低 PN 中非蛋白热量能在一定程度上减轻或预防淤胆。

肠道屏障受损：长期禁食状态会使肠上皮绒毛萎缩，肠道黏膜皱襞变平，肠壁变薄，使肠道功能减退，肠道屏障功能受损。PN 中添加谷氨酰胺能使空肠黏膜增厚，保护肠道功能。因此，对于能耐受的患者，尽快由 PN 向 EN 过渡，或是在 PN 营养治疗期间加用谷氨酰胺均能防治肠道屏障功能受损。

2）导管并发症：包括空气栓塞、导管栓子形成、导管尖端异位，大血管、心脏壁穿破、静脉炎、气胸、血胸等，预防需严格按照规范操作，静脉炎的发生多与配制的营养液渗透压过高有关。发现后应及时纠正，如出现循环系统或呼吸系统症状，应及时拔除导管，给予相应处理。

3）感染：常见的是导管引起的感染。一般发热达 38.5℃以上，拔除导管后发热可控制。

一旦发生，应拔除导管，取导管尖端 5cm 进行细菌培养。如体温不降应抽取血液进行细菌培养及药敏试验，按血培养结果给予敏感抗生素。可在 24～48h 后再次插管。

4）代谢并发症：常见糖代谢异常。在应激状态下，糖异生及胰岛素抵抗使血糖升高，在应用 PN 时，应减少糖的用量或增用胰岛素，维持血糖稳定。在 PN 应用早期，糖量也应逐步增加或加用胰岛素，使机体逐渐适应。中重度营养不良、老年患者等易出现低血糖症状，故对于同时并发糖尿病的患者，胰岛素应从低剂量逐步增加。撤除 PN 时也应逐渐减量，防止骤撤出现低血糖反应。整个过程中需检测 PN 使用时的血糖，以随时调整。另外，PN 时补钾的量较大，因此也需严格监测血钾浓度，一旦发生血钾升高或在正常值上限、少尿等，氯化钾应及时减量或撤除。

### （四）特殊营养物质在克罗恩病中的应用

#### 1. 特殊脂肪酸的应用

（1）鱼油：鱼油中富含 EPA 和 DHA，属于 $\omega$-3 PUFA，其代谢产物 $PGE_3$、$TXA_3$、$LTB_5$ 具有下调免疫反应的功效。EPA 的代谢产物 $LTB_5$，能取代 $LTB_4$，减轻炎症反应。同时 $PGE_3$ 能取代疾病时的代谢产物 $PGE_2$，减轻血管扩张，减少炎性渗出。鱼油还能通过抑制 IL-1、PAF，清除自由基、改善细胞膜流动性和抑制血小板聚集，发挥抗炎功效。但鱼油对于 CD 的疗效则报道不一。据报道，鱼油肠衣制剂能降低缓解期 CD 患者的复发率。

（2）橄榄油：橄榄油中单不饱和脂肪酸含量高达 65.8%～84.9%，而其他食用油如大豆油、玉米油中以 PUFA 为主，PUFA 中 $\omega$-6 脂肪酸含量也相应较高，其代谢产物 $PGE_3$、$TXA_2$、$LTB_4$ 能促进炎症反应，而单不饱和脂肪酸的应用，则大大降低此类促炎因子的产生。橄榄油中 PUFA 含量占 3.5%～22.0%，其中 $\omega$-3 PUFA 和 $\omega$-6 PUFA 的含量之比为 1：4，此时各种疾病很难入侵人体，同人乳相似。橄榄油中还富含维生素 E，可减少脂质过氧化物的产生，保护细胞免受自由基损伤。其还含有角鲨烯、黄酮类物质和多酚类物质，能调节免疫，促进愈合。Camuesco 等建立小鼠结肠炎动物模型，给予橄榄油为基础的饮食喂养，并设立以大豆油为基础的饮食喂养作为对照组，喂养时间从结肠炎诱导前 2 周开始直至炎症认定后 15 天，结果发现使用橄榄油组结肠炎症反应发生率比食用大豆油组低，且橄榄油加用鱼油组结肠炎症发生率更低。橄榄油加用鱼油饮食喂养的所有大鼠结肠中谷胱甘肽水平恢复，NO 合成表达减少，但大豆油组未发现此现象。说明橄榄油饮食对患者有益，若能同时添加鱼油，则效果更明显。

#### 2. 谷氨酰胺的应用

谷氨酰胺是体内含量最丰富的非必需氨基酸，是合成氨基酸、蛋白质、核酸和许多其他生物分子的前体物质，是机体内各器官之间转运氨基酸和氮的主要载体，也是生长迅速细胞的主要燃料。谷氨酰胺是小肠主要代谢底物和供能物质，能保持肠壁完整，保护肠黏膜。在重度营养不良或 CD 急性期时，机体消耗增加或肠道对谷氨酰胺利用减少，进一步影响小肠的能量代谢、蛋白质和核酸的合成，使肠黏膜萎缩变薄，进一步加重病情。外源性给予充足的谷氨酰胺能促使肠黏膜增厚，有效阻止或减少细菌或毒素易位。谷氨酰胺也是淋巴细胞和巨噬细胞的主要能量物质之一，能增强肠黏膜的免疫屏障。当机体提供充足的谷氨酰胺时，能促进大量 sIgA 的分泌，也可防止或抑制肠腔内细菌易位。

**3. 益生菌和益生元的作用**　益生菌是指含有生理性活菌或死菌（包括其组分和代谢产物）的生物制品，经口服或其他途径摄入，改善黏膜表面的微生物群与酶的平衡，或刺激机体产生特异性或非特异性免疫机制。益生菌是非致病性的，包括乳杆菌、双歧杆菌等。益生菌在 CD 治疗中的作用越来越受到重视。CD 患者肠道菌群比例失调，尤其在急性期双歧杆菌和乳杆菌明显减少。补充益生菌能调节肠道菌群比例，增加有益菌，减少有害菌，促使肠道菌群正常化。益生菌也能调节肠道上皮细胞间的连接，改善肠上皮的物理屏障功能，防止肠道细菌易位。益生菌还能降低结肠内 TNF-α 等促炎因子的水平，抑制炎症因子的表达，缓解炎症。Campieri 等分别用益生菌（6g/d）和 5-ASA（4g/d）治疗 40 例 CD 患者，益生菌组复发率为 10%，而 5-ASA 组复发率为 40%。Guslandi 等分别用 5-ASA（1g/d）加益生菌治疗与单用 5-ASA（1.5g/d）治疗 32 个 CD 患者（缓解期＞3 个月以上），在预防复发方面前者明显更为有效。

益生元是指不会被消化或吸收的食物成分，但能被肠道内细菌选择性发酵，从而促进肠道生态系统的改变，包括非淀粉多糖、膳食纤维、菊粉、低聚果糖等。益生元能刺激肠内保护性细菌生长或增强其代谢，还可经结肠细菌发酵为短链脂肪酸而发挥作用。合生元是指益生菌和益生元的组合，应用合生元也是一种治疗 CD 的有效方式。目前被报道较多的益生元是出芽大麦食物（germinated barley food-stuff，GBF），GBF 是一种从谷类中加工提取的富含谷氨酰胺和半纤维素的食物，能通过双歧杆菌等转化为乳糖、醋酸和丁酸。目前越来越多的实验发现 CD 与肠道菌群密切相关，通过益生元和益生菌调节肠道菌群为慢性炎症的治疗提供了新的途径。

（吴秀文）

## 参 考 文 献

Forbes A, Escher J, Hébuterne X, et al, 2017. ESPEN guideline: clinical nutrition in inflammatory bowel disease. Clin Nutr, 36（2）: 321-347.

# 第八章 克罗恩病并发贫血

　　除腹痛、腹泻外，贫血是 CD 最常见的全身性并发症和肠外表现之一。贫血会严重降低 CD 患者生活质量，影响患者的体质、情绪、认知功能、工作能力等。长期以来临床医师形成了一项普遍的认知，即贫血似乎是 CD 难以避免的伴随症状，因而不针对这一点给予特别干预措施，近几年来随着对 CD 管理的认识加深，CD 伴发贫血所带来的危害开始逐渐受到重视，而对贫血进行纠正已经列入明确的治疗原则。

　　即使针对 CD 的治疗持续进行，贫血也可能在病情控制后很快复发。如果患者得不到及时输血或其他相关治疗，严重的贫血甚至可危及生命，因此应提前做好该类患者贫血的预防措施。

## 一、克罗恩病并发贫血概述

　　贫血的诊断标准：成年男性血红蛋白（Hb）＜ 120g/L，成年女性 Hb ＜ 110g/L，6 ～ 14 岁 Hb ＜ 120g/L；轻度贫血：Hb ＞ 90g/L；中度贫血：Hb 60 ～ 90g/L；重度贫血：Hb ＜ 59g/L；小细胞低色素性贫血：MCV ＜ 80fl，MCHC ＜ 32%；正常细胞性贫血：MCV 80 ～ 100fl，MCHC 32% ～ 35%；大细胞性贫血：MCV ＞ 100fl（表 8-1）。

**表 8-1　海平面水平人贫血状况的最低血红蛋白和血细胞比容水平**

| 年龄 / 性别组 | Hb | | Hct（%） |
| --- | --- | --- | --- |
| | Hb（g/dl） | Hb（mmol/dl） | |
| 儿童（6 个月至 5 岁） | 11.0 | 6.83 | 33 |
| 儿童（5 ～ 11 岁） | 11.5 | 7.14 | 34 |
| 儿童（12 ～ 13 岁） | 12.0 | 7.45 | 36 |
| 非妊娠期女性 | 12.0 | 7.45 | 36 |
| 妊娠期女性 | 11.0 | 6.83 | 33 |
| 男性 | 13.0 | 8.07 | 39 |

注：Hb. 血红蛋白；Hct. 血细胞比容

　　通常根据红细胞形态或引起贫血的原因和发生贫血的病理生理而对贫血进行分类。

（一）根据红细胞形态特点分类

主要根据患者的 MCV 及 MCHC 将贫血分为 3 类。

**1. 大细胞性贫血**　MCV ＞ 100fl，这一类贫血主要包括甲状腺功能减退症及肝脏疾病所引起的贫血、网织红细胞大量增多时的溶血性贫血、叶酸或维生素 $B_{12}$ 缺乏引起的巨幼细胞贫血。

**2. 正常细胞性贫血**　MCV 80 ～ 100fl、MCHC 32% ～ 35%，少数呈低色素性，大部分为正常色素性。再生障碍性贫血、溶血性贫血及急性失血性贫血属于此类贫血。

**3. 小细胞低色素性贫血**　MCV ＜ 80fl、MCHC ＜ 32%，这类贫血包括缺铁性贫血、铁粒幼细胞贫血、珠蛋白生成障碍性贫血及某些慢性病性贫血。

（二）根据贫血的病因和发病机制分类

根据贫血的病因和发病机制可将贫血分为 3 类。① 红细胞生成减少：包括缺乏造血原料（铁、维生素 $B_{12}$ 及叶酸等）及骨髓疾病影响了造血。②红细胞破坏过多：由于红细胞的过度破坏，体内的造血补充代偿能力难以弥补维持红细胞生成与破坏之间的平衡。③失血所致贫血：对于缓解期或病情较稳定的 CD 患者，应每 6 ～ 12 个月进行包括血常规、血清铁蛋白和 CRP 等各项实验室指标的重新检测，对处于活动期的门诊患者，应至少每 3 个月再检测相关指标。并应时刻关注存在维生素 $B_{12}$ 或叶酸缺乏（如小肠疾病或肠切除术后）风险的患者，每年对维生素 $B_{12}$ 和叶酸的血清水平检测至少 1 次。

贫血的发生、发展与疾病的活动性有关，由于失血和慢性病性贫血均由肠道炎症引起。在最初阶段，血常规、CRP 和血清铁蛋白水平对于诊断贫血、炎症活跃程度或铁缺乏的程度均是必要条件。对于小肠大部分切除、广泛回肠 CD 病变和回肠造口术后的患者，存在维生素 $B_{12}$ 及叶酸缺乏的患者应每年至少检测 1 次。一篇关于 CD 的系统性回顾分析中显示，贫血发生率为 6% ～ 74%。回顾 CD 患者的贫血患病率的相关研究，平均患病率为 17%。统计门诊患者相关贫血患病率，结果为 16%；而当只将住院患者纳入组内研究时，该值升至 68%。因此，有理由认为贫血可能是 CD 最常见的全身并发症之一。

CD 患者铁缺乏较贫血更常见，这主要是由于饮食限制所致摄入不足、肠道炎症反应等所致吸收障碍、消化道出血和（或）对于贫血的纠正措施不当，值得注意的一点是即使达到正常的 Hb 水平也并不意味着体内有足够的储存铁。一篇系统性回顾分析提到铁缺乏的发生率为 36% ～ 90%，发生率的差异主要受各地铁缺乏的定义和入组对象属性不同的影响。另一篇系统性回顾分析中，患者中铁缺乏平均患病率为 45%，这也证实了一点，铁缺乏在 CD 患者中，尤其疾病活动期，极为普遍存在，而非例外情况。

## 二、克罗恩病并发贫血的筛查

如果 Hb 水平低于正常值，应立即开始对贫血的检测。最基本的检测包括红细胞相关指标，如 RDW、MCV、网织红细胞计数、差异红细胞计数、血清铁蛋白、转铁蛋白饱和度和 CRP 浓度。其他更多的检测包括血清维生素 $B_{12}$、叶酸、结合珠蛋白、低色素红细胞百分比、网织红细胞血红蛋白、乳酸脱氢酶、可溶性转铁蛋白受体（soluble transferrin receptor，sTfR）、肌酐和尿素水平等。如果贫血的病因在大量检测工作后仍不能明确，应考虑血液科专家的建议。

这些建议的目的是设定一个合适的临界值来协助实施贫血的检测及治疗。最初贫血的检查应遵循血液学中广泛应用的简单算法。最开始行 MCV 的评估，可逐步辨清绝大多数 IBD 患者中的贫血原因：小细胞性贫血表明铁剂限制性贫血（真正铁缺乏或功能性铁缺乏），大细胞性贫血可能表明维生素 $B_{12}$ 或叶酸的缺乏，正常红细胞性贫血表明慢性疾病性贫血（anemia chronic disease，ACD）。因此，MCV 和 MCHC 是非常有用的变量，并且在血常规检查中，这两个指标都能获得。在 ACD 中，它们可能正常或呈偏低水平。大红细胞性贫血提示维生素缺乏，但巯基嘌呤（AZA 或 6-MP）治疗的患者也时有发生。

接下来应进一步分析网织红细胞计数，低或者"正常"水平的网织红细胞提示机体对贫血的反应能力较差，可能是由于机体缺陷导致不相称的红细胞生成，或者由骨髓疾病引起。网织红细胞计数升高意味着红细胞计数增加并能排除缺陷。在评估结合珠蛋白、乳酸脱氢酶和胆红素水平后，应进一步了解有无溶血反应存在。同时还应行包括 MCV、网织红细胞、血清铁蛋白、转铁蛋白饱和度和 CRP 等血液常规检查的检测。同时还应行维生素 $B_{12}$、叶酸、结合珠蛋白、差异白细胞计数检测和骨髓涂片。依据 MCV 和网织红细胞进行贫血的分类。在一些情况下，微小红细胞和巨红细胞血同时存在，这两种异常红细胞共存的情况下导致全血 MCV 类似"正常"状态，此时 RDW 的检测可帮助分析病情，同时 RDW 还是铁缺乏的一个指标。

血常规检测中的血小板和白细胞也非常有意义，可以帮助鉴别该疾病与全血细胞减少的单纯贫血。血液循环中 sTfR 及其浓度与机体转铁蛋白受体总量成正比。在红细胞生成活跃性升高和铁的缺乏（铁总量缺乏或功能性铁缺乏）情况下，骨髓铁的需要量增加，sTfR 总量也会升高。铁缺乏下红细胞生成中，sTfR 升高是一个有利指标，尤其是在炎症状态下（处于正常或升高的血清铁蛋白）检测铁的缺乏中尤其有益。低色素红细胞比例、网织红细胞中 Hb 浓度和红细胞大小都有利于诊断红细胞生成中铁受限。红细胞大小是结合红细胞体积和网织红细胞体积的一个新参数。因为疾病的活动性不只与 CRP 的增高相关（尤其在 UC 中），可能伴有相关疾病临床症状。对于 CRP 水平较低或者阴性的患者，可能需要内镜检查来进一步评价疾病活动性。

## 三、克罗恩病并发贫血的病因

CD 合并贫血的原因很多，包括长期营养不良、铁剂缺乏、胃肠道急慢性失血、慢性炎症状态等。

### （一）胃肠道急慢性失血

部分 CD 患者首发症状即为便血，主要表现为下消化道大出血。一般当病变仅侵犯小肠时无便血，而结肠受累时，尤其存在深在的结肠溃疡，溃疡病变侵蚀肠壁血管，可引起便血。肠黏膜炎症和溃疡所致的慢性肠道出血可能是其发病的主要因素。

### （二）长期营养不良

CD 营养不良的原因主要包括消耗和丢失过多、摄入不足及药物不良反应三大类。不同严重程度和不同阶段的 CD，其营养不良的病因不同。活动期患者由于限制饮食、感染、发热等原因，表现为体重丧失和低蛋白血症；缓解期患者由于药物作用等原因，可能表现为肥胖和代谢性骨病；中重度患者由于其消化道症状更严重，且常并发感染及药物不良反应等原因，其营养不良程度比轻度、中度患者更重。

（三）铁剂缺乏

CD 患者（主要病变在回肠）的贫血可能与铁缺乏关系密切。一方面其与慢性失血造成长期、大量铁丢失有关，病变在近端小肠或手术切除会影响铁的吸收；在国外的一项病例对照研究报道显示 CD 患者膳食中铁的摄入量仅为 2.3mg/d，因此另一方面，铁缺乏可能与 CD 患者推荐低纤维、铁含量低的谷类食物为主从而导致膳食中铁摄入不足有关。另外有活动性炎症时，炎症因子（主要是 IL-6）对肠黏膜细胞及巨噬细胞铁的转运有一定的影响。

铁缺乏的诊断标准取决于患者的炎症水平。在面对患者无疾病活动的临床、内镜和生化指标证据时，血清铁蛋白 < 30μg/L 可以作为一个适当的标准。在疾病炎症存在情况下，血清铁蛋白达 100μg/L 可能仍属于铁缺乏状态。

在 IBD 中，缺铁性贫血和 ACD 之间的区别是很重要的，因为这两种情况经常叠加出现。在 IBD 患者合并贫血的治疗中，治疗措施的正确选择基于对这两种病因的明确区分。铁缺乏可能是由肠壁溃疡表面持续出血、营养不良所致的铁剂摄取缺乏，或者十二指肠、空肠部分黏膜对铁剂吸收障碍而引起。

在缺乏生化（CRP、ESR 和 WBC）或临床证据（腹泻、便血、镜下所见）表明肠道炎症存在的情况下，如果血清铁蛋白 < 30μg/L 即为机体铁剂缺乏。而在炎症存在的情况下，尽管在机体无存储铁的情况下，血清铁蛋白水平也会很高，在此种情况下 100μg/L 血清铁蛋白可以作为评价铁剂缺乏的标准。静脉铁剂治疗达到 8 周后，血清铁蛋白水平仍不能完全体现机体铁的储存情况。铁剂的治疗诱导铁蛋白的合成，并使其水平不同程度升高。

无贫血发生的铁缺乏可能会引起疲劳、睡眠障碍、焦虑综合征、注意力不集中、情绪激动及女性不孕不育等一系列临床症状，血清中 sTfR 浓度是红细胞生成中铁补充的有效指标，与铁蛋白不同，慢性炎症对 sTfR 水平没有影响。有回顾性分析研究表明，sTfR 和转铁蛋白受体指数（sTfR/Log$_{铁蛋白}$）在区分缺铁性贫血和 ACD 中有很高的精确度。sTfR、低色素红细胞的百分比和网织红细胞血红蛋白（后两种指标可用于功能性铁缺乏的诊断）的测定可用于部分不确定患者。

（四）慢性疾病性贫血

有生化和临床证据表明炎症状态时，ACD 的诊断标准是血清铁蛋白 > 100μg/L、转铁蛋白饱和度 < 20%。如果血清铁蛋白水平为 30 ~ 100μg/L，可能提示真实铁缺乏和 ACD 的结合。

传统的 ACD 包括所有慢性疾病引起的贫血。之前的认识认为炎症会抑制贫血发生时红细胞生成的反应和骨髓中红细胞生成的活动性。更多最新的研究表明，炎症对机体铁代谢有明显的影响。处于炎症活动期的患者，各种炎症因子可上调肝脏中铁调素的生成，通过膜铁转运蛋白的减少，铁调素可以降低铁自巨噬细胞输出后进入网状内皮系统，从而减少转铁蛋白饱和度和幼红细胞中铁的转入，造成红细胞生成过程中功能性铁缺乏状态并降低了红细胞的生成。炎症因子通过减少了红细胞生成素的形成进一步抑制红细胞生成。铁调素升高可减少十二指肠对铁的吸收。多种机制可能导致功能性铁缺乏情况下 ACD 的发生，这种情况在许多有炎性病变的疾病中如肿瘤、IBD、风湿性疾病等普遍存在。功能性铁缺乏是指铁存储量正常或增加，而巨噬细胞内铁的转运下降，血浆中转铁蛋白饱和度下降和骨髓中铁的利用受限，这些情况导致红细胞生成受限。功能性铁缺乏情况下的 ACD 表现为血清铁蛋白高于 $100\mu g/L$、转铁蛋白饱和度低于 20%。低色素红细胞的增加和（或）持续下降的网织红细胞血红蛋白提示功能性铁缺乏，但这些衡量指标在很多中心得不到检测，ACD 的诊断常常是根据结合转铁蛋白饱和度下降和血清铁蛋白升高。ACD 中 MCV 可能降低或正常。如果不存在功能性铁缺乏，MCV 通常是正常的。

然而，并不是所有的 IBD 贫血患者都表现出功能性铁缺乏，对于单个患者来说，可能涉及上述导致贫血的各种可能原因。因此，慢性疾病合并的贫血可能存在或不存在功能性铁缺乏。

### （五）微量元素等的缺乏

小肠炎症和（或）广泛肠切除会导致患者对维生素 $B_{12}$ 和（或）叶酸吸收障碍。低渣饮食、过度烹煮、近端小肠病变以及使用 MTX 或柳氮磺吡啶等药物会导致患者对叶酸摄入不足。

### （六）药物影响

用于 CD 治疗的一些常规药物同时有骨髓抑制作用，如 AZA 具有对骨髓的直接抑制作用，另外柳氮磺吡啶的抗叶酸作用可间接影响造血功能。特别是柳氮磺吡啶通过多种不同机制如叶酸吸收不良和红细胞成熟障碍等影响红细胞生成。该疾病活动期涉及与吸收有关的很多复杂机制。上述病因往往叠加存在，可进一步导致贫血发生甚至恶化。CD 相关的贫血相对复杂，往往代表各种类型贫血的综合体，此种情况也应综合分析并给予针对性处理。

## 四、克罗恩病并发贫血的影响

贫血对普通患者特别是患有 CD 的患者在生活质量方面有着极为突出的影响。此外，即使在无其他特殊症状时，贫血同样明显降低患者生活质量。人们长久以来认为贫血的临床症状（如疲乏、头痛、头晕、呼吸短促或者心率加快）仅在 Hb 突然明显降低时才会发生，而当 Hb 缓慢降低时，机体将会逐渐调整并适应这种低 Hb 水平，即无症状贫血的概念。事实上，此种"无症状贫血"似乎反映了一个事实，即不论患者还是医师对于这种病理状态、生活质量和认知功能的损害都未能引起足够的警觉和充分的认识。因此患者对于慢性贫血的适应过程其实也是对低生活质量的适应过程。在其他病种患者尤其是血液透析患者中对这些理念的认识已有了很大进展。

值得关注的是，CD 患者可能与恶性肿瘤伴贫血患者的生活质量一样，贫血引起的慢性疲乏状态会像腹泻、腹痛一样，对患者的生活质量产生影响，因此，纠正 CD 患者的贫血，会极大地改善患者的生活质量。

## 五、克罗恩病并发贫血的治疗

### （一）对克罗恩病疾病本身的治疗

CD 活动性与贫血程度之间存在一定关系，在疾病活动期有多种因素参与诱导贫血的发生及发展。所以，对于 CD 相关贫血的诊治最终要从其潜在的原发病上着手。此外，缓解贫血的长期疗效评价取决于 CD 本身是否得到了良好控制，临床医师所采取的治疗措施通常是防止贫血反复出现。

### （二）克罗恩病贫血患者铁剂应用

**1. CD 贫血患者铁剂应用时机**　一旦发现 CD 患者的 Hb 水平下降（男性低于 13g/dl，女性低于 12g/dl），应立即给予铁补充剂。与此同时，WHO 对贫血的定义也适用于冠心病。事实上，没有贫血但缺铁的患者应该进行相应的治疗，因为缺铁本身会产生影响患者生活质量的临床症状。总之，应积极诊断、分析和治疗 CD 贫血。

此外，治疗的主要目标是提高患者的生活质量。因此，口服铁治疗的目标应该是完全纠正贫血和缺铁，而不仅仅是改变或恢复 Hb 水平。当 Hb 水平从 11g/dl 上升到 13g/dl 时，生活质量有了显著改善。此外，所有患者都应接受足够的铁补充剂，以纠正贫血和补充铁在体内的储存。换句话说，治疗贫血（CD 与否）的目标不仅是达到正常的 Hb 水平，而且是达到正常的铁储存水平（通常用血清铁蛋白水平来衡量）。

缺铁性贫血的 CD 患者建议补充铁。随着贫血的纠正，患者的生活质量提高是独立于临床疾病的活动性的。根据病史、临床症状和医师的偏好的不同，对非贫血患者补充铁存在一定的争议。虽然有证据表明纠正缺铁对慢性疲劳和无贫血性心力衰竭患者有益，但这一证据不适用于 CD 患者。

**2. CD 贫血患者铁剂所需剂量**　贫血越严重，达到正常 Hb 的时间越长。经过 4 周治疗以后 Hb 至少升高 2g/dl 被视为贫血对补充铁剂的理想反应速度。对于处于临床疾病活动期 IBD、对口服铁不耐受、Hb 低于 10g/dl 和需要红细胞生成素的患者，静脉铁剂被视为一线治疗药物。

传统观点认为，纠正缺铁性贫血每天需要 200mg 的微量铁（一些教科书甚至提到 400mg）。这可能是错误的，因为每天铁的最大摄入量是 10 ～ 20mg。事实上，在 CD 或非 CD 患者缺铁性贫血的治疗中并不需要使用高剂量铁，也没有实验研究支持使用高剂量铁。从生理学上讲，无论铁的吸收过程多么有效，它最终都会饱和。单片二价铁离子制剂（如硫酸亚铁）可以提供比肠道一天吸收的更多的铁。然而，肠内未被吸收的铁盐对肠黏膜有毒性作用，可能加剧 CD 本身的活性。同时，高剂量铁可能导致腹泻，这不仅影响患者的生活质量，也使临床医师很难区分它与 CD 复发。最后，未被吸收的铁离子可能通过反馈抑制肠道铁的吸收，降低患者的药物耐受性和治疗依从性，这在年轻患者中最为常见，尤其是需要多种口服药物时。因此，使用高剂量铁并不会提高吸收率和有效性，而且可能面临许多高剂量的副作用。如果使用口服铁剂，建议每天使用 50 ~ 100mg 的小剂量，以补充基本需求。

**3. 口服铁剂应用于 CD 患者贫血的治疗**　口服铁剂对 IBD 患者是有效的，可用于临床疾病非活动期，同时对口服铁剂耐受的轻度贫血患者。

轻度贫血被 WHO 定义为非妊娠女性 Hb 11.0 ~ 11.9g/dl、男性 Hb 11.0 ~ 12.9 g/dl。一些对比性研究表明，口服铁剂与静脉铁剂在纠正贫血中效果相当。然而，近期的一项荟萃分析报道中提示铁蛋白和 Hb 增长存在显著差异性，以此来支持静脉用铁剂的治疗。

口服铁剂的副作用是剂量依赖性的，铁剂在胃肠道的吸收是有限的，未被吸收的铁暴露于肠道表面可致溃疡病变。口服铁对 IBD 患者的肠黏膜有损伤作用。铁在肠道内可加重疾病的活动，导致癌症、改变肠道微生态系统。最近一项对非洲儿童的研究表明，饮食中铁含量的增加影响了肠道微生态系统，并增加了粪便中钙保护素的水平。

口服铁剂最大的优点是方便。然而，口服铁剂有许多限制。口服铁剂吸收率低，未被吸收的铁离子本身具有毒性和促炎作用，可增强 CD 本身的活性。过去经常以硫酸亚铁、葡萄糖酸亚铁或反丁烯二酸亚铁形式补充铁剂，所有的内腔中二价铁化合物或肠黏膜和释放的活性羟基自由基氧化，氧化的成分在肠道黏膜的肠壁引起如恶心、腹胀、腹泻和腹痛等一系列胃肠道症状；CD 显然会影响口服铁剂的吸收、活动。

近期有关 CD 相关贫血治疗的系统性回顾中对口服铁剂进行了相关描述，其中由于口服铁剂的不耐受性（主要是由于恶心、腹痛和腹泻）普遍存在，超过 21% 的患者最终终止了该项治疗。另外，由于 CD 经常需要口服若干种药物，患者依从性逐渐减弱。另外一些患者由于持续肠黏膜慢性出血所失铁量已超过肠道铁的吸收量，口服铁剂并不能很好满足治疗要求。

**4. 经静脉补铁应用于 IBD 患者贫血的治疗**　对于缺铁性贫血的 IBD 患者而言，往往会限制口服铁剂治疗。而静脉铁剂更有效果，起效也更快，并且比口服铁剂耐受性好。因此，在纠正 IBD 相关贫血中静脉注射铁剂被视为首选药物，静脉注射铁剂在既往国际指南中也被推荐。静脉注射铁剂是安全的、有效的，并且在缺铁性贫血的纠正和维持 IBD 患者体内铁的储存方面耐受性好。目前有多种静脉注射铁剂可用于缺铁性贫血的纠正。这些剂型在化学组成方面各不相同，并分为不稳定、半稳定及稳定性铁复合物。在已发布的关于 IBD 患者铁剂使用的大型试验中，显示目前可供使用的铁剂包括蔗糖铁、羧基麦芽糖铁剂和静脉铁 1000。蔗糖铁单剂量使用可高达 7mg/kg；反复给药剂量每个治疗周期限制在 200 ~ 300mg。羧基麦芽糖铁剂单次剂量 500 ~ 1000mg（高达 20mg/kg 体重），15min 内给药完毕。少量研究提到纳米氧化铁，此种药物在慢性肾脏疾病方面的应用已得到许可，且此药在 IBD 等一些其他情况合并的铁缺乏中的应用研究也进行至Ⅲ期临床试验。目前可利用的静脉铁制剂成分不同，不同制剂之间还没有直接比较。因此，无法对现有的静脉制剂疗效、副作用和其他参数进行直接比较。由于右旋糖酐铁剂存在严重的过敏反应风险，此药需要经过剂量的测试。慢性失血患者（如 IBD 患者）铁负荷过多的风险本质上很低，虽然转铁蛋白饱和度在 50% 以上，血清铁蛋白 800μg/L 以上可作为指导治疗的上限。由于肌内注射部位的疼痛、对组织的破坏和吸收效率低等原因，肌内注射类铁剂已被淘汰。

静脉补铁应用于非 IBD 患者缺铁性贫血的治疗效果在大量研究中已得到证实。尽管 CD 患者静脉补铁的研究目前非常有限，但其效果值得注意。大多数患者使用蔗糖铁静脉注射以补充铁效果明显。新近研究表明，使用这种静脉铁剂治疗缺铁性贫血的有效率高达 73%。总之，静脉用蔗糖铁在作用时间和起效速度上明显高于口服铁剂，同时增强 CD 患者的耐受性。

根据普遍推荐的算法，CD 患者中缺铁性贫血最初的治疗对策基于 Hb 的高低。Hb ＞ 10g/dl 或 10.5g/dl 即应开始口服铁剂的治疗，但当 Hb 低于该数值时，一般认为是严重贫血，此时应积极选择静脉途径补充铁剂。当 Hb ＞ 10g/dl 或者 10.5g/dl 同时口服途径不耐受时可选择静脉途径补铁。总体来说，静脉途径补足铁剂的适应证包括重度贫血（一般定义 Hb ＜ 10g/dl，尽管在一些人选择 10.5g/dl 作为分割点）、需迅速纠正的中等程度贫血、对口服铁剂不耐受和口服铁剂治疗无效。

尽管在 CD 患者中，蔗糖铁是最常用的静脉制剂，其副作用尤其是严重副作用发生率极低，但目前相关的统计数据及研究尚缺乏。低分子量右旋糖酐铁的使用也较广泛，它属于一种具有新的分子结构的静脉补铁药物，其药物代谢动力学特点和初步的临床试验证实其可以大剂量应用于 CD 患者，但同时关于右旋糖酐铁致过敏反应的可能性也有文献报道；另外，葡萄糖酸亚铁可能导致暂时性的毛细血管渗透综合征（capillary leak syndrome）。离子铁可导致急性内皮细胞损伤，同时会出现如低血压、恶心、四肢水肿、心悸和呼吸困难等症状。相比之下，蔗糖铁比右旋糖酐铁更安全，这一点即使是在对右旋糖酐铁已表现出副作用的患者而言，其耐受性也在可容忍范围内，即使其高达 300mg 的单次剂量也并未有负面报道，通常推荐最大剂量为每周 600mg。

给予有效的铁补充后，在 10 个月内约有 50% 患者的贫血仍存在复发的可能性。因此，IBD 患者应每 3 个月对 Hb、铁蛋白、转铁蛋白饱和度和 CRP 等指标进行检测。即使处于临床缓解和 CRP 等炎症指标正常情况下，反复出现的贫血可能提示存在持续性活动的肠道疾病。

肠道病变程度和活动性与失血量和贫血程度密切相关。因此预防贫血复发的一个重要措施就是针对原发病的治疗，缓解贫血的长期效果取决于对肠道炎症的有效控制。在疾病无症状患者，铁缺乏反复发生时，即应警惕疾病活动性的发生。即使在贫血还未发生时，机体单纯的铁缺乏便可引起临床症状及影响生活质量。事实上，在每天的临床工作中，铁缺乏可能是 IBD 患者疾病活动期的唯一迹象，而且这种情况相当常见。对非贫血的铁缺乏患者进行补铁可能取决于临床经验和患者喜好。单纯铁缺乏时，可以通过身体活动能力和认知能力的下降、疲劳、头痛、睡眠障碍、性欲减退表现出来，在铁剂补充后此类症状会得以缓解。

贫血一般在使用静脉铁剂治疗后很快出现好转。复发的速度与治疗后铁的储备有关。治疗后血清铁蛋白水平高于 400μg/L 可能预防接下来 1 ～ 5 年内铁缺乏的再次发生。由此建议，静脉铁剂的治疗目标是血清铁蛋白水平达到 400μg/L。在应用静脉铁剂成功治疗缺铁性贫血后，当血清铁蛋白水平低于 100μg/L 或 Hb 低于 12g/dl 或者 13g/dl 时应尽快再次给予铁剂治疗。因为缺铁性贫血在短时间内反复发生，铁的维持治疗可以阻止贫血的再发生。患者应每2个月对血清铁蛋白进行评估，当血清铁蛋白水平低于100μg/L时，即需接受500mg静脉铁剂的治疗。

### （三）红细胞生成素用于克罗恩病患者贫血的治疗

如前所述，CD患者贫血主要源于慢性肠道失血所致的铁缺乏。同时当患者发生肠道炎症时，细胞因子会过度表达，这些炎性细胞因子会导致红细胞生成素（EPO）分泌减少，可能进一步导致慢性病中贫血的形成。因此，CD相关的贫血是一个特例，是慢性铁缺乏和ACD的结合。EPO最初用于慢性肾衰竭患者，现已证实将其用于其他伴有ACD的疾病中同样有效。

当ACD患者对静脉铁剂及IBD病情的治疗反应性差时，可考虑使用EPO，Hb目标值不高于12g/dl。ACD的存在也提示了疾病的活动性。近期两项大型、随机、安慰剂对照试验，检验英夫利西单抗对Hb、体能及强直性脊柱炎或者类风湿关节炎患者的疲劳程度的影响，与安慰剂对比，英夫利西单抗能显著提高患者的Hb。

在过去的几年中，有几项研究对IBD患者的EPO进行了评估，结果令人鼓舞。然而，EPO的价格明显高于静脉铁剂，应作为严重贫血的一线治疗，而只使用EPO，如患者的血清EPO浓度降低或贫血的患者未静脉补铁则不能有效改善贫血状态。在应用EPO之前，应排除或纠正CD患者贫血的其他可能原因。最后，EPO应在包括免疫抑制治疗在内的相关治疗使疾病活动本身得到控制后使用，应强调EPO只是CD相关治疗中的辅助措施，而不是替代治疗。

通过对IBD患者使用抗TNF治疗的反应研究中发现，通过显著提高血清EPO及sTfR水平可以改善红细胞的生成。并且还发现，英夫利西单抗在某些情况下是治疗IBD贫血的唯一途径。ACD可能是继发于炎性因子（如TNF-α）水平升高所致的红细胞生成下降，抗TNF治疗可改善骨髓的输出。然而，这种疗效的可能原因是，其对溃疡黏膜面的修复比其对骨髓的抗TNF-α作用能产生更好的效果。

静脉补充铁剂后红细胞生成的反应性可通过静脉铁剂注入后网织红细胞计数来检测。对于诊断ACD的患者，其对抗TNF及静脉铁剂治疗无效或者效果不佳时，可考虑使用红细胞生成刺激因子。一些研究表明，大多数的IBD患者在接受红细胞生成刺激因子治疗后，Hb及生活质量会有明显的改善。为减少静脉血栓和（或）心脑血管疾病等不良反应的发生，此种治疗在Hb＜12g/dl的肿瘤及肾功能不全的患者被限制使用。至今在IBD患者中还没有关于红细胞生成刺激因子的长期应用观察研究，所以上述使用条件同样谨慎适用于IBD患者。静脉铁剂应防止功能性铁的缺乏，并保持血清铁蛋白水平在200μg/L以上。低水平的转铁蛋白及EPO水平与机体对静脉铁剂的低反应性有关。

因为在使用EPO期间患者存在功能铁的缺乏，所以EPO始终需要与静脉铁剂联用，所以在CD这类特殊患者中，要经常监测患者体内叶酸和维生素$B_{12}$水平，发现其缺乏应及时予以纠正。因此，到目前为止的所有临床试验EPO的实施一直伴随铁剂的补充。总之，在治疗过程中，由于EPO所致的红细胞生成及铁需求量的增加，铁剂的补充十分必要。

### （四）红细胞生成素联合肠内营养用于克罗恩病合并贫血的治疗

任建安教授的研究明确表明，EPO 联合 EN 治疗的患者与单纯使用 EPO 治疗的 CD 患者相比，联合治疗 4 周后的患者贫血的改善程度更为明显。EN 不但具有诱导活动期 CD 病情缓解的作用，并且维持缓解效果较好。对 EN 在 CD 维持缓解中的作用进行了荟萃分析，结果表明，经药物或手术切除诱导 CD 缓解后，口服 EN 配合正常喂养可显著延长 CD 缓解时间。EN 既可以单独使用，也可以与其他维持 CD 缓解的药物联合使用。营养本身不单是支持，更是治疗，它不但能够改善患者的营养状况、纠正营养不良、提高手术治疗的安全性和治疗成功率，更能诱导症状缓解并延长缓解期。其他药理营养素，特别是鱼油，具有降低炎性反应程度、调整免疫反应的作用，其在 CD 治疗中的重要性值得重视。合理运用营养素可以有效提高 CD 的治疗效果。

### （五）非缺铁性贫血的治疗

推荐使用 MCV 和网织红细胞对非缺铁性贫血特征进行描述。WHO 有关贫血的标准被广泛接受，并同样适用于非缺铁性贫血患者。同时应考虑妊娠、高海拔和年龄等因素。IBD 中非缺铁性贫血与其他情况不同，可以根据 MCV 和网织红细胞进行区分。

多种致贫血的因素可同时存在于一个患者。非缺铁性贫血可能在 IBD 疾病诊断之前已出现。出现贫血的危险因素与疾病活动性有关，因为肠道炎症会引起血液丢失及 ACD 的发生。慢性疾病是 IBD 中最为常见的非缺铁性贫血因素；其次是维生素 $B_{12}$ 缺乏、叶酸缺乏和药物因素（如柳氮磺吡啶、5-ASA、6-MP 和 AZA 等）；更少见的因素包括溶血、骨髓增生异常综合征、再生障碍性贫血、葡萄糖 -6- 磷酸脱氢酶缺乏等。

ACD 在住院患者中最为常见，并与细胞介导的免疫反应如慢性感染、免疫介导的炎症反应和恶性肿瘤等有关。ACD 中 MCV 和网织红细胞计数正常或稍低于正常水平。非缺铁性贫血的治疗包括 IBD 治疗的调整，营养补充（维生素 $B_{12}$、叶酸）、机体伴随感染的控制、炎症和肿瘤的治疗、EPO 的使用，特殊情况包括结肠切除、脾切除、肾切除（高草酸尿症）或骨髓移植。

### （六）营养元素及维生素的补充

IBD 患者，尤其在回肠切除术后，可出现维生素 $B_{12}$ 及叶酸缺乏，其可引起巨幼细胞贫血，MCV 大的患者应定期检测血清叶酸及维生素 $B_{12}$ 的水平。在可疑的情况下，可对高半胱氨酸或甲基丙二酸进行检测。同型半胱氨酸增高即表明组织维生素 $B_{12}$ 或叶酸的缺乏，其敏感性较单纯的维生素 $B_{12}$ 检测高。甲基丙二酸检测对维生素 $B_{12}$ 的检测特异性及灵敏性均较高。血清维生素 $B_{12}$ 及叶酸水平应至少每年检测 1 次，并且在出现大红细胞时给予及时检测。对维生素 $B_{12}$ 或叶酸缺乏（如小肠疾病或小肠行手术切除后）的高危患者更需要密切关注。所推荐的检测时间窗应基于相关专家建议及临床实践，但这不适用于广泛肠切除、广泛性小肠 CD 和回肠造口患者。

## （七）输血

在贫血治疗中，当 Hb < 7g/dl 或者贫血症状等较重时，应考虑输血治疗及补充静脉铁剂。在过去，输血在 IBD 合并贫血的治疗中很常见。随着铁剂及 EPO 的应用，输血治疗明显减少。目前输血仅用于一些特殊情况，如患者伴有血流动力学不稳定、严重的急性贫血和（或）其他治疗无效。

实施输血的决定不仅仅取决于 Hb 水平，还需考虑所存在的贫血合并症和症状。贫血到达什么程度后给予输血会影响到免疫功能，以及此种贫血程度与接受手术或者入住 ICU 接受治疗的患者的死亡率是否有关仍存在争议。输血被广泛作为严重或危及生命的贫血的快速干预措施。然而，输血并不会改善疾病的基本病理。输血治疗前后应优先考虑选择其他治疗方案（如静脉铁剂、红细胞生成刺激因子），输血仅能短暂纠正贫血而不能维持长久的正常 Hb。

## （八）炎症性肠病贫血合并其他疾病

对伴有不明原因的非缺铁性贫血和（或）新发生的 ACD，应警惕可能存在潜在的持续感染。这方面的调查可以基于患者的症状为指导，也可以基于临床病史、体格检查和实验室检测。此外，肠道或肠外肿瘤合并的贫血可能使 IBD 过程复杂化。硫嘌呤类药物可引起巨幼细胞贫血。

（洪之武）

## 参 考 文 献

洪之武，任建安，2012. 感染致贫血的研究进展. 医学研究生学报，25（4）：414-417.

邵宗鸿，2004. 内科学 .6 版 . 北京：人民卫生出版社：564-567.

Liu S，Ren JA，Li JS，2013. Efficacy of erythropoietin combined with enteral nutrition for the treatment of anemia in Crohn's disease：a prospective cohort study. Nutr Clin Pract, 28（4）：523.

World health organization，1972. Nutritional anaemias—report of a WHO group of experts，no. 503. World Health Organization Technical Report Series，6：27-29.

# 第九章 克罗恩病并发甲状腺功能障碍

CD 与 UC 同属于 IBD。众所周知，IBD 可并发多种肠外表现，两者相互影响，会导致疾病恶化与不良转归。既往研究多针对关节、骨、黏膜（皮肤黏膜及眼部黏膜）等常见的肠外表现，其流行病学、发病率、发病机制、临床表现、诊断与治疗的研究均已较为成熟。近年来，IBD 合并甲状腺功能障碍逐渐受到学者们的关注，成为一大研究热点。

甲状腺功能障碍的临床表现主要分为 5 类（表 9-1）：甲状腺功能亢进（甲亢）、亚临床甲亢、甲状腺功能减退（甲减）、亚临床甲减及非甲状腺病态综合征（nonthyroidal illness syndrome，NTIS，又称低 $T_3$ 综合征）。甲亢的诊断标准：血清中游离 $T_3$（free triiodothyronine，$fT_3$）与游离 $T_4$（free thyroxine，$fT_4$）水平升高伴有促甲状腺激素（thyroid stimulating hormone，TSH）降低；亚临床甲亢的诊断标准：$fT_3$、$fT_4$ 水平正常，伴有 TSH 降低；甲减的诊断标准：$fT_3$ 与 $fT_4$ 水平降低，伴有 TSH 升高；亚临床甲减的诊断标准：$fT_3$、$fT_4$ 水平正常，伴有 TSH 升高；NTIS 的诊断标准：$fT_3$ 降低、$fT_4$ 正常或降低，伴有 TSH 正常或降低，同时不合并甲状腺相关的基础疾病。

表 9-1　甲状腺功能障碍的类型、诊断标准及主要疾病

| 临床表现 | 诊断标准 | | | 主要疾病 |
|---|---|---|---|---|
| | $fT_3$ | $fT_4$ | TSH | |
| 甲亢 | ↑ | ↑ | ↓ | Graves 病、甲状腺毒性腺瘤、毒性结节性甲状腺肿等 |
| 亚临床甲亢 | 正常 | 正常 | ↓ | — |
| 甲减 | ↓ | ↓ | ↑ | 桥本甲状腺炎、碘缺乏、甲状腺切除术后、放射性核素治疗后等 |
| 亚临床甲减 | 正常 | 正常 | ↑ | — |
| NTIS | ↓ | 正常或↓ | 正常或↓ | 危重症、慢性炎性疾病等 |

临床上引起甲亢的常见原因：Graves 病（又称毒性弥漫性甲状腺肿或 Basedow 病）、甲状腺毒性腺瘤（toxic adenoma）、毒性结节性甲状腺肿（toxic multinodular goiter）等；引起甲减的常见原因：桥本甲状腺炎（Hashimoto thyroiditis，又称慢性淋巴细胞性甲状腺炎）、碘缺乏、甲状腺全切或大部切除术后及放射性核素治疗后等。而 NTIS 作为一类新型的甲状腺功能障碍，对其发病机制及临床相关性的研究与认识仍较局限。本章将就以上常见的甲状腺疾病与 CD 之间的相关性逐一予以介绍。

# 第一节　流行病学与发病率

基于人口普查的大样本流行病学研究显示，包括甲亢、甲减在内的各种甲状腺功能障碍的总体发病率为 2% ～ 8%，并具有显著的性别差异。

既往针对甲状腺功能障碍在 IBD 患者中发病率的研究十分有限。表 9-2 与表 9-3 分别列出了至今有文献报道的 IBD 分别合并甲亢或甲减的发病率。如表 9-2 所示，UC 患者合并甲亢的总体发病率为 0.62% ～ 4.4%。Jarnerot 等在 1975 年率先报道甲亢在 UC 患者中的发病率显著高于普通人群（3.7% vs 0.83%），但也有研究报道了相反的结果，即 UC 患者比普通人群更少合并甲亢（0.62% vs 1.2%）。而 CD 患者合并甲亢较少见，其发病率为 0 ～ 1%。与普通人群相比，CD 患者并未表现出更高的甲亢罹患风险。

表 9-2　甲亢在炎症性肠病中的总体发病率

| 作者（发表年份） | 类型 | 炎症性肠病患者的发病率 | 普通人群的发病率 |
| --- | --- | --- | --- |
| Jarnerot 等（1975） | UC | 3.7%（11/300） | 0.83%（5/600） |
| Snook 等（1989） | UC | 1.5%（13/858） | 0.67%（2/300） |
| Casella 等（2008） | UC | 0.62%（1/162） | 1.2%（69/5721） |
| Yakut 等（2013） | UC | 4.4%（5/113） | 0%（0/66） |
| Snook 等（1989） | CD | 0.26%（1/378） | 0.67%（2/300） |
| Pooran 等（2003） | CD | 0.95%（2/210） | 0%（0/206） |
| Yakut 等（2013） | CD | 0%（0/33） | 0%（0/66） |
| Liu 等（2013） | CD | 0%（0/44） | — |

如表 9-3 所示，甲减在 UC 患者中的发病率为 0.93% ～ 1.9%，在 CD 患者中的发病率稍高，为 0 ～ 3.8%。与普通人群相比，UC 及 CD 患者并不具有更高的甲减发病率。但考虑到目前此方面的流行病学研究依然十分有限，未来大样本量的大数据流行病学研究或将有助于进一步阐释 IBD 患者合并甲状腺功能障碍的总体发病率。

表 9-3　甲状腺功能减退在炎症性肠病中的总体发病率

| 作者（发表年份） | 类型 | 炎症性肠病患者的发病率 | 普通人群的总体发病率 |
| --- | --- | --- | --- |
| Snook 等（1989） | UC | 0.93%（8/858） | 0.67%（2/300） |
| Casella 等（2008） | UC | 1.9%（3/162） | 6.3%（360/5721） |
| Snook 等（1989） | CD | 0.53%（2/378） | 0.67%（2/300） |
| Pooran 等（2003） | CD | 3.8%（8/210） | 8.3%（17/206） |
| Yakut 等（2013） | CD | 0%（0/33） | 0%（0/66） |
| Liu 等（2013） | CD | 2.3%（1/44） | — |

# 第二节　克罗恩病与 Graves 病

## 一、克罗恩病并发 Graves 病的发病机制

Graves 病是一种特殊类型的自身免疫性甲状腺疾病，是引起甲亢的最常见的病因。Graves 病具有一定的家族倾向性，并与特定的 HLA 类型有关，但不同地区和人种的 HLA 易感类型并不相同。一般认为，本病以遗传易感性为基础，在感染、精神、创伤等因素作用下，诱发体内免疫功能的紊乱，产生针对 TSH 受体的自身抗体而导致弥漫性甲状腺肿大、甲状腺毒症及相关眼症、皮肤损害等。由于弥漫性甲状腺肿大与甲状腺毒症并存，因而命名为"毒性弥漫性甲状腺肿"。Graves 病与其他包括慢性淋巴细胞性甲状腺炎、特发性黏液性水肿在内的自身免疫性甲状腺疾病均具有较密切的联系。

具体而言，Graves 病患者体内产生的 TSH 受体抗体（TSH receptor antibody，TRAb）可分为两种，包括 TSH 受体刺激性抗体（TSH receptor stimulation antibody，TSAb）与 TSH 受体刺激阻断性抗体（TSH receptor stimulation-blocking antibody，TSBAb）。其中 TSAb 与 TSH 受体结合后，产生类似 TSH 效应，导致甲状腺滤泡上皮细胞显著增生、功能亢进，血清甲状腺素水平显著升高（甲亢），属于 Graves 病的致病性抗体。

目前有一种学说认为，UC 并发 Graves 病的机制与 Th1/Th2 失衡有关。由于 UC 与 Graves 病均属于 Th2 型自身免疫病（Th2 型免疫应答强于 Th1 型免疫应答），过度激活的 Th2 型免疫反应可同时导致 UC 与 Graves 病的发生。然而，一些研究发现 UC 患者并发 Graves 病的风险与普通人群相近，Graves 病能否作为 UC 的一种肠外并发症仍有争议，两种疾病是否存在共同的免疫学发病基础仍有待证实。

与 UC 不同的是，基因组学提示了 CD 与 Graves 病或许具有更多相同的遗传学基础。有研究发现，一些非 HLA 基因（如 *PTPN22*、*CTLA4*、*CD40*）不仅参与 Graves 病的发病过程，同样也是 CD 的易感基因。另一项来自西班牙的荟萃分析显示，CD 患者体内的 CD40 次要等位基因（*rs1883832T*）频率显著高于 UC 患者及普通人群，提示 CD40 或许是 CD 与 Graves 病的共同致病基因，但该方面的研究仍然较少，CD 合并 Graves 病的发病机制依然有待进一步探索。

## 二、克罗恩病并发 Graves 病的临床表现

已经检索到的文献共报道了 3 例 CD 并发 Graves 病的个案（表 9-4）。其中，男性 2 名，女性 1 名；有 2 例患者 CD 发病早于 Graves 病，发病年龄为 14 ～ 38 岁。3 例患者经药物治疗后，甲状腺激素水平均恢复正常；3 例患者均未出现死亡。

表 9-4　CD 合并 Graves 病的病例特点

| 病例 | 报道年份 | 性别 | CD 确诊年龄 | Graves 病确诊年龄 | 发病先后 |
|---|---|---|---|---|---|
| #1 | 1999 | 男 | 14 岁 | 14 岁 | 同时发病 |
| #2 | 2004 | 男 | 19 岁 | 20 岁 | CD 早于 Graves 病 |
| #3 | 2005 | 女 | 22 岁 | 38 岁 | CD 早于 Graves 病 |

　　CD 合并 Graves 病的临床症状与体征主要由 CD 与 Graves 病各自引起的临床表现为主。具体而言，CD 引起的临床表现包括：①腹痛、腹泻、大便带血、发热、体重降低、营养不良、腹部包块、腹部压痛及反跳痛等；②若并发消化道瘘、消化道出血、消化道梗阻等外科并发症，还可表现为腹腔感染、急性腹膜炎、感染性或出血性休克、肠梗阻等多种症状。

　　Graves 病引起的临床表现包括：①甲状腺激素分泌过多综合征，包括高代谢综合征（交感神经过度兴奋、产热增多、负氮平衡等）及多系统异常，如精神/神经系统异常（多言好动、紧张忧虑、焦躁易怒、失眠不安等）、心血管系统异常（心悸胸闷、快速性心律失常、期前收缩、心房颤动、心房扑动、心音亢进、脉压增大等）、消化道系统异常（食欲亢进、多食消瘦、腹泻等）、肌肉骨骼系统异常（血钾降低、周期性瘫痪、甲亢性肌病等）及生殖内分泌系统异常等；②甲状腺轻中度弥漫性、对称性肿大，质软无压痛，颈前可闻及收缩期吹风样或连续性收缩期增强的血管杂音，少数病例甲状腺不肿大或呈不对称性肿大；③眼症，包括突眼、眼球活动受限甚至固定，眼睑水肿、闭合不全，结膜充血、水肿，角膜溃疡，全眼炎甚至失明等。

## 三、克罗恩病并发 Graves 病的治疗

　　CD 与 Graves 病虽同属于自身免疫性疾病，但两者罕有共同的免疫学发病基础：CD 多因肠源性免疫应答紊乱及肠道菌群失衡发病，而 Graves 病是过多的 TRAb（尤其是 TSAb）刺激甲状腺滤泡上皮细胞持续增生、功能亢进所致。因此，目前对 CD 并发 Graves 病的治疗多倾向于针对两种疾病分别进行治疗。其中，CD 的药物及手术治疗详见本书其他章节，以下介绍 Graves 病的治疗策略，主要包括药物、手术及放射性碘（$^{131}$I）治疗三个方面，表 9-5 列出了三种治疗方式的特点及其优劣性。

表 9-5　Graves 病三种治疗手段的比较

| | 治疗周期 | 妊娠期 | 优点 | 缺点 |
|---|---|---|---|---|
| 抗甲状腺药物 | 1～2 年 | 安全 | 起效快、避免不可逆性甲减等 | 复发率高、疗程长等 |
| 手术 | 1 天 | 相对安全 | 多数能够永久性纠正甲亢 | 不可逆性甲减、甲状旁腺功能降低、喉返神经损伤、声带麻痹等 |
| 放射性碘（$^{131}$I） | 一次性 | 禁忌 | 永久性纠正甲亢、相对安全 | 不可逆性甲减、医疗设备及环境要求、妊娠需推迟 3～6 个月等 |

## （一）药物治疗

药物治疗是 Graves 病初始治疗的首选，其优势在于不会导致永久性不可逆性甲减的发生，但具有复发率高、疗程长的缺点。在使用抗甲状腺药物之前，需对患者进行一般治疗，主要包括供给充足的蛋白质、热量及维生素，充分休息，适量使用镇静催眠剂等。

**1. 作用机制与适应证**　抗甲状腺药物主要分类：硫脲类，甲基硫脲嘧啶（methylthiouracil，MTU）、丙硫氧嘧啶（propylthiouracil，PTU）；咪唑类，甲巯咪唑（methimazole，MMI）、卡比马唑（carbimazole，CMZ）。其作用机制主要包括以下几个方面：①抑制甲状腺过氧化物酶，抑制酪氨酸碘化，阻断甲状腺激素合成；②抑制免疫球蛋白生成淋巴因子，阻断氧自由基的释放，致使 TSAb 降低；③抑制 5′ 脱碘酶，使 $T_4$ 向 $T_3$ 转化受抑制，甲状腺激素生成减少。

抗甲状腺药物的使用适应证：①轻中度病情；②甲状腺轻中度肿大；③孕妇、高龄或由于其他原因不适宜手术者；④术前及 $^{131}I$ 治疗前准备；⑤手术后复发不宜使用 $^{131}I$ 治疗者。

**2. 剂量疗程与不良反应**　初始治疗时，推荐硫脲类药物剂量为 $300 \sim 450mg/d$，咪唑类药物剂量为 $30 \sim 40mg/d$，分次服用。经 $4 \sim 8$ 周治疗后，若症状显著改善、$T_3/T_4$ 水平恢复正常，可考虑逐渐减量，适宜维持剂量为硫脲类 $50 \sim 100mg/d$、咪唑类 $5 \sim 10mg/d$，甚至更少。总体治疗周期为 $1.5 \sim 2$ 年。治疗中若出现突眼、甲状腺肿大加重、甲状腺功能减退等情况，可减少药物剂量并酌情加用左甲状腺素 $25 \sim 50\mu g/d$ 或干甲状腺片 $20 \sim 60mg/d$。

抗甲状腺药物的停药指征包括：①甲亢症状完全缓解、甲状腺肿缩小、局部杂音消失；②所需抗甲状腺药物维持剂量很小；③ TSAb 转为阴性；④ $T_3$ 抑制试验正常；⑤促甲状腺激素释放激素兴奋试验正常。

抗甲状腺药物的不良反应主要包括：①粒细胞缺乏，发病率为 $0.1\% \sim 0.5\%$，属于严重不良反应，可导致患者死亡；推荐在开始服药后的前 3 个月内积极复查血常规，若出现咽痛、发热等感染症状，需及时就诊。②皮肤损害，发病率约为 5%，轻度皮疹可给予抗组胺药物治疗；如皮疹严重，需及时停药，换用其他抗甲状腺药物，或进行手术、采用 $^{131}I$ 放射治疗。③肝脏损害，抗甲状腺药物引起的肝脏损害缺乏特异性，常表现为胆汁淤积性黄疸、肝转氨酶升高，严重者可出现中毒性肝炎、肝坏死等；因此在药物治疗期间需定期复查肝功能；多数肝脏损害可在停药后 $8 \sim 10$ 周逐渐恢复；对于急性严重肝损害，需及时停药，同时给予积极保肝治疗。

## （二）手术治疗

手术治疗 Graves 病的原理在于外科切除部分或全部甲状腺组织，减少甲状腺激素的合成来源，缓解因甲状腺激素过度分泌导致的甲亢症状及相应并发症。手术方式以甲状腺次全切除或全切除为主，术后甲状腺功能正常者约为 60%，甲亢复发率约为 8%，而不可逆性甲减发生率约为 25%。

手术治疗的适应证：①中重度甲亢；②甲状腺较大引起压迫症状；③单个或多个结节性甲状腺肿；④怀疑恶变；⑤治疗复发；⑥胸骨后甲状腺肿伴甲亢等。

需要注意的是，在手术治疗前需使用抗甲状腺药物、碘剂等进行充分准备，避免诱发甲亢危象。具体准备方法：药物控制使心率<80次/分，待甲状腺功能正常后口服复方碘溶液10～15滴/天，分3次服用，服用7～10天后方可手术。

手术治疗的禁忌证：①进展性浸润性突眼；②合并严重心、肺、肝、肾等重要脏器疾病；③年老体弱、妊娠早期（≤3个月）或晚期（≥7个月）等不适宜手术者。

手术并发症主要包括出血窒息、声带麻痹、永久性甲减、甲状旁腺功能降低、突眼加重等。

### （三）放射性碘（$^{131}$I）治疗

放射性$^{131}$I释放β射线，由于其射程短（约2mm），较少损伤周围组织，能够选择性破坏功能性甲状腺组织，使甲状腺素生成减少。放射治疗的优势在于疗效肯定、复发率低，其适用于25岁以上、不能或不愿接受长期药物治疗或手术治疗者，同样适用于治疗后复发、高功能结节伴甲亢、非自身免疫性毒性甲状腺肿等患者。

放射性$^{131}$I治疗禁用于处于妊娠期或哺乳期患者、严重肝肾功能不良者、伴活动性结核者、重症浸润性突眼者、甲亢危象者、严重免疫抑制者。放射性$^{131}$I治疗的优势在于多数患者一次性治疗即可，相对安全便宜；其不足主要在于起效慢（需2～4周）、缓解慢（需3～6个月），因此患者如果需要接受再次治疗，通常需等待半年，根据临床症状及甲状腺激素水平决定是否需要再次接受放射治疗。放射性$^{131}$I治疗的主要并发症为永久性甲状腺功能减退，其发生率在治疗后逐年递增。

### （四）甲亢危象的临床表现与治疗

甲亢危象是在原有甲亢的基础上，受到感染、精神因素、手术应激、妊娠、放射性碘治疗、急性心肌梗死、糖尿病酮症酸中毒等因素刺激，导致循环系统中甲状腺激素含量过度过快升高，造成机体多系统多器官急性病理生理改变，病情进展迅速，如处理不及时，死亡率高。当甲亢患者出现以下先兆症状时，需警惕甲亢危象的发生：①体温波动在38～39℃；②心率在120～160次/分，可伴有心律失常；③出现食欲缺乏、恶心、腹泻、多汗等症状；④出现焦虑、烦躁等神经系统症状。

典型的甲亢危象表现：①高热，体温迅速升高（>39℃），伴大汗淋漓、皮肤潮红，严重者出现继发性汗闭、皮肤苍白及脱水，常规解热降温措施无效；②循环系统，脉压显著增大、心率显著增快（>160次/分），伴有各种快速性心律失常（如期前收缩、房性心动过速、阵发性或持续性心房颤动等），部分患者可出现心脏扩大、心力衰竭；③消化系统，食欲显著下降、恶心呕吐、腹痛腹泻；④中枢神经系统，精神障碍、焦虑烦躁、嗜睡甚至昏迷等。

甲亢危象的诊断标准：①有甲亢基础疾病史，近期有严重感染、精神刺激、妊娠、手术、放射性碘治疗等诱因。②满足以下3项及以上表现。发热（>39℃）；窦性心动过速（>140次/分）伴心律失常或心力衰竭；烦躁不安、大汗淋漓、谵妄、昏迷等意识障碍；明显的消化道症状（如恶心、呕吐、腹泻等）。

甲亢危象的治疗主要包括以下几个方面。①迅速抑制甲状腺激素合成：一般首选

PTU，每 6 小时口服或鼻饲 1 次，或 MMI 每 6 小时 1 次。大剂量硫脲类药物可在 1h 内阻断甲状腺素合成。②迅速抑制甲状腺激素释放：通常用碘化钠静脉滴注或口服复方碘溶液。③降低周围组织对甲状腺激素的反应：如口服或静脉滴注普萘洛尔，或肌内注射利血平等。④应用肾上腺糖皮质激素：分次静脉滴注氢化可的松或地塞米松。⑤对症治疗：包括抗感染、纠正水电解质紊乱、吸氧、降温、抗心力衰竭、抗休克等。⑥清除血中过多的甲状腺激素：包括血浆置换、血液透析、腹膜透析等。

# 第三节　克罗恩病与桥本甲状腺炎

## 一、克罗恩病并发桥本甲状腺炎的发病机制

桥本甲状腺炎是一种自身免疫性甲状腺疾病，是引起甲状腺功能减退的最常见病因。桥本甲状腺炎好发于女性，其病理生理特点为自身免疫反应介导的甲状腺组织内大量淋巴细胞浸润、甲状腺腺体增大与破坏。此类患者通常可检测出甲状腺过氧化物酶抗体（thyroid peroxidase antibody，TPOAb）阳性或甲状腺球蛋白抗体（thyroglobulin antibody，TGAb）阳性。

虽然桥本甲状腺炎常以甲减为主要临床表现，但部分桥本甲状腺炎患者也可表现为 $T_3/T_4$ 及 TSH 水平正常或亚临床甲减（即 $T_3/T_4$ 正常、TSH 轻度升高），极少数桥本甲状腺炎患者甚至可表现为甲亢（可能因大量腺体受损后代偿性功能亢进）。流行病学研究显示：桥本甲状腺炎在 UC 和 CD 患者中的发病率与普通人群发病率无明显差异；近期加拿大一项统计了 8072 例 IBD 患者（3879 例 UC 与 4193 例 CD）的大型临床研究，也没有发现 IBD 患者表现出更高的桥本甲状腺炎罹患风险。

桥本甲状腺炎的发病机制至今尚未明确。一种假说认为：T 淋巴细胞亚群功能失衡，特别是抑制性 T 淋巴细胞的遗传缺陷，造成其抑制 B 淋巴细胞形成自身抗体的作用消失，导致甲状腺自身抗体（如 TPOAb）的形成。TPOAb 具有抗体依赖性与补体依赖性细胞毒作用，通过占据 TSH 受体，导致甲状腺萎缩和功能低下。碘摄入量是影响桥本甲状腺炎发生发展的重要环境因素，随着碘摄入量增加，本病发病率显著增加，尤其是增加碘摄入能够促进亚临床桥本甲状腺炎患者发展为临床甲减。截至目前，针对 CD 并发桥本甲状腺炎的机制学研究仍较少。CD 与桥本甲状腺炎之间是否存在共同的发病基础，或两者之间仅仅是一种单纯的并发疾病关系仍有待进一步研究。

## 二、克罗恩病并发桥本甲状腺炎的临床表现

目前共有 10 例 CD 并发桥本甲状腺炎的病例报道（表 9-6）。其中女性患者多见（7例女性与 3 例男性）；5 例患者表现为 CD 早于桥本甲状腺炎发病，另有 3 例患者表现为 CD 与桥本甲状腺炎几乎同时发病，2 例患者桥本甲状腺炎早于 CD 发病；CD 的确诊年龄介于 10 ～ 55 岁，桥本甲状腺炎多于 CD 确诊后 0 ～ 27 年发病；多数患者合并有其他肝

胆系统、血液系统及免疫系统并发症。值得一提的是，Noto 等报道了 1 例年轻女性，不仅 CD 与桥本甲状腺炎同时发病，还合并有 Turner 综合征；后续研究发现，对 Turner 综合征患者而言，并发 IBD 与桥本甲状腺炎的风险显著高于普通人群。

表 9-6　CD 并发桥本甲状腺炎的病例特点

| 病例 | 报道年份 | 性别 | CD 确诊年龄（岁） | 桥本甲状腺炎确诊年龄（岁） | 发病先后 | 并发症 |
|------|---------|------|------|------|------|------|
| #1 | 1988 | 男 | 17 | 44 | CD 早于桥本甲状腺炎 | — |
| #2 | 1988 | 女 | 26 | 43 | CD 早于桥本甲状腺炎 | — |
| #3 | 1988 | 女 | 43 | 55 | CD 早于桥本甲状腺炎 | — |
| #4 | 2002 | 女 | 53 | 46 | 桥本甲状腺炎早于 CD | 干燥综合征 |
| #5 | 2005 | 女 | 16 | 24 | CD 早于桥本甲状腺炎 | — |
| #6 | 2006 | 女 | 26 | 26 | 同时 | Turner 综合征 |
| #7 | 2008 | 女 | 15 | 15 | 同时 | β 珠蛋白生成障碍性贫血 |
| #8 | 2012 | 女 | 14 | 10 | 桥本甲状腺炎早于 CD | — |
| #9 | 2012 | 男 | 10 | 10 | 同时 | 原发性硬化性胆管炎 |
| #10 | 2013 | 男 | 33 | 35 | CD 早于桥本甲状腺炎 | 原发性胆汁性肝硬化 |

CD 并发桥本甲状腺炎的临床症状与体征主要以 CD 与桥本甲状腺炎各自引起的临床表现为主。其中，CD 的临床表现与诊断标准详见本书其他章节，现将桥本甲状腺炎的临床表现概括如下。

桥本甲状腺炎多高发于 30 ～ 50 岁，起病隐匿，进展缓慢，早期表现并不典型，甲状腺功能可表现为正常，此时血清 TPOAb 与 TGAb 滴度显著增高具有重要意义，多数患者因甲状腺肿或甲减首次就诊。晚期常出现甲状腺激素水平低下，以甲减为主要症状，包括怕冷、疲倦乏力、皮肤干燥、心动过缓、便秘甚至黏液性水肿等，也可合并有咽部不适、轻度吞咽困难、颈部压迫感及局部疼痛等表现。

桥本甲状腺炎的超声检查可见弥漫性不均匀的甲状腺肿大回声，可伴有多发性低回声、血流不丰富的甲状腺小结节。对于不典型病例，甲状腺细针穿刺细胞学检查有助于桥本甲状腺炎的病理学诊断，但目前并不作为诊断桥本甲状腺炎的常规推荐检查项目。

## 三、克罗恩病并发桥本甲状腺炎的治疗

与 CD 并发 Graves 病的治疗原则类似，对于 CD 并发桥本甲状腺炎的患者，目前同样推荐针对 CD 与桥本甲状腺炎分别单独治疗。其中，CD 的药物及手术治疗详见本书其他章节，以下介绍桥本甲状腺炎的治疗策略。目前尚无针对桥本甲状腺炎病因的治疗，临床治疗策略以纠正桥本甲状腺炎造成的甲状腺激素水平紊乱、解除甲状腺肿大引起的压迫症状为主。

对于单纯甲状腺肿、不伴有甲状腺激素低下的患者，多不建议积极采取药物或手术治

疗；此时需注意限制碘摄入量，可能有助于延缓甲状腺自身免疫性破坏的进程。对于桥本甲状腺炎并发亚临床甲减的患者，目前在起始治疗的 TSH 水平及治疗人群方面仍有一定争议。考虑到甲状腺素的过度替代治疗会导致心血管疾病、骨质疏松等多种严重并发症，有学者认为，对于 TSH 4 ～ 10mIU/L 的桥本甲状腺炎患者应以随访为主；对于 TSH > 10mIU/L 的桥本甲状腺炎患者给予左甲状腺素治疗。但欧美等内分泌学会的专家共识则认为：在把握好用药剂量及靶向人群的前提下，对于桥本甲状腺炎并发轻度亚临床甲减的患者，也可予以左甲状腺素替代治疗。对于桥本甲状腺炎并发明确甲减的患者，建议予以正规左甲状腺素替代治疗，治疗目标是恢复 TSH 及甲状腺激素水平并维持至正常范围。对于小于 50 周岁、无心脏疾病的桥本甲状腺炎患者，建议剂量为 1.6 ～ 1.8μg/（kg·d），并尽快达到完全替代剂量；对于 50 岁以上桥本甲状腺炎患者，建议先行心血管相关检查排除替代治疗禁忌证，再予以减量左甲状腺素替代方法，初始剂量为 1.0μg/（kg·d），每 1 ～ 2 周逐渐加量，直至完全达到替代剂量；对于合并有心脏疾病的桥本甲状腺炎患者，建议左甲状腺素的初始治疗剂量为 0.5μg/（kg·d），每 2 周逐渐加量，以免诱发或加重心脏疾病。

多数桥本甲状腺炎患者在接受左甲状腺素治疗后需终生服药。服药期间需定期复查甲状腺功能、甲状腺自身抗体及甲状腺超声，根据结果调整甲状腺素剂量。对于少数因甲状腺肿大致压迫症状的桥本甲状腺炎患者，或甲状腺素替代治疗无效的桥本甲状腺炎患者，可考虑手术治疗，但术后并发的不可逆性甲减或甲减加重等也不可忽视。

## 第四节　克罗恩病与其他甲状腺疾病

### 一、非甲状腺病态综合征

甲状腺作为内分泌器官释放甲状腺激素，参与调控全身性应激反应，是机体适应环境、维护自身功能的重要机制之一。在饥饿或全身性疾病时，体内甲状腺激素浓度往往低于正常；在严重疾病或重大创伤与应激状态下，甲状腺激素水平严重降低伴随病死率增加，这种"代偿不良"并非源于甲状腺自身的基础病变，目前将此类现象定义为 NTIS。

NTIS 的标志为 $fT_3$ 水平下降，伴或不伴有 $fT_4$ 下降及 TSH 升高。NTIS 的发生与疾病严重程度和疾病种类无关，常见于禁食、慢性营养不良、重症感染、烧伤、重大手术和创伤、心肝肾等器官病变或功能衰竭时。多数 NTIS 患者无明显临床症状，临床诊断主要依赖于原发病的临床表现及甲状腺功能的指标变化。对于少数重度 NTIS 患者而言，患者可出现感染相关症状，如发热、白细胞计数升高或全身中毒症状等；存在肾病综合征者可有颜面水肿、大量蛋白尿、低蛋白血症等；慢性肾衰竭者可有颜面水肿、高血压、贫血貌、尿素氮及肌酐升高等；肝病者可有皮肤黏膜黄染、蜘蛛痣、肝掌、肝脾大、肝功能异常等；恶性肿瘤者可有局部及转移症状、肿瘤标志物升高、影像学改变及组织病理学证据等；药物导致者常有糖皮质激素、多巴胺、普萘洛尔等药物的服用史；其他应激情况如外伤史、手术史等。

截至目前，针对 CD 并发 NTIS 的研究仍较少。国内于 2012 年首次报道了 44 例在外科接受治疗的 CD 患者中，NTIS 的并发率高达 36.4%。研究发现合并有 NTIS 的 CD 患者较对照组的营养状态更差、疾病活动度与严重度更高、临床预后也更差。进一步研究发现，脱碘酶活性降低与甲状腺素结合障碍可能是 CD 患者并发 NTIS 的内在机制。

关于 CD 并发 NTIS 的流行病学及临床研究仍较有限，其发病率及对临床转归的影响仍有待进一步阐释。目前认为，对 NTIS 患者实施单纯甲状腺素替代疗法并无益处，多数研究发现，随着原发疾病的改善，NTIS 能够很大程度缓解甚至完全消失。但对于少数重症 NTIS 患者，常规生命支持及危重病治疗措施是必不可少的。

## 二、亚急性甲状腺炎

亚急性甲状腺炎（subacute thyroiditis，SAT）又称亚急性肉芽肿性甲状腺炎、移行性甲状腺炎、病毒性甲状腺炎、De Quervain 甲状腺炎等，是 1904 年由 De Quervain 首先报道。本病近年来发病率逐渐增高，临床变化复杂，易误诊或漏诊，且容易复发，但大多数患者经治疗可痊愈。

SAT 的病因未明，多数研究认为 SAT 与病毒感染密切相关。多数 SAT 患者发病前具有上呼吸道感染史，血清中可检测到病毒抗体，包括柯萨奇病毒、腺病毒、流感病毒、腮腺炎病毒等。因此，本病在人群发病有季节流行性特点。

SAT 的典型临床表现可分为三期：早期（甲状腺功能亢进期）、中期（甲状腺功能减退期）和恢复期。总体病程长短不一，平均为 2～3 个月，故称亚急性甲状腺炎。①早期：起病多急骤，起病前可有上呼吸道感染史，伴发热、寒战、疲乏无力和食欲缺乏等全身症状。特征性表现为甲状腺部位疼痛与压痛，可向颌下、耳后或颈部放射，咀嚼和吞咽时疼痛加重。体格检查可触及病变腺体肿大坚硬、压痛显著。病变广泛时，由于甲状腺滤泡内甲状腺激素短时间内大量释放入血，可伴有甲状腺功能亢进的临床特征。②中期：随着甲状腺激素逐渐耗竭，甲状腺实质细胞尚未修复，血清甲状腺激素水平降至正常水平以下，临床上继而出现甲状腺功能减退的表现。③恢复期：若治疗及时，患者多可完全恢复，仅极少数患者转变为永久性甲减。需注意的是，本病病情缓解后，仍有复发可能。

目前关于 IBD 并发 SAT 的研究仅限于零散的病例报道。多个个案发现 IBD 患者出现 SAT 的临床表现，提示两种疾病之间可能存在类似的发病基础，并且发现抗 TNF-α 单抗等药物可能诱发甲状腺功能的改变。

## 三、淀粉样甲状腺肿

淀粉样病变（amyloidosis）是指一种呈特殊反应、均匀无结构的淀粉样蛋白沉积于组织器官，导致相应组织及器官不同程度功能障碍的疾病。由于其致病原（淀粉样蛋白）是一种球蛋白和黏多糖的复合物，具有类似淀粉的特征性化学反应，故命名为淀粉样病变。当前的免疫化学技术已发现：淀粉样蛋白为包括 γ 球蛋白、α 球蛋白、组蛋白、补体 C1、补体 C3、补体 C4 及纤维蛋白原等多种蛋白、纤维在内的复合物。

　　淀粉样蛋白沉积如果局限于某一器官，称为局限性淀粉样变；如果只累及皮肤则称为皮肤淀粉样变；如果广泛沉积于内脏、肌肉、黏膜和皮肤，累及多部位及系统，则称为泛发性或系统性淀粉样病变。不同类型的淀粉样病变能够进一步区分为原发性、继发性、遗传性和老年性等各种子类型。

　　甲状腺淀粉样病变多为系统性淀粉样病变的一部分，在甲状腺淀粉样病变的基础上，部分患者可进一步发展为 SAT。临床表现主要包括甲状腺腺体快速显著肿大、甲状腺腺体中淀粉样蛋白大量沉积及继发性心血管系统相关症状（如血压、心率变化）等。近期有报道发现，淀粉样甲状腺肿（amyloid goiter，AG）合并 IBD 患者也可表现出甲亢、甲减甚至 NTIS 等多种甲状腺激素功能异常。

　　继发性淀粉样病变在 CD 患者中并不罕见，有文献证实其并发率高达 0.5% ～ 9.0%；相对而言，其在 UC 患者中较少见。Greenstein 等募集了 3050 例 IBD 患者，发现继发性淀粉样病变在 CD 中的并发率为 0.88%（15/1709），在 UC 中的并发率为 0.06%（1/1709）；在此 16 例并发了淀粉样病变的 IBD 患者中，仅有 1 例最终发展为 SAT。

　　将当前文献已报道的 12 例 AG 合并 CD 的患者信息见表 9-7。所有 12 例患者均经细针穿刺或甲状腺部分切除后组织病理学及刚果红染色确诊。在此 12 例患者中，7 例男性、4 例女性、1 例不确定（原始文献未说明）；AG 的诊断年龄为 26 ～ 58 岁，临床症状以颈部痛性包块伴吞咽疼痛为主。其中 8 例患者的甲状腺激素水平正常、1 例表现为甲减、2 例亚临床甲减、1 例不确定。

表 9-7　CD 并发 AG 的病例特点

| 病例 | 报道年份 | 性别 | CD 确诊年龄（岁） | AG 确诊年龄（岁） | 发病先后 | 并发症 |
|------|---------|------|------------------|------------------|---------|--------|
| #1 | 1992 | 女 | 13 | 33 | CD 早于 AG | 慢性肾功能不全 |
| #2 | 1995 | 男 | 25 | 26 | CD 早于 AG | — |
| #3 | 1999 | 男 | 15 | 26 | CD 早于 AG | — |
| #4 | 2000 | 男 | 16 | 27 | CD 早于 AG | 慢性肾功能不全 |
| #5 | 2007 | 男 | ? | 38 | 不确定 | 慢性肾功能不全 |
| #6 | 2008 | 女 | 25 | 30 | CD 早于 AG | — |
| #7 | 2009 | 女 | 40 | 47 | CD 早于 AG | 肾病综合征 |
| #8 | 2010 | 不确定 | 不确定 | 不确定 | 不确定 | — |
| #9 | 2012 | 男 | 21 | 44 | CD 早于 AG | — |
| #10 | 2012 | 女 | 34 | 46 | CD 早于 AG | 肾病综合征 |
| #11 | 2014 | 男 | 58 | 58 | 同时 | — |
| #12 | 2015 | 男 | 50 | 56 | CD 早于 AG | SAT |

　　如表 9-7 所示，在 9 例患者中 CD 发病早于 AG，1 例 CD 与 AG 同时发病，另有 2 例不确定。多数合并有 AG 的 CD 患者同时伴有肾功能障碍，这可能是由于系统性淀粉样病变累及肾脏。在 12 例患者中，以甲状腺切除为主的外科手术是此类患者甲状腺功能异常的主要治疗方法，其中有 1 例患者死于肾衰竭，故此类患者的临床预后更取决于系统性淀

粉样病变累及的其他脏器功能的情况。

## 四、甲状腺癌

甲状腺癌是最常见的甲状腺恶性肿瘤，约占全身恶性肿瘤的 1%。甲状腺其他恶性肿瘤还包括不常见的恶性淋巴瘤及转移瘤等。按病理学分类，甲状腺癌主要分为乳头状癌（papillary carcinoma）、滤泡状癌（follicular carcinoma）、未分化癌（undifferentiated carcinoma）、髓样癌（medullary carcinoma）。按组织学起源分类，除髓样癌起源于滤泡旁细胞（C 细胞）外，其他甲状腺癌均起源于滤泡上皮细胞。

甲状腺癌整体生物学行为较惰性，不同类型甲状腺癌的临床表现可有差异。乳头状癌和滤泡状癌早期多无明显症状，随着病情进展，颈部可出现肿块并逐渐增大，质偏硬，吞咽时移动度减少。而未分化癌进展迅速，并侵犯周围组织，晚期可出现声音嘶哑、呼吸困难、吞咽困难等并发症。当甲状腺肿块压迫颈交感神经节时，患者可出现 Horner 综合征；当颈丛浅支受侵犯时，患者可出现耳、枕、肩等部位疼痛。甲状腺癌可经颈淋巴结转移及远处转移至肺、骨、脑等器官。而髓样癌除有上述颈部肿块及相应症状外，因癌组织产生 5-羟色胺与降钙素，患者可出现腹泻、心悸、颜面潮红、血钙降低等表现。

Moss 等于 2006 年报道了 5 例合并有乳头状甲状腺癌的 CD 患者，所有 5 例患者均无既往甲状腺疾病史或甲状腺肿瘤家族史。目前公认射线暴露与口服维生素是甲状腺癌的危险因素。考虑到 CD 患者需接受多次影像学检查且多数 CD 患者也需接受复合维生素治疗，因此有假说认为，在青少年或 CD 发病早期，射线暴露（包括 CT、消化道造影等）与复合维生素治疗是诱发 CD 患者并发甲状腺癌的重要因素。990 例日本 CD 患者中发现：CD 并发甲状腺癌的风险并不高于正常对照人群。而在一项美国 IBD 患者中的研究发现：CD 患者中甲状腺癌的确诊年龄显著低于 UC 患者及健康人群；CD 和 UC 患者罹患甲状腺癌的风险与健康人群相仿。

对于除未分化癌之外的其他类型甲状腺癌，目前仍以手术治疗为主，辅以 $^{131}$I 治疗、甲状腺激素治疗及外照射等其他手段。甲状腺癌的手术治疗包括甲状腺组织切除与颈部淋巴结清扫。当前甲状腺切除范围仍存在分歧，尚缺乏前瞻性随机对照研究依据。但是荟萃分析提示肿瘤是否完全切除是一项独立预后因素，因此完全切除肿瘤至关重要。同时，颈部淋巴结清扫范围也存在争论，常规中央区淋巴结清扫或改良淋巴结清扫只切除能触及的肿大淋巴结。荟萃分析提示肿瘤是否有包膜和甲状腺周围癌细胞是否侵犯是两个可帮助预测颈淋巴结是否转移因素。需注意的是，接受甲状腺癌次全切除或全切除术后的患者多需终身服用甲状腺素片，预防甲状腺功能减退及抑制 TSH 生成。

# 第五节　小结与展望

本章总结了 CD 并发甲状腺功能障碍的几种主要类型，包括 CD 并发 Graves 病（引起甲亢的主要类型）、CD 并发桥本甲状腺炎（引起甲减的主要类型）、CD 并发 NTIS、CD

并发 SAT、CD 并发甲状腺癌，并且下设各节分别详细介绍了其流行病学、临床特征与治疗方案，尤其侧重于描述 CD 与甲状腺功能障碍并存时的特殊表现。

就目前研究进展而言，CD 并发甲状腺功能障碍的病因仍需阐明，尤其是两者间是否存在共同或互为影响的发病基础；CD 的疾病活动度与甲状腺功能障碍的严重程度是否存在交互效应仍需进一步研究；基于普通人群的大数据大样本量普查将有助于进一步明确此类疾病的流行病学特征，为后续制订治疗方案提供理论依据。

（刘　颂）

## 参 考 文 献

Ariza-Mejia MC，Garcia-Garcia L，Gonzalez-Escalada A，et al，2012. Epidemiology of gonorrhoea-related hospitalisations in Spain between 1997 and 2006. Sex Reprod Healthc，3（2）：89-92.

Bardella MT，Elli L，De Matteis S，et al，2009. Autoimmune disorders in patients affected by celiac sprue and inflammatory bowel disease. Ann Med，41：139-143.

Bernstein CN，Wajda A，Blanchard JF，2005. The clustering of other chronic inflammatory diseases in inflammatory bowel disease：a population-based study. Gastroenterol，129：827-836.

Casella G，De Marco E，Antonelli E，et al，2008. The prevalence of hyper- and hypothyroidism in patients with ulcerative colitis. J Crohns Colitis，2：327-330.

Caturegli P，De Remigis A，Rose NR，2014. Hashimoto thyroiditis：clinical and diagnostic criteria. Autoimmun Rev，13：391-397.

Cesarini M，Angelucci E，Rivera M，et al，2010. Thyroid disorders and inflammatory bowel diseases：retrospective evaluation of 909 patients from an Italian referral center. Inflamm Bowel Dis，16：186-187.

D'Antonio A，Franco R，Sparano L，et al，2000. Amyloid goiter：the first evidence in secondary amyloidosis. Report of five cases and review of literature. Adv Clin Path，4：99-106.

Diaz-Gallo LM，Espino-Paisan L，Fransen K，et al，2011. Differential association of two PTPN22 coding variants with Crohn's disease and ulcerative colitis. Inflamm Bowel Dis，17：2287-2294.

Goldacre MJ，Seminog OO，2014. Turner syndrome and autoimmune diseases：record-linkage study. Arch Dis Child，99：71-73.

Habu S，Watanobe H，Kimura K，et al，1999. A case of amyloid goiter secondary to Crohn's disease. Endocr J，46：179-182.

Horai Y，Miyamura T，Shimada K，et al，2011. A case of Takayasu's arteritis associated with human leukocyte antigen A24 and B52 following resolution of ulcerative colitis and subacute thyroiditis. Intern Med，50：151-154.

Ikenoue H，Okamura K，Kuroda T，et al，1988. Thyroid amyloidosis with recurrent subacute thyroiditis-like syndrome. J Clin Endocrinol Metab，67：41-45.

Jarnerot G，Azad Khan AK，Truelove SC，1975. The thyroid in ulcerative colitis and Crohn's disease. Ⅲ. Thyroid enlargement and hyperthyroidism in ulcerative colitis. Acta Med Scand，197：87-94.

Kaklamanos M，Thomas D，Pikazis D，et al，2015. Thyroid-specific changes following treatment with biological therapies in patients with rheumatic diseases. Endocrine，50：146-153.

Kawashima J，Naoe H，Sasaki Y，et al，2015. A rare case showing subacute thyroiditis-like symptoms with amyloid goiter after anti-tumor necrosis factor therapy. Endocrinol Diabetes Metab Case Rep，2015：140117.

Liu S，Ren J，Zhao Y，et al，2013. Nonthyroidal illness syndrome：is it far away from Crohn's disease? J Clin Gastroenterol，47：153-159.

Moss AC，Brennan AM，Cheifetz AS，et al，2006. Thyroid cancer and Crohn's disease：association or coincidence? Inflamm Bowel Dis，12：79-80.

Okai K，Machida K，Nishi M，et al，1999. Complications of extraintestinal endocrine disease associated with ulcerative colitis--association of ulcerative colitis and autoimmune thyroid disease. Nihon Rinsho，57：2536-2539.

Ozemir IA，Bilgic C，Bayraktar B，et al，2014. Amyloid goiter related with Crohn's disease：a rare association：amyloid goiter secondary to Crohn's disease. Int J Surg Case Rep，5：480-483.

Pooran N，Singh P，Bank S，2003. Crohn's disease and risk of fracture：does thyroid disease play a role? World J Gastroenterol，9：

615-618.

Radetti G, 2014. Clinical aspects of Hashimoto's thyroiditis. Endocr Dev, 26: 158-170.

Seo GH, Chung JH, 2015. Incidence and prevalence of overt hypothyroidism and causative diseases in Korea as determined using claims data provided by the health insurance review and assessment service. Endocrinol Metab (Seoul), 30: 288-296.

Sethi Y, Gulati A, Singh I, et al, 2011. Amyloid goiter: a case of primary thyroid amyloid disease. Laryngoscope, 121: 961-964.

Shah SA, Peppercorn MA, Pallotta JA, 1998. Autoimmune (Hashimoto's) thyroiditis associated with Crohn's disease. J Clin Gastroenterol, 26: 117-120.

Snook JA, De Silva HJ, Jewell DP, 1989. The association of autoimmune disorders with inflammatory bowel disease. Q J Med, 72: 835-840.

Sonu IS, Blonski W, Lin MV, et al, 2013. Papillary thyroid cancer and inflammatory bowel disease: is there a relationship? World J Gastroenterol, 19: 1079-1084.

Yano Y, Matsui T, Hirai F, et al, 2013. Cancer risk in Japanese Crohn's disease patients: investigation of the standardized incidence ratio. J Gastroenterol Hepatol, 28: 1300-1305.

Zeissig S, Petersen BS, Tomczak M, et al, 2015. Early-onset Crohn's disease and autoimmunity associated with a variant in CTLA-4. Gut, 64: 1889-1897.

# 第十章　克罗恩病的药物治疗与不良反应

　　由于 CD 病情个体差异大，在疾病发展过程中病情变化也很大，故治疗应个体化。CD 的治疗包括饮食调整、心理辅导等措施，以及药物治疗、外科治疗等。本章主要介绍治疗 CD 的临床常用药物及药物治疗导致的不良反应。

## 第一节　5- 氨基水杨酸

### 一、药理作用

　　CD 药物治疗的主要目标是诱导缓解和维持缓解，使黏膜得到修复，避免手术切除，降低由慢性炎症发展至穿孔、梗阻甚至癌症的风险，而在围手术期，药物治疗的目的是减轻疾病活动度，为手术创造条件，同时减少术后复发率。

　　5-ASA 是柳氮磺吡啶的主要活性成分，目前该药物仍是 IBD 治疗的重要选择。5-ASA 有片剂、颗粒剂、混悬剂、液体或泡沫性灌肠剂及栓剂等不同形式的制剂，5-ASA 是轻中度 IBD 尤其是 UC 诱导与维持缓解的一线药物，而在 CD 中的应用在近几年逐渐增多。

　　5-ASA 的药代动力学：口服后在回肠和结肠发挥作用，仅有少量药物被吸收入血，入血的药物主要经肝脏代谢而形成乙酰水杨酸，其血浆蛋白结合率为 83%。乙酰化代谢产物从尿中排出，未被吸收的药物随粪便排泄。

### 二、作用机制

#### （一）抑制 COX-2/PGE$_2$ 途径

　　5-ASA 是 COX 途径的强效抑制剂，能抑制肠道炎症组织中 PGE$_2$ 的产生。5-ASA 还能阻断 IL-1β 和 TNF-α 产生，阻断 TNF-α 与其受体结合，从而抑制炎症反应的信号传导。同时，它还通过抑制 TNF-α 诱导的 NF-κB 活化、核内转位和减少 Iκ-Bα 的降解，进而阻断肠道炎症的持续发展。

#### （二）自由基清除剂和抗氧化剂

　　5-ASA 通过抑制 NF-κB 及清除自由基而发挥作用。5-ASA 受热后发生脱羧反应，分解成 3- 氨基苯酚和二氧化碳。该药物在包肠衣后于肠腔内崩解，大部分药物可抵达结肠，作用于黏膜炎症包括黏膜炎性细胞和肠上皮细胞，抑制引起炎症的前列腺素类合成和白三烯类的形成，有显著的抗炎作用，对肠壁结缔组织炎症效果显著。

### （三）增强过氧化物酶体增殖物激活受体介导的抗炎通路

过氧化物酶体增殖物激活受体（peroxisome proliferators-activated receptors，PPAR-γ）属于核激素受体超家族，能够抑制 NO 和 TNF-α、IL-1、IL-6 等巨噬细胞来源的细胞因子。5-ASA 通过增强肠细胞 PPAR-γ 的表达活性，促进其从细胞质异位至细胞核，进而诱导肿瘤抑制基因 *PTEN*，激活 Caspase-8、Caspase-3 的活性，抑制抗凋亡蛋白活性。5-ASA 通过 PPAR-γ 异位也减少 NF-κB 激活，增加 Iκ-Bα 表达，恢复 STAT1、STAT3 蛋白浓度，下调炎性因子 TNF-α、单核细胞趋化蛋白 -1（monocyte chemotactic protein-1，MCP-1）和诱导型一氧化氮合酶（inducible nitric oxide synthase，iNOS）的表达。

### （四）其他相关机制

5-ASA 通过增强 β 链蛋白（β-catenin）表达和磷酸化作用，减少 Wnt/β 链蛋白基因表达，使蛋白磷酸酶 $A_2$ 的活性降低。5-ASA 还发挥抑制 5- 脂氧合酶和 5- 脂氧合酶活化蛋白作用，进而阻断白三烯 $B_4$（$LTB_4$）和 5- 羟二十碳四烯酸的产生并降低其化学活性。5-ASA 可能通过调节蛋白质酪氨酸磷酸酶 Src 的同源性，抑制表皮生长因子受体的磷酸化 / 激活。最近的证据也表明 5-ASA 诱导 E- 钙黏蛋白的表达，通过抑制 p-21 活化激酶 1 和 *n*- 糖基化而增加细胞黏附，从而促进黏膜修复。

## 三、在克罗恩病中的应用

鉴于 UC 和 CD 在疾病特征上有所不同，根据疾病类型、病变部位、疾病严重度选择不同 5-ASA 类药物是发挥 5-ASA 治疗效果的关键。5-ASA 由于其副作用较小和价格低等优点，目前较多地用于某些轻中度和特殊部位 CD 的治疗。

### （一）维持缓解

5-ASA 主要适用于轻度回结肠 CD。结肠病变者应使用与载体结合的 5-ASA 类药物。而小肠型 CD 患者可口服时间依赖性的 5-ASA 缓释制剂，该种剂型在不同的时间段内于小肠和结肠内逐渐释放出有效成分起到治疗作用。

绝大多数复发次数少或虽复发但易于控制的轻度患者均应接受 5-ASA 维持治疗，而轻度初发的远端结肠患者应慎重考虑。初始时应用 5-ASA 诱导缓解的患者，维持期使用该药物仍有效。一般推荐维持治疗的时间为 3 ～ 5 年或更长。

5-ASA 类药物疗效有限，对激素诱导缓解的患者无效。对美沙拉嗪制剂的使用存在一定争议，患者耐受性、用药方法及价格等均是影响药物选择的因素。一般来说相比于药物输送途径，患者依从性对疗效的影响更大。

5-ASA 对 CD 术后维持缓解和预防复发的效果尚未完全明确。既往研究发现使用 2g/d 剂量的美沙拉嗪可降低术后复发，尤其是小肠切除患者（随访 18 个月时，复发率降低 40%），存在高复发危险时，可将剂量提升至 4g/d。但是 5-ASA 的维持缓解治疗对使用激素诱导缓解的患者通常无效。

（二）在活动期的应用

对于轻度 CD，大剂量 5-ASA（4g/d）诱导缓解治疗优于安慰剂。使用超过 3g/d 的剂量，即可达到临床改善（但不一定达到缓解）；临床改善率比缓解率可提高 1 倍。虽然活动性回结肠 CD 患者经过大剂量 5-ASA（美沙拉嗪缓解片，4g/d）治疗后 CDAI 评分显著降低，但患者的总体益处目前尚无定论，因此 5-ASA 对中度活动性 CD 的疗效需进一步研究。

（三）在妊娠期与哺乳期的应用

目前对于妊娠期 5-ASA 应用的研究相对较少，出现妊娠期不良反应的情况不常见。已有研究表明，新生儿血清 5-ASA 浓度可达母体的 50%～100%；母血与脐带血中磺胺吡啶的浓度相同，母血中磺胺吡啶浓度可达口服的 50%，但 5-ASA 浓度极低可忽略不计。另外服用 5-ASA 后，母乳中其浓度从极微到母血的 30% 不等。虽然其他含磺胺类抗生素有引起核黄疸的可能，但应用 5-ASA 的患者中并没有导致胎儿危害的证据。因此推荐剂量的 5-ASA 及其他氨基水杨酸盐制剂在妊娠期与哺乳期是可以安全有效使用的。

（四）在围手术期的应用

预防性使用 5-ASA 对减少手术后复发的作用仍存在争议。虽然有多项大型队列研究支持术后预防性使用 5-ASA，但目前的指南鉴于 5-ASA 的疗效有限，在一些无症状的低风险患者中并不推荐预防性使用。手术方式同样也会影响药物的作用，如采用端 – 侧或侧 – 侧吻合方式，使肠内容物通过病变部位的时间延长，从而增加药物吸收，提高局部黏膜药物浓度。

## 四、不良反应及注意事项

5-ASA 的不良反应分为剂量相关性及非剂量相关性两类。剂量相关性多发生于口服剂量超过 4g/d 时，当剂量减少到 2～3g/d 时，不良反应多可得到纠正。磺胺吡啶成分的乙酰体表型是引起绝大多数不良反应的原因。骨髓抑制、溶血性贫血及巨幼细胞贫血等，均与磺胺吡啶成分有关。此外由于磺胺吡啶成分及膳食中叶酸吸收受抑制，可能出现精子数、活力及形态异常而发生可逆性男性不育症。

（一）最常见的剂量相关性反应

5-ASA 的剂量相关性不良反应发生率为 10%～45%，取决于使用剂量。一般多表现为消化道症状如上腹痛、腹泻、恶心、呕吐、消化不良与厌食等，另外也存在头痛等。

（二）特异体质性反应

这类不良反应多是由于机体原有素质与药物的叠加效应产生，严重者可发生包括史 – 约综合征（Stevens-Johnson syndrome）、胰腺炎、粒细胞缺乏症或肺泡炎等罕见疾病。

### （三）药物不耐受

药物不耐受发生率可高达 15%，最常见的症状为腹泻，其次为头痛、恶心和皮疹。但有荟萃分析指出所有新的 5-ASA 制剂的应用均较安全，不良反应发生率在美沙拉嗪或奥沙拉嗪与安慰剂之间类似。另外有 3% 的患者可表现为急性不耐受（acute intolerance），出现包括血性腹泻等症状，类似于结肠炎发作，应当注意再次使用 5-ASA 制剂时若以上症状再次出现可提示"急性不耐受"的先兆症状。

### （四）小肠分泌增加

小肠分泌增加主要是由小肠重碳酸盐分泌增加所致，仅见于使用奥沙拉嗪后。一般情况下，回肠液体负荷的增加后正常结肠能够适应，但结肠存在广泛或活动性病变后则结肠耐受性降低，从而发生重吸收不良等导致腹泻。有研究发现奥沙拉嗪治疗后腹泻发生率超过 15%，但在奥沙拉嗪维持疗法中因腹泻而停药的患者仅占约 6%，这说明大部分患者仍可耐受。减轻用药时出现的以上症状可采用餐间服药或逐步提高剂量等措施。

### （五）肾损害

肾损害较罕见，属于特异体质性反应的一种，发病形式可表现为间质性肾炎与肾病综合征等。流行病学调查发现疾病严重性是肾损害发生的主要因素，而美沙拉嗪的剂量或种类对肾损害影响较小。在 5-ASA 治疗期间以下情况均应严密监测肾功能指标（血肌酐、尿素氮等）：存在既往肾病或肾功能损害时、同时应用其他肾毒性药物或合并其他疾病时。

### （六）其他并发症

其他并发症包括急性胰腺炎、心肌炎、长期服药导致药物依赖及药物的反应性降低，此时多发生疾病进展和并发症。

### （七）注意事项

长期服用美沙拉嗪的患者需经常检查肝脏指标如 ALT 等。如果该指标远远超过正常水平则需要停止服用美沙拉嗪，2 个月内肝功能指标一般可恢复正常，否则容易引起肝炎、肝纤维化甚至肝坏死。注意事项如下。

（1）对水杨酸类药物及该药物的赋形剂过敏者忌用。

（2）肝肾功能不全者慎用；妊娠期及哺乳期妇女慎用；2 岁以下儿童不宜使用。

（3）与氰钴胺片（维生素 $B_{12}$ 片）同用，会影响氰钴胺片的吸收。

（4）服药时要整粒吞服，绝不可嚼碎或压碎。

（5）出血体质慎用。

（6）胃和十二指肠溃疡患者禁用。

（7）由于使用 5-ASA 而导致结肠炎加重或发生胰腺炎、肝炎与肺炎的患者则不宜再次使用。

## 五、前体药物和常见包衣制剂

5-ASA 类药物主要采用两种制剂学策略。一是制成前体药物，在胃、小肠中前体药物不被吸收，进入结肠后在特殊酶的作用下分解释放 5-ASA；二是通过包衣达到定位释放。目前 5-ASA 制剂在国内外上市销售的品种较多，处于研究阶段的新制剂也是方兴未艾（表 10-1）。

表 10-1　常用 5-ASA 药物的剂型和用法

| 药物类型 | 适应证 | 剂型与规格 | 成人 | | 儿童 | | 注意事项 |
|---|---|---|---|---|---|---|---|
| | | | 活动期治疗 | 维持治疗 | 活动期治疗 | 维持治疗 | |
| 柳氮磺吡啶 | 轻/中度 CD | 胶囊 0.25g/粒 | 4～6 粒/次 3 次/日 | 2～3 粒/次 3 次/日 | 10～15mg/kg 6h/次 | 7.5～10mg/kg 6h/次 | — |
| | 结肠病变 | 栓剂 0.5g/枚 | 1 枚/次 重症 3 次/日，轻或中症 2 次/日 | 1 枚/次 2 次/日 | 1 次/日 或隔日 1 次 | — | 2 岁以下小儿禁用 |
| 奥沙拉嗪 | 轻/中度 CD | 胶囊 0.25g/粒 | 4 粒/次 1 次/日 | 2 粒/次 1 次/日 | 20～40mg/（kg·d）分 3～4 次服用 | | — |
| | 结肠病变 | 胶囊 0.25g/粒 | 4 粒/次 1 次/日 | 2 粒/次 1 次/日 | | | |
| 巴柳氮钠 | 轻/中度 CD | 胶囊 0.5g/粒 | 3～4 粒/次 3 次/日 | — | | | 不推荐给儿童 |
| 美沙拉嗪类 | | | | | | | |
| 中文商品名：颇得斯安 | 轻/中度 CD | 控释胶囊 0.5g/粒 | 2 粒/次 4 次/日 | 1 粒/次 4 次/日 | 20～30mg/（kg·d）分次服用 | | 禁用于 2 岁以下儿童 |
| 中文商品名：莎尔福 | 轻/中度 CD | 肠溶片 0.5g/片 | 2 片/次 3 次/日 | — | — | — | 暂建议儿童不使用本品 |
| 中文商品名：艾迪莎 | 轻/中度 CD | 颗粒冲剂 0.5g/袋 | — | 4 袋/日 分次服用 | — | — | 暂建议儿童不使用本品 |
| SPD476 | 结肠病变 | MMX 制剂 1.2g/支 | 1 支/（次·日） | — | — | — | — |
| 中文商品名：安洁莎 | 轻/中度 CD | 肠溶片 0.4g/片 | 1～2 片/次 3 次/日 | — | — | — | 不推荐儿童使用 |
| 中文商品名：惠迪 | 轻/中度 CD | 肠溶片 0.25g/片 | 4 片/次 4 次/日 | 2 次/日 | 20～30mg/（kg·d） | | 2 岁以下儿童不宜使用 |

注：国产 5-ASA 包衣制剂主要为安洁莎和惠迪等。

研发阶段的前体药物较常见的为 5- 氨基水杨酸甘氨酸盐，研究表明其在上消化道不易分解。在大鼠盲肠和结肠内容物中，5-ASA 的释放量分别为 65% 和 27%，而大鼠盲肠处细菌计数与人类结肠十分相似，因而说明其结肠定位效能较好。既往的研究也发现 5-氨基水杨酸谷氨酸盐和天冬氨酸盐在胃和小肠内也不容易分解。多数 5- 氨基水杨酸天冬氨酸盐可以传递到结肠，其中约一半在 24h 内被裂解从而释放 5-ASA。

国产 5-ASA 前体药物主要有巴柳氮钠片（贝禾司）及奥沙拉嗪胶囊（畅美、帕斯坦）。

国产 5-ASA 包衣制剂主要为时间依赖性缓释制剂，如美沙拉嗪肠溶片（惠迪）等。

### （一）前体药物

**1. 巴柳氮（baisaiazide）**　商品名 Colazide，是 5-ASA 经偶氮键与 *P*- 氨基苯甲酰 β 丙氨酸连接而成。巴柳氮口服后，原型药物可直达结肠，在细菌酶的作用下偶氮键断裂，释放 5-ASA 而发挥抑制炎症效应。

**2. 奥沙拉嗪（olsalazine）**　由 2 分子 5-ASA 借偶氮键相互连接而构成偶氮二水杨酸，在小肠中不易被吸收，进入结肠后在细菌影响下，裂解为 2 分子 5-ASA 而发挥治疗作用。奥沙拉嗪对小肠分泌具有一定的刺激效果（主要是重碳酸盐），可增加肠内液体负荷，导致粪便软化，进而产生腹泻。该药物宜从低剂量开始，一般以 2g/d 为限，维持剂量为 1g/d。该药物裂解时间集中，血药浓度偏高，胃肠道不良反应较大，因此有逐渐被巴柳氮取代的趋势。

### （二）包衣制剂

**1. 美沙拉嗪控释微小胶囊剂**　商品名 Pentasa（中文商品名：颇得斯安），是时间依赖性缓释制剂，具有乙基纤维素包衣。服用后其在小肠中开始释放 5-ASA，释放量随着时间的推移和肠道 pH 的升高而增加。服药后 60min 可从小肠检测到溶解的药物，280min 时可在结肠检测到。4h 后血中乙酰化美沙拉嗪达到高峰。

**2. 美沙拉嗪肠溶片剂**　商品名 Salofalk（中文商品名：莎尔福），是 pH 依赖性缓释 / 树脂包衣，采用 Eudragil-L 包裹，服后在小肠上端开始溶解，但主要在回肠末端和结肠释放。

**3. 美沙拉嗪肠溶颗粒剂**　商品名 Etiasa（中文商品名：艾迪沙），是 pH 依赖性缓释 / 树脂包衣，同时采用 Endragit-S 与 Endragit-L 包裹美沙拉嗪，通过控制 2 种多聚体的配比，控制美沙拉嗪的释放部位。该药物进入胃和小肠后逐渐膨胀溶解，虽有部分吸收，但在结肠仍保持足量的剩余有效剂量。

**4. 美沙拉嗪肠溶制剂**　商品名 Asacol（中文商品名：安萨科），是 pH 依赖性缓释 / 树脂包衣，采用 Eudragit-S 包裹美沙拉嗪，其外衣厚 80 ～ 120μm，当 pH 升高至 7 以上时崩解并释放美沙拉嗪。该药在回肠末段开始释放活性药物，但大部分可至结肠再释放。由于肠道通过时间及肠内 pH 的差异，该药物个体间生物利用度差异较大，差异为 15% ～ 30%。

**5. SPD476**　美国商品名为 Lialda，欧洲商品名为 Mezaant，在其他国家为多基质系统美沙拉嗪。是一种新型高浓度美沙拉嗪制剂，采用多基质系统（illultimatrixsystem，MMX）技术使活性药物在整个结肠释放。类似药物还有 Lpocol 和 Mesren 等。

## 六、新型制剂优化策略

传统 5-ASA 制剂经口服直接在胃和小肠吸收，无法到达 IBD 的病灶部位。因此寻求无磺胺吡啶毒副作用的、安全有效的新型 5-ASA 类药物及其制剂成为进一步追求的目标。近年来从结构改造和剂型改进方面研发出多种有效的新型氨基水杨酸衍生物，作为前体药物在 IBD 治疗中取得了较好的疗效。

目前解决氨基水杨酸类药物的肠道选择性释放问题主要通过两种方法：一是将5-ASA 类药物制成前药制剂，使其在小肠不被吸收而直接进入结肠；二是在 5-ASA 类药物外包被被膜，起到定位释放的作用。此外，4-ASA 结构与 5-ASA 相似，具有疗效好、不良反应小、在溶液中比较稳定、兼有抑菌作用和比较强的抗炎作用等优点，也逐渐引起人们重视。

### （一）5- 氨基水杨酸药物外包被被膜

**1. pH 依赖性缓释 / 树脂包被制剂**　如 Asacol 为丙烯酸树脂包被 5-ASA 复合物美沙拉嗪的片剂，在药物到达末端回肠和结肠时，pH 呈碱性，被膜溶解，释放出 5-ASA，起到定位释放的作用。其他如 Salofalk、Ipocol、Mesren 同属此类。Colazal（巴柳氮）是 5-ASA 与一惰性分子结合药物，被结肠细菌作用后释放出 ASA 活性成分，起到定位释放作用。奥沙拉嗪含 2 分子偶合的 5-ASA，到达末端回肠和结肠时被细菌及其成分打断偶联释放出活性药物。

**2. 时间依赖性缓释被膜制剂**　当药物在消化道内前行时由于被膜作用这类制剂随着时间推移不断释放出活性 5-ASA 成分，如 Pentasa 是由乙基纤维素包裹的 5-ASA 复合物美沙拉嗪控释微球，在药物前行过程中，美沙拉嗪在小肠和结肠内不断释放。服药后 60min 可从小肠检测到溶解的 Pentasa，280min 时可在结肠检测到，4h 后乙酰化美沙拉嗪到达血药浓度高峰。

### （二）5- 氨基水杨酸与载体相结合

5-ASA 和载体结合的目的是确保药物能到达回肠末段和结肠，避免 5-ASA 在胃和小肠过早被吸收。末端回肠和结肠处存在大量细菌，通过细菌打断载体和 5-ASA 之间的二氮键，使 5-ASA 在该部位得以释放。临床上常用的 4-ASA 就是 ASA 与磺胺基结合的复合物。但磺胺基导致的不良反应（发热、皮疹、溶血性贫血、肝炎、肾炎、恶心、胃灼热、男性性功能减退）限制了其使用。

### （三）试验阶段制剂

5-ASA 与鹅去氧胆酸、熊去氧胆酸结合后，能在结肠内释放 ASA；PAF 拮抗剂 UD-12715 通过二氮键与 5-ASA 相连，发挥稳定载体和拮抗 PAF 的作用（减少白细胞浸润、髓过氧化物酶活性等）从而增加药物的抗炎效果；以壳聚糖为载体也能够在结肠特异性释放药物。

## 七、结论

5-ASA 药物是治疗 CD 的基础性用药之一。随着该药物新型前体制剂和剂型研究方面的革新，CD 的临床治疗有了更多的选择。应合理掌握药物使用指征和禁忌证，趋利避害，达到老药新用的目的。

# 第二节　糖皮质激素

糖皮质激素是由肾上腺皮质中束状带分泌的一种甾体类激素，主要为皮质醇，具有调节糖类、脂肪和蛋白质的生物合成和代谢的作用，还具有抑制免疫应答、抗炎、抗病毒、抗休克的作用，常用于治疗严重感染、炎症、过敏性及自身免疫性疾病等。生理状态下糖皮质激素具有调节糖类、蛋白质和脂肪代谢的功能，可增加糖原含量并升高血糖，促进脂肪、蛋白质分解并抑制两者合成等作用。

糖皮质激素对于 IBD 的治疗作用最早由 Truelone 教授和 Witts 教授揭示。此后，糖皮质激素在 IBD 研究领域取得了巨大的进展，主要集中于对 IBD 治疗作用的研究。截至目前，糖皮质激素仍是治疗 IBD 最有效的药物。

## 一、药理作用及在克罗恩病中的作用机制

药理作用指服用高于生理剂量的糖皮质激素时，可发挥与生理剂量不同的效用，主要包括抗炎作用（诱导抗炎因子的合成、抑制炎性因子的合成、诱导炎性细胞凋亡）；抑制免疫反应；刺激骨髓红细胞，延长红细胞和血小板的存活时间，导致中性粒细胞增多及嗜酸性粒细胞减少；刺激糖原异生，引起脂肪重新分布，导致向心性肥胖；同时增加蛋白质分解代谢，造成负氮平衡，降低肠道钙的吸收，增加肾脏钙排泄等多种作用。

**1. 基因转录水平机制**　糖皮质激素与高度嵌合的糖皮质激素受体结合，可引起分子伴侣分解、核转运等一连串的级联反应。糖皮质激素应答基因启动子区域的特殊 DNA 序列被结合，导致编码炎性蛋白转录的基因被抑制，如涉及 MAPK 通路蛋白的基因，进而导致 PG 等炎性介质的产生减少。

**2. 非基因转录水平**　糖皮质激素可激活上皮型一氧化氮合酶，从而导致一氧化碳产生增加。而一氧化碳能通过影响白细胞-上皮细胞间相互作用、白细胞渗透及血管扩张等作用，在 CD 的炎性级联反应中发挥重要的调节作用。

此外，糖皮质激素可以降低毛细血管通透性，减少中性粒细胞浸润，稳定细胞及溶酶体膜，减轻 TNF-α 介导的细胞毒性；调节细胞功能，使 Th 与 Ts 细胞比例恢复正常，缓解毒性症状等，在 CD 的病理生理反应中发挥作用。

## 二、在克罗恩病中应用的基本原则

（一）适应证

虽然糖皮质激素在 CD 的治疗中有良好的疗效，但是由于其导致的一系列副作用，临床上需严格掌握糖皮质激素使用的适应证。

使用糖皮质激素前需要考虑以下 3 个问题：第一，活动期的症状是否由炎症引起，需要排除感染性结肠炎、食物诱发、胆汁盐吸收不良、小肠细菌过分生长或医源性腹泻（由使用 NSAID 或抗生素引起）等原因引起的症状；第二，是否存在可能使患者危险性增加的因素，包括存在致瘘性疾病、术前大剂量使用激素及脓肿形成；第三，停药时间及如何停药，激素停药的计划需要在开始使用时就决定好。

对于轻中度 CD 患者，首选药物为 5-ASA 类药物；无效者考虑选用糖皮质激素。对于重度患者，首选口服；当口服 7 ～ 14 天无效时可改用静脉滴注；急性暴发性患者首选静脉滴注糖皮质激素。

（二）在克罗恩病中的不恰当使用

欧洲 CD 指南指出糖皮质激素不适用于致瘘性 CD 患者。有研究表明，在此类患者中使用糖皮质激素会导致其需要手术的可能性增加。此外，糖皮质激素能影响肠膀胱瘘患者的瘘的愈合；同样，在腹腔脓肿的患者中使用糖皮质激素可增加发生脓毒症和死亡的风险。

此外，传统观念认为长期使用糖皮质激素是无效的。在美国克罗恩病研究协作组（National Co-operative Crohn Disease Study，NCCDS）及欧洲克罗恩病研究协作组（European Co-operative Crohn Disease Study，ECCDS）之前，有一个长达 3 年的研究，64 例有明显症状的 CD 患者被随机分为 7.5mg 泼尼松龙组和安慰剂对照组，两组中由于疾病复发而停药的比例都为 30%。一篇来自于 Cochrane 的系统评价综合了此研究与 NCCDS 及 ECCDS 的结果，发现相比于安慰剂，糖皮质激素并不能更有效地阻止 CD 的复发。

因此临床中预先识别出对糖皮质激素不敏感的患者具有一定价值。与糖皮质激素耐受相关的临床特征包括肠切除手术史、存在肛周疾病、较高的 CDAI 评分。此外，糖皮质激素依赖在以下患者中更常见：吸烟、结肠非纤维化性、年龄较小。

尽管如此，目前仍然不能确切预测哪些 CD 患者对糖皮质激素治疗是无效的。未来在遗传药理学上的突破加上更加精确的临床特征或许能够预测出哪些患者对糖皮质激素无反应，哪些患者对糖皮质激素存在依赖性。

（三）常用于克罗恩病治疗的糖皮质激素

人体内天然的糖皮质激素可分为可的松和氢化可的松。目前临床应用的人工改造或合成的糖皮质激素有 10 余种。其药理作用及副作用基本相同，但代谢时间、抗炎强度等方面有所差别，详见表 10-2。下面就目前临床常用于 CD 治疗的几种糖皮质激素介绍如下。

表 10-2　常用糖皮质激素

| 类别 | 药物 | 对糖皮质激素受体的亲和力 | 水盐代谢（比值） | 糖代谢（比值） | 抗炎作用（比值） | 等效剂量（mg） | 血浆半衰期（min） | 作用持续时间（h） |
|---|---|---|---|---|---|---|---|---|
| 短效 | 氢化可的松 | 1.00 | 1.0 | 1.0 | 1.0 | 20.00 | 90 | 8～12 |
| 中效 | 泼尼松 | 0.05 | 0.8 | 4.0 | 3.5 | 5.00 | 60 | 12～36 |
| | 泼尼松龙 | 2.20 | 0.8 | 4.0 | 4.0 | 5.00 | 200 | 12～36 |
| | 甲泼尼龙 | 11.90 | 0.5 | 5.0 | 5.0 | 4.00 | 180 | 12～36 |
| 长效 | 地塞米松 | 7.10 | 0 | 20.0～30.0 | 30.0 | 0.75 | 100～300 | 36～54 |
| | 倍他米松 | 5.40 | 0 | 20.0～30.0 | 25.0～35.0 | 0.60 | 100～300 | 36～54 |

注：表中水盐代谢、糖代谢、抗炎作用的比值均以氢化可的松为 1 计；等效剂量以氢化可的松为标准计

**1. 氢化可的松**　为内源性短效糖皮质激素制剂。与可的松相比，其生物利用度更高，同等疗效下用量较小；无须经过肝脏代谢，可用于肝功能障碍患者。其在 CD 中的应用较多。对于急性期患者应大剂量的糖皮质激素作一次性持续地或分次静脉滴注治疗，常用的制剂为氢化可的松或氢化可的松琥珀酸钠，成人剂量为 200～300mg/d，可以起到较快的效果。此外有研究报道应用氢化可的松琥珀酸盐 50～100mg 溶于生理盐水 60～100ml 中行保留灌肠，一般每晚 1 次，必要时每天 2 次，对病变累及远端直肠型或左半结肠型的患者疗效较好。

**2. 泼尼松及泼尼松龙**　两者疗效类似，同为外源性中效糖皮质激素制剂，抗炎作用较氢化可的松强。在 CD 患者中，目前临床常用的有泼尼松，40mg/d，分次口服，诱导缓解后，每 1～2 周减 5mg，直至 10mg/d 维持。

**3. 甲泼尼龙**　同样为外源性中效的糖皮质激素制剂，其抗炎有效性是氢化可的松的 5 倍、泼尼松龙的 1.25 倍，而水钠潴留作用小于氢化可的松和泼尼松龙；可用于肝肾功能不全患者。口服开始时一般为每天 16～40mg，分次服用。维持剂量为每天 4～8mg，静脉滴注或注射一般剂量每次 10～40mg，最大剂量可用至 30mg/kg，大剂量静脉滴注时速度不应过快，一般控制在 10～20min 内，必要时每隔 4 小时重复用药，剂量为每次 10～40mg。

**4. 地塞米松**　又名氟美松、氟甲强的松龙、德沙美松，为外源性长效糖皮质激素制剂。其抗炎作用最强，是氢化可的松的 30 倍，但其所致水钠潴留作用几乎为零。片剂剂量 0.75mg/片，开始 0.75～3mg/次，2～4 次/天，维持量 0.5～0.75mg/d。地塞米松注射液 2.5mg/1ml、5mg/ml，5～10mg/次，1～2 次/天。肌内注射或加入 5% 葡萄糖注射液 500ml 中静脉滴注。

一种由红细胞负载释放的地塞米松制剂被用于治疗需要长期服用糖皮质激素的慢性病患者，如慢性阻塞性肺疾病及囊泡性纤维病。利用红细胞膜缓慢释放地塞米松，从而维持其长期疗效。针对其在 IBD 患者中疗效有两项研究。其中一项研究（10 名 CD 患者，10 名 UC 患者）结果显示，所有患者都能维持疾病缓解；另一项研究中 40 名对美沙拉嗪治疗无效的 IBD 患者，随机分为三组（红细胞负载的地塞米松组、口服泼尼松组及假注射组）。第 8 周时，注射红细胞负载的地塞米松组的 75% 患者达到临床缓解，口服泼尼松

组的 80% 患者达到临床缓解，假注射组有 10% 缓解。

**5. 布地奈德**　是具有高效局部抗炎作用的糖皮质激素。它能增强内皮细胞、平滑肌细胞和溶酶体膜的稳定性，抑制免疫反应和降低抗体合成，从而使组胺等过敏活性介质的释放减少和活性降低，并能减轻抗原抗体结合时激发的酶促过程，抑制支气管收缩物质的合成和释放，从而减轻平滑肌的收缩反应。全身不良反应较少，但疗效略弱于系统作用型糖皮质激素，可用于轻中度小肠型或回结肠型患者。其在 CD 患者中的具体疗效见表 10-2。

**6. 二丙酸倍氯米松**　是强效外用糖皮质激素类药，为局部作用型糖皮质激素。吸入型一般在下消化道吸收代谢，在经过肝脏时大部分被灭活，从而降低对下丘脑 - 垂体肾上腺素轴的抑制。其在 CD 患者中的研究较少，一项来自 Tursi 及其同事的研究表明，66.66% 使用二丙酸倍氯米松的患者在第 8 周时达到缓解。

（四）用药方式

全身性激素包括注射用的氢化可的松及甲泼尼龙；口服的泼尼松龙、泼尼松及布地奈德；直肠灌注的氢化可的松及布地奈德。

与泼尼松龙及泼尼松不同，布地奈德的肝代谢首过效应强，因此，其全身性副作用较弱。在高质量的安慰剂随机对照试验、与美沙拉嗪或传统激素的对比试验中已经证实布地奈德治疗轻中度回结肠型 CD 的疗效。在这些试验中，布地奈德，9mg/d，连续 8 周口服，可使 48% ~ 69% 的 CD 患者达到临床缓解，明显高于使用 5-ASA 及安慰剂的患者。尽管在这些试验中没有比较布地奈德与泼尼松龙及泼尼松的疗效差异，一项 Cochrane 系统评价结果表明在诱导疾病缓解上，传统糖皮质激素更有效，这可能与布地奈德的肝代谢首过效应较高有关。此外，CD 是跨黏膜的疾病，可波及附近淋巴结和肠系膜脂肪，而布地奈德仅有 11% 可分布于全身，故相较于泼尼松龙，布地奈德作用于黏膜及相关区域的有效量明显较少。相比于传统糖皮质激素，布地奈德的副作用明显降低，对内源性皮质醇的抑制作用也较弱。故在轻中度回结肠病变的 CD 患者诱导缓解治疗中，推荐优先使用布地奈德。

其他激素制剂之间的比较试验相对较少。存在严重肝脏疾病的患者选用泼尼松龙，因为泼尼松需要经过肝脏转换为泼尼松龙才发挥作用。甲泼尼龙和氢化可的松都可被用于静脉注射治疗严重活动期 CD 患者，甲泼尼龙的盐皮质激素的作用较弱，故使用相对较多。尽管地塞米松的盐皮质激素作用更弱，但其使用并不广泛。研究表明，在严重 CD 诱导缓解上，120U/d 的促肾上腺皮质激素的作用与 300mg/d 的氢化可的松的疗效相同。但是由于可能导致肾上腺出血，其使用并不十分广泛。

（五）用药频次

目前并没有研究证实分次口服用药比单次口服用药更有效。此外研究表明，糖皮质激素导致的失眠与药物服用时间较晚相关。故建议激素的使用方式为每天 1 次早晨服用。这也能降低对下丘脑 - 垂体 - 肾上腺轴的抑制。有研究表明相比于间断服用药丸，静脉给予糖皮质激素更有优势，因其血液中药物浓度明显较高。但是，并没有研究验证何时给药更好。

## （六）用药剂量

目前关于比较不同剂量的糖皮质激素在 CD 中疗效的研究很少。一般认为，治疗活动期患者，口服泼尼松龙的剂量为 40～60mg/d 或 0.75～1mg/（kg·d）；布地奈德的剂量为 9mg/d。实际应用中，泼尼松龙一般用量为 40mg/d。在儿童 CD 患者中，泼尼松龙的剂量为 2.5mg/d。标准氢化可的松的剂量为 300～400mg/d，甲泼尼龙的剂量为 60mg/d。

尽管目前没有证据支持，但是在患者停药后复发时，一般推荐患者使用低于最大剂量的糖皮质激素。此外，延长激素戒断时间是非常有必要的。而且，糖皮质激素的初始用量要足够大以维持缓解，然后逐渐减量。

## （七）激素戒断

通常在糖皮质激素使用数周后，会经历 1～2 周的戒断诱导期，以降低疾病复发可能。一项研究中患者经历 3 周的静脉糖皮质激素使用后随即分为两组，一组患者经历 4 周的停药时间，另一组为 12 周，它们的复发率无明显差别。

尽管如此，笔者的经验表明，较长的戒断诱导期在降低疾病的快速复发上更为有效。此外，从糖皮质激素对下丘脑 - 垂体 - 肾上腺素轴的影响方面考虑，逐渐减量的方式也是必需的。

# 三、在克罗恩病中的临床应用

近几十年来糖皮质激素作为诱导 CD 缓解的一线药物，其给药方式包括全身给药及局部用药。AGA 推荐在轻到中度的回结肠型 CD 患者中使用能在回肠局部控释的布地奈德制剂。对于中到重度的 CD 患者推荐使用传统的糖皮质激素（泼尼松），不论病变的部位，不论回结肠 CD 患者是否对布地奈德无效。某些重度 CD 患者采取口服激素治疗无效时，住院给予静脉激素治疗可能会有效。对于出现肛瘘的 CD 患者不推荐使用糖皮质激素。

下面就糖皮质激素的这两种给药方式在 CD 诱导缓解及维持治疗中的应用展开叙述。

## （一）局部用药

十多年前，非全身性作用的糖皮质激素如布地奈德、二丙酸倍氯米松及氟替卡松逐渐被用于治疗 IBD。布地奈德是目前 IBD 局部用药的主要选择，包括经口给药和经直肠给药。布地奈德具有较弱的盐皮质激素活性，其抗炎活性及全身性皮质激素反应适中。布地奈德在病变局部表现出高的糖皮质激素活性，而经过肝脏后药理作用明显降低。副作用较传统型糖皮质激素小。

**1. 诱导缓解**  随机对照试验（RCT）研究结果表明，相比于安慰剂、美沙拉嗪、糖皮质激素全身性用药，回肠控释型布地奈德对于处于轻中度活动性，病变累及回结肠的 CD 患者诱导缓解的效果较好。近期一项含有两个 RCT 的 Meta 分析结果表明，相比于安慰剂，以 9mg/d 剂量的回肠控释型布地奈德制剂 8 周能明显诱导疾病缓解。国际布地奈德美沙拉嗪研究小组研究结果表明，9mg/d 回肠控释型布地奈德制剂相比于 4g/d 的美沙拉嗪，在第

8 周时诱导缓解的疗效明显较好。但是，另一项含有 5 个研究的系统评价结果显示，回肠控释型布地奈德制剂与泼尼松龙在疾病活动度较低（CDAI 200-300）的 CD 患者中，其诱导缓解的作用无明显差别。与泼尼松龙相比，布地奈德的疗效取决于疾病的病变部位。当病变位于末端回肠、盲肠或升结肠时，两者疗效相同；当病变部位位于末端结肠或直肠时，其疗效稍差。

**2. 维持治疗**　关于回肠控释型激素的维持治疗，已有几个 RCT 研究，比较了回肠控释型布地奈德或 pH 控释的布地奈德在维持激素诱导缓解的 CD 患者及激素依赖性非活动性的 CD 患者病情的有效性。在 3 个安慰剂对照的 RCT 中，380 名药物诱导缓解的 CD 患者，随机给予 12 个月的回肠控释型布地奈德（3mg/d 或 6mg/d）或安慰剂。结果发现与安慰剂相比，给予较高剂量的回肠控释型布地奈德（6mg/d）能明显降低 CD 患者 3 ～ 6 个月的复发率；此外，虽然其不能降低 CD 患者的 1 年复发率，但是能明显延长患者的复发时间。

此外，有研究表明，6 ～ 9mg/d 的回肠控释型布地奈德对于处于静止期的激素依赖性 CD 患者是有效的。一项 RCT 表明，与口服美沙拉嗪（3mg/d）相比，回肠控释型布地奈德（6mg/d）能明显降低患者 1 年的复发率，并且能维持更长时间的缓解。另一项研究表明，泼尼松龙依赖性的静止期回结肠型 CD 患者更换泼尼松龙为回肠控释型布地奈德（6mg/d）1 周后的复发率明显较更换为安慰剂组低。

现有证据表明，对于药物诱导缓解的 CD 患者，6mg/d 的布地奈德在维持患者缓解上是安全有效的，但限于 6 个月内的疗程。在两个欧洲的双盲 RCT 中，对于手术诱导缓解的 CD 患者，给予 12 个月的 6mg/d 或 3mg/d 的回肠控释型或 pH 依赖释放型布地奈德，其与安慰剂相比内镜下复发率并没有明显改善。而在其中的亚组分析中，对于由于疾病活动期而行手术的 CD 患者给予回肠控释型布地奈德，其 12 个月内镜下复发率明显降低。

综上所述，非全身性作用的糖皮质激素（如回肠控释型布地奈德）在维持治疗方面的疗效较其诱导缓解方面的疗效稍差，部分回结肠型 CD 患者可使用不超过 6 个月的疗程用于维持缓解治疗。

### （二）全身用药

**1. 诱导缓解**　关于全身性作用的糖皮质激素治疗中重度活动期 CD 患者的研究目前有很多。研究表明，全身性糖皮质激素在 CD 患者诱导缓解中的疗效明显优于安慰剂。给予泼尼松龙 0.5 ～ 0.75mg/（kg·d），17 周，或给予甲泼尼龙 48mg 逐渐加量至每周 8mg，维持 18 周，可明显诱导患者疾病缓解。此外，研究发现相比于 5-ASA，糖皮质激素诱导 CD 患者迟发性缓解（开始治疗 15 周之后）的疗效是其 2 倍。此外，一项回顾性研究结果表明，静脉糖皮质激素治疗 5 天后即可诱导重度 CD 患者的缓解。

由此可见，糖皮质激素能明显诱导中重度 CD 患者缓解。在某些难治性 CD 患者中可酌情选用。

**2. 维持治疗**　一项含有 3 个双盲的 RCT 的 Meta 分析评价了全身性糖皮质激素对维持药物诱导缓解或手术诱导缓解的 CD 患者的疗效。结果表明相比于安慰剂，给予每天

0.25kg/kg、7mg 或 8mg 的糖皮质激素并不能降低 CD 患者 6 个月、12 个月及 24 个月的疾病复发率。大量临床试验的数据也表明，低剂量全身性糖皮质激素并不能有效维持 CD 的缓解。故并不推荐低剂量全身性糖皮质激素用于 CD 的维持治疗。此外，考虑到高剂量糖皮质激素可导致明显的副作用，一般不推荐在 CD 患者中使用高剂量全身性糖皮质激素用于维持缓解。

## 四、在特殊克罗恩病患者中的应用原则

### （一）在儿童克罗恩病患者中的应用

因为糖皮质激素可引起儿童生长发育迟缓、骨质疏松，所以在儿童 CD 患者中应用糖皮质激素应更加慎重。在儿童 CD 患者中针对全身性糖皮质激素有效性及安全性的安慰剂对照试验目前不多，有研究表明泼尼松龙能使 85% 的 CD 患儿达到临床缓解。

关于局部作用的糖皮质激素如布地奈德在儿童 CD 患者中应用的研究也未有充足的文献报道。2 项 RCT 比较了布地奈德与泼尼松龙在儿童活动性回结肠型 CD 中的安全性及有效性。其中一个非双盲的试验中，纳入 33 个轻到中度活动期 CD 患儿（平均年龄 14.3 岁），随机给予 pH 介导释放的布地奈德（9mg，1 次 / 天）或泼尼松龙（40mg，1 次 / 天），连续 12 周。12 周时两组患者的缓解率没有明显差别，而给予布地奈德组患儿的副作用发生率达到 32%，泼尼松龙组患儿的副作用发生率达到 71%。同样另一组双盲 RCT 中，布地奈德组及泼尼松龙组患儿的缓解率也无明显差别。值得注意的是，这 2 个试验中 CD 患者的疾病严重程度都是轻中度，那么在重度 CD 患儿中泼尼松龙与布地奈德疗效是否有差异还待进一步的研究。

### （二）在妊娠期、哺乳期克罗恩病患者中的应用

所有的糖皮质激素（包括全身性、口服及局部作用的激素）都能穿过胎盘到达胎儿，但会被胎盘中的氢化酶转化为低代谢活性产物，从而在胎儿血中的浓度很低。相比于长效糖皮质激素如地塞米松及倍他米松，胎盘对短效激素如泼尼松、泼尼松龙及甲泼尼龙的代谢能力更强，故当必须要使用糖皮质激素时可选用短效激素。

糖皮质激素对于妊娠结局的不利作用仅在动物实验中证实，未在人体上证实。尽管没有权威研究证实，但曾有研究表明孕妇在妊娠期前 3 个月内服用糖皮质激素，婴儿患唇裂等口面部畸形的风险会增加。然而近期 1 项纳入 51 973 名在妊娠的前 3 个月内服用糖皮质激素的孕妇的大型研究，并没有发现其口面部畸形的风险增加。此外，有病例报道在 IBD 孕妇妊娠后期服用糖皮质激素可导致新生儿肾上腺素抑制。在另外的报道中，8 名患有 CD 的孕妇接受布地奈德治疗，并没有产生不利的妊娠结局。除此之外，尽管没有明确证实，但是 CD 患者在妊娠期间服用糖皮质激素可能会增加患高血压、糖尿病及子痫前期的可能性，从而导致不利的妊娠结局。故对于妊娠的 CD 患者，要综合考虑利弊之后，决定是否给予糖皮质激素治疗。

## 五、激素耐药的相关问题

虽然糖皮质激素是目前诱导 CD 缓解最有效的药物之一，但并非所有的患者均对糖皮质激素敏感。日本一项研究调查显示 30%～40% 的活动期 IBD 患者对糖皮质激素耐药。一项基于人口学的调查显示激素治疗 1 年内 20%～30% 的 IBD 患者会产生激素抵抗或疗效降低。

### （一）激素耐药的机制

目前认为患者的个体差异导致药物的有效性及毒性不同。药物代谢遗传性检测有助于实现患者的个体化治疗。已知的相关耐药基因如下。

**1. 糖皮质激素受体基因（glucocorticoid receptor gene，NR3C1）** 研究发现 *NR3C1* 多态性与糖皮质激素耐药有关，*NR3C1* 剪接变体（激素受体 B 亚单位）高表达与 UC 患者激素耐药相关。

**2. MDR1** 又称 *ABCB1*，其位于人类 7 号染色体长臂，靠近 IBD 致病基因。其有药物流出泵活性，可阻止药物进入细胞并泵出尚未发挥作用的药物。最近研究表明 *MDR1* 主要与 UC 的耐药性有关，而与 CD 的耐药性的关系仍有待研究。

**3. 其他** 此外，*GRβ* 表达上调、炎症转录因子 NF-κB 异常活化、巨噬细胞游走抑制因子和 Th17/Th2 细胞等改变均可导致 IBD 患者对糖皮质激素耐药。

### （二）激素耐药的预测

**1. 生物学指标** 研究发现，糖皮质激素可引起 IBD 患者肠道组织中炎性细胞凋亡，对糖皮质激素敏感的 CD 患者在治疗早期就可发生 IL-10 表达增加，故此可作为预测糖皮质激素耐药的指标。另外，有研究显示对糖皮质激素敏感的 IBD 患者直肠黏膜一氧化氮水平明显增高，而对其耐药者的直肠黏膜一氧化氮水平轻度升高。提示直肠黏膜一氧化氮水平可作为预测 IBD 患者对激素耐药的指标。

**2. 临床表现** 有研究对糖皮质激素耐药或依赖的 IBD 患者的临床特征进行了回顾性分析，结果表明这部分患者表现出血小板增多、广泛结肠炎症、贫血或需要全肠外营养。

**3. 其他** 目前主张通过观察外周血细胞对大剂量地塞米松的反应来预测激素治疗的有效性，或通过检测激素受体来评估其疗效，以确定是否应改用免疫抑制剂或手术治疗。

### （三）激素耐药的治疗

**1. 降阶梯治疗策略** 传统 CD 治疗模式是升阶梯治疗，其是 AGA 推荐的标准治疗方案，即指在治疗初期，首选毒性最低的药物，若无效或产生不良反应，再改用其他治疗方案。通常的次序是：首先选用 5-ASA 类，无效后选用糖皮质激素，发生激素抵抗或耐药时选用免疫抑制剂，最后考虑生物制剂。

鉴于目前包括糖皮质激素在内的传统药物治疗均未能完全诱导或维持 CD 的缓解，有学者提出降阶梯治疗方案，即在 CD 的初期即给予强效药物（生物制剂和免疫抑制剂）治疗，以期改变疾病的自然病程，减少患者对糖皮质激素的依赖，最终降低住院率和手术率。目前，降阶梯治疗的主要目标是避免激素耐药及其不良反应，达到黏膜愈合并改变疾病的自然病程。但降阶梯治疗方案有一定的局限性：超过 50% 的 CD 患者仅为轻度病变，无须过度治疗，故不应盲目采用降阶梯方案治疗。此外生物制剂的远期安全性尚待进一步研究证实，故应慎用此方案。

**2. 营养治疗**　CD 引起肠道吸收功能障碍，可导致患者出现营养不良，造成疾病持续处于活动期，因此营养治疗在 CD 的治疗中占据重要地位。EN 对肠道有机械刺激和直接营养作用，能够促进肠道黏膜炎症的缓解。且其优势在于无药物相关不良反应，短期内可改善病变肠道的活动性，有助于诱导并维持炎症缓解。

荟萃分析表明对于儿童 CD 患者，EN 与糖皮质激素诱导缓解疗效相当，但却有助于改善患儿生长发育迟滞；对于成人，糖皮质激素疗效稍优于 EN，但使用 EN 的患者营养指标改善优于糖皮质激素。故在激素不耐受或出现激素抑制时可考虑使用 EN 制剂。

**3. 其他**　对于激素耐药或依赖的 IBD 患者的新疗法还包括白细胞吸附血浆分离置换术、静脉内注射免疫球蛋白、皮下注射普通肝素等，但有待进一步验证。

## 六、药物不良反应

### （一）代谢紊乱

水钠潴留是临床上应用糖皮质激素最常见的副作用。生理浓度的糖皮质激素与其受体结合，可促进钠的再吸收和钾、钙、磷分泌，起到较弱的盐皮质激素的保钠排钾作用。其水钠潴留的作用与激素的不同制剂有关，前文已经提及。此外高浓度的糖皮质激素可使组织蛋白分解增强，使钾从细胞内释放，加重水钠潴留和钾的丢失。故临床上应用糖皮质激素前应评估患者水钠情况予以适当处理，患者应严格控制钠盐的摄入（每天少于 6g），在大剂量应用激素后出现水钠潴留可适当使用利尿剂。

### （二）感染

糖皮质激素对机体免疫反应的多个环节的抑制作用，可引起患者免疫力下降，从而易继发感染，尤其某些条件致病菌的感染率增加。其常见的感染有以下几种。

**1. 病毒感染**　常见的包括巨细胞病毒、单纯疱疹病毒及 EB 病毒引起的感染，可发生病毒性肺炎、带状疱疹、病毒性肠炎和病毒性脑炎等病症。

**2. 真菌感染**　常见白念珠菌感染，此外还有曲霉菌、新生隐球菌及毛霉菌的感染，主要表现为皮肤、黏膜病变，以及肺部感染和中枢神经系统感染。

**3. 肺孢子菌感染**　少数免疫缺陷患者可发生孢子菌肺炎，病情进展快，有发热、干咳、呼吸困难及胸痛等症状，最终导致呼吸衰竭。

**4. 结核分枝杆菌感染**　长期应用糖皮质激素者可继发结核分枝杆菌感染，导致肺部、中枢神经系统及肠道、骨等肺外结核杆菌感染；也可使原有的结核病灶扩散，加重病情。

目前关于 CD 患者使用糖皮质激素导致的激素感染相关的并发症报道较少，一方面因为 CD 患者大多数短时间内使用糖皮质激素，多数为 1～3 个月的治疗诱导活动期患者的缓解。使用激素维持治疗的患者较少，此部分患者应密切关注是否继发感染相关的并发症，一旦发生，应及时停用激素，采取对症治疗等措施。

### （三）高血压

高血压也是应用糖皮质激素较常见的并发症，尤其是在大剂量使用时。其机制如下：大剂量的糖皮质激素与 11β- 羟类固醇脱氢酶结合达到饱和后可与盐皮质激素受体结合，造成水钠潴留，血容量增加；糖皮质激素还可增强缩血管物质的效应，如血管紧张素 II 和儿茶酚胺，从而升高外周血管阻力和加强心肌的收缩力；此外，糖皮质激素可抑制具有舒血管作用的物质合成，如 $PGE_2$ 和血管舒张素。故临床上对于合并有高血压的 CD 患者在使用糖皮质激素之前应首先控制血压，而对于控制不佳的重度高血压患者，应避免使用大剂量的糖皮质激素。而对于既往没有高血压或血压控制良好，而在使用糖皮质激素之后出现血压增高的 CD 患者，应注意使用降压药物并调整降压药物，此外，低盐饮食、利尿剂等也能起到一定作用。必要时可停用激素。

### （四）消化性溃疡、出血

糖皮质激素的长期大量使用可诱发消化性溃疡甚至出血。其可能机制如下：糖皮质激素通过抑制磷脂酶 $A_2$ 的活性，抑制 PG 和其他花生四烯酸衍生物的合成，从而抑制胃黏液的分泌，降低胃黏膜的屏障作用，导致溃疡的发生；糖皮质激素干扰胆汁酸盐代谢，促进溃疡形成，其蛋白分解作用又阻碍组织的修复，诱发黏膜糜烂及出血。另外，糖皮质激素通过干扰或抑制与伤口愈合相关的细胞因子和生长因子的表达，抑制伤口的愈合。故在 CD 患者中使用糖皮质激素时要充分评估患者是否存在胃溃疡及出血的风险，如使用 NSAID 等；对于存在活动性消化性溃疡、近期胃空肠吻合术后患者应禁用糖皮质激素；对于大剂量、长疗程应用糖皮质激素者，特别是存在消化性溃疡病史患者应同时给予胃黏膜保护剂或抑酸药物。

研究表明，CD 患者下消化道出血的发生率为 0.9%～15.2%，对于此类存在出血史或出血风险的 CD 患者应慎用激素。对于糖皮质激素引起的溃疡及消化道出血的治疗与一般性消化性溃疡的治疗大致相同，包括使用抑制胃酸分泌的药物，如质子泵抑制药物，内镜下如见有活动性出血或暴露血管的溃疡应进行内镜下止血，如内科治疗后仍有出血应及时手术治疗。

### （五）骨质疏松

骨骼通过成骨细胞和破骨细胞的协调作用不断进行重塑，其平衡的打破将导致骨质疏松。目前认为，CD 本身将导致骨质疏松和骨量减少。其可能的原因是小肠对钙及维生素吸收不良，以及多种炎性因子水平升高。此外使用糖皮质激素也可导致骨质疏松，称为糖皮质激素诱发性骨质疏松。其主要机制如下：首先，糖皮质激素抑制小肠对钙、磷的回吸收，增加尿钙排泄，进而导致甲状旁腺水平增高，使骨吸收加快；其次，糖皮质激素抑制成骨细胞增殖分化，减少 I 型胶原的合成及非胶原蛋白质等骨基质成分，因而抑制骨形成；

同时，糖皮质激素可抑制肾上腺激素合成，导致骨吸收加快，引起骨质疏松等。研究表明，糖皮质激素治疗 1 年内骨折的发生率可高达 17%。对于存在腰背疼痛等症状或好发骨折的患者可尽早进行相关检查，尤其对于长期服用糖皮质激素的患者，应定期检查。

CD 患者应适当运动、减少剧烈运动、避免摔跤、加强营养、补充钙剂，骨质疏松严重者应选择药物治疗。用于治疗和阻止骨质疏松发展的药物分为两大类。第一类为抑制骨吸收药，包括钙剂、维生素 D 及活性维生素 D、降钙素、二磷酸盐、雌激素及异黄酮；第二类为促进骨形成药，包括氟化物、合成类固醇、甲状旁腺激素及异黄酮。

### （六）糖尿病

目前尚无确切研究表明，CD 与糖尿病之间有明确的相关性，但由糖皮质激素诱发的糖尿病较为常见，称为类固醇激素性糖尿病。有研究表明其在长期使用糖皮质激素的患者中的发生率为 10% ～ 20%。糖皮质激素可通过以下途径升高血糖：促进肝脏的糖原异生；抑制脂肪及肌肉组织对葡萄糖的摄取及利用；增强胰高血糖素、肾上腺素、生长激素等升糖激素的作用。

临床上，如既往无糖尿病病史，在应用糖皮质激素治疗过程中出现血糖增高，同时达到糖尿病的诊断标准，即可诊断为类固醇性糖尿病。同样对于此类糖尿病的治疗，首先要综合考虑患者 CD 的活动状态，是否停用激素或减少剂量。其他治疗与常规糖尿病治疗大致相同。

### （七）其他

其他长期应用糖皮质激素相关的不良反应：眼病，如白内障、青光眼、眼球突出症、眼睑水肿、眼结膜充血水肿及眼球运动障碍等；多种行为方式异常的神经、精神症状，如兴奋、多语、烦躁不安、失眠等，少数出现幻觉、谵妄等症状。

糖皮质激素是 CD 治疗的一线药物，其在 CD 诱导缓解中的疗效明显，而其维持治疗上的疗效与其他 CD 药物相比稍逊。此外，长期服用激素所带来的副作用较大，故在使用糖皮质激素治疗时应综合考虑其利弊，同时严格监测相关并发症的发生，及时调整药物。

## 第三节　免疫抑制剂

CD 具有病程长、易复发等特点，如何有效地诱导及维持缓解一直是亟待解决的临床问题。长期以来，经典药物（5-ASA 与糖皮质激素）配合外科手术是仅有的临床治疗措施。然而，5-ASA 常难以达到满意疗效，糖皮质激素无法长期维持疾病缓解状态，反复发作导致患者需接受多次手术，面临短肠综合征等严重并发症。近 30 年来，免疫抑制剂逐渐被用于 CD 的治疗，并已成为一类重要的主流药物。该类药物主要包括 AZA 及其衍生物 6-MP、MTX，也包括环孢素 A（ciclosporin A，CsA）、他克莫司等新型免疫抑制剂。本节将针对各种免疫抑制剂的作用机制、临床疗效及潜在不良反应予以详细介绍。

## 一、硫唑嘌呤与 6- 巯基嘌呤

### （一）治疗机制与药物代谢

AZA 是一类最重要、应用最广泛的免疫抑制剂。自 20 世纪 60 年代首次被用于器官移植患者抗排斥治疗后，AZA 的作用机制及其不良反应已逐渐被医学界熟知。AZA 是机体内嘌呤类似物，通过阻碍嘌呤的合成，抑制 DNA 与 RNA 的生成，阻止参与免疫识别和免疫放大的细胞增生，发挥一系列免疫调节效应。

生物化学研究已能够清晰阐述 AZA 在生物体内的具体代谢过程及中间产物。AZA 首先代谢成 6-MP，进而在次黄嘌呤 – 鸟嘌呤磷酸核糖基转移酶（hypoxanthine guanine phosphoribosyltransferase，HGPRT）介导下代谢为 6- 巯基单磷酸腺苷（6-thioinosine monophosphate，6-TIMP），并利用肌苷 – 单磷酸脱氢酶（inosine monophosphate dehydrogenase，IMPDH）变为 6- 硫鸟嘌呤（6-thioguanine，6-TG），发挥免疫调节功能。在此过程中，AZA 也可能经硫嘌呤甲基转移酶（TPMT）代谢为 6-MMP，或经黄嘌呤氧化酶（xanthine oxidase，XO）代谢为 6- 硫尿酸（6-thioruic acid，6-TU），这两种代谢产物不具有免疫调节功能，因此 AZA 的这两种代谢途径被视为生物体维持 AZA 平衡的自我调节机制。

AZA 与 6-MP 的有效作用成分均是其代谢产物 6-TG。研究发现，6-TG 能够通过 Rac1 酶、MAPK 及 NF-κB 等途径，介导包括 NK 细胞、T 细胞在内的线粒体凋亡，抑制机体的免疫应答，从而降低 CD 引起的过度炎性反应。

### （二）推荐剂量与临床疗效

**1. 诱导缓解**　1979 年，NCCDS 率先针对 AZA 用于 CD 的治疗开展了一项临床研究。在 17 周的临床观察期内，2.5mg/kg 剂量没能达到有效诱导 CD 缓解。虽然该研究未取得阳性结果，但其数据初步显示了 AZA 可能具有抑制 CD 过度炎性反应的效应。事实上，后续的研究证实，2.5mg/kg 与 17 周并非 AZA 诱导 CD 缓解的合理剂量与疗程。

1980 年，Present 等的研究首次证实了 AZA/6-MP 治疗 CD 的有效性。该研究将 83 例 CD 患者随机分配至 6-MP 组 [1.35mg/（kg·d）] 与安慰剂组，在 2 年的随访研究期内，6-MP 组有 67%（26/39）患者临床症状减轻，而安慰机组仅有 8%（3/39）患者症状减轻。该研究同时证实 6-MP 对并发瘘的 CD 患者具有临床疗效（6-MP 组 31%，安慰剂组 6%）。

1995 年，第 2 项 RCT 研究再次证实了 6-MP 用于 CD 治疗的有效性。该研究发现 12 周内大多数（75%）激素依赖性 CD 患者在接受 AZA 治疗后症状减轻。2000 年，另一项 RCT 研究募集了 55 例活动期儿童 CD 患者，6-MP[1.5mg/（kg·d）] 的诱导缓解率为 89%，且对于激素依赖性患者具有诱导激素减量的效应。该研究的重要意义在于 6-MP 可用于激素依赖性儿童 CD 患者的治疗，尤其考虑激素治疗对儿童的严重不良反应与副作用。同年，一项荟萃分析显示，AZA/6-MP 能够有效诱导 CD 缓解（OR=3.09，95% CI=2.45 ～ 3.91）。该研究同样显示，AZA/6-MP 可用于激素减量（OR=3.69，95% CI=2.12 ～ 6.42），且能够诱导瘘愈合（OR=4.44，95%CI=1.50 ～ 13.2）。

**2. 维持缓解** 在维持 CD 缓解方面，多项研究显示，AZA/6-MP 较安慰剂能够有效维持缓解，且复发率显著低于安慰剂。O'Donoghue 等发现，AZA/6-MP 治疗后 1 年复发率为 5%；Candy 等发现，AZA/6-MP 治疗后 15 个月内 CD 持续缓解率为 42%（安慰剂组为 7%）；Markowitz 等发现，AZA/6-MP 治疗后 18 个月内 CD 复发率为 9%（安慰机组为47%）；近期一项系统综述则发现，AZA 维持 CD 缓解的 OR 值为 2.16( 95%CI=1.35～3.47)，且维持缓解期内无须使用激素的 OR 值为 5.22（95%CI=1.06～25.68）。

虽然大量研究已证实 AZA 维持 CD 缓解的确切效应，但缓解期 CD 患者需接受 AZA 治疗的疗程长短仍存在争议。1996 年，Bouhnik 等募集了一批经 AZA 诱导 [2mg/（kg·d）] 后处于缓解状态（>6 个月）的 CD 患者，其中 157 例患者继续接受 AZA 治疗，其 1 年及 5 年复发率分别为 11% 与 32%；另外 42 例患者停止 AZA 治疗后，1 年及 5 年复发率分别为 38% 与 75%（$P<0.0001$）。2005 年，Bouhnik 等再次募集了一批经 AZA 诱导 [2mg/（kg·d）] 后长期处于缓解状态（>42 个月）的 CD 患者，继续接受 AZA 治疗组与终止 AZA 治疗组在 18 个月内的复发率分别为 8% 与 21%（$P<0.05$）。以上两项研究显示，在诱导缓解后 3～5 年内应当继续接受 AZA 治疗以维持长期缓解状态。然而，近期 GETAID 研究则发现，AZA/6-MP 无法降低 CD 患者 25 年内的手术率，因此 AZA/6-MP 能否显著改变 CD 的自然病程与临床转归仍有待商榷。

循证医学证据及 AGA 对 AZA 的临床使用推荐意见如下：AZA 主要用于激素无效或依赖的活动性 IBD 的诱导缓解，但是效应通常需要在用药 3～4 个月后才能达到顶峰，因而不推荐急性期用药；AZA 能够有效维持激素撤离后的临床缓解或减少激素的用量，因而 AZA 的主要适应范围为激素诱导缓解、撤离激素后的维持缓解；不推荐 AZA 单药治疗用于活动性中重度 CD 的诱导缓解，但强烈推荐 AZA 用于 CD 维持缓解期的治疗；AZA 在并发瘘的 CD 患者中具有较好的治疗效果。

### （三）药物不良反应

一系列研究报道 AZA/6-MP 的不良反应发生率为 15%～30%。常见的不良反应包括胃肠道、皮肤及骨骼肌肉症状，但这些不良反应一般较轻，不至于终止治疗。AZA/6-MP 严重不良反应包括骨髓毒性、胰腺炎及肝毒性，这些不良反应可导致 8.9% 的患者不得不终止 AZA/6-MP 治疗。当前，随着 *TMPT* 基因检测的普及，骨髓毒性已能够很大程度地避免，一些未能避免的病例则由启动子突变、药物相互效应及环境因素所致。

肝毒性的发生率较低（<1%），常表现为转氨酶升高，终止 AZA/6-MP 治疗后，肝功能通常能够恢复正常。急性胰腺炎的发生率约为 3%，常发生于起始治疗后 4 周。文献报道，对于已发生急性胰腺炎的患者，再次使用 AZA/6-MP 将再次诱发胰腺炎，因此对于此类患者并不推荐重复使用 AZA/6-MP。

长期使用 AZA/6-MP 具有导致淋巴瘤的风险。一项大型荟萃分析纳入了 6 项临床研究共计 3891 名接受 AZA/6-MP 治疗的 CD 患者，其中 11 名患者并发了淋巴瘤，RR 为 4.18( 95%CI=2.07～7.51)。然而，也有文献报道 IBD 本身也可能并发淋巴瘤，因此 AZA/6-MP 导致淋巴瘤的具体风险仍有待考证。

### （四）特别关注的情况

**1. AZA/6-MP 预防 CD 术后复发** 近年来，AZA/6-MP 逐渐受到推荐用于预防 CD 术后复发。2004 年，一项临床研究比较了 AZA/6-MP 与 5-ASA 在预防 CD 术后复发方面的优劣。该研究纳入了 142 例经手术治疗后的 CD 患者，在 24 个月随访观察期内，AZA 组 [2mg/（kg·d）] 与美沙拉嗪组（3g/d）的复发率无显著差异（AZA 组 17.4%，美沙拉嗪组 28.2%）。然而，进一步亚组分析显示，对于经手术治疗达到临床缓解的 CD 患者，24 个月内 AZA 治疗组复发率为 12.8%，而美沙拉嗪组复发率为 35.9%，两组术后复发率存在显著差异（OR4.83，95% CI=1.47 ~ 15.8，$P$=0.03），提示 CD 患者若经手术治疗后达到了临床缓解状态，则建议术后使用 AZA 预防复发。同年，另一项多中心研究得到了同样的发现。该研究比较了 131 例 CD 术后患者分别接受 6-MP（50mg/d）、美沙拉嗪（3g/d）或安慰剂治疗后的复发率。在 24 个月随访观察期内，3 组的复发率分别为 50%、58% 与 77%（$P < 0.05$）。以上研究均提示：对于具有高复发风险、既往手术史或当前仍吸烟的 CD 患者，应当使用 AZA/6-MP 用于预防术后复发。

**2. 基因检测与药物浓度监测** 多项研究发现，AZA/6-MP 的药物代谢与临床疗效存在较大的个体差异，但该现象的具体机制一直不明。直至 21 世纪初，随着 AZA 代谢途径的逐渐揭示，TPMT 在 AZA 治疗效应中的关键角色才被逐渐重视。

如前文所述，TPMT 负责介导 AZA 向无免疫活性的 6-MMP 转化，TPMT 活性的高低显著影响 AZA 最终生物学效应产物 6-TG 的产量。研究发现，人群中存在不同的 TPMT 基因表型，该差异决定了 TPMT 活性的高低。西方人群中，TPMT$^{mutant}$（突变型）约占 0.3%，TPMT$^{+/-}$（杂合子）约占 11%，TPMT$^{wild-type}$（纯合子野生型）约占 89%；相应的，突变型 TPMT 几乎无活性（TPMT-L），杂合型 TPMT 中等活性（TPMT-H/L），野生型 TPMT 高活性（TPMT-H）。

由于 TPMT-L 常伴随严重的低白细胞血症，若予以常规剂量的 AZA 将导致 6-TG 大量生成及相应的免疫抑制效应，进而加重因已经存在的低白细胞血症引起的严重感染。因此，目前认为，对于拟接受 AZA 治疗的 CD 患者，应常规检测 TPMT 基因表型，若为 TPMT-L 型，则不建议 AZA 治疗；若为 TPMT-H/L 型，建议降低 AZA 初始及维持剂量；若为 TPMT-H 型，建议予以足量 AZA 治疗；同时在 AZA 治疗期间，应密切监测白细胞水平。

## 二、甲氨蝶呤

### （一）推荐剂量与临床疗效

**1. 诱导缓解** MTX 是治疗类风湿关节炎、银屑病、银屑性关节炎最常用的免疫抑制剂。MTX 是一种叶酸拮抗剂，通过与二氢叶酸还原酶结合阻断叶酸的合成途径。MTX 同样能够抑制多种白介素（如 IL-1、IL-2、IL-6、IL-8 等）、介导腺苷生成、抑制嘌呤合成，从而减轻细胞及体液免疫应答，发挥免疫调节功能。MTX 经消化道吸收率很低，因此静脉滴注及肌内注射是 MTX 的推荐给药方式，最终经肾脏代谢消除。

虽然 MTX 目前已成为 AZA/6-MP 的首选替代药物，但其用于 CD 的确切疗效一直存在争议。1995年，Feagan等针对MTX诱导CD缓解开展了首项临床随机对照研究。在激素依赖性CD患者中，经16周MTX（25mg/周，肌内注射）治疗后，临床缓解率达39%，同期安慰剂对照组为19%。另外两项随机对照研究则比较了MTX（15mg/d，口服）与安慰剂的临床诱导缓解率，发现MTX并不能显著诱导缓解，其原因包括MTX剂量过低、口服吸收差等因素。

2003年，Ardizzone等比较了MTX与AZA在诱导CD缓解方面的优劣。该研究将激素依赖性CD患者随机分为两组：MTX组（口服，前12周25mg/周，后续12.5mg/周）与AZA组［口服，2mg/（kg·d）］。3个月后，两组中达到临床缓解状态的患者分别为44%（12/27，MTX）与33%（9/27，AZA）；6个月，缓解率分别升至56%（MTX）与63%（AZA），提示MTX在诱导CD缓解方面不逊于AZA。2005年，一项大型Cochrane分析显示，MTX在诱导激素依赖性CD患者临床缓解方面具有确切疗效，其推荐剂量为静脉给药至少15mg/周。

**2. 维持缓解** TX在维持CD缓解方面同样具有确切疗效。在Feagan等的Ⅱ期临床研究中，他们将经MTX诱导缓解的患者随机分为MTX维持组（15mg/周）与安慰剂组，40周后两组的维持缓解率分别为65%（MTX组）与39%（安慰机组），复发率降低了26%。该研究同时发现，MTX维持治疗能够有效降低再次激素治疗率（MTX组28%，安慰剂组58%）；若停用MTX后复发，再次予以MTX（25mg/周）能够诱导大多数患者再次缓解（再次诱导缓解率55%）。

另有一些回顾性研究证实了MTX在维持缓解方面的疗效。Rampton等发现MTX在3个月内的诱导缓解率为62%，而其1年、2年、4年的维持缓解率分别为90%、86%与78%。他们同时发现，对于经MTX诱导缓解后即停药的CD患者，其1年、2年、4年的维持缓解率分别为42%、21%与16%。他们推测：更高剂量的MTX（＞15mg/周）或许能够达到更高的诱导与维持缓解率。

## （二）药物不良反应

MTX常见的不良反应包括口腔炎、恶心、呕吐、烦躁等，但这些不良反应较少导致停药。目前推荐在MTX治疗期间予以补充叶酸（1mg/d），能够有效缓解消化道不适症状。MTX较严重的不良反应包括肺纤维化、肾衰竭、骨髓毒性、肝毒性等，但这些不良反应极少见。MTX治疗期间转氨酶常有升高，因此推荐MTX期间定期复查肝功能指标，如有必要可考虑经皮肝穿刺以明确肝毒性程度。

由于MTX具有致畸效应，对于备孕妇女，MTX疗法需格外慎重；对于已妊娠且已接受MTX治疗的妇女，需多种产科检测方法排除畸胎或胎儿发育异常等可能。

## （三）临床应用指南

MTX的禁忌证：具有脂肪肝高危因素（既往长期饮酒史、短期内体重增加、2型糖尿病）、慢性肝脏或肾脏疾病、急性感染期、酒精依赖及肥胖。对于妊娠及哺乳期妇女，不推荐使用MTX。因药物相互作用，在MTX使用期间，避免同时使用NSAID或复方新诺明。整个MTX治疗期内，严禁饮酒。

MTX 用于诱导缓解的适应证主要为慢性活动性、激素依赖性 CD 患者。初始推荐剂量为每周 1 次皮下注射 15mg，连续注射 12 ～ 16 周；如初始剂量无法诱导缓解，在确保耐受性前提下，可考虑将剂量升级为每周 1 次皮下注射 25mg，再连续注射 12 ～ 16 周。

MTX 用于维持缓解的适应证主要为经 MTX 诱导缓解的 CD 患者。初始推荐剂量为每周 1 次皮下注射 15mg，期间定期复查血常规、肝肾功能指标。轻度白细胞减少及血小板减少一般能够在降低 MTX 剂量后恢复；对于严重的全血细胞减少患者，应立即静脉予以亚叶酸。对于类风湿关节炎或银屑病患者，接受 MTX 治疗期间辅以口服叶酸能够有效改善胃肠道不适及血液系统变化，但该疗法是否适用于 IBD 患者仍有待验证。

总之，MTX 能够诱导慢性活动性、激素依赖性 CD 患者达到临床缓解，同样能够维持经 MTX 诱导缓解患者的临床缓解状态。

## 三、环孢素 A

20 世纪 70 年代，科学家从多孢木霉菌和柱孢霉菌的代谢产物中提取得到了环孢素 A（CsA）。CsA 的本质是一类含有 11 个氨基酸的环多肽，具有亲脂性。作为一类钙调神经磷酸酶抑制剂，CsA 通过抑制 IL-2 的生成，阻断 T 淋巴细胞的激活，从而下调细胞免疫应答强度。另有研究显示，环孢素能够阻止线粒体膜通透性转换孔（mitochondrial permeability transition pore，MPTP）的开放，从而抑制细胞色素 C 的释放，阻断细胞凋亡途径，但该机制的临床意义及用途尚有待进一步阐释。

临床应用中，CsA 最早被用于器官移植后的抗排斥反应。随着对 CsA 药理学效应的深入认识，CsA 逐渐被应用于类风湿关节炎、IBD 等自身免疫性疾病的治疗中。1993 年，Hanauer 等尝试将 CsA 用于对激素及嘌呤无效的 CD 患者；1994 年，Present 等将 CsA 用于并发消化道瘘的活动期 CD 患者，两项研究发现 CsA 能够达到 80% ～ 90% 症状缓解率。然而，随后的 4 项 RCT 研究却发现 CsA 无法有效维持缓解。

CsA 常见的不良反应包括皮肤感觉异常（51%）、低镁血症（42%）、头痛（27%）、多毛症（23%）等。虽然这些不良反应一般不致命，但因其较高的发生率限制了 CsA 的临床应用。CsA 较严重的不良反应包括不可逆性肾毒性、癫痫及严重感染（如卡氏肺孢子虫肺炎、社区获得性肺炎、病毒感染等），根据报道其发生率为 3% ～ 6%。由于较高的不良反应发生率及严重并发症，CsA 目前已较少用于 CD 的治疗。

## 四、其他免疫抑制剂

### （一）他克莫司

他克莫司是一种钙依赖磷酸酶抑制剂，通过与亲环蛋白及 FK 结合蛋白 12 结合，抑制 IL-2 生成及 T 淋巴细胞激活，从而达到免疫抑制的效应。他克莫司的不良反应与 CsA 相似，包括肾毒性、水电解质紊乱、胃肠道症状（恶心、腹泻）、神经系统症状（头痛、震颤、皮肤感觉异常、失眠）及其他症状（如多毛症、牙龈增生）等。

针对他克莫司治疗 CD 的临床研究并不多，Sandborn 等于 2003 年开展了一项随机对照研究，研究了他克莫司治疗并发消化道瘘的活动期 CD 的疗效。10 周治疗期内，口服他克莫司组 [0.2mg/（kg·d）] 消化道瘘改善率（46%）显著高于安慰机组（8%），但瘘愈合率及 CDAI 降低程度均无统计学差异。

一系列回顾性研究证实了他克莫司治疗活动期 CD 的确切疗效，其治疗有效率为 55%～91%，诱导缓解率为 11%～25%，并能够有效降低激素依赖程度。另有研究显示，局部使用他克莫司有助于改善 CD 并发肛瘘的临床症状，至少能够替代激素，成为一部分患者局部用药的替代方案。

总而言之，他克莫司治疗 CD 的临床证据仍显不足，大型前瞻性及 RCT 研究或有助于阐释他克莫司在 IBD 治疗中的确切疗效及相应剂量与疗程。

### （二）霉酚酸酯

霉酚酸酯（mycophenolate mofetil，MMF）是一种 IMPDH，通过阻断鸟嘌呤核苷酸的合成，抑制 T 淋巴细胞及 B 淋巴细胞的免疫应答，发挥免疫抑制效应。

MMF 最早被用于器官移植后的抗排斥反应，由于 MMF 没有肾毒性及不良反应少，MMF 逐渐被尝试用于自身免疫性疾病的治疗中。Neurath 等于 1999 年开展了一项开放性临床试验（open-label trial），比较了 MMF 与其他药物在活动期 CD 患者中的疗效。MMF[15mg/（kg·d）]+ 激素疗法与 AZA[2.5mg/（kg·d）]+ 激素疗法在 3 个月与 6 个月内的诱导缓解率相似，但随后的两项前瞻性研究并未得出 MMF 治疗 CD 的类似疗效。

2007 年，Palaniappen 等募集了 70 例经其他免疫抑制剂治疗无效的 IBD 患者，MMF 对此类患者的治疗有效率为 24%，但仍有 51% 的患者对 MMF 无反应，27% 的患者对 MMF 无法耐受。与此同时，另有研究表明，MMF 可能诱导形成移植物抗宿主性肠炎。因此，MMF 能否用于 CD 治疗仍有待研究。

### （三）6-TG

如前文所述，6-TG 是 AZA 与 6-MP 的代谢产物之一，具有免疫抑制效应。20 世纪初一些研究证实了 6-TG 能够用于 AZA 不耐受的 CD 患者的治疗，其诱导缓解率为 49%～76%。然而，后续研究发现，6-TG 可导致转氨酶严重紊乱、肝脏结节性再生性增生及相应的门静脉高压。由于这些严重不良反应，目前已经较少推荐 6-TG 用于 CD 的治疗。

### （四）沙利度胺

沙利度胺（thalidomide）是一类口服型 TNF-α 抗体，最初主要用于镇静及止吐。虽然沙利度胺致畸作用及神经毒性已经很明确，但其能够有效治疗皮肤狼疮、移植物抗宿主病及血浆阴性关节炎等疾病。

目前针对沙利度胺治疗 CD 的临床证据仅限于病例报道及小型非盲性研究。这些研究报道沙利度胺治疗 CD 的有效率为 75%～90%，瘘的缓解率为 40%～82%。但其不良反应发生率（困倦、过度镇静等）过高，常导致治疗终止；其致畸性也限制了其在生育期及孕产期妇女中的使用。沙利度胺不作为治疗 CD 的常规药物，其安全性、剂量及疗程仍有待大型临床研究的进一步证实。

## 五、免疫抑制剂的临床应用综合指南

在 2012 年欧洲癌症大会 ECCO 发布的临床指南中，对于免疫抑制剂的使用方法推荐如下。

### （一）活动期克罗恩病

**1. 中度局限性回结肠型 CD（ECCO 5B）**　AZA/6-MP 或 MTX 可与激素联合使用（证据等级 1B、推荐等级 B）。

**2. 重度局限性回结肠型 CD（ECCO 5C）**　起始治疗应选择激素诱导缓解（证据等级 1A、推荐等级 A）；对于复发性中重度患者，可使用 TNF 单抗联合或不联合免疫抑制剂作为替代方案；对于间歇性复发患者，应考虑重新使用激素联合免疫抑制剂作为起始治疗方案（证据等级 1A、推荐等级 B）。

**3. 结肠型 CD（ECCO 5D）**　对于轻度活动期结肠型 CD，应选择 AZA 或激素作为起始疗法（证据等级 1B、推荐等级 A）；对于复发性中重度患者，可使用 TNF 单抗联合或不联合免疫抑制剂作为替代方案（证据等级 1A、推荐等级 B）。对于间歇性复发患者，应考虑重新使用激素联合免疫抑制剂作为起始治疗方案（证据等级 1A、推荐等级 B）；需注意在开始使用免疫抑制剂或 TNF 单抗前，应考虑是否需要手术治疗（证据等级 5、推荐等级 D）。

**4. 广泛小肠型 CD（ECCO 5E）**　起始疗法应选择激素联合 AZA 或 MTX（证据等级 5、推荐等级 D）；对于复发性中重度患者，可使用 TNF 单抗联合或不联合 AZA 作为替代方案（证据等级 5、推荐等级 D）。

**5. 食管或胃十二指肠型 CD（ECCO 5G）**　应予以质子泵抑制剂（proton pump inhibitor，PPI）治疗（证据等级 5、推荐等级 D）；可考虑联用激素、AZA 或 MTX（证据等级 4、推荐等级 C）。

**6. 激素无效型 CD（ECCO 5H）**　应优先选择 TNF 单抗，可考虑联合使用 AZA 或 MTX（证据等级 1A、推荐等级 B）；对于此类患者，早期手术是较好的选择。

### （二）缓解期克罗恩病

**1. 激素诱导缓解的 CD（ECCO 6A）**　应停用激素，换用 AZA（证据等级 1A、推荐等级 A）或 MTX（证据等级 1B、推荐等级 A）维持缓解。

**2. 病灶广泛的缓解期 CD（ECCO 6C）**　推荐使用 AZA 维持缓解（证据等级 1B、推荐等级 A）。

**3. 激素依赖型缓解期 CD（ECCO 6D）**　推荐使用 AZA/6-MP 或 MTX 维持缓解（证据等级 1A、推荐等级 A），可考虑联合使用抗 TNF 单抗（证据等级 1A、推荐等级 B），同时推荐考虑外科手术治疗。

**4. AZA 维持缓解无效的 CD（ECCO 6E）**　应评价患者的服药依从性，调整药物剂量，或考虑更换为 MTX（证据等级 1B、推荐等级 B）或抗 TNF 单抗（证据等级 1A、推荐等级 B）维持缓解；对于 AZA 维持缓解无效的局限型 CD，手术治疗应优先考虑（证据等级 4、推荐等级 D）。

**5. TNF 单抗诱导缓解的 CD（ECCO 6F）**　可继续使用抗 TNF 单抗维持缓解，也可考虑联合使用 AZA 维持缓解（证据等级 1B、推荐等级 B）；对于从未使用过 AZA 的 CD 患者，可考虑单用 AZA 维持缓解（证据等级 2A、推荐等级 C）。

**6. AZA 维持缓解稳定的 CD（ECCO 6G）**　若缓解期达到 4 年，可考虑降低药物剂量（证据等级 2B、推荐等级 C），同时针对继续使用 AZA 的临床效益与弊端进行个体化评估。

# 第四节　生 物 制 剂

生物制剂的出现，为 CD 的治疗开辟了一个新的时代，尤其是对激素依赖或不耐受的患者。很久以来，使用传统药物治疗 CD 的主要目标是控制疾病的相关症状。然而，生物制剂不仅能控制 CD 的症状，还能改变疾病的自然病程。生物制剂改变了 CD 药物治疗的目标，目前的治疗目标包括快速诱导临床缓解、保持无需激素的临床缓解、黏膜病变的愈合、改善生活质量、减少对手术和住院的需要。

生物制剂主要包括 TNF-α 抗体和 INF 抗体（表 10-3 为常见的单克隆抗体），前者主要包括英夫利西单抗、阿达木单抗和赛妥珠单抗。TNF-α 是一种促炎因子，在 CD 的发病机制中发挥着重要作用。它主要由单核巨噬细胞分泌产生，可刺激其他炎症因子如 IL-1、IL-6、IL-8、INF-γ、LTB$_4$ 等生成，促使炎性反应的持续存在；还可以通过刺激内皮细胞引起细胞黏附分子表达，增加炎性细胞在肠黏膜的浸润，促进成纤维细胞增生，最终导致肉芽肿的形成。

表 10-3　常见的单克隆抗体

| 药品名称 | 批准上市时间 | | 适应证 | 推荐用法 |
| --- | --- | --- | --- | --- |
| | FDA | EMA | | |
| 英夫利西单抗 | 1998 年 8 月 24 日 | 1999 年 8 月 13 日 | 激素和（或）免疫抑制剂治疗失败；瘘管型 CD | 按 5mg/kg 于第 0、2、6 周给药，后续每 8 周给药 1 次，如无治疗反应，加量至 10mg/kg |
| 阿达木单抗 | 2002 年 12 月 31 日 | 2003 年 9 月 8 日 | 激素和（或）免疫抑制剂治疗失败 | 第 0、2 周分别给药 160mg 及 80mg，后续每周给药 40mg |
| 赛妥珠单抗 | 2008 年 4 月 22 日 | 只在瑞士获批，2007 年 9 月 | 激素和（或）免疫抑制剂治疗失败 | 第 0、2、4 周及后续每 4 周均给药 400mg |
| 那他珠单抗 | 2004 年 11 月 23 日 | 尚未批准 | 激素、免疫抑制剂和 TNF-α 单抗药物治疗失败 | 第 0、4 周给药 300mg，后续每 4 周给药 300mg |
| 维多珠单抗 | 2014 年 5 月 20 日 | 2014 年 5 月 22 日 | 激素和（或）免疫抑制剂治疗失败 | |

INF 是细胞表面的糖蛋白异二聚体家族，包括 α 亚基和 β 亚基，广泛表达于白细胞表面。

它与白细胞黏附于血管内皮、白细胞从血管迁移至组织及激活免疫细胞等活动有关。与淋巴细胞迁移有关的 INF 包括 $\alpha L\beta_2$ INF 和 2 种 $\alpha_4$ INF（$\alpha_4\beta_1$ 和 $\alpha_4\beta_7$）。$\alpha L\beta_2$ INF 表达于所有白细胞，与 ICAM-1 相结合，调节白细胞的捕获。$\alpha_4$ INF 主要表达于淋巴细胞，在嗜酸性细胞和单核细胞也有少量表达。$\alpha_4\beta_1$ INF 和 $\alpha_4\beta_7$ INF 分别与 VCAM-1 和 MAdCAM-1 结合，也与白细胞捕获相关。研究证实，在 CD 患者的肠道炎症部位，VCAM-1 和 MAdCAM-1 的表达明显升高。

目前面世的 INF 抗体主要是那他珠单抗和维多珠单抗。针对中重度 CD 及对传统药物没有反应的 CD 患者，这些生物制剂已经被大量的多中心双盲对照研究证实对诱导和维持炎症缓解有良好的效果和安全性。

## 一、肿瘤坏死因子 α 抗体

### （一）英夫利西单抗

英夫利西单抗（商品名：类克）是抗 TNF-α 的鼠抗人源化单克隆嵌合体 $IgG_1$ 抗体，可以在人体内特异性结合 TNF-α 并中和其生物学活性。于 1998 年上市，是美国 FDA 第一个批准用于治疗 CD 的生物制剂。在欧洲，它于 1999 年被批准用于传统药物治疗无效、不耐受的重度或瘘管型 CD。英夫利西单抗同样也被广泛用于治疗风湿性关节炎、强直性脊柱炎、银屑病及银屑病关节炎。

在一项评估英夫利西单抗疗效的大型研究 ACCENT I 试验中，所有对初始剂量 5mg/kg 有治疗反应的中重度 CD 患者，在接下来的第 2、6 周随机给予英夫利西单抗 5mg/kg 或安慰剂，后续每 8 周给予英夫利西单抗（5mg/kg 或 10mg/kg）或安慰剂。结果显示，在治疗第 54 周时，接受英夫利西单抗 5mg/kg 治疗的患者的缓解率为 28%，接受英夫利西单抗 10mg/kg 治疗的缓解率为 38%，而接受安慰剂治疗的缓解率只有 14%。除此之外，在第 54 周时，英夫利西单抗治疗的患者比安慰剂治疗的患者更容易脱离激素依赖并维持疾病缓解。

法国的一项多中心研究回顾分析了应用英夫利西单抗治疗 CD 的效果，治疗方案是第 0、2、6 周静脉注射英夫利西单抗 5mg/kg 诱导治疗，以后每 8 周注射 5mg/kg 维持治疗。结果表明，总体反应率为 85%，平均需要 33 天达到缓解。所有患者中，47% 的患者只给予了诱导治疗，结果完全缓解率达到了 50%，部分或短暂缓解率为 28%，17% 的患者无反应，显示出英夫利西单抗良好的短期疗效。另外一项多中心研究回顾了 363 例患者，结果显示英夫利西单抗治疗后，总体反应率和缓解率分别为 86% 和 46%，联合应用免疫抑制剂可明显提高反应率及缓解率。

来自 ACCENT I 试验和其他研究的数据表明，相比按照时间表规范治疗的患者，间断使用英夫利西单抗治疗的患者更容易产生针对英夫利西单抗的抗体。免疫原性的出现会降低治疗效果和持续时间。而且，按时间表规范治疗的患者，黏膜病变更容易愈合，而黏膜病变的愈合则可以减少 1 年内的住院率和手术率。因此，按照时间表规范地使用英夫利西单抗（每 8 周用药 1 次）比间断地使用更有利于疾病的维持缓解。

在有些患者中，英夫利西单抗的疗效会随着时间逐渐减弱，甚至完全消失。部分原因是体内产生了英夫利西单抗的抗体，迫使增加用量至 10mg/kg、缩短用药间期或使用其他代替药物。在 ACCENT I 试验中，有部分患者对英夫利西单抗初始治疗有反应，但是在维持治疗阶段逐渐失去效果，当药物剂量增加至 10mg/kg 后，这部分患者中 88% 重新获得治疗反应。联合使用免疫抑制剂，诸如 AZA、MTX，可以减少抗体形成的可能性并且增加治疗的反应率，但是也会增加出现副作用的风险。

英夫利西单抗对瘘管型 CD 的疗效也经过了很多随机对照试验的证实，在一项纳入 94 例 CD 并发肠瘘或肛瘘超过 3 个月的研究中，研究者将患者随机分为两组，分别接受英夫利西单抗（5mg/kg 或 10mg/kg）或安慰剂治疗。结果显示，接受英夫利西单抗治疗的患者瘘口闭合率明显高于安慰剂治疗组，瘘口持续闭合的平均时间为 3 个月。后续的 ACCENT II 试验评估了英夫利西单抗维持治疗瘘管型 CD 的疗效，也得到了相似的结果。所有对英夫利西单抗（5mg/kg）诱导治疗有反应的患者，在第 54 周被随机分为英夫利西单抗（5mg/kg）组或安慰剂维持治疗组，接受英夫利西单抗治疗的患者中，46% 的患者能维持治疗反应，显著高于安慰剂组（23%）。

### （二）阿达木单抗

阿达木单抗（商品名：修美乐）是第一个完全人源化肿瘤坏死因子 $IgG_1$ 单克隆抗体，用于皮下注射，2002 年 12 月在美国上市，2003 年 9 月得到欧洲药监局批准，用于激素或免疫抑制剂治疗失败的 CD 患者。同样，它也被批准用于治疗风湿性关节炎、强直性脊柱炎、银屑病及银屑病关节炎等疾病。

第一个证明阿达木单抗治疗效果的安慰剂对照研究是 CLASSIC I 试验，纳入的对象均为中重度活跃期 CD 且首次使用 TNF-α 抗体治疗的患者，第 0、2 周给药，按不同剂量被随机分为 160/80mg 组、80/40mg 组及 40/20mg 组。结果证明，160/80mg 组最有效，第 4 周的缓解率达到了 36%，安慰剂组只有 12%。在所有完成 CLASSIC I 试验的 CD 患者中，CLASSIC II 试验显示阿达木单抗对于维持炎症缓解有长期的疗效。

在另一项大型研究 CHARM 试验中，所有在第 0、2 周按照剂量 80/40mg 给药的有治疗反应的患者，被随机分为每周给药 40mg，每 2 周给药 40mg 或者安慰剂组。给予阿达木单抗维持治疗的两组患者在 56 周的缓解率分别是 41% 和 36%，均高于安慰剂组（12%）。在第 56 周，33% 的阿达木单抗治疗的患者实现了瘘口完全闭合，而安慰剂组只有 12%。

来自 ADHERE 试验的数据表明，阿达木单抗可以维持炎症缓解长达 2～3 年，部分患者可以不用激素而维持缓解。初始每周使用阿达木单抗的患者可以获得更高的初始反应率和临床缓解率。接受阿达木单抗治疗的患者，第 52 周内镜下的完全治愈率可以达到 23%。但是，内镜下愈合的患者，其 mRNA 和 IL-17A 的水平却没有相应降低。阿达木单抗用于治疗儿童型 CD 也是有效的，且疗效具有剂量依赖性。

有研究比较英夫利西单抗和阿达木单抗的疗效，结果显示，在治疗 3 个月和 12 个月时，两种药物治疗后的 CDAI 评分、激素用量和 CRP 水平均显著降低，且两种药物无统计学差异。英夫利西单抗的副作用出现稍多，但是瘘管相关的再住院率明显低于阿达木单抗。

对英夫利西单抗失去治疗反应或不耐受的患者，给予阿达木单抗 160/80mg 治疗后，第 4 周的临床缓解率明显高于安慰剂组。但是，这种缓解率低于初始使用阿达木单抗治疗者。研究表明，相比初次使用阿达木单抗治疗的患者，之前使用过英夫利西单抗治疗，后改为阿达木单抗治疗的患者反应率低 10% 左右。也就是说，接受过一种 TNF-α 抗体治疗过的患者，再接受第二种 TNF-α 抗体治疗之后反应率会降低，目前原因不明。但是，两种生物制剂产生的抗体并不相关。阿达木单抗的治疗效果会随着时间延长逐渐变弱，对于那些每 2 周给药 40mg 而失去治疗反应的患者，当改成每周给药 40mg 后，治疗反应可以重新出现。

（三）赛妥珠单抗

赛妥珠单抗是一种人源化 TNF 抗体 Fab′ 片段，结合至大小约 40kDa 的聚乙二醇，生成聚乙二醇结合赛妥珠单抗。相比整个抗体而言，由于该药只是抗体的片段，免疫原性更低。此外，聚乙二醇可以延长药物的半衰期，因此，该药可以每 4 周皮下注射 1 次。其于2008 年 4 月在美国获得 FDA 批准，用于治疗 CD，但是在欧洲，只有瑞士在 2007 年 9 月批准其上市。与英夫利西单抗和阿达木单抗不同，赛妥珠单抗并不会导致 T 细胞凋亡。由于没有足够证据证明该药的优势，欧洲药监局于 2008 年 3 月拒绝批准该药上市。

两个大型试验评估了赛妥珠单抗在中重度 CD 患者中诱导和维持治疗的疗效，分别是PRECISE Ⅰ 试验和 PRECISE Ⅱ 试验。在 PRECISE Ⅰ 试验中，CRP 水平 ≥ 10mg/L 的 CD患者，在第 0、2、4 周及后续每 4 周均给予赛妥珠单抗 400mg，结果显示，在诱导临床治疗反应方面，赛妥珠单抗比安慰剂具有一定的优势。而 PRECISE Ⅱ 试验则表明，在使用赛妥珠单抗进行诱导治疗以后，CRP 水平更高的患者经过每 4 周使用赛妥珠单抗 400mg维持治疗，第 24 周的临床治疗反应率明显高于安慰剂组。但是，对于之前使用过诸如英夫利西单抗等生物制剂治疗过的患者，治疗反应率则明显降低，与其他的类似研究结果相近。

另通过 PRECISE Ⅲ 试验评估赛妥珠单抗的长期疗效。PRECISE Ⅱ 试验第 26 周时，141 例使用赛妥珠单抗和 100 例使用安慰剂治疗的患者，入组了 PRECISE Ⅲ 试验，继续每 4 周使用赛妥珠单抗 400mg。结果显示，使用赛妥珠单抗维持治疗的疗效可以长达 18个月，连续治疗比间断治疗更有效。针对在 PRECISE Ⅱ 试验中复发的患者，研究者还通过 PRECISE Ⅳ 试验来验证赛妥珠单抗再次诱导治疗的效果。结果表明，使用赛妥珠单抗诱导和维持治疗后复发的患者，额外的一针 400mg 赛妥珠单抗可以重新获得缓解。

在 WELCOME 试验中，接受过英夫利西单抗治疗过的 CD 患者，由于对该药不耐受或失去治疗反应，重新接受了赛妥珠单抗的诱导治疗。在治疗第 6 周，62% 的患者有治疗反应（CDAI 评分下降 ≥ 100 分），39% 的患者获得临床缓解（CDAI 评分 ≤ 150 分）。第 6 周所有获得治疗反应的患者，随机接受每 2 周赛妥珠单抗 400mg 或每 4 周赛妥珠单抗 400mg，持续至第 24 周。在第 26 周时，每 4 周给药治疗的患者有 40% 获得治疗反应，每 2 周给药获得治疗反应的比例则为 37%，相应的临床缓解率分别是 29% 和 30%。在维持治疗反应和临床缓解方面，每 4 周给药 1 次和每 2 周给药 1 次有相似的效果。对于英夫利西单抗治疗失败的患者，赛妥珠单抗无疑是一种挽救手段。

总体来说，赛妥珠单抗对于中重度 CD 的诱导和维持缓解是有效的，对于 CRP 水平比较高的或病程较短的患者，疗效更好。相比之前使用过 TNF 抗体治疗过的患者，初次使用的患者效果更佳。关于无须激素的临床缓解率、瘘口闭合、黏膜愈合及在儿童应用方面的研究还很少，但经过赛妥珠单抗治疗过的患者，生活质量和工作效率可获得明显改善。与英夫利西单抗和阿达木单抗相比，赛妥珠单抗不能通过胎盘屏障，因而更适合生育期的年轻女性。然而，直接比较赛妥珠单抗和其他同类药物的疗效是很困难的。无论如何，作为第 3 种 TNF 抗体药物，它给控制 CD 症状和保持长期疗效提供了一种新的选择。

### （四）肿瘤坏死因子α抗体的安全性

无论是风湿病学还是 CD 的治疗方面，很多临床试验和卫生监管部门都评估了 TNF-α 抗体药物的安全性。安全方面的主要考虑是感染风险的增加，使用这类药物后常见相对容易治疗的上呼吸道和尿路感染。但是，包括肺炎、肺结核、脓毒症、条件性真菌感染和病毒感染在内的更严重的感染，也偶有发现。针对处于感染活跃期的患者，应该禁止使用 TNF-α 抗体药物，而且给药之前排除潜在的结核杆菌感染是必要的。严重的肝脏反应也常有报道，因此，启动这类药物治疗之前，需要排除患者有乙型肝炎或丙型肝炎。从治疗登记部门获得的数据显示，长期使用英夫利西单抗的患者患严重感染的风险增加，与 CD 的严重程度和伴随使用激素及免疫抑制药物有关。

关于导致淋巴瘤及恶性肿瘤方面的风险，没有得到治疗登记部门数据的证实。一项来自意大利的研究显示，CD 患者使用英夫利西单抗治疗与否，对肿瘤形成的风险没有影响。然而，在年轻的 IBD 患者中，使用英夫利西单抗、阿达木单抗及 MP，与非霍奇金淋巴瘤的发生有关。英夫利西单抗抗体的形成，可能会导致急性或延迟的超敏反应。按照时间表规范给药维持治疗，伴随使用免疫抑制剂，或者预先给予糖皮质激素，可以减少抗体的生成。有报道称阿达木单抗也会产生抗体，但是并不会导致副作用增加。其他的副作用包括皮肤损伤、充血性心力衰竭加重、一些少见的血液学事件，以及脱髓鞘病变的发生或者恶化。

关于围手术期使用 TNF 抗体药物的安全性，也有一些回顾性报道。Colombel 等最早报道了英夫利西单抗对术后并发症的影响，结果显示，术前 8 周或术后 4 周内接受英夫利西单抗治疗，或者使用糖皮质激素、免疫抑制剂，并不会增加术后并发症的发生。Marchal 等也发现了类似的结果，术前使用英夫利西单抗与否，并不会影响术后 10 天及 3 个月内的并发症发生率和术后平均住院时间。另外一个研究则得到相反结论，Appau 等纳入了 60 例回结肠切除术前 3 个月内应用英夫利西单抗的患者，术后 30 天的再入院率、脓毒症及腹腔脓肿发病率明显升高。而术后肠造口可以降低这些风险，起到保护作用。最近的一项大样本研究，共包括 119 例术前 8 周或术后 30 天内使用英夫利西单抗或阿达木单抗的 CD 患者，以及 251 例对照组患者。结果发现，两组的术后并发症发生率无统计学差异。而术前应用英夫利西单抗的患者无须推迟手术，也无须预防性做肠造口手术。

总体来说，虽然大多数报道支持围手术期可以安全应用 TNF-α 抗体类药物，但该药对术后并发症的影响目前仍然存在着争议，还需要开展更多大样本的随机对照研究，以提供更有力的证据。

## 二、干扰素抗体

### （一）那他珠单抗

那他珠单抗是第一个针对 $\alpha_4$INF 的生物制剂，是重组人源化抗体，来自抗人 $\alpha_4$INF 的鼠源性单克隆抗体，然后与人的 $IgG_4$ 框架重组。那他珠单抗最先于 2004 年被美国 FDA 批准用于治疗复发的多发性硬化症，2008 年被美国 FDA 批准用于治疗 CD。欧洲药监局于 2008 年拒绝了该药的上市，由于激活了约翰康宁汉姆病毒，那他珠单抗会增加致死性进行性多病灶脑白质病（progressive multifocal leukoencephalopathy，PML）的风险。在美国，虽然于 2004 年被批准上市，但由于会增加患 PML 的风险，那他珠单抗于 2005 年自愿撤市。1 年后以限制使用的形式再次上市，即强制教育、监督、向美国 FDA 报告及在标签上警告患 PML 的风险。

那他珠单抗对 CD 的疗效，最先通过一个小型、安慰剂对照的初步研究来证实，该研究纳入了轻中度 CD 患者，CDAI 评分为 151 ～ 450 分。患者被允许继续服用 ASA 类药物、AZA，或者继续服用激素（每天的剂量少于 40mg 泼尼松龙或 9mg 布地奈德）。18 例患者随机接受那他珠单抗 3mg/kg 的单剂注射，另外 12 例患者接受安慰剂治疗。注射 2 周后，虽然治疗组缓解率高于安慰剂组，2 ～ 4 周时 CDAI 评分也有所下降，但是没有统计学差异。然而，重要的是，那他珠单抗更容易被患者耐受，而且经过 12 周的治疗也没出现严重的有害作用。这项初步研究有它的局限性，但也证明了那他珠单抗可以诱导临床反应，同时没有不可接受的副作用。

随后的一项随机、双盲、安慰剂对照研究显示，那他珠单抗可以明显改善中重度 CD 患者（CDAI 评分 220 ～ 450 分）的疾病活动及诱导缓解。该项研究中患者可以继续稳定服用 AZA、6-MP 或激素（每天剂量低于口服 25mg 泼尼松龙），之前接受过其他抗体治疗的患者被排除。合适的患者被分为四组：两次注射安慰剂；一次注射 3mg/kg 那他珠单抗和一次注射安慰剂；两次注射那他珠单抗 3mg/kg；两次注射那他珠单抗 6mg/kg。每组两次注射间隔 4 周，观察至 12 周。

第 4 周时，所有接受过那他珠单抗治疗的患者临床缓解率明显高于安慰剂组，接受 2 次注射那他珠单抗 3mg/kg 治疗的患者在第 6、8、12 周保持着更高的缓解率。此外，所有接受那他珠单抗治疗的患者都可以改善与健康相关的生活质量，以及伴有血清 CRP 水平降低。进一步分析发现，接受那他珠单抗 6mg/kg 治疗的患者中瘘管型 CD 比例更高，这可以解释为什么那他珠单抗 6mg/kg 和 3mg/kg 的疗效没有差异。同样，在第 12 周也没有发现严重的副作用。那他珠单抗显示出与英夫利西单抗类似的减少 CD 活动度的效果。

关于那他珠单抗对中重度 CD（CDAI 评分 220 ～ 450 分）诱导和维持治疗的效果，也已经被Ⅲ期试验研究证实。该试验中，患者可以继续服用 ASA、激素、AZA、MTX、抗生素等药物，但是 3 个月以内使用过 TNF-α 抗体药物的患者被排除。纳入研究的患者在第 0、4、8 周随机接受静脉注射那他珠单抗 300mg 或安慰剂，第 10 周时治疗组的临床反应率显著高于安慰剂组（56% vs 49%，$P=0.05$），临床缓解率无明显差异（37% vs 30%，$P=0.12$）。进一步的分析显示，基础 CRP 水平较高、经过免疫抑制剂或 TNF-α 抗体药物治疗后仍疾病活跃的患者，更容易在那他珠单抗治疗后获得缓解或治疗反应。

针对使用那他珠单抗诱导治疗有反应的患者，有研究评估了那他珠单抗治疗的长期疗效。第 12 周 CDAI 评分 < 220 分的患者、第 10 周和第 12 周都有治疗反应而不需要额外治疗的患者被纳入研究。所有患者从第 12 周开始，每 4 周接受那他珠单抗 300mg 或安慰剂治疗，直至第 56 周，观察至 60 周。第 36、60 周时，治疗组的临床缓解率和反应率同样高于安慰剂组（分别是 44% vs 26%，$P$=0.003 和 39% vs 15%，$P < 0.001$）。试验开始时口服激素的患者，经过那他珠单抗治疗后更容易获得无激素的临床缓解。

关于那他珠单抗和 TNF-α 抗体药物联合治疗方面，有一项随机双盲安慰剂对照研究。共有 79 例患者随机接受那他珠单抗 300mg 加英夫利西单抗 5mg/kg，或安慰剂加英夫利西单抗 5mg/kg，每 4 周给药 1 次，共 3 次。第 10 周时，那他珠单抗加英夫利西单抗组的临床缓解率高于安慰剂加英夫利西单抗组（37% vs 30%），但是此差异没有统计学意义，因此还需要大规模的随访研究证实。

### （二）维多珠单抗

维多珠单抗是高度选择性人源化单克隆 $IgG_1$ 抗体，特异性拮抗外周血淋巴细胞中 $\alpha_4\beta_7$ INF 的 $\alpha_4$ 亚单位，阻止 $\alpha_4\beta_7$ INF 与 MAdCAM-1 结合。与那他珠单抗不同，维多珠单抗不会与 $\alpha_4\beta_1$ INF 结合，因此避免了全身免疫抑制的风险，不会激活约翰康宁汉姆病毒而导致 PML 的发生。它于 2014 年被美国 FDA 和 EMA 批准上市，用于治疗难治性 UC 和 CD，有良好的利益风险比，在世界范围内越来越广泛地用于治疗 IBD。

研究者通过 GEMINI 临床试验项目评估维多珠单抗对 IBD 的疗效，该项目包括三项随机双盲对照多中心研究，分别是 GEMINI Ⅰ 试验（针对 UC），以及 GEMINI Ⅱ 试验和 GEMINI Ⅲ 试验（针对 CD）。GEMINI Ⅱ 试验包含两个独立的试验，6 周的诱导治疗试验和 52 周的维持治疗试验。GEMINI Ⅲ 试验是一项持续 10 周的研究。

GEMINI Ⅱ 试验纳入了 18 ~ 80 岁的中重度 CD 患者，CDAI 评分 220 ~ 450 分，持续 3 个月以上。纳入标准还包括：血清 CRP 水平 > 2.87mg/L，结肠镜发现溃疡，粪便中钙卫蛋白含量 > 250μg/g，小肠造影发现疾病活动的证据，对激素、免疫抑制剂、TNF-α 抗体等药物无反应或不耐受。排除标准包括：曾经使用过那他珠单抗、维多珠单抗、依法珠单抗、利妥昔单抗等药物，过去 30 天内使用过阿达木单抗，过去 60 天内使用英夫利西单抗或赛妥珠单抗，其他肠道疾病。研究过程中，患者可以稳定口服泼尼松 ≤ 30mg/d，布地奈德 ≤ 9mg/d，以及免疫抑制剂、美沙拉秦、抗生素等药物。

在 GEMINI Ⅱ 诱导治疗试验（队列 1）中，有 220 名患者随机接受维多珠单抗 300mg 静脉注射，148 名患者随机接受安慰剂治疗，给药时间是第 0、2 周。在维持治疗试验（队列 2）中，共有 747 名患者在第 0、2 周接受维多珠单抗 300mg 静脉注射治疗。队列 1 和队列 2 中分别有 199 名和 674 名受试者进入维持治疗试验。在第 6 周时，分别有 96 名和 365 名患者对治疗有反应，这 461 名患者随机被分为三组，分别接受每 4 周 300mg 维多珠单抗（154 例）、每 8 周 300mg 维多珠单抗（154 例）和安慰剂治疗（153 例）。第 6 周时，队列 1 和队列 2 共有 412 名患者对治疗没有反应，随之每 4 周接受 300mg 维多珠单抗治疗，持续至 52 周。队列 1 中安慰剂治疗的患者，继续接受安慰剂治疗。

结果显示，第 6 周时维多珠单抗治疗组的临床缓解率显著高于安慰剂组，在 CDAI 评分下降超过 100 分的比例方面，两组无明显差异。第 52 周时，维多珠单抗治疗组的临床缓解率也显著高于安慰剂组，而且有更多的患者 CDAI 评分下降超过 100 分或达到无激素的临床缓解。但是两组的持续临床缓解率无明显差异。与安慰剂组相比，维多珠单抗治疗患者的 CRP 水平和 CDAI 评分显著降低。每 8 周接受 300mg 维多珠单抗的受试者，在减少泼尼松用量及第 52 周时瘘口闭合率方面，均好于安慰剂治疗者。然而，每 4 周接受维多珠单抗和安慰剂治疗相比，瘘口闭合率无明显差异。诱导治疗没有反应，随之继续每 4 周接受维多珠单抗治疗的患者，第 52 周时临床缓解率为 18.8%，有 25.4% 的患者 CDAI 评分下降超过 100 分。队列 1 中安慰剂治疗没有反应，继续接受安慰剂治疗的患者，临床缓解率和 CDAI 评分下降超过 100 分的比例都是 7.2%。

GEMINI Ⅲ 试验的纳入标准跟 GEMINI Ⅱ 一样，共有 315 例 TNF-α 拮抗剂治疗失败的患者和 101 例未使用过 TNF-α 拮抗剂的患者。随机分为两组，在第 0、2、6 周给药，分别是 209 例接受维多珠单抗 300mg 静脉注射治疗，207 例接受安慰剂治疗。

结果显示，在 TNF-α 拮抗剂治疗失败、第 6 周达到临床缓解的患者中，维多珠单抗受试者和安慰剂受试者的比例无明显差异。但是在整个受试群体及未使用过 TNF-α 拮抗剂的患者中，维多珠单抗治疗的患者在第 6 周有更高的临床缓解率。而且，维多珠单抗受试者在第 10 周时的临床缓解率也显著高于安慰剂组。

在 TNF-α 拮抗剂治疗失败的患者中，在第 6、10 周均达到临床缓解（持续临床缓解率）方面，维多珠单抗和安慰剂两种治疗没有差异，分别是 12% 和 8.3%。然而，在整个受试群体中，维多珠单抗效果好于安慰剂，持续临床缓解率分别是 15.3% 和 8.2%。在未使用过 TNF-α 拮抗剂的患者中也是如此，持续临床缓解率分别是 25.5% 和 8.0%。第 6 周时，在 TNF-α 拮抗剂治疗失败患者和整个受试群体中，维多珠单抗治疗后，CDAI 评分下降超过 100 分的比例高于安慰剂组，但不包括未使用过 TNF-α 拮抗剂治疗群体。第 10 周时，这三个群体的 CDAI 评分下降超过 100 分的比例，均是维多珠单抗组高于安慰剂组。在严重感染副作用方面，维多珠单抗组的发生率是 5.5%，安慰剂组是 3.0%，但是没有发现 PML 和恶性肿瘤的病例。

总体来说，维多珠单抗对中重度 CD 有良好的疗效，包括经过 TNF-α 拮抗剂治疗失败的患者。每 8 周用药和每 4 周用药的疗效没有差异。同时使用激素、免疫抑制剂或之前用过 TNF-α 拮抗剂不会影响治疗结果。严重不良反应的发生率与安慰剂类似。

## 三、其他生物制剂

### （一）乌司奴单抗

乌司奴单抗是针对 P40 的人源化单克隆免疫球蛋白抗体，P40 是 IL-12 和 IL-23 共同的亚单位，可以有效治疗银屑病和银屑病关节炎，目前正在评估其对 CD 的疗效。在 ⅡB 期临床试验中，526 名英夫利西单抗治疗失败的 CD 患者，随机接受乌司奴单抗或安慰剂治疗。经过静脉注射 1mg/kg、3mg/kg 和 6mg/kg 的乌司奴单抗治疗后，第 6 周出现治疗反应的比例分别是 36.6%、34.1% 和 39.7%，而安慰剂组的比例只有 23.5%。第 6 周的临床缓解率方面，乌司奴单抗和安慰剂没有差别。而在维持治疗中，69.4% 乌司奴单抗治疗的患者在 22 周仍保持治疗反应，而安慰剂组的比例只有 42.5%（$P < 0.05$）。由于各剂量亚组的样本量较小，乌司奴单抗的最佳剂量目前还不清楚。该药的Ⅲ期试验纳入了对一种或多种 TNF-α 拮抗剂治疗不敏感的中重度 CD 患者，静脉用乌司奴单抗诱导治疗可以良好耐受。在 6mg/kg 和 130mg 的治疗剂量组中，第 6 周临床反应率分别是 33.7% 和 34.3%，安慰剂组只有 21.5%，差异都有统计学意义。而第 8 周临床缓解率（CDAI < 150 分）分别是 20.9% 和 15.9%，安慰剂组只有 7.3%，同样具有统计学差异。

在诱导试验中，乌司奴单抗和安慰剂治疗的患者，感染的发生率是相近的。在维持试验中，没有发现死亡或严重的机会性感染。合并 4 个乌司奴单抗治疗银屑病试验的安全数据显示，共有 3117 名患者接受乌司奴单抗治疗，5 年内和第 5 年的严重副作用发生率分别是 7.0/100 患者年份和 7.2/100 患者年份，其中严重感染是 0.98/100 患者年份和 1.19/100 患者年份。近期报道有 1 例经乌司奴单抗治疗后出现脱髓鞘病变。目前还有Ⅲ期试验正在进行，结果有待公布。

### （二）托法替尼

托法替尼是一种口服的 JAK 激酶 1、2、3 的抑制剂，可以阻断含有 γ 链的细胞因子信号通路，包括 IL-2、IL-4、IL-7、IL-9、IL-15 和 IL-21。托法替尼近期已批准用于治疗类风湿关节炎，目前正在评估对于 IBD 的疗效。

在托法替尼治疗 CD 的Ⅱ期临床试验中，139 例免疫抑制剂或生物制剂治疗失败的中重度 CD 患者，随机接受托法替尼 1mg、5mg、15mg 和安慰剂治疗，每天 2 次，持续 4 周。这 3 种剂量组的临床反应率分别是 36%、58% 和 46%，与安慰剂组的 47% 无明显差异。临床缓解率方面，托法替尼和安慰剂组也没有差异。但是，第 4 周的炎症指标（CRP 和钙卫蛋白），托法替尼治疗组显著低于安慰剂组。

托法替尼的副作用与其他生物制剂类似，包括细菌、真菌、病毒感染和恶性肿瘤、淋巴瘤。托法替尼治疗类风湿关节炎的Ⅲ期试验显示，5mg 和 10mg 治疗组的感染发生率更高。在一项关于肾移植患者的研究中，使用托法替尼治疗的患者，贫血、中性粒细胞减少和术后淋巴细胞增生等的发生率明显高于 CsA 治疗的患者。另外，托法替尼治疗 8 周后，可以导致低密度脂蛋白和高密度脂蛋白同时升高，停药后可以逐渐恢复。

## 第五节 中 药

### 一、中医对克罗恩病的认识

CD 最早由西方医师 Crohn 等描述，中医学中没有与之对应的病名记载。但是根据 CD 的腹痛、腹泻、腹部包块、肠梗阻、瘘管形成等临床特点，不难发现中医中"腹痛""泄泻""积聚""肠痈""肠结""肛痈""肛瘘""血证""虚劳"等疾病的描述与之有很大相似性。传统中医从不同角度阐述了 CD。近年来，中医学对 CD 的认识逐渐加深，认为其发病机制多为以下几个方面：感受外邪、饮食不节、情志失调、脏腑亏虚。

## 二、克罗恩病的辨证分型及其治疗

### （一）中医辨证类型

《中医消化病诊疗指南》提出 CD 的 5 个辨证类型。针对不同的辨证类型，给予相应的汤剂治疗。

**1. 湿热蕴结证** 腹痛拒按，泻下急迫，或大便溏滞不爽，黄褐而臭，或下痢赤白，或便秘，肛周脓液稠厚，肛门胀痛灼热，小便短黄。给予白头翁汤。

**2. 寒湿困脾证** 腹痛急暴，得温痛减，大便溏薄，或清稀如水样，下痢赤白黏冻，白多赤少，头身困重，舌淡苔白腻，脉濡缓。给予胃苓汤。

**3. 脾肾阳虚证** 病程长，隐痛，间断发作，肛周稀薄脓液，肛门痛，大便稀溏，或晨起腹泻，食欲不振，神疲肢冷，腰酸尿多，脉沉或细无力。给予参苓白术散合四神丸。

**4. 肝郁脾虚证** 每因忧郁恼怒或情志不遂而腹痛泄泻，以胀痛为主，嗳气食少，舌淡红脉弦。给予痛泻要方合四逆散。

**5. 气滞血瘀证** 腹部包块、质软，局部胀痛，腹痛拒按，食欲不佳，消瘦无力，舌质紫暗，脉弦或脉细涩。给予少腹逐瘀汤。

### （二）治疗克罗恩病的常用中药

目前临床上常用的 CD 治疗药物有四类，包括 ASA 类、皮质类固醇类、免疫抑制剂及生物制剂，其在治疗 CD 中各有其优劣势。近年来，中药在治疗 CD 中取得较好的结果，在目前西药的基础上可以起到互补作用。临床上用到的中药包括雷公藤制剂、溃克灵等，目前最常用的为雷公藤制剂，下面详细介绍雷公藤制剂在 CD 中的应用。

**1. 雷公藤** 是一种常见的中草药，已有 700 多年的历史，卫矛科一年生藤本植物，又名断肠草、黄藤根等，也是一种有毒蜜源植物。它的功效有活血化瘀、清热解毒、杀虫止血、消肿散结等。目前研究表明，雷公藤具有抗炎、抗肿瘤、免疫调节等作用。其于 20 世纪 60 年代开始用于治疗类风湿关节炎，取得较好的疗效，后逐渐扩展到其他类型的自身免疫性疾病治疗中。

**2. 雷公藤制剂的临床研究** 雷公藤多甙是一种极性较大的脂溶性成分混合物，从雷公藤中提取精制而成，它在保留雷公藤免疫抑制等作用的同时，消除其毒性成分，具有抗炎及免疫抑制作用。东部战区总医院从 1997 年开始创新性将雷公藤多甙用于 CD 的治疗，并取得较好的疗效。任建安等发现，雷公藤多甙可以明显改善 CD 患者症状并延缓复发。研究表明联合应用肠内营养和雷公藤多甙的方法诱导缓解率与糖皮质激素相近，而激素所致的副作用，其可以有效维持 CD 患者症状缓解，且能改善患者的营养状况。此外，雷公藤多甙在预防 CD 术后复发的疗效明显较柳氮磺吡啶好。并且，雷公藤多甙在维持术后 CD 缓解方面的作用与美沙拉嗪相似。

**3. 雷公藤制剂用法**　常用剂量为 1 ～ 1.5mg/（kg·d），分 3 次饭后口服。对于活动期患者，可给予 1.5mg/（kg·d），而对于维持缓解期患者，可给予 1mg/（kg·d）。

**4. 雷公藤制剂的副作用**　前文提及，雷公藤制剂的副作用相比较小，但仍需引起注意。目前尚无文献报道 CD 患者使用雷公藤制剂后其相关副作用的发生情况，但应用于其他疾病的雷公藤制剂的副作用值得我们参考。

（1）生殖功能毒性：雷公藤制剂对生殖功能的毒性最大。长期使用可导致男性不育和女性闭经。目前无具体文献报道其在 CD 患者中的发生率，以及使用多久后可致其发生。目前有报道发现雷公藤不同制剂治疗 163 例患者，其生殖系统不良反应发生率为 44.2%。

吴建元等就雷公藤片对小鼠睾丸组织进行了毒性试验。结果，雷公藤片组小鼠附睾精子畸形率明显提高，精子头尾分离、无定性现象显著增多；此外睾丸组织生精小管内初级精母细胞和精子明显减少，精原细胞和支持细胞也有所减少；出现严重的生精上皮细胞排列紊乱。这可能是雷公藤导致不育的原因之一。

（2）肝肾功能损害：研究发现，雷公藤对肝细胞有轻度毒性作用，可导致肝细胞轻度脂肪变性，偶可导致局灶性坏死。低剂量雷公藤制剂对肝实质细胞无明显病理损害。另外，有研究表明，雷公藤治疗银屑病、类风湿关节炎可导致黄疸、肝大、肝功能异常。停用雷公藤药物、给予护肝、退黄等治疗后，其症状在 7 ～ 14 天可消退。

周嘉陵等研究表明雷公藤对年龄大于 50 岁患者的主要副作用是肾功能损伤。动物实验表明，雷公藤制剂中毒可导致肾小管上皮细胞变性坏死，肾小球囊壁层上皮增生，体积缩小，细胞成分减少，囊腔内蛋白性液体漏出等改变。

（3）对胃肠的损害：雷公藤制剂常可导致胃肠道症状，常见症状有恶心、呕吐、腹泻、胃痛及食欲不振。有实验证明雷公藤制剂急性中毒小鼠可出现胃底部明显充血及肠道无规则散在溃疡。

（4）其他：雷公藤制剂的其他副作用还见于血液系统，如可引起患者白细胞及血小板减少，停药后可恢复。雷公藤内酯醇能诱导血栓性浅静脉炎，其炎症反应可导致白细胞、血小板及纤维蛋白沉积而形成血栓。此外，免疫器官的损害也有所报道。动物实验表明，雷公藤制剂可导致淋巴器官萎缩和淋巴组织内淋巴细胞坏死，数目减少。

尽管在 CD 患者中，雷公藤制剂的副作用报道较少，但是由于 CD 患者长期需要服药的特性使得我们不能不重视雷公藤制剂的副作用对患者的影响。长期使用雷公藤制剂的患者应定期对相关器官功能进行检查，及时发现可能的损害，及时停药。对于有生育要求的患者应慎重考虑是否使用雷公藤，或使用的患者应定期检查生育功能。

## 三、克罗恩病的中药灌肠治疗

CD 可累及整个消化道，常见部位为末端回肠、回盲部等，但部分患者病变部位可累及远端结肠、直肠及肛周，或以其为首发、主要病变部位。对于累及此处的患者，中药的局部疗法效果较好；病变累及远端结肠或直肠时可采用中药灌肠疗法，病变累及肛周时可采用中药坐浴疗法。下面分别介绍。

（一）中药灌肠

**1. 中药灌肠的机制** 中药灌肠可使药物直达病变所在部位，避免口服药物时存在于胃肠道中的消化酶对药物影响、避免肝肠循环，减少肝脏的首过效应，从而使药物更好地发挥作用。药物在肠道内主要通过细胞转运或细胞旁转运而被吸收。灌肠可使药物直达直肠或结肠病灶，并在病灶处维持较高的药物浓度，从而达到治疗疾病的目的。灌肠的药物透过黏膜经直肠上、中、下静脉丛及直肠淋巴系统吸收，使得病变局部的血药浓度提高，改善局部病变，较快地促进局部炎症缓解。此外，通常灌肠药物的温度为 38～41℃，病变局部的温热刺激，能够引起肠黏膜血管扩张，从而促进局部血液和淋巴循环，加速病变局部的新陈代谢；并且中医认为局部温热刺激能够疏通经络、促进经络的调节活动动能。

**2. 中药灌肠的临床研究及常用方剂** 对于 CD 患者灌肠的具体药物选择各家医院不尽相同，其功效主要为清热解毒、活血化瘀、消肿定痛等。常用的中药有苦参、丹参、生地榆、黄芪、乌梅肉、白头翁等，以不同的配方熬制。

目前对于药方的选择主要有以下几种方式：①根据辨证分型选择不同汤剂。前文提到中医对 CD 提出五种不同的辨证分型，不同辨证分型的治疗方式不同。以清热祛毒方（黄连、茯苓、木香、槐花、地榆、两面针、白及、苍术、赤芍、丹皮）灌肠可治疗湿热内蕴型 IBD；赤石脂、黄连、白及、青黛、五倍子、地榆炭、黄檗，加入锡类散、云南白药、珍珠粉可治疗气滞血瘀型 IBD。②以清热利湿、活血化瘀、生肌收敛为原则，用金银花、蒲公英、苍术、薏苡仁、乳香、没药、儿茶、血竭、黄柏、苦参等水煎液 150ml，每晚睡前保留灌肠，疗效较好。乌梅肉 20g、白头翁、五倍子、黄柏、黄芩、五味子、藏红花、吴茱萸可用于治疗 CD 所致的直肠中低位狭窄。③中药内服加灌肠。白头翁汤联合理中汤灌肠，疗效较口服柳氮磺吡啶联合地塞米松灌肠好。

**3. 灌肠的方法** 常规灌肠的方式有保留灌肠和不保留灌肠两种方式，对于局部药物治疗为目的的灌肠通常采用保留灌肠。具体操作步骤如下：排空大小便，静卧于床上。①体位：取左侧卧位，抬高臀部，给药后应保持胸膝卧位半小时，再取左侧卧位，后取右侧卧位各半小时。②导管插入深度：以 15～30cm 为宜。③药量：视病情及病变范围和深度来决定药量，一般 100～200ml 即可。④药液保留时间：保留时间越长疗效越佳，一般应至少保留 4h 以上。⑤药液温度：灌肠液的温度应在 38～41℃，但应因人因病而异，湿热蕴结者药温应偏低一些，虚寒者药温应偏高些。⑥疗程：一般 2 周为 1 个疗程，休息 3～5天继续下 1 个疗程。2～3 个疗程后，逐渐减少灌肠次数。

（二）中药熏洗坐浴疗法

CD 的肛周病变可表现为浅表的裂开、肛周皮赘、肛裂、脓肿、肛瘘或肛管狭窄。肛周 CD 治疗的主要目的是减轻局部症状、保护肛门功能。由于其位置的特殊性，治疗存在一定的困难。具体的治疗在本书其他章节有详细说明。以下就中药熏洗坐浴疗法加以说明。

熏洗法指借助药气蒸腾熏患处，再以药汤淋洗患处，药力和热力直接作用于病变部位，使该处气血通畅，从而达到清热燥湿、活血消肿、镇痛止血等功效。坐浴法指药物可借助热力作用刺激肛门局部皮肤，促使皮下血管扩张，促进血液和淋巴循环，改善新陈代谢。

中药熏洗坐浴疗法除了治疗肛肠疾病本身外，还可用于防治肛肠病术后并发症，以促进伤口愈合。肖秋平等报道对于 CD 复杂性肛瘘伴有急性脓肿行切开引流术后给予祛毒汤（五倍子、蒲公英、生侧柏叶、川椒、苦参、朴硝、苍术、地榆、防风、黄柏、赤芍、生甘草）熏洗坐浴，纱条创面换药，患者术后恢复较好。

熏洗时注意以下事项：熏洗前嘱患者排便排尿，清洗肛门及会阴部皮肤；保持适宜的水温；熏洗过程中，注意观察患者面色和脉搏，若患者出现乏力、眩晕，应立即停止；女性患者于月经期、妊娠后期、产后 2 周内、阴道出血和盆腔急性炎症时均不宜熏洗坐浴，以免引起宫腔内感染。另外，肛周 CD 患者由于腹泻或本身病变，肛周皮肤长期处于潮湿状态，肛周皮肤黏膜薄，肛门周围容易红肿，严重者破溃引发肛周脓肿或肛周皮肤感染，因此做好清洁与保持干燥极其重要。故每次坐浴完成后应吹风促进局部干燥，可先用软布轻轻按压肛周以吸尽水分后选用无刺激的湿纸巾轻轻擦拭肛周。肛周糜烂时在晾干后可涂皮肤保护粉。

中药对病变累及直肠或肛周的 CD 患者疗效较好，但仍存在一些问题，目前缺乏完整统一的诊断和疗效标准，尚无大型的临床研究明确其疗效。此外，目前临床上没有统一的中医方剂，缺乏商品制剂。

## 四、中药单体治疗克罗恩病的基础研究

近年来，中药单体对治疗 CD 疗效的研究越来越多，且表现出一定的有效性。现就目前新兴的各中药单体的基础研究进行大致介绍。

（一）雷公藤甲素

雷公藤甲素是提取自雷公藤中的环氧二萜内酯类化合物，是雷公藤的主要活性成分之一，具有抗炎及免疫抑制等作用。有研究表明，雷公藤甲素可降低 CD 结肠中 TLR2、TLR4 表达，进而抑制 MyD88、NFκBp65、IL-17 的表达，从而来减轻小鼠肠道炎症的程度。在 IL-10 基因敲除小鼠结肠炎模型中，取其结肠组织及 CD 患者肠组织进行体外培养，结果发现，雷公藤甲素可以抑制 TLR/NF-κB 信号通路的激活；同时抑制 TLR2 及 TLR4 的表达，抑制 MyD88 mRNA 的表达，达到减轻结肠炎的严重程度。

（二）黄芪多糖

黄芪多糖是水溶性杂多糖，由豆科植物蒙古黄芪或膜荚黄芪经提取、浓缩、纯化而成，具有抗病毒、抗衰老、抗氧化及免疫调节等作用。有研究表明，小剂量的黄芪多糖能促进抗炎性细胞因子的表达，使 IL-4、IL-10 表达水平升高从而对结肠炎具有保护作用；而大剂量的黄芪多糖反而会加重结肠炎。

（三）姜黄素

姜黄素是姜黄的主要成分，具有抗炎、抑制血小板聚集、免疫调节、抗肿瘤等功效。

姜黄素可抑制促炎细胞因子（IL-1、IL-2、IL-8、TNF-α 等）及增加抑炎细胞因子（IL-4、IL-10 等）的表达而发挥抗炎作用；此外，姜黄素可抑制 NF-κB 的部分激活信号及活化途径中的一些关键酶，还可以通过下调 COX-2、iNOS 等活性而发挥抗炎作用。

### （四）大蒜素

大蒜素提取自大蒜，具有抗炎、抗肿瘤等作用，对肠上皮细胞具有较强的抗炎作用。研究表明，大蒜素能通过下调 mRNA 的水平和抑制 NF-κB 信号通路的激活来抑制 TNF-α 刺激分泌的趋化因子 IL-8、MIG 和 IL-10 及肠上皮细胞分泌的 IL-β。

### （五）白芍总苷

白芍总苷提取自白芍，具有抗肿瘤、免疫调节、降血糖等作用。研究表明，白芍苷可以通过抑制 TNBS 诱导的大鼠结肠炎 TNF-α 等促炎因子的合成，促进 IL-10 等抑炎因子的合成；此外，还可通过抑制 p38MAPK 激活，抑制 TNF-α 分泌，促进 IL-10 分泌，从而达到免疫调节的功能。

### （六）青藤碱

青藤碱提取自青风藤或毛青藤，具有抗炎及免疫调节等作用。有研究表明，青藤碱可抑制大鼠结肠炎中 IL-1β、TNF-α 分泌；另外，可通过下调 miRNA155 的水平和其他相关的炎性细胞因子来改善小鼠结肠炎。

### （七）杨梅素

杨梅素为黄酮醇类化合物，具有抗炎、镇痛、抗肿瘤、降血糖等多种功效。研究表明，杨梅素能够抑制结肠炎小鼠结肠组织中 IL-1β 和 IL-6 等炎症因子的分泌，从而达到抗炎作用。

### （八）小檗碱

小檗碱又称黄连素，是一种生物碱，提取自黄连、黄柏等植物，具有清热、解毒、泻火等功能，具有抗菌、抗肿瘤、降血糖血脂和免疫调节等药理作用。研究表明，盐酸小檗碱能减轻葡聚糖硫酸钠诱导小鼠结肠黏膜的损伤同时能减少炎性细胞浸润，从而减轻小鼠结肠黏膜炎症反应。盐酸小檗碱还能通过抑制 NF-κB 的激活，阻止炎性细胞因子转录，减轻炎症反应。

（郭　坤　吴　磊　刘　颂　任华建）

## 参 考 文 献

蔡瑜，沈锡中，王吉耀，2006. 水杨酸类药物在炎症性肠病治疗中的问题与对策 . 中华消化杂志，26（1）：69-70.

曹珊，刘玉兰，2010. 炎症性肠病患者的激素耐药机制及其预测因素 . 胃肠病学，15（10）：580-582.

郭艳红，谭垦，2007. 雷公藤的毒性及其研究概况 . 中药材，30（1）：112-117.

李晨，2012. 大蒜素对炎症性肠病的治疗作用及其对 MAPK 信号通路的影响 . 广州：南方医科大学 .

吕永慧，2010. 克罗恩病的中医诊治思路 . 现代消化及介入诊疗，15（4）：244-247.

曲云东，林森，2008. 氨基水杨酸类药物治疗炎症性肠病的应用进展 . 世界临床药物，29（12）：727-730.

任建安，陶庆松，王新波，2005. 克罗恩病并发肠瘘的诊断与治疗 . 中华胃肠外科杂志，8（2）：117-120.

王石秀，况荣华，傅颖珺，2015. 中药单体对炎症性肠病作用的研究进展 . 南昌大学学报（医学版），55（3）：96-99.

周进，2009. 白芍总苷对实验性结肠炎的影响及机制 . 合肥：安徽医科大学 .

Bouhnik Y，Lemann M，Mary JY，et al，1996. Long-term follow-up of patients with Crohn's disease treated with azathioprine or 6-mercaptopurine. Lancet，347：215-219.

Cosnes J，Nion-Larmurier I，Beaugerie L，et al，2005. Impact of the increasing use of immunosuppressants in Crohn's disease on the need for intestinal surgery. Gut，54：237-241.

Dignass A，van assche G，Lindsay JO，et al，2010. The second European evidence-based consensus on the diagnosis and management of Crohn's disease：current management. J Crohns Colitis，4（1）：28-62.

Faubion WA，Loftus EV，Harmsen WS，et al，2001. The natural history of corticosteroid therapy for inflammatory bowel disease：a population-based study. Gastroenterol，121（2）：255-260.

Lichtenstein GR，Abreu MT，Cohen R，et al，2006. American gastroenterological association institute technical review on corticosteroids，immunomodulators，and infliximab in inflammatory bowel disease. Gastroenterol，130（3）：935-939.

Pearson DC，May GR，Fick G，et al，2000. Azathioprine for maintaining remission of Crohn's disease. Cochrane Database Syst Rev，2000（2）：CD000067.

# 第二部分 克罗恩病外科并发症及处理

# 第（十）（一）章　克罗恩病并发肠梗阻及处理

CD 并发肠梗阻是临床工作中经常遇到的问题，其兼具 CD 和肠梗阻的疾病特点，诊疗相对复杂。西方发达国家报道 CD 患者出现肠梗阻的发生率为 5% ～ 36%，东部战区总医院报道其发生率为 35.6%（72/202）。

肠道急性炎症和纤维性狭窄是导致 CD 患者肠梗阻的主要原因，可发生于病程中的任何时间和包括上消化道在内的任意肠管。常见的狭窄性病变部位位于末端回肠和回盲部，因此梗阻部位也多见于小肠和回盲部，结直肠和十二指肠少见。除此之外，CD 术后的吻合口复发也是导致肠梗阻的常见原因，特别是回结肠吻合口。

CD 并发肠狭窄可分为炎症型、纤维化型和混合型。区分狭窄的构成，即炎症与纤维化的相对比例，对确定后续的治疗十分重要。对于以活动性炎症为主导致的肠梗阻，经有效的抗感染治疗后，大多数患者梗阻症状可获得缓解；而以纤维化为主的狭窄与梗阻则最好采用内镜或手术治疗。

## 第一节　克罗恩病并发肠梗阻的诊断

依据 WHO 推荐的 CD 诊断要点确诊 CD（详见本书第三章）；同时根据患者的症状、体征及影像学检查确定是否存在肠梗阻。

### 一、临床表现

CD 并发肠梗阻与一般肠梗阻临床表现相似，但由于 CD 并发肠梗阻多为慢性不全性梗阻，其临床表现也有其自身的特点。

（一）症状

**1. 腹痛**　是 CD 并发肠梗阻最先出现的症状，是梗阻上段肠内容物向下运行受阻，肠管强烈蠕动所致，通常为中等程度的痉挛性疼痛，呈阵发性，以脐周及右下腹为主，一般可忍受。间歇期为定位不准确的隐痛。腹痛突然加剧，且由阵发性转为持续性时，要警惕梗阻导致的肠穿孔可能。

**2. 腹胀**　CD 并发肠梗阻患者均有不同程度的腹胀，通常发生于腹痛之后，多为间歇性，低位梗阻的腹胀较高位明显。起初症状较轻微，随着梗阻时间的延长，腹胀症状逐渐加重。

梗阻早期给予禁食、润肠通便等对症处理,腹胀症状可改善。后期症状严重,保守治疗改善症状效果不满意。

**3. 呕吐**　CD 并发肠梗阻少见呕吐,但梗阻部位较高时,如十二指肠及空肠上端的梗阻,患者可出现呕吐。呕吐物多为宿食,并伴有异味。

**4. 腹泻**　不全性梗阻时,患者可出现腹泻,多以不成形便为主,也可表现为水样便,可发生于任何时段。极少数患者可出现血样便,通常为病情加重的表现。

### (二)体征

CD 并发肠梗阻的早期,患者通常无明显体征的改变。随着病情的进展,末端回肠、回盲部、结肠病变的梗阻,可出现腹部膨隆。在营养不良腹壁薄弱的患者,可看到梗阻近段肠管膨胀出现肠型和肠蠕动。

腹部触诊梗阻部位可有轻度压痛。回盲部病变可触及右下腹包块,一般活动度较好,平卧位和站立位移动度较大。当梗阻近段肠管气体与液体较多时,可有振水音。腹部叩诊呈鼓音。肠鸣音亢进,可闻及气过水声及高声调金属音。当出现肠穿孔及腹腔感染时,患者可表现出腹膜炎体征,出现压痛及反跳痛,肠鸣音减弱或消失。

## 二、实验室检查

CD 并发急性肠梗阻患者随着体液的丢失,血液浓缩,血常规可见白细胞、血红蛋白、血细胞比容增高,血钾、钠、氯电解质及酸碱平衡的改变。腹胀明显的患者,可影响呼吸功能,出现低氧血症。急性炎症性梗阻患者往往处于 CD 的活动期,CD 相关的炎性指标如 CRP、ESR、粪钙卫蛋白等也可能出现异常增高。慢性不全性梗阻对内环境的影响较小,但患者通常由于反复的肠梗阻出现贫血、营养不良、低蛋白血症。部分患者还可出现 NTIS。

## 三、影像学检查

影像学及内镜检查可评估 CD 合并肠梗阻患者肠狭窄的数量、位置、长度、炎症和纤维化程度,以及伴随的其他合并症,如腹腔脓肿、瘘及可能影响治疗计划的恶性肿瘤等。这对确定后续的治疗方案十分重要。

### (一)X 线检查

CD 并发肠梗阻时,立位腹部平片可见不同程度的肠腔积气及气液平面(图 11-1)。全消化道碘剂造影、结肠气钡双重造影也是常用方法,发现肠壁僵硬、溃疡、肠腔狭窄等表现的敏感度较高,可用于评估梗阻部位、数目和肠管狭窄的长度,但难以显示肠壁增厚及肠管炎症情况。

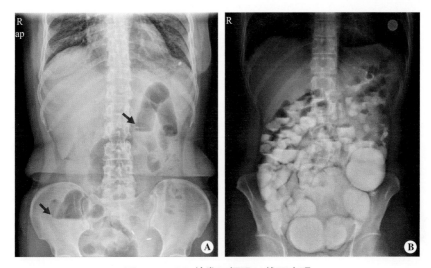

图 11-1 CD 并发肠梗阻 X 线下表现

A.CD 并发肠梗阻的腹部平片，可见积气和液平；B. 口服碘剂造影的腹部平片，可见末端回肠节段性扩张表现

## （二）CT

CT 对 CD 并发肠梗阻的诊断具有重要价值。CD 患者出现肠梗阻时，梗阻肠管内常有大量气体及液体（图 11-2），传统 X 线检查较难明确梗阻部位和原因。CT 检查不但可以显示梗阻扩张的肠管，还可以明确梗阻的部位、形态和原因，从而鉴别炎症狭窄性梗阻和肿瘤导致的梗阻，CT 由于对 CD 肠壁及瘘管和脓肿等肠外并发症诊断的灵敏度及特异度均较高，可为内镜诊疗和外科手术提供重要线索。

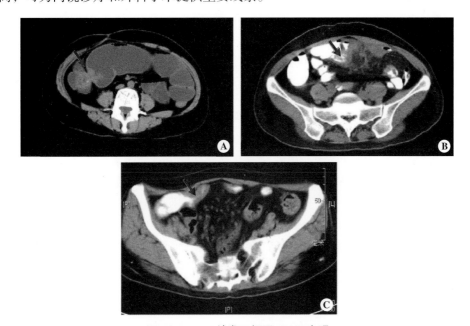

图 11-2 CD 并发肠梗阻 CT 下表现

A.CD 并发完全肠梗阻的 CT 平扫，可见近段肠管扩张积液；B、C. 口服 3% 碘剂后 CT 平扫，可清晰地显示扩张及狭窄肠管

近年来新兴的 CT 小肠成像技术（CT enterography，CTE）具有空间和时间分辨率高的优势，可以显示肠壁分层、增厚强化、肠腔狭窄等肠道病症，可较好地区分肠道急性炎症和纤维化，在诊断 CD 活动性炎症方面与 MRI 具有相同的准确性。但 CTE 由于需进行肠道准备，不适用于急性肠梗阻患者，仅可谨慎用于慢性肠梗阻和不全性肠梗阻患者。对于慢性不全性肠梗阻，东部战区总医院采用检查前 2h 分时段口服 3% 碘剂 250 ～ 500ml 的阳性对比剂，行全腹部平扫，可较好地显示肠腔内狭窄和梗阻情况。

CD 患者有时需反复进行评估，过多的 CT 检查使患者接受高剂量的辐射暴露增加诱发肿瘤的风险。因此，CT 检查一般限于患者出现新的腹部症状或用于症状出现改变时的紧急评估，常规检查时尽量选择无辐射的方式（如 MRI 或 B 超）。

### （三）MRI

MRI 在 CD 的诊断中具有重要作用，特别是在区分炎症性狭窄和纤维化狭窄方面，具有较高的敏感度和特异度。

近年来一些新成像技术，如弥散加权成像（DWI）、动态对比 MR、磁化转移 MR 被用于 CD 患者肠壁纤维化程度的评估。DWI 利用水分子在不同细胞密度组织中的运动来提供图像对比度。炎症组织具有较高的细胞密度，且扩散受限，因此在 DWI 上表现较亮。动态对比 MR 通过观察延迟期造影剂的退出时间，区分炎症组织和纤维化组织，后者造影剂的保留时间更长。磁化转移 MR 是一种新的技术，它可以量化氢核在高迁移率环境（如自由水分子）和低迁移率环境（如富含胶原蛋白的组织）之间的质子交换（磁化转移），从而观察肠壁纤维化情况。

但 CD 患者炎症和纤维化通常共同存在，准确区分梗阻是炎症还是纤维化所致，仍具有挑战性。此外，MRI 通常等待时间较长，静脉注射增强造影剂增加检查成本和肾功能受损的风险，用于急性梗阻患者仍存在一定的限制。

### （四）B 超

超声检查在 CD 诊断中的应用进展较快。彩色多普勒超声可用于检测肠壁增厚、血管强化、肠壁狭窄、肠壁层次消失、结肠袋、肠襻聚集及肠壁外病变等。有研究显示，肠道超声与 MRI 在 CD 肠狭窄方面具有相似的检出率。超声的主要优点是使用的便利性和非侵入性，同时允许在检查过程中与患者交流互动，并能够针对患者腹部不适区域检查。超声的主要缺点在于易受肠道内气体干扰，难以全面观察肠道，敏感度较低。其对局限于末端回肠及结肠的狭窄性病变的评估准确性较好，而对空肠、近端回肠和直肠的狭窄性病变则难以评估。故其在评估 CD 合并肠梗阻方面并未得到广泛应用。近年来，新的超声技术的出现，如超声造影增强或实时弹性成像，在诊断 CD 纤维化狭窄方面具有较好的应用前景。

## 四、内镜检查

内镜检查的优点包括能够获得组织样本进行组织学检查，排除恶性肿瘤，必要时还可在内镜下实施治疗。但在内镜治疗前，建议先行影像学检查，以了解梗阻部位的解剖结构

（包括梗阻数目、位置、长度、狭窄的形态及任何内镜治疗的相关禁忌证）。

CDEIS 和 SESCD 等内镜检查评分可用于评估和监测疾病活动情况，在临床试验中得到广泛应用（详见第四章）。两者都将狭窄作为计算总分的变量之一。然而，在区分炎症和纤维化狭窄方面目前尚没有评分系统得到验证。

# 第二节　克罗恩病并发肠梗阻的处理

怀疑出现肠梗阻症状和体征的 CD 患者应住院治疗，依据影像学检查及内镜的评估结果制订恰当的治疗方案。在进行病情评估的同时，采取内科保守治疗措施，包括禁食、胃肠减压、应用生长抑素或生长抑素类似物（奥曲肽）、PN 及维持水电解质平衡等。部分 CD 活动期患者，由于肠壁炎性水肿引起肠腔狭窄和梗阻，可经药物或营养治疗等保守治疗诱导疾病缓解，梗阻症状往往伴随肠壁炎性反应消退而消失，从而避免了非必要的手术。对于肠壁纤维化，肠壁增厚、僵硬导致的梗阻，目前尚无药物可逆转纤维化狭窄，可选择内镜及手术治疗方案。

## 一、保守治疗

与肠粘连、肿瘤等其他原因所致肠梗阻相比，CD 并发的肠梗阻多为慢性肠梗阻，急性肠梗阻较少见，内科保守治疗（肠康复治疗）可使大多数急性梗阻患者得到缓解。CD 并发肠狭窄和肠梗阻患者的保守治疗措施主要包括保证肠道充分休息，纠正水、电解质与酸碱失衡，营养支持治疗及使用抗炎药物等。

### （一）禁食与胃肠减压

通过禁食和胃肠减压，将消化液经胃管引出是治疗肠梗阻的重要措施，胃肠减压的目的是减轻胃肠道内积存的气体和液体，改善肠道血液循环，减轻肠壁炎症、水肿，可使部分由肠道炎症水肿导致的肠梗阻得到缓解。梗阻较严重时可接低负压持续吸引，梗阻症状较轻时可接引流袋使消化液自然引出，可减少体液的丢失。如经济状况允许，还可加用生长抑素或生长抑素类似物，以进一步减少肠液的分泌，促进肠壁水肿的消退，减轻肠道炎症。

### （二）纠正水、电解质与酸碱失衡

CD 并发急性肠梗阻时可导致内环境紊乱，应及时给予纠正。在未获得血液生化检查结果前，可先给予平衡盐溶液进行补液，但应结合血压、脉搏、尿量等生命体征控制补液速度。无心、肺、肾器官功能障碍的患者，初期补液可稍快。待血液生化检查结果回示后，再根据检查结果补充电解质及纠正酸、碱紊乱。

### （三）营养支持治疗

CD 并发肠梗阻患者通常存在不同程度的营养不良，临床表现为体重下降、低蛋白血症、贫血、电解质异常，以及维生素和矿物质缺乏等。因此营养支持治疗也是治疗的重要措施之一。患者入院后应常规进行营养风险筛查。目前最常用的营养评定工具是 NRS 2002，在 NRS 评分≥ 3 分的情况下，应进行营养干预。

营养支持方式包括 PN 和 EN。恰当的营养支持在对营养不良进行干预的同时，也有助于 CD 病情的控制，还可使部分肠道急性炎症反应性狭窄所致的肠梗阻症状得到缓解。

对于 CD 导致的急性肠梗阻，往往存在肠壁炎性水肿、肠腔狭窄及不同程度的胃肠运动功能障碍，此时应禁食水，采用全肠外营养（total parenteral nutrition，TPN）。TPN 可使肠道得到充分休息，同时可以去除抗原对肠黏膜的刺激，减轻肠道炎症。PN 的时间一般不少于 7～9 天，不超过 1 个月，应每周评估肠道梗阻情况。

不全性肠梗阻和经保守治疗恢复部分通畅的患者，可选择 EN。通常使用鼻胃管以 24h 不间断管饲肠内营养的方式实施。对于高位（十二指肠或空肠起始段）狭窄梗阻的患者，可在 X 线或胃镜下将鼻肠管跨过狭窄或梗阻部位实施 EN。实施 EN 时应遵循"循序渐进"的原则。EN 制剂的逐步加量应在没有腹胀、腹痛、腹泻等营养相关不良反应的情况下进行。

CD 并发肠梗阻患者的肠道往往存在不同程度的炎症和狭窄，EN 制剂应首选易于吸收且不易形成粪渣的无膳食纤维短肽配方。当 EN 无法达到目标量（不足总能量需求的 60%）时，应联合 PN 支持治疗。

对于保守治疗无法获得肠梗阻完全缓解需要手术的患者，营养支持治疗也能够纠正患者术前长期进食不足造成的营养不良。CD 患者术前营养不良会增加术后并发症的发生率和死亡率，导致感染风险增加，伤口愈合延迟，增加住院时间和费用。最近的一项荟萃分析就显示，接受术前营养（EN 或 TPN）支持组的术后并发症发生率为 20%，而无营养支持组术后并发症发生率为 61.3%。笔者所在中心的研究也显示，CD 患者术前低蛋白血症增加胃肠吻合手术后腹腔脓毒症的风险。因此，营养支持意义重大，不仅可以纠正营养不良，还能减少术后并发症，改善手术预后，为择期手术的成功奠定基础。

### （四）药物治疗

水杨酸类药物、糖皮质激素、免疫抑制剂、生物制剂等药物可以诱导 CD 缓解，减轻肠壁炎症水肿，使部分炎性狭窄导致的肠梗阻缓解，但目前临床尚无药物可逆转肠纤维化所致狭窄。

尽管有研究显示早期应用免疫抑制、TNF-α 抗体或可减少肠狭窄的发展，但也有学者担忧 TNF-α 抗体治疗后溃疡快速愈合可能会促进狭窄进一步形成。最近一项纳入 CD 合并小肠狭窄并伴有梗阻症状患者的多中心、前瞻性、观察队列研究显示，应用阿达木单抗治疗后 64% 的患者有效（治疗有效定义为 24 周内未进行手术治疗），超过一半的患者在开始治疗后 4 年免于手术。该研究证实阿达木单抗可有效缓解 CD 相关小肠狭窄。

大多数相关研究主要针对的是肝纤维化和肺纤维化，针对 CD 的研究很少。这些抗纤维化药物可能是治疗肠纤维化的潜在候选药物，包括生长因子抑制剂（pirfenidone），sd-208（TGF-βR1 抑制剂），nintedanib（作用于血管内皮成纤维细胞生长因子受体的激酶抑制剂），整合素 αvβ$_6$ 抑制剂，simtuzumab LOXL2，西罗莫司及其类似物，Rho 激酶抑制剂等。尽管这些药物在治疗肺纤维化和肠纤维化的体内外实验中已显示出一定的作用，但在 CD 患者中的实际临床效果还有待于人体试验确定。

对于择期手术患者的药物治疗，术前应逐步减少激素及免疫抑制剂用量。激素停药 2 周后方可考虑手术；使用 TNF-α 抗体（英夫利西单抗）停药 4 周后方可考虑手术。

## 二、内镜治疗

### （一）内镜下小肠减压管置入

在肠梗阻保守治疗过程中，有效的胃肠减压是治疗成功的关键因素，但由于 CD 导致的肠狭窄梗阻的部位多见于末端回肠及回盲部，采用鼻胃管行胃肠减压往往达不到理想的减压效果。小肠减压管的应用实现了小肠的全程引流减压，管头可深达空肠、回肠交界处，加之管径较粗，可直接抽吸梗阻近端的积气、积液以达到迅速减压的作用，从而缓解肠梗阻症状（图 11-3）。

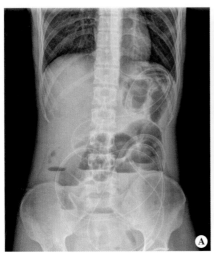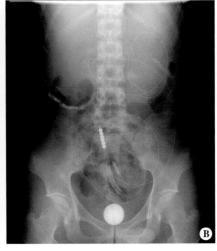

图 11-3　小肠减压管置入后 CD 患者腹部平片表现

A. 放置小肠减压管后行腹部平片检查明确小肠减压管位置；B. 减压 3 天后疗效，可见气液平面消失，梗阻得到有效缓解

小肠减压管弥补了传统鼻胃管缺陷，有较好的柔软性，遇到弯曲和肠皱襞时较容易通过，并在管头安装了前导子，起到重锤的作用，结合重力和肠道蠕动进入远端肠管。前导子后方还有一个补气管，可向肠腔内注射少量空气，防止由肠管内负压过大而导致导管贴附于肠壁，影响对肠内容物的抽吸。

小肠减压管的放置需要具有丰富经验的内镜医师操作。相对于盲视下置管，使用的内镜辅助下置管具有可直视及减免损伤的优势，但仍面临置管位置准确性的问题。特别是小肠减压管长达 3m，一旦减压管在肠道中打圈或折叠，不仅达不到引流的目的，还有可能产生肠穿孔、肠套叠等并发症。

在实际操作中，减压管进入十二指肠时应凭借胃窦部的自然蠕动将减压管推入十二指肠，然后顺应胃窦部蠕动逐步推进减压管；一般需要反复操作 5 ～ 10 次；如减压管未在十二指肠腔缠绕可粗略判定已经到达小肠，术后应常规进行 X 线检查以明确减压管位置并了解减压效果。

有效的小肠减压可使部分患者肠梗阻症状得到缓解，为实施肠内营养提供了机会，减少不必要的手术；即使患者最终仍需外科手术，也可为外科医师争取到更多术前评估、手术方案制订的时间，从而提高手术安全性。

### （二）内镜下球囊扩张

内镜下球囊扩张（EBD）是治疗 CD 并发肠狭窄及梗阻的一线选择。其优点在于创伤小、可重复操作、避免手术切除肠管。其主要用于内镜（包括结肠镜、小肠镜和胃镜）可抵达的狭窄部位，如十二指肠、末端回肠和结肠。EBD 的主要适应证：狭窄范围小于 5cm、肠管无成角、肠腔可容纳球囊扩张器。肠瘘、脓肿、恶性肿瘤为 EBD 的禁忌。

文献报道 EBD 技术的成功率为 89.1%（成功的定义为扩张后内镜穿过狭窄或梗阻部位或腔内可容纳放置支架）。肠梗阻缓解率为 80.8%，并发症发生率为 2.8%，并发症主要包括出血、穿孔或住院治疗。在中位随访 24 个月期间，EBD 使约 67% 的患者推迟了手术干预。

球囊直径一般为 15 ～ 25mm，以 20mm 最为常见，增大球囊直径并不提高临床疗效。扩张时间通常为 1 ～ 5min，大多数研究报道为 2min。同一部位可进行重复扩张，其短期及长期并发症与首次扩张相当。此外，联合使用免疫调节剂和抗肿瘤坏死因子药物可以减少重复扩张吻合口狭窄的需要。

已有研究报道儿童 CD 狭窄性病变应用 EBD 联合局部激素注射，可降低再次扩张和手术的风险；但在成人回结肠吻合口狭窄部位，EBD 联合局部激素注射并不能降低再次扩张风险。也有研究显示，在 EBD 后局部注射英夫利西单抗可有效减轻局部炎症反应。上述这些研究所纳入的病例均较少，结果尚不明确，目前并不推荐 CD 并发肠狭窄患者在 EBD 后局部注射药物。

EBD 用于 CD 合并上消化道狭窄与梗阻治疗方面的研究仍较少。研究显示成功率为 93%，总体并发症发生率为 3% ～ 4%，其成功率和并发症发生率与应用于回肠相当，但与结肠相比，EBD 用于十二指肠狭窄短期可能会增加手术风险。

### （三）内镜下支架置入

在 CD 患者肠狭窄段置入自膨胀金属支架也是解除肠梗阻的方法之一，现有的资料显示，内镜下支架放置成功率可达 92%，治疗成功率为 65%。但支架的安全性问题不容忽视，如支架压迫导致的肠黏膜损伤、穿孔等；此外，在肠蠕动的作用下，支架向远端移位可导致治疗失败。目前仍缺乏前瞻性大样本的研究和长期疗效的观察。有关可生物降解支架的数据较少，有一些个案报道，其疗效尚无明确结论。

### （四）内镜下针刀切开术

内镜下针刀切开术是近年来报道的一种治疗 IBD 所致肠狭窄的新技术，主要用于对 EBD 反应较差或易发生 EBD 相关性穿孔的难治性纤维性狭窄患者。在实施针刀时，由操作者自行选择电切或电灼模式，即可使用常规针刀，也可使用带隔离瓷尖的针刀。研究显示，针刀术后肠镜即刻通过狭窄范围的成功率为 100%，并发症（出血和穿孔）的发生率为 3.7%，平均随访 10.8 个月，15% 的患者术后仍需要进行与狭窄相关的手术。由于针刀的操作难度及术后风险较大，此手术应由经验丰富的内镜医师实施。

## 三、手术治疗

CD 患者并发肠梗阻是外科手术的主要指征，在保守治疗及内镜治疗无效时，应考虑手术治疗。外科手术尽管无法根治 CD，但可显著改善和消除临床症状，提高患者生活质量及药物治疗的效果，尤其针对肠壁纤维化的肠梗阻，手术治疗是内科治疗无法替代的。

### （一）手术适应证和手术时机

肠壁纤维化、肠腔狭窄或肠梗阻是 CD 并发肠梗阻的手术适应证，24% ～ 40% 的 CD 患者因肠梗阻而手术，如合并肠瘘、腹腔或腹膜后感染，手术适应证则更加明确。需要注意的是，CD 并发肠梗阻的患者往往合并营养不良、腹腔感染等并发症，病程较长、病情较重，且可能存在糖皮质激素和免疫抑制剂长期使用史，故而手术风险大，术后并发症多。因此，外科医师对 CD 并发肠梗阻的手术适应证须严格把握，应与有经验的胃肠内科、内镜、影像科、病理科等多学科医师合作，采用内镜、影像学检查和 CD 评分系统，全面准确地了解 CD 并发肠梗阻病变范围，动态观察内科治疗效果，评估药物治疗成功的可能性，一方面避免草率地扩大手术适应证，另一方面避免因外科医师畏惧手术风险，对已证明药物治疗无效并具备手术适应证的患者继续进行无效的药物治疗。

CD 并发肠梗阻患者手术时机的选择也十分重要。如果手术时机选择不当，术前准备不足，术后易发生严重并发症。对 CD 并发肠梗阻患者，术前均应进行营养状态评估，对合并营养不良的患者术前应给予营养支持治疗，待营养状态改善后再考虑手术。东部战区总医院对 CD 并发肠梗阻患者术前常规进行营养风险筛查，如 NRS 2002 评分≥3 分，则对患者进行 10 ～ 14 天的术前营养支持治疗。对存在腹腔或腹膜后感染的患者，应先行引流控制感染，应避免在机体处于炎症反应及营养不良的状态下行手术；对长期使用糖皮质激素或免疫抑制剂的患者，术前还应逐渐减量，以减少术后对组织愈合及免疫功能的影响。

### （二）手术方式的选择

CD 肠梗阻的病理基础是病变肠壁长期炎症反应并纤维化，因此，其手术方式主要有狭窄病变肠管切除术、狭窄病变肠管成形术、短路手术和肠造口术。

肠梗阻发病部位不同，手术方式选择也不同。CD 并发胃和十二指肠的梗阻，可根据狭窄肠管的长度选择狭窄病变肠管成形术的不同术式。空肠和回肠单段、多段或长段狭窄导致的小肠严重慢性梗阻，手术方式可选择狭窄病变肠管切除联合肠吻合术或狭窄病变肠管成形术。

末端回肠 CD 并发肠梗阻常合并肠瘘或肠穿孔导致的脓肿，手术方式可选择狭窄病变肠管切除联合肠吻合术、狭窄病变肠管成形术或回肠腹壁拖出造口术，如合并脓肿还需行脓肿引流术。

在一项 IBD 患者因结肠狭窄行手术切除的回顾性研究中发现，3.5% 的 IBD 患者存在癌变或异常增生。尽管癌变风险不高，但一般不建议对 CD 结肠狭窄进行狭窄成形，也应尽量避免行短路手术。可根据狭窄性病变长度选择结肠部分切除术或全切除术。

对于少数广泛分布于全消化道的严重 CD，其手术方式为包括胃、全小肠和胰腺的改良腹腔多器官簇移植术。肠造口术在患者全身状况极差、重度营养不良、术后吻合口瘘发生风险极大或遵循损伤控制外科（damage control surgery，DCS）理念时施行。由于 CD 病变肠管有癌变风险，也应尽量避免行短路手术。

### （三）常用的手术方式

**1. 梗阻病变肠管切除术**　最常见的手术方式为狭窄病变肠管切除联合肠吻合术。传统观点认为 CD 病变肠管切除范围应如同恶性肿瘤根治术，切缘至少应达到肠管肉眼所见病变两端 10 ～ 12cm 处，部分外科医师甚至根据术中快速冷冻切片病理检查结果来确定肠管切除范围。然而有研究显示，CD 复发率与手术切除标本边缘的病理改变和扩大切除范围无关。研究人员还发现，与切缘达肉眼所见病变两端 12cm 相比，切缘距病变两端 2cm 的有限肠管切除并不会增加复发率。鉴于 CD 复发需再次行肠切除有导致短肠综合征可能，目前主流观点认为，仅切除肉眼可见病变的肠管即可。

CD 并发肠梗阻肠切除术后的肠吻合方式对患者预后也有影响。一项纳入 2 项 RCT、6 项非 RCT 共 712 例 CD 并发肠梗阻患者的 Meta 分析结果显示，大口径侧 - 侧吻合方式与传统端 - 端吻合方式相比，可显著降低患者术后肠瘘发生率、吻合口周围复发率及再手术率；与手工丝线缝合相比，采用吻合器吻合的方式能显著降低患者术后复发率，延长术后需再次手术的时间。因此，CD 并发肠梗阻患者采用吻合器进行大口径侧 - 侧吻合更合适。

术中还要对切除小肠的长度和剩余小肠的长度（空肠回肠长度）进行测量并记录，以备将来参考。

**2. 狭窄病变肠管成形术**　约 1/4 的 CD 患者在第一次手术后也会进行二次手术，而且大多数手术发生在第一次手术后的 5 年内。除了有术后并发症和死亡的风险，多次手术使这些患者更容易出现短肠综合征。因此，为了避免短肠综合征和手术并发症的风险，可进行狭窄病变肠管成形术。

对于不全梗阻，可采用狭窄病变肠管成形术解除梗阻，其目的在于纠正梗阻性狭窄，尽可能保留肠管，避免肠切除过多导致短肠综合征。目前常用的狭窄成形术包括 Heineke-Mikulicz 狭窄成形术、Finney 狭窄成形术和 Michelassi 狭窄成形术。表 11-1 为 CD 相关狭窄成形术适应证及禁忌证。

表 11-1  狭窄成形术的适应证与禁忌证

| 适应证 | 禁忌证 |
| --- | --- |
| 1. 弥散分布的小肠多处狭窄 | 1. 合并有肠穿孔 |
| 2. 既往曾切除超过 1m 小肠的肠狭窄 | 2. 术前营养不良（血清白蛋白＜ 2.0g/dl） |
| 3. 短肠综合征 | 3. 存在蜂窝组织炎及肠内外瘘 |
| 4. 术后 12 个月内复发性狭窄 | 4. 狭窄部位合并有出血 |
| 5. 吻合口狭窄 | 5. 可疑肿瘤 |
| 6. 非蜂窝组织炎性纤维化狭窄 | 6. 缝合时可能存在张力的狭窄 |
| 7. 十二指肠狭窄 | 7. 紧贴肠切除部位的狭窄 |

Heineke-Mikulicz 狭窄成形术，即纵向切开肠管后横向缝合，适用于较短的狭窄（5 ～ 10cm），手术操作过程见图 11-4。肠管切开后需仔细检查狭窄病变区域；如病变区域疑有癌变，应送快速冰冻切片行病理检查。

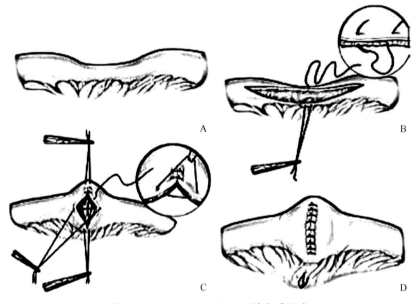

图 11-4  Heineke-Mikulicz 狭窄成形术

A. 确定狭窄部位；B. 在肠系膜对侧缘作纵向切口，向近远端延长直至正常肠管 1 ～ 2cm，分别在切口中点两侧留置缝线牵引；C. 牵拉缝线横向间断缝合；D. 在狭窄区附近的肠系膜上放置一个或多个金属夹标记

Finney 狭窄成形术，即纵向切开肠管后侧 – 侧吻合，适用于较长的狭窄（10 ～ 25cm），手术操作过程见图 11-5。Finney 狭窄成形术本质上是一种肠管侧 – 侧吻合术。切割缝合器的运用使 Finney 狭窄成形术操作变得更简单、快捷，但有时狭窄增厚的肠管可能使吻合器无法使用。

Michelassi 狭窄成形术，即侧 – 侧顺蠕动狭窄成形术（side-to-side isoperistaltic strictureplasty，SSIS），适用于更长的肠狭窄（超过 25cm）或多段肠管狭窄（图 11-6）。需要注意的是在设计切断肠管的位置时，应考虑随后的两个肠段侧 – 侧吻合时能够形成足够的肠腔空间；

应选择手工缝合，方便在打结时及时调整张力；两小肠断端修剪成锥形，吻合后不会形成盲袢，避免肠内容物滞留，细菌过度繁殖导致的盲袢综合征。SSIS 被认为是一种安全有效的术式，其最大的优势是避免了切除病变之间正常的肠管，尽可能保留患者的消化吸收的功能。

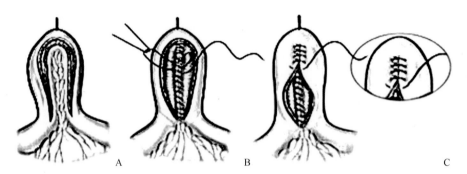

图 11-5　Finney 狭窄成形术

A.肠弯曲成"U"形，沿狭窄肠管的对系膜缘纵向切开肠壁，向近远端延长直至正常肠管 1～2cm；B.间断缝合后壁；C.间断缝合前壁

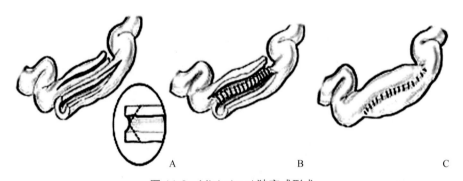

图 11-6　Michelassi 狭窄成形术

A.于狭窄肠管中点离断肠管，沿对系膜缘纵向切开肠壁，向近远端延长直至正常肠管 1～2cm，断端呈锥形；B.间断缝合后壁；C.间断缝合前壁

术中在行肠狭窄成形术部位的肠系膜应放置金属夹做标记，如术后出现手术部位出血，此标记对指导 DSA 下选择性肠系膜血管造影栓塞治疗具有重要作用。对于多处行狭窄成形术者，相邻的狭窄成形术肠管至少应间隔 5cm，避免吻合口张力过大增加术后吻合口并发症发生风险。

**3. 造口术**　在患者全身情况差、重度营养不良、肠道炎症重、长期使用激素、术后出现吻合口瘘风险极大时，应遵循 DCS 理念行造口术。梗阻部位较高时，为避免造口导致的肠液大量丢失，引起水电解质酸碱失衡、营养不良等问题，可行近端肠管单腔造口、远端插管造口术，以备近段消化液收集，远端回输。

消化液的收集、回输是最符合生理营养的支持模式，远端插管造口可方便实施肠液或肠内营养的灌注。在实施肠液收集、回输前应实行消化道造影，在确认远端肠管无梗阻及穿孔的情况下进行。该方法简单实用，充分利用远端肠管的吸收消化功能，改善患者的营养状况，最大程度维护肠道功能，避免进一步的肠功能恶化。消化液的收集、回输还能维持胆汁酸的肝肠循环，促进肝细胞分泌胆汁，减少黄疸的发生率。

**4. 腹腔镜在 CD 并发肠梗阻中的应用**　CD 因其独特的病理学改变如肠道广泛炎症、肠系膜增厚、炎性包块、脓肿和病变呈节段性等，对腹腔镜手术技术有更高的要求。但与传统手术相比，腹腔镜手术具有切口小、痛苦少、恢复快、住院时间短等优势，同时也可减少切口疝和粘连形成。

研究表明，CD 患者腹腔镜下行肠切除术的安全性与开腹手术相当。同时，与开腹手术相比，CD 患者行腹腔镜下回盲部切除术住院时间更短，并发症和切口疝的发生率也更低。长期随访提示 CD 患者腹腔镜手术术后生活质量和外科复发率与传统开腹手术相当。由于 CD 患者需要再次手术的可能性较大，腹腔镜手术可减少腹腔粘连，有助于再次手术的术中分离。

CD 并发肠梗阻的腹腔镜手术多为腹腔镜辅助手术。最常用的手术方式是腹腔镜辅助回结肠切除术。该术式通常在三孔下即可完成，首先在腹腔镜下完成右半结肠、末端回肠和炎性包块的彻底游离，再于右髂区取 5 ～ 7cm 切口将游离好的肠管拖出，在腹腔外切除吻合。另一常见术式是腹腔镜辅助结肠部分切除术或全切除术。必须强调的是，腹腔镜辅助手术是 CD 并发肠梗阻可选择的微创手术方式，但对病情复杂的患者需谨慎选择，穿孔性急性炎症和中毒性巨结肠是腹腔镜手术的禁忌证。

### （四）预防再次复发

目前尚无 CD 肠切除术后预防复发疗效确切的药物。因此，无论是保守治疗后梗阻完全缓解还是经内镜或手术解除梗阻后的 CD 患者，仍需根据病情进行维持缓解治疗，避免肠梗阻再发。

维持缓解的药物首选美沙拉嗪等水杨酸类药物，无生育需求的患者也可考虑选用雷公藤多甙维持缓解。具有营养支持指征的患者需行 EN 支持治疗，术后进行 EN 治疗除了可纠正营养不良、改善营养状态外，还可诱导黏膜愈合和减轻炎症，减少 CD 肠切除术后的临床和内镜下复发；对术中肉眼无法发现，从而没有完整切除的病变部位肠管，EN 治疗也可以诱导这些部位炎症的缓解，阻止病情的加重，减少再手术率。

## 四、小结

CD 并发肠梗阻病情往往比较复杂，尽管超声、CT、MRI 在 CD 并发肠梗阻的诊断中已得到广泛应用，但区分炎症型和纤维化型狭窄所致梗阻仍较困难，导致临床治疗上仍存在非必要手术率较高的问题。为尽可能减少非必要手术，首先应区分梗阻为单纯性还是绞窄性，对于 CD 并发绞窄性肠梗阻患者行急诊手术治疗，而对于 CD 并发单纯性肠梗阻患者应考虑先行肠康复治疗。完全性梗阻可给予 PN 联合药物治疗诱导疾病缓解；不完全性梗阻可给予 EN 联合药物诱导疾病缓解。经营养支持联合药物治疗后梗阻仍不能缓解的患者，再结合内镜及影像学检查评估选择内镜治疗和外科手术治疗。对于无腹腔镜手术禁忌证的 CD 并发肠梗阻患者，应考虑首选腹腔镜手术。同时，应根据患者的一般情况，肠梗阻的部位、程度，有无合并症等选择恰当的手术方式。

　　总之，CD 作为一种需长期药物控制的慢性疾病，外科手术是治疗的最后手段，应严格把握CD并发肠梗阻的手术适应证和手术时机，遵循手术治疗原则，联合应用肠康复治疗、DCS 和腹腔镜手术等新理念和新技术，才能获得最佳的治疗效果。

（郑　涛　赵允召）

## 参 考 文 献

廖南生，任建安，范朝刚，等，2009.雷公藤多甙预防克罗恩病术后复发.中华胃肠外科杂志，12（2）：167-169.

廖南生，任建安，范朝刚，等，2011.克罗恩病并发症的特点与治疗.中华消化外科杂志，10（1）：57-59.

潘先柱，任建安，张清，2011.小肠瘘并发胆汁淤积及肠内营养的治疗作用.西北国防医学杂志，32（2）：140-141.

王金晶，汪志明，王震龙，等，2016.经内镜放置小肠减压管在肠梗阻患者中的应用.中华消化内镜杂志，33（9）：643-645.

郑涛，2018.克罗恩病并发肠瘘的营养支持.肠外与肠内营养，（3）：132-135.

Bettenworth D，Gustavsson A，Atreja A，et al，2017. A pooled analysis of efficacy，safety，and long-term outcome of endoscopic balloon dilation therapy for patients with stricturing Crohn's disease. Inflamm Bowel Dis，23（1）：133-142.

Bouhnik Y，Carbonnel F，Laharie D，et al，2018. Efficacy of adalimumab in patients with Crohn's disease and symptomatic small bowel stricture：a multicentre，prospective，observational cohort（CREOLE）study. Gut，67（1）：53-60.

Brennan GT，Ha I，Hogan C，et al，2018. Does preoperative enteral or parenteral nutrition reduce postoperative complications in Crohn's disease patients：a meta-analysis. Eur J Gastroenterol Hepatol，30（9）：1.

Dasari BV，McKay D，Gardiner K，2011. Laparoscopic versus open surgery for small bowel Crohn's disease. Cochrane Database Syst Rev，（1）：CD006956.

Fazio VW，Marchetti F，Church M，et al，1996. Effect of resection margins on the recurrence of Crohn's disease in the small bowel. A randomized controlled trial. Ann Surg，224（4）：563-571.

Hesham W，Kann BR，2013. Strictureplasty. Clin Colon Rectal Surg，26（2）：80-83.

Lan N，Shen B，2017. Endoscopic stricturotomy with needle knife in the treatment of strictures from inflammatory bowel disease. Inflamm Bowel Dis，23（4）：502-513.

Loras C，Pérez-Roldan F，Gornals JB，et al，2012. Endoscopic treatment with self-expanding metal stents for Crohn's disease strictures. Aliment Pharmacol Ther，36（9）：833-839.

Simillis C，Purkayastha S，Yamamoto T，et al，2007. A meta-analysis comparing conventional end-to-end anastomosis vs. other anastomotic configurations after resection in Crohn's disease. Dis Colon Rectum，50（10）：1674-1687.

Toh J，Wang N，Young CJ，et al，2018. Major abdominal and perianal surgery in Crohn's disease：long-term follow-up of australian patients with Crohn's disease. Dis Colon Rectum，61（1）：67-76.

# 第十二章 克罗恩病并发消化道出血及处理

相较于肠梗阻等并发症来说，消化道出血是 CD 较为少见的并发症之一。虽然约 40% 的 CD 患者发生不同程度的消化道出血，但是其中多数患者仅仅表现为粪便隐血阳性，而大量黑便甚至便血等危及生命的消化道大出血罕见。消化道出血患者中部分存在危险因素，患者反复出血概率较大，复发率可高达 24.2%。CD 并发出血以下消化道出血为主，上消化道出血较为罕见。CD 并发急性消化道大出血虽然发病率低（0.9%～7.0%），但病死率高，严重影响了 CD 患者的生活质量。

## 第一节 消化道出血的病因

CD 并发消化道出血的病因复杂，主要有以下几种情况。第一，CD 活动期溃疡直接引起的出血。第二，CD 并发其他肠道疾病如肠血管畸形、肠憩室、各种良恶性肿瘤（小肠间质瘤、淋巴瘤、结肠癌）、肠套叠、痔疮、肛裂及重症急性胰腺炎等也可以出现肠道出血。第三，CD 患者并存某些全身性疾病时，可非特异性地累及肠道，如血管性疾病（过敏性紫癜）、血液病（血友病、白血病、弥散性血管内凝血），也可表现为消化道出血。虽然曾有文献报道 CD 可引起凝血因子异常，如 CD 患者活动期出现结肠黏膜出血，伴随凝血因子 XIII 水平明显下降；同时 CD 患者纤溶和凝血功能发生改变，表现为组织纤维溶酶原激活物水平明显下降，PAI-1、纤维蛋白原、PT 增加。但目前并没有发现上述改变与 CD 患者消化道出血有明显的相关性，纤溶和因子 XIII 水平的改变目前主要用于预测 CD 的活动程度。第四，治疗所引起的消化道出血，CD 狭窄成形术相对较为安全，术后发生消化道出血的概率极低，仅偶见报道。有文献报道了 4 例 CD 狭窄成形术后并发大出血的案例，另一项报道术后发生消化道出血的概率为 9.3%。这里仅介绍常见的导致 CD 并发消化道出血的病因。

CD 是一种具有终生复发倾向的肠道慢性及复发性炎症肉芽肿性疾病，多见于末端回肠和邻近结肠，其病理表现以节段性黏膜溃疡为特点，组织学上观察溃疡偶尔可深达黏膜下层甚至肌层。CD 活动期时出现黏膜的炎性渗出、糜烂及溃疡，溃疡基底部血管及溃疡肉芽组织内血管破裂出血，或者由于溃疡侵蚀导致黏膜甚至肌层小血管破裂，累及黏膜下小动脉或小静脉时可导致危及生命的大出血。此外，CD 患者血浆白蛋白降低，血中因子 VIII 含量明显减少，产生凝血障碍，促发胃肠道出血。不同严重程度的患者有不同临床表现，轻者表现为粪便隐血阳性，中重度者可表现为黑便、黏液脓血便或便血。事实上，相比于 UC，CD 由活动期溃疡所导致的消化道出血轻微很多，由溃疡所导致的大出血相对较少。

# 第二节　消化道出血的诊断

## 一、临床特点

根据流行病学资料，CD 并发消化道出血的发病和出血年龄均较年轻，平均年龄为 32.9 岁，以男性居多。肠切除史、疾病病变范围和疾病行为与出血风险无关。

CD 并发消化道出血的临床症状取决于出血部位、出血量、出血速度及性质，并与患者年龄及循环系统的代偿能力有关。出血部位在幽门以上者常表现为恶心、呕吐伴呕血，若出血量少、速度慢，则患者也可无呕血，表现为粪便隐血阳性。对于多数出血患者来说，出血部位位于幽门以下，临床大多表现为粪便隐血阳性，黑便或便血少见，如有发生，其发病较为迅速，常以腹痛为主诉，其次是发热，多因发现暗红色血便入院。幽门以下的出血，偶尔由于出血量大、速度快也可能反流进胃腔引起恶心、呕吐而呕血。

消化道出血后，部分患者在 24h 内出现低热，持续 3～5 天后可降至正常。同时，由于肠腔内血液被大量吸收，血中的尿素氮浓度可暂时性升高，一般出血数小时后血中尿素氮水平开始上升，24～48h 可达高峰，3～4 天后降至正常。

根据出血多少及临床症状，可分为轻度、中度出血及大出血。所谓大出血，通常指短时间内血红蛋白至少下降 2g/dl 和（或）24h 内至少输注红细胞悬液 2U。大出血腹痛需与 CD 常见的腹痛相鉴别，大出血腹痛常伴随肠鸣音活跃，伴有心悸、冷汗、晕厥等周围循环衰竭表现，腹部压痛与反跳痛不明显，出血量较大时可出现失血性休克表现。动态观察这类患者的心率、血压及神志变化，检测血红蛋白或血细胞比容的变化，对于出血严重程度及是否存在活动性出血具有重要意义。

出血部位以下消化道为主，尤其是小肠（国外以结肠为主）。发生下消化道出血的 CD 患者中，1/5～1/4 的患者以急性下消化道大出血为首发表现，结肠较少发生出血，但病变累及结肠相对病变局限于小肠的患者，出血发生率更高。值得注意的是，CD 的活动度与出血风险并无明显相关性，但随着 CD 病情的进展，下消化道出血的风险可能会增加。

首次出血后，无论采取保守治疗或手术治疗，约 40% 的患者依旧会再次出现消化道出血。肠外表现、口腔溃疡、糖皮质激素治疗、血小板减少与复发相关，手术治疗的患者术后出血复发率明显低于内科保守治疗。平均复发出血时间为（16.9±3.6）个月，中位复发出血时间为 9.3 个月。由于反复出血，患者可表现为缺铁性贫血，常诉乏力、食欲缺乏、头晕、心悸，呈贫血貌，营养状况较差，体重指数偏低。

总而言之，消化道出血患者初次就诊时，临床医师需要通过观察临床表现迅速评估风险以指导诊断和治疗，通常分为高危与低危两组。高危组包括持续性出血或再出血风险高的患者。低危组患者通常无须紧急处理，收治入院后进行常规检查或直接出院随访。

## 二、诊断

根据临床症状与体征，结合实验室检查如大便隐血阳性及血红蛋白、红细胞、血细胞比容下降等，CD 并发消化道出血的诊断并不困难。但是对于较为危重的 CD 并发消化道出血，更重要的是明确出血部位及是否存在活动性出血，确诊较困难时，可根据以下临床表现判断。①反复呕血，黑便次数增多，粪质稀薄，肠鸣音活跃；②周围循环状态经输血及充分补液后未见明显改善；③血红蛋白、红细胞、血细胞比容持续下降；④补液与尿量足够情况下，血尿素氮持续或再次升高，同时需结合内镜及影像学检查结果，内镜、DSA 及多层螺旋 CT（multidetector computed tomography，MDCT）在 CD 并发大出血的诊断中起关键的辅助作用。

### （一）实验室检查

入院时评估血红蛋白、凝血功能及乳酸水平有助于判断患者预后。研究发现，入院血红蛋白＜ 10g/dl 预后更差。但是由于血液浓缩，入院 24h 内血红蛋白水平有可能保持正常，此时应提高警惕，防止漏诊。通过检查凝血七项、血小板及肝功能指标可以评估凝血功能。目前还有旋转式血栓弹力计（rotational thromboelastometry，ROTEM）、血栓弹力图（thrombelastograghy，TEG）、凝血与血小板功能分析仪（sonoclot coagulation & platelet function analyzer）等可迅速评估有助于治疗药物及介入手段的选择。虽然乳酸并不常规应用于消化道出血的评估，但研究发现，对于消化道出血严重的患者，乳酸水平判断预后的灵敏度极高，死亡患者的乳酸水平是存活者的 8.8 倍。血流动力学稳定患者中初始乳酸水平＞ 2.5mmol/L 预测 24h 内出现低血压的特异度为 90%，乳酸水平＞ 5mmol/L 时特异度增至 98%。

### （二）内镜检查

内镜检查是 CD 并发出血诊断的重要辅助手段，不仅可以发现出血部位而且可以取组织做活检（图 12-1）。在病情允许情况下（即生命体征稳定或可补液及药物维持者），内镜检查是首选的诊断措施。对于表现为呕血的患者，出血后 24 ～ 48h 进行胃镜检查；急性下消化道出血时，床旁急诊结肠镜有助于发现回盲部、回肠末段及结肠的出血灶。行胃镜及结肠镜检查之前，需先纠正休克、补充血容量、改善贫血及使用止血药物。如胃内有大量积血，可先放置鼻胃管引流，以免积血影响观察。

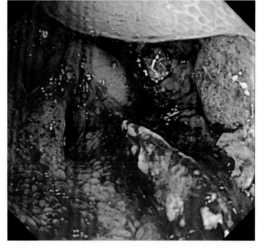

图 12-1　CD 并发结肠出血患者结肠镜检查表现

由于胶囊内镜可以安全、无创地完成消化道检查，近年胶囊内镜在 IBD 诊断中普及应用，偶尔也可发现出血病灶，据调查，消化道出血行胶囊内镜检查患者中约 6% 可明确出血部位，年轻患者中这一比例可高达 21.6%。但胶囊内镜存在滞留肠道的风险，CD 患者发生滞留的概率更高，而且胶囊内镜无法取病理活检，因而在急需明确出血情况下其使用受到一定限制。

当胶囊内镜和结肠镜均未发现出血灶,同时又高度怀疑小肠病变时,可以选择小肠镜辅助诊断。小肠镜可对空肠和回肠进行全视性检查,尤其是目前广泛使用的双气囊小肠镜,有助于发现小肠内病变,并实施内镜下干预及活检,行组织病理学检查,明确诊断。由于国外结肠出血概率较高,通常建议优先选用结肠镜。但我国小肠出血概率较高,可根据症状、体征及流行病学特点,有选择地使用小肠镜。

需要注意的是,内镜检查需要满足的条件较多,一般要求有足够的时间进行肠道准备,尤其是小肠镜须行全身麻醉,存在麻醉风险及相关并发症(检查后腹痛,偶尔可发生急性胰腺炎),而且由于床旁内镜检查普及程度不高,患者通常需要到内镜室进行检查,并且花费一定等候时间。对于存在严重的心肺等重要器官功能不全,生命体征不稳定或出血严重的患者,或者部分医疗条件及设备有限的医疗机构,内镜的使用受到限制。此时应考虑其他的诊断方法。

（三）数字减影血管造影

对于消化道出血,生命体征不稳定的患者而言,内镜检查存在明显局限性,经常由于出血量太大或肠道积血过多导致出血部位很难分辨,容易误诊。此时,急诊行 DSA,可以动态观察肠道动脉及其分支的情况,发现出血速度为 0.5～1ml/min 以上的活动性出血。根据患者症状选择造影血管,呕血者应先行腹腔动脉造影,其余则先行肠系膜上动脉造影,阴性者再继续行肠系膜下动脉造影,阳性或可疑阳性者则应行局部放大重复造影,影像学表现为出血部位造影剂外溢,在肠道内形成造影剂浓聚灶,之后随肠蠕动而消散,进而注入药物止血或选择性行血管栓塞,可达到诊断和治疗的双重效果;相比于内镜检查,尤其是小肠镜,DSA 的痛苦不大,即使病情严重,甚至处于休克状态,仍可以在抗休克的同时进行动脉造影。DSA 发现不明原因消化道大出血的阳性率可高达 72%,操作前使用较大剂量止血药物容易降低 DSA 检查的阳性发现率,因而有学者建议接受介入治疗前停用止血药物 1～2h。

由于 DSA 需要经外周血管注入造影剂,对造影剂过敏及严重肝肾功能障碍是 DSA 检查的禁忌证。DSA 虽对急性消化道出血有一定的诊断价值,但由于对出血速度有要求,隐匿性或间歇性出血不易发现,假阴性率高;另外该检查为有创检查,对操作者技术能力要求较高,外周血管穿刺不慎容易造成皮下血肿甚至动静脉瘘。

（四）多层螺旋 CT

MDCT 无创、方便、迅速,是 CD 并发消化道出血辅助诊断中速度最快的一种,一次检查可覆盖全腹腔、盆腔,小肠和结肠均能观察到,适合急诊检查。同时与 DSA 相比,MDCT 对于检查时出血量的要求低,出血量达 0.3ml/min 即可显示阳性影像,同时可发现肠道黏膜、腔内及肠外病变。CD 并发消化道大出血时,MDCT 主要表现为造影剂外溢、黏膜面强化、血管异常等,其阳性检出率高达 77.8%。

MDCT 虽然快速准确,但也存在明显不足:其放射性暴露较强,需要摄入较大量造影剂;检查结果可能受肠道内容物干扰,对不明显黏膜或血管病变检出率不高,无法进行长时间检查,对于间歇性出血检出率不高;无治疗功能。

（五）放射性核素扫描

放射性核素扫描也可以作为 CD 并发消化道出血的检查方法。放射性核素扫描敏感度高，不需特殊准备，可检出出血速度为 0.1ml/min 的病灶，其成像时间长，间歇性消化道出血、动静脉出血均可进行诊断。缺点是难以准确定位出血部位，明确出血后尚需接受其他诊疗手段。

总而言之，根据出血量与出血类型，应适当选择诊断工具。隐性出血主要选择胶囊内镜与小肠镜。非活动性显性出血主要选择双气囊小肠镜。轻中度活动性出血选择 MDCT 或放射性核素扫描。活动性大出血选择 DSA 检查并治疗。当各种检查不能明确出血灶位置，持续大出血危及患者生命时，必须行手术探查。

## 三、鉴别诊断

消化道出血作为一种常见的临床疾病，其病因多种多样，CD 所导致的消化道出血仅占极小一部分。临床上诊断 CD 并发消化道出血时需要谨慎地进行鉴别诊断，了解其他可以导致消化道出血的疾病特点。大体来说，CD 并发消化道出血需要与以下疾病鉴别诊断（表 12-1）。

表 12-1 上下消化道出血常见病因

| 上消化道出血 | 下消化道出血 |
| --- | --- |
| 消化性溃疡 | 憩室病 |
| 胃炎 | 下消化道肿瘤 |
| 上消化道恶性肿瘤 | 肠道血管发育畸形 |
| 食管或胃底静脉曲张 | 肠息肉 |
| 胰腺疾病 | 结肠炎：缺血性、放射性、感染性 |
| 卓 – 艾综合征 | 直肠静脉丛曲张 |
| 上消化道邻近器官疾病如主动脉瘤破裂 | 痔疮 |

同时，明确 CD 所导致的消化道出血后还需鉴别消化道出血部位，除了呕血或便血等症状，大便隐血、放置鼻胃管、尿素氮与肌酐比值也可以辅助鉴别。其中，尿素氮与肌酐比值显著升高有助于区分上下消化道出血。上消化道出血时，由于血红蛋白被肠道大量吸收导致血尿素氮水平升高，即氮质血症，当然，前提是能够排除肾性及肾前性氮质血症。

## 第三节 消化道出血的处理

CD 并发消化道出血的治疗与临床表现相关，对于轻中度出血，可采用常规药物治疗，然而对于消化道大出血，由于其病情急、变化快，其治疗应及时、迅速，抗休克、迅速补充血容量应放在首要位置。因而，CD 并发消化道出血治疗的第一步是对患者进行风险评估与分层。

## 一、风险评估与分层

入院后患者的风险评估包括以下内容：采集病史、体格检查、实验室检查、出血位置判断。上述内容前已细述，综合所得结果可以明确 CD 并发消化道出血的诊断。上消化道出血与下消化道出血风险评估与分层工具并不相同，在此我们分开讨论。

目前上消化道出血常用的风险评估分层工具主要有 Rockall 危险评分系统、Glasgow-Blatchford 危险评分系统及 AIMS65 评分系统。Rockall 危险评分系统和 Glasgow-Blatchford 危险评分系统都能很好地预测再出血与死亡的风险，但有研究发现，Glasgow-Blatchford 危险评分系统能够更好地预测输血与手术的可能性。AIMS65 评分系统的优点是更为简洁而且适合应用于急诊，但在再出血、内镜检查、手术、30 天死亡率的预测方面敏感度显著低于 Glasgow-Blatchford 危险评分系统。三种评分系统具体内容见表 12-2。

### 表 12-2　上消化道出血临床风险评估工具

| Rockall 危险评分系统 | | Glasgow-Blatchford 危险评分系统 | | AIMS65 评分系统 | |
|---|---|---|---|---|---|
| 项目 | 评分 | 项目 | 评分 | 项目 | 评分 |
| 年龄 | | BUN（mmol/L） | | 白蛋白＜ 3mg/dl | 1 |
| ＜ 60 | 0 | 6.5 ～ 8.0 | 2 | INR ＞ 1.5 | 1 |
| 60 ～ 79 | 1 | 8.0 ～ 10.0 | 3 | 神志改变 | 1 |
| ≥ 80 | 2 | 10.0 ～ 25.0 | 4 | SBP ＜ 90mmHg | 1 |
| 休克 | | ＞ 25.0 | 6 | 年龄＞ 65 岁 | 1 |
| 无（SBP ＞ 100mmHg， | 0 | 血红蛋白（男性） | | 总分 | 死亡风险 |
| 　HR ＜ 100 次 / 分） | | 12.0 ～ 12.9mg/dl | 1 | 0 | 0.3% |
| 心动过速（HR ＞ 100 次 / 分， | 1 | 10.0 ～ 11.9mg/dl | 3 | 1 | 1% |
| 　SBP ＞ 100mmHg） | | ＜ 10.0mg/dl | 6 | 2 | 3% |
| 低血压（SBP ＜ 100mmHg） | 2 | 血红蛋白（女性） | | 4 | 15% |
| 伴发疾病 | | 10.0 ～ 11.9mg/dl | 1 | 5 | 25% |
| 无 | 0 | ＜ 10.0mg/dl | 6 | | |
| CHF、CAD 和其他严重伴发疾病 | 2 | SBP（mmHg） | | | |
| 肾衰竭、肝衰竭和肿瘤播散 | 3 | 100 ～ 109 | 1 | | |
| 内镜诊断 | | 90 ～ 99 | 2 | | |
| Mallory-Weiss 综合征或无病变 | 0 | ＜ 90 | 3 | | |
| 　及出血征象 | | 其他 | | | |
| 溃疡等其他病变 | 1 | HR ＞ 100 次 / 分 | 1 | | |
| 上消化道恶性肿瘤 | 2 | 贫血 | 1 | | |
| 有无活动性出血证据 | | 晕厥 | 2 | | |
| 无 | 0 | 肝病 | 2 | | |
| 有 | 2 | 心力衰竭 | 2 | | |
| 总分 | | 总分 | | | |
| ＜ 3 | 预后良好 | ＞ 6 | 死亡风险高 | | |
| ＞ 8 | 死亡高风险 | | 需要干预 | | |

注：BUN. 尿素氮；CHF. 充血性心力衰竭；CAD. 冠心病；HR. 心率；INR. 国际标准化比值；SBP. 收缩压

相比于上消化道出血，下消化道出血常用的有效风险评估分层工具相对较少。常用的风险因素主要包括：血流动力学不稳定表现（心动过速、低血压、头晕），持续性出血（首次肛门指检可见鲜血，再次出现血便），并存疾病，年龄＞60岁，憩室病或血管畸形病史，肌酐升高，贫血（初始血细胞比容≤35%）。一般来说，风险因素数目越多，患者预后越差。其中，高危因素患者应当立即送入 ICU 持续监测生命体征。

## 二、液体复苏

进行风险评估后，高危患者或血流动力学不稳定患者需要送入 ICU，持续监测生命体征同时立即进行液体复苏，确保在内镜介入之前维持正常的血压和心率。液体复苏原则与休克复苏原则相同，优先输注等渗晶体液。对于血红蛋白显著下降或输入 1～2L 晶体液后反应较差的患者，应开始输注悬浮红细胞，确保血红蛋白＞70g/L。但是对于存在严重合并症或延误治疗的大出血患者，血红蛋白＜90g/L 时可以考虑输血治疗。如果输血量超过 3～4U 红细胞悬液，此时应适当补充血小板和血浆，防止大量输血并发症的出现。

## 三、保守治疗

低危患者应尽量采用保守治疗。目前保守治疗主要有药物治疗、内镜止血及介入治疗3种手段，根据出血程度不同，选择恰当的方案止血。

### （一）药物治疗

由于血小板聚集及血浆凝血功能所诱导的止血作用需在 pH＞6 时才能有效发挥，因此对于 CD 并发上消化道出血的患者，静脉使用 PPI 抑制胃酸分泌具有良好的止血功能，同时可降低再出血和手术的风险。对于怀疑上消化道出血需行胃镜检查的所有患者，急诊医师需要考虑术前给予 PPI。生长抑素使内脏血管收缩，抑制胃泌素和胃酸的分泌，具有止血迅速、成功率高、不良反应少的特点，如早期、足量给药能更好地发挥其止血疗效。此外，血管加压素、氨甲环酸、凝血酶等联合应用可加强止血效果。CD 作为一种肠道炎症疾病，出血时使用抗炎药物也可达到止血目的。

**1. 糖皮质激素** 多用于活动期 CD 的诱导缓解治疗，Belaiche 等曾对 34 例 CD 并发下消化道大出血患者进行分析，采用包含糖皮质激素在内的保守治疗方案可以使大部分患者出血停止。但也有研究报道，糖皮质激素对于 CD 并发下消化道出血的治疗效果并不确切，即使出血停止，也极有可能再次出血。

**2. 英夫利西单抗** 可对抗 TNF-α 介导的 CD 肠道炎性反应，迅速减轻肠壁炎症，促进溃疡愈合，有效预防和控制出血的发生。英夫利西单抗可降低 CD 患者的住院率和手术率。Aniwan 等报道了 7 例 CD 并发消化道大出血的患者，在应用英夫利西单抗（5mg/kg）治疗 1～2 次后，所有患者均出血停止。另有文献报道了 2 例反复出现消化道大出血的 CD 患者，应用英夫利西单抗（5mg/kg）后达到黏膜愈合，出血未再反复，由此，可以认为应用英夫利西单抗治疗是有效的内科治疗方法。对于 CD 并发消化道大出血的患者，其他保守治疗方法无效且手术风险大或术后发生 SBS 风险较大时，英夫利西单抗可能是一个理想的选择。但英夫利西单抗会使非活动性结核再次活动并使机会感染增加（特别是结核分枝杆菌），因此应用英夫利西单抗治疗前必须排除结核感染。此外，对肠壁存在深大溃疡者，英夫利西单抗治疗效果不佳，最好采取其他治疗措施，如外科手术治疗。

**3. 基因重组活化凝血因子Ⅶ（rFⅦa）** FⅦ是外源性凝血途径的启动因子，在正常人血浆中的浓度为 0.5 ～ 2.0ng/L。重组活化凝血因子Ⅶ（rFⅦa）是采用基因重组技术生产的生物制剂，其结构及生物活性与天然 FⅦa 几乎完全相同，外源性补充后，血浆中的 FⅦa 浓度大大增高，与 TF 结合，形成复合物，启动外源性凝血途径 FX 和内源性 FIX，促进血凝块形成；也可直接在活化的血小板表面激活 FX，形成凝血活酶，激活凝血酶原，加速和加强凝血酶产生，在血管损伤局部形成稳定的纤维蛋白凝块，达到止血效果。由于 TF 和活化的血小板仅存在于血管损伤的局部，rFⅦa 仅在出血局部发挥作用，这种选择性机制减少了诱发全身凝血级联反应被激活的风险，具有很好的安全性。此前 rFⅦa 主要应用于先天性 FⅦ缺乏症患者及血友病患者，近年来，rFⅦa 已经被应用于消化道出血、肝移植、颅内出血、心脏外科手术后出血等治疗。

2007 年，Girona 等应用 rFⅦa 成功治疗 1 例 CD 并发下消化道大出血患者。CD 并发下消化道出血目前尚不是 rFⅦa 的适应证，考虑到 CD 的特殊病理变化，如固有肌层纤维蛋白沉积、动脉闭塞等，目前不能排除应用 rFⅦa 后加重上述病变。rFⅦa 治疗 CD 相关的下消化道出血的有效性和安全性仍有待进一步验证。

**4. 沙利度胺** 为谷氨酸衍生物，用于抗肿瘤、血液系统疾病、风湿免疫性疾病、皮肤疾病的治疗。1997 年首次报道应用沙利度胺缓解 1 名激素依赖的 CD 患者症状，其作用机制可能是通过抑制外周血和病变局部的 IL-12、TNF-α 的生成，从而促进病变部位炎症的修复。沙利度胺不仅能抑制 TNF-α 的表达，还可以通过抑制 VEGF 从而抑制病变部位血管的再生，并且能够促进 CD 患者黏膜溃疡愈合。此后又有文献报道了 3 例反复下消化道出血的 CD 患者口服沙利度胺后出血均得以控制。沙利度胺的剂量为300mg/d，在治疗6～9个月后应逐渐减量至50～100mg/d。治疗过程中应严密观察有无皮疹、外周神经病变、嗜睡、头晕等不良反应，并及时给予相应处理。在其他治疗方法无效，仍反复出现消化道大出血，尤其是长期应用免疫抑制剂、英夫利西单抗后怀疑肺部结核病变的患者，可以考虑应用沙利度胺治疗。

### （二）内镜下止血

为明确出血部位，建议患者在全身情况稳定后应立即行结肠镜检查。结肠镜具有诊断与治疗的双重作用，检查前患者应进行充分的肠道准备（可降低肠道穿孔的风险）。高危患者可使用鼻胃管鼻饲等渗液，减少误吸等并发症的发生。肠道准备后 24h 内进行结肠镜检查有助于提高诊断及治疗的成功率。值得注意的是，虽然 CD 患者发生上消化道出血的概率较低，但是行结肠镜检查前应排除上消化道出血可能性，如怀疑存在上消化道出血，应首先进行胃镜检查。

对于 CD 并发结肠出血的患者，进行结肠镜检查同时止血是比较安全的，且风险较低。根据报道，2400 例下消化道出血患者行结肠镜检查后仅有 0.3% ～ 1.3% 出现并发症。内镜下止血的主要措施：局部喷洒药物（稀释后的去甲肾上腺素、凝血酶、医用黏合剂）；局部黏膜或黏膜下止血（硬化剂、稀释的肾上腺素等）；温度止血法，包括接触式凝固止血（电凝法）和非接触式凝固止血（氩气血浆凝固术、微波止血、光凝止血）；机械止血法（使用止血夹或套扎止血）。根据内镜下观察结果，包括出血来源、部位、速度，选择适当的止血方法，单纯使用其中一种或者联合使用的效果已得到广泛认可。止血方法的选用主要根据出血的类型：出血量少、速度慢、弥漫性渗血主要采用局部喷洒或注射药物（缺点是止血持续时间较短，容易复发）；广泛的弥漫性出血可选用氩气血浆凝固术；直径小的动脉、静脉或毛细血管出血适合选择电凝止血；动脉出血应选用金属夹止血法；其他方法止血困难者则可选择激光治疗。

由于 CD 引起的肠道损害多不局限，常累及回肠、结肠，当出血部位较多而且出血量较大时，内镜下止血通常难以取得满意效果。

（三）介入治疗

根据危险分层，高危尤其是持续出血患者，液体复苏效果不佳且无法肠道准备进行结肠镜检查者，介入治疗是首选治疗措施。与结肠镜一样，血管造影具有检查和治疗的双重作用，血管造影可以发现 25% ～ 70% 的下消化道出血部位。治疗血管性出血时，经导管血管栓塞术（transcatheter arterial embolization，TAE）可以充分发挥优势，迅速明确出血部位并栓塞止血，尤其是随着动脉超选栓塞、弹簧、超微导管、微球的发展，栓塞材料的不断研发（使用的栓塞材料有吸收性明胶海绵、硅橡胶、不锈钢圈、组织黏合剂、无水乙醇、自凝血块），栓塞成功的概率明显提高，使得止血更加精确，一项系统性回顾中提到介入治疗可以在 40% ～ 100% 的病例中达到迅速止血的目的（再出血率为 0 ～ 50%）。即使 DSA 未能发现出血的血管，也能排除重要动脉出血的可能性，增加开腹成功止血概率。但对于静脉出血和动脉痉挛、狭窄使导管不能置入选择动脉、非腹腔动脉血供区域的出血及存在侧支循环等情况，TAE 则难以施展。介入治疗包括经动脉注入血管升压素和高选择性动脉栓塞，随着同轴导管的应用和栓塞物质的改良，对病变血管进行高选择性栓塞，减少了肠缺血及肠梗死等并发症发生。选择性动脉栓塞可有效治疗 CD 并发下消化道大出血，甚至使患者避免手术。但在出血部位广泛或出血部位缺乏足够旁支时，栓塞治疗会使肠梗死的发生风险大为增加，此时可经动脉注入血管升压素。通过导管向出血血管内注射血管升压素，引起肠系膜动脉及肠壁平滑肌收缩，减少出血部位血流并且降低灌注压，有利于血凝块的形成。

应用血管升压素并非止血治疗的有效方法，但是可以暂时缓解病情，为稳定病情及充分复苏赢得时间，但其缺点是技术难度大。未发现出血部位及血管痉挛、扭曲或狭窄是介入治疗失败最常见的原因。因此，有学者建议在介入治疗前采用体内标记红细胞显像法或者 CT 血管造影（CT angiography，CTA）。一系列回顾性研究发现，TAE 前进行体内标记红细胞显像可以提高止血成功率，又有研究表明，是否在 TAE 前进行体内标记红细胞显像对诊断结果无明显影响。不过对于怀疑慢性间歇性出血的患者，通过体内标记红细胞显像可延长显像时间或应用多次显像，以提高检出阳性率。与 CTA 相比，体内标记红细胞显像敏感性高，但 CTA 特异性更好。体内标记红细胞显像阳性而 CTA 阴性患者中仅有

2/11 需要进行止血治疗，因而 TAE 前更适合选择 CTA 辅助确认出血部位。由于 CTA 也需要注射造影剂，如果后续进行 TAE，需要注意防止造影剂肾病的发生。

## 四、外科手术

如内科保守治疗失败，应及时行手术治疗以达到止血效果。20 世纪 90 年代约 90% 的 CD 并发消化道大出血患者需进行手术治疗。近年来，随着保守治疗方法的不断进步，新的药物如沙利度胺、英夫利西单抗等的应用，内科治疗可取得良好的止血效果，需手术治疗的患者数量减少。一般来说，外科治疗并非高危患者的首选疗法，只有当尝试其他治疗方案后仍无效时，才考虑外科手术。由于手术并发症多、风险较大，术前需要充分考虑出血部位、严重程度、术后并发症的处理等。

传统的手术治疗主要是对患者病变的肠段、增厚的肠系膜、肿大的淋巴结进行切除治疗，而现代化的手术治疗首先确保手术部位保持充足血运，保持吻合口通畅，尽可能地将手术切除范围缩小。术前综合运用多种诊断方法准确定位出血部位，减少手术切除范围，这对于因并发症需要多次行手术治疗的 CD 患者意义较大。术中肠管的切除范围并不能直接决定术后病情复发的概率，病变部位活动状态才是影响病情复发的主要因素。对于部分手术风险大，拒绝接受手术的患者，可采用抗 TNF-α 单抗以应对急性出血及顽固性出血。尽管当前已经形成较为有效的手术治疗方案，但手术治疗顺利完成并不能 100% 确定术后不会复发消化道出血，对消化道出血的发生及复发的预防治疗需要更为有效的内科疗法辅助。

## 五、再出血的预防

CD 患者消化道出血复发的风险始终存在。除了治疗单次的出血，更重要的是防止再出血的发生。预防再出血的关键是预防 CD 的复发或加重，减轻肠道炎症对肠壁的侵蚀。此外，尽量减少非甾体抗炎药物的使用也可以降低再出血的风险。

CD 并发消化道出血诊断难度大，难以彻底治愈，且危及患者生命，需要引起医师高度重视。对于很多患者，消化道出血有极大的反复性、常规保守治疗效果差、出血部位难确定时，应及时通过肠镜甚至剖腹探查术来确定病变情况与出血部位，快速止血并切除病变部位。尽管目前 CD 并发消化道大出血的诊治还是难点，但是随着诊疗技术的发展，经验的累积，综合运用多种方法可有效提高诊断率和治疗的成功率，多数患者经过及时正确处理可有效控制出血，并且长期生存。

（黄　骞）

参 考 文 献

冯梦蝶，韦凯扬，黄培宁，等，2013. 以下消化道大出血为首发症状的克罗恩病 8 例临床分析. 胃肠病学和肝病学杂志，（6）：517-519.

管丽红，2013. 小肠克罗恩病并发急性下消化道出血的诊治措施 . 当代医学，（35）：41.

郭严，陈东风，2013. 以大量便血为首发表现的克罗恩病的诊断和治疗 . 胃肠病学，（11）：701-702.

杨红，罗涵清，阮戈冲，等，2015. 克罗恩病合并急性下消化道大出血的临床特点及再出血危险因素分析 . 北京医学，（3）：
242-245.

余婷婷，张红杰，2016. 克罗恩病并发下消化道大出血的临床诊治进展 . 世界华人消化杂志，（2）：242-247.

赵晓龙，朱兆华，李楚强，等，2003. 孕妇以下消化道出血为首发症状的克罗恩病 1 例 . 胃肠病学，8（3）：190.

Aniwan S，Eakpongpaisit S，Imraporn B，et al，2012.Infliximab stopped severe gastrointestinal bleeding in Crohn's disease. World J
Gastroenterol，18（21）：2730-2734.

Bauditz J，Schachschal G，Wedel S，et al，2004. Thalidomide for treatment of severe intestinal bleeding. Gut，53（4）：609-612.

Bauditz J，Wedel S，Lochs H，2002. Thalidomide reduces tumour necrosis factor alpha and interleukin 12 production in patients with
chronic active Crohn's disease. Gut，50（2）：196-200.

Belaiche J，Louis E，D'Haens G，et al，1999. Acute lower gastrointestinal bleeding in Crohn's disease：characteristics of a unique
series of 34 patients. Belgian IBD Research Group. Am J Gastroenterol，94（8）：2177-2181.

Chang K，Le Sessions C，Shillingford N, et al，2016. Blood and guts: a case of early childhood Crohn's disease. Hosp Pediatr, 6（4）：
248-251.

Girona E，Borrás-Blasco J，Conesa-García V，et al，2007. Successful treatment of severe gastrointestinal bleeding secondary to
Crohn disease with recombinant factor VIIa. South Med J，100（6）：601-604.

Kazama Y，Watanabe T，Akahane M，等，2006. 超选择性动脉栓塞术成功治疗克罗恩病回肠末端致命性出血 . 世界核心医学
期刊文摘（胃肠病学分册），（Z1）：48.

Kim E，Kang Y，Lee MJ，et al，2013. Life-threatening lower gastrointestinal hemorrhage in pediatric Crohn's disease. Pediatr
Gastroenterol Hepatol Nutr，16（1）：53-60.

Leite MR，Santos SS，Lyra AC，et al，2011. Thalidomide induces mucosal healing in Crohn's disease：case report. World J
Gastroenterol，17（45）：5028-5031.

Monteiro S，Gonçalves TC，Magalhães J，et al，2016.Upper gastrointestinal bleeding risk scores：Who，when and why? World J
Gastrointest Pathophysiol，7（1）：86-96.

Nable JV，Graham AC，2016. Gastrointestinal bleeding. Emerg Med Clin North Am，34（2）：309-325.

Ohishi A，Nakashima S，Ogata T，et al，2014. Early vitamin K deficiency bleeding in a neonate associated with maternal Crohn's
disease. J Perinatol，34（8）：636-639.

Qayed E，Dagar G，Nanchal RS，2016.Lower gastrointestinal hemorrhage. Crit Care Clin，32（2）：241-254.

Schrenk KG，Katenkamp K，Felber J，et al，2015. Lower gastrointestinal bleeding in a patient with Crohn's disease and plasma cell
leukemia in remission. Ann Hematol，94（12）：2063-2065.

Strate LL，Gralnek IM，2016. ACG clinical guideline：management of patients with acute lower gastrointestinal bleeding. Am J
Gastroenterol，111（4）：459-474.

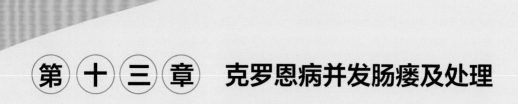

# 第十三章　克罗恩病并发肠瘘及处理

## 第一节　克罗恩病并发肠瘘的诊断

肠瘘是 CD 常见的外科并发症，也是最严重的并发症之一（此处肠瘘包括英文中的"leak"和"fistula"）。由于肠瘘常并发全身代谢紊乱、腹腔感染及营养不良，因此 CD 并发肠瘘患者的长期临床预后、生存率及转归与单纯 CD 有很大差异。CD 常见的肠瘘部位主要在末端回肠、回盲肠交界处、回结肠吻合口。除了肠外瘘，CD 还可出现肠内瘘，常见的类型包括回肠结肠内瘘、回肠十二指肠内瘘、肠膀胱瘘及肠阴道瘘。

与创伤或手术后的肠瘘相比，CD 并发的肠瘘有其自身的显著特点，即自发性、渐进性和迁延性。所谓自发性，是指在无外伤、手术等因素的作用下，肠瘘自行发生。严格意义上说，如果 CD 不是自发性肠瘘唯一的原因，那至少 CD 并发的肠瘘也是最常见的自发性肠瘘。其他如放射性肠损伤是已有肠损伤在先，而肠结核并发的肠瘘则甚为少见。

CD 病理变化的最大特点为 CD 是可穿透肠壁的病变，这一穿透过程通常需要数天至数周的时间，周围多有组织包裹。病变与肠液交互作用，最后穿透腹壁漏出肠液。这一过程缓慢而持续，与 CD 由穿孔所致的病程明显不同。其更具备肠瘘的特点，故称为 CD 的自发瘘。

## 一、临床表现

### （一）症状

**1. 腹部包块**　CD 并发肠外瘘时，大多数患者的首发症状并不是肠液外溢，而是腹部包块，甚至此类患者在就诊时，也不是以肠液外溢就诊，而是以腹部不断增大的包块前来就诊。如果患者此前已确诊为 CD，应想到继发肠瘘的可能。如此前没有明确 CD 的诊断，特别是没有确诊的青少年患者，在询问病史时应了解有无长期腹泻、反复腹痛的病史，有无肛周脓肿和肛瘘等 CD 常见症状。

CD 病变如穿透肠壁，肠液随之漏出，因无引流，漏出的肠液刺激周围组织并被包裹，所以，CD 继发肠瘘的首发症状多为腹部包块。如不加治疗，肠液最终消化腐蚀周围组织至体表，表现为带有波动感的包块。如不加干预，包块最终破溃流出肠液。此时，如切开包块，会出现肠液流出的现象。遇有腹部包块的患者，特别是年轻人，一定要与 CD 进行鉴别诊断。

**2. 皮肤破溃与肠液外溢** 包块破溃或切开引流后，在引流出脓液后，可能就有肠液外溢。漏出的肠液可能为黄色或黄绿色。瘘口的位置一般在脐或脐周，也可出现于右下腹和双侧腹股沟处。如腹部有伤口瘢痕，则外瘘口多位于切口瘢痕处。

**3. 发热** 肠瘘初发时，患者可能有中度以上的发热，热度一般比 CD 平时的发热要高，其发热规律表现为早上体温正常，中午开始升高，晚上最高。对症退热后，体温可正常，但次日体温又开始升高。包块破溃或切开后，肠液外溢，患者可能仅表现为低热或无发热的现象。

**4. 尿中出现食物残渣、尿线中断** 有肠膀胱瘘的患者，可发现尿中出现食物残渣。这些残渣多为菜叶，特别是韭菜叶。此时尿液多混浊，常有尿痛、尿急和尿频等尿道刺激症状。肠道内气体进入膀胱后，患者排小便时可出现尿线中断现象。如气体较多，患者有明显尿气的感觉。

**5. 阴道流出肠液与阴道排气** CD 病变常位于末段回肠。由于末段回肠多位于盆腔附近，肠瘘发生后，肠道内的气体、肠液可经输卵管、子宫和阴道漏出体外。漏出的肠液也可消化腐蚀阴道而直接发生肠阴道瘘，肠液与肠道内气体最终经阴道排出。

**6. 腹泻** 是 CD 的常见症状，在发生肠瘘后，腹泻规律与特点也会发生改变。一是腹痛症状减轻，因为肠液大部分经肠瘘部位漏出；二是腹泻进一步加重。在发生肠内瘘，特别是回肠乙状结肠内瘘后，肠内容物经过短路的肠管排出体外，所以大便的次数更多，排出物多为未消化的食物残渣。

## （二）体征

**1. 腹部体征** CD 并发肠瘘的最初体征多是腹部包块，因此查体时，应重点检查腹部包块。包块多位于右下腹，初期可为质中包块，后期则多为存在波动感的类似脓肿的质软包块。因为其为继发肠瘘所形成的炎性包块，所以后期包块的中部压痛反而比周边轻。由于肠瘘形成后肠液刺激形成的炎症可能波及后腹膜包块，且范围较广，包块较为固定，所以包块大多均不能移动，边界不清。

由于肠液外溢后也会影响周围肠管，引起邻近肠管的炎症，加之 CD 病变原有的肠壁增厚肠腔狭窄，患者多有不全梗阻的征象，如高调肠鸣音与肠鸣音亢进。

**2. 肠外瘘口** 最常见于脐与脐周，也可出现于右下腹和两侧腹股沟，也常见于腹部切口处。瘘口处也可见肠液样液体。由于大多数 CD 并发的肠瘘是末段回肠瘘，肠液内的各种消化酶均未灭活，且肠液均为碱性，极具消化与腐蚀能力，故肠瘘外口附近表现为皮肤发红、破溃渗血。肠外瘘口下方可触及质中偏硬包块，有轻度压痛。其内有脓液时，包块偏软。偶可触及捻发感，这是肠管内气体漏入腹壁组织所致。

**3. 外阴部肿胀** 肠阴道瘘患者，肠液经阴道流出，刺激会阴部皮肤，引起大小阴唇肿胀，出现皮肤红肿、糜烂。肠液流经之处，可见溃烂皮肤组织被肠液内的胆红素染成黄色。

## 二、影像学诊断

### （一）造影

造影剂均应采用未经稀释的泛影葡胺或优力显。否则，稀释的造影剂再经胃肠液的稀释，则几乎无法有效发现瘘口并观察瘘口的引流情况。一般不需要做碘过敏试验。

**1. 经瘘口造影**　对已破溃、流出肠液多日的肠外瘘，可经瘘口注入造影剂，明确肠瘘的位置与瘘的引流情况，为放置引流管提供一个直观的印象。

**2. 经肛门结肠造影**　可经肛门注入造影剂，注意结肠有无外瘘，以及结肠与回肠之间有无内瘘。结肠造影不能使用气钡灌肠，因为钡剂可能漏出肠腔，污染腹腔，如再加压，则可能导致肠液扩散至组织，进一步加重感染。

**3. 胃肠造影**　通过口服造影剂或经胃管注入造影剂进行胃肠造影，可观察胃与十二指肠，特别是十二指肠降部和水平部交界处有无瘘口与末端回肠或回结肠吻合口相通。同时可了解胃的动力情况，从而决定是采用鼻肠营养还是鼻胃营养。

**4. 经导尿管膀胱造影**　可经尿道插入导尿管，经导尿管注入未稀释的造影剂充盈膀胱，观察造影剂进入肠管的部位与瘘口的大小（图 13-1）。有时，肠膀胱瘘口较小或在瘘口处形成单向活瓣，虽然尿中食物残渣、尿气现象明显，但可能只见膀胱充盈，不见肠管显影。

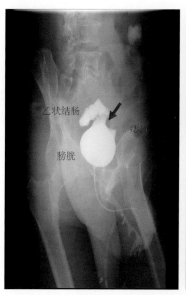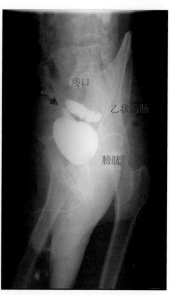

图 13-1　膀胱造影下膀胱 – 乙状结肠瘘

**5. 经阴道造影**　回肠阴道瘘虽然症状明显，但想获得影像学证据并不容易。口服的造影剂流经回肠末端时多已稀释，瘘口常无法辨别。经肛门注入的造影剂多无法通过回盲瓣进入回肠。此时，可仿膀胱造影，行阴道造影。选用充气导尿管，将气囊内注入气体或水约 20ml 或更多，试着拖动导尿管，尿管可相对固定在阴道内即可经导尿管注入造影剂行阴道造影，此时多可显示肠阴道瘘。

## （二）CT

胃肠道造影增强的腹部 CT 在诊断 CD 与 CD 继发的肠瘘中极具价值。方法是将造影剂与纯净水配成 3% 左右的泛影葡胺 1000ml，逐渐口服后 2h 行腹部 CT 平扫。注意造影剂有无经肠腔外溢，同时观察比较腹壁有无增厚现象。如发现腹壁或腹腔内、肠腔外积气的现象，多可明确肠瘘的存在。

在肠内瘘口的周围，还可观察到含气的脓肿。CD 极易发生腹壁炎症并形成腹壁脓肿，此时可观察到在瘘口附近的腹壁增厚，腹壁内含有气体。

特别要注意膀胱内有无气体及膀胱壁有无增厚的现象。如无留置导尿管而膀胱内出现气体，多提示肠膀胱瘘的存在。如有留置导尿管，则需拔除，在患者小便数次后再行 CT 检查。肠膀胱瘘多有瘘口部位膀胱壁的局限性增厚，甚至在增厚的膀胱壁内可观察到气体的存在。通过冠状位片，还可观察到肠瘘与膀胱壁间的瘘管。

通过口服造影剂并注意造影剂与 CT 检查间隔的时间，还可发现肠内瘘。如在盲肠升结肠甚至横结肠未发现造影剂，但在回肠、乙状结肠和直肠发现造影剂，多提示回肠结肠内瘘。如检查间隔很短，小肠内几乎无造影剂，而十二指肠和结肠内发现造影剂，则提示十二指肠和结肠的内瘘。这些征象多提示需进一步的检查以明确有无内瘘的存在。

对 CD 进行 CT 检查，平扫 + 口服 3% 的泛影葡胺增强即可达到目的。在间隔 2h 的 CT 平扫时，膀胱仅有淡淡的造影剂影。如平扫时很快发现膀胱内充盈大量造影剂，则需排除肠膀胱瘘的存在。

## （三）MR

与 CT 相比，MR 具有无放射性和可反复检查的特点。通过 MR 同样可以观察到腹壁、膀胱壁内的气体和腹腔内的脓肿。不需要造影剂，MR 即可清楚地揭示肠壁有无增厚和有无狭窄的现象。MR 在描述会阴部层次、肛旁脓肿和有无肛旁瘘管等方面较 CT 更为精确。

## （四）B 超

通过 B 超可发现腹腔脓肿、腹壁增厚和膀胱壁增厚的现象，但难以发现腹壁与膀胱内的少量积气。并发不全梗阻的患者，B 超诊断的准确性会受到影响。B 超的特点是可在床旁检查且价格低。

# 三、克罗恩病并发肠瘘的类型

## （一）末端回肠瘘与回盲交界处瘘

末端回肠瘘是 CD 自发瘘中最常见的肠瘘类型，瘘口多位于回肠紧邻盲肠处，有时在回盲部交界处。回肠末端通常是 CD 最常见的部位，一旦病变穿透肠壁全层，即可发生肠瘘。由于成瘘过程缓慢，肠瘘口多与腹壁相粘连，故漏出的肠液继而腐蚀消化腹壁各层组织，形成腹壁脓肿。脓肿进一步扩大，脓肿表面皮肤破溃即为典型的肠外瘘。在这一过程中，肠瘘及周围组织可表现为腹壁包块、腹腔脓肿，如切开相应皮肤，即可见肠液外溢。自然破溃的肠外瘘口多位于右下腹或脐部及脐周围。

### （二）回结肠吻合口瘘

回结肠吻合口是 CD 最常见的复发部位，最初可能是内镜下的溃疡。继而患者可能出现出血、腹痛等临床症状。如不能控制溃疡的发展，溃疡进一步增大加深，形成穿透肠壁全层的溃疡，最终形成肠瘘。如其与腹壁切口相连，外瘘口多位于原腹壁切口处。如回结肠吻合口位于十二指肠附近并与十二指肠相粘连，则可能发展至回结肠吻合口十二指肠内瘘。

### （三）回肠膀胱内瘘

末端回肠，特别是距盲肠 15～20cm 的回肠多位于盆腔膀胱顶部。如 CD 病变位于此段回肠，此段回肠在发生穿透性病变后在周围组织形成炎症并与膀胱顶部相粘连，漏出的肠液消化腐蚀膀胱壁并穿透膀胱，形成肠膀胱瘘。肠膀胱瘘发生后，初期表现为尿频、尿急和尿痛的膀胱刺激症状，继而可发现尿中含食物残渣并有尿气或尿线中断的现象。

### （四）回肠结肠内瘘

在乙状结肠较长的 CD 或距盲肠 30cm 左右的回肠溃疡性病变，在发生穿透性溃疡后，多可形成回肠乙状结肠内瘘。当然，如横结肠较长，也可继发回肠横结肠内瘘、回结肠吻合口乙状结肠（横结肠）内瘘。

### （五）回结肠吻合口十二指肠内瘘

十二指肠降部与水平部交界处位于横结肠以下，较为游离。而无论是回肠升结肠吻合口还是回肠横结肠吻合口，多与十二指肠降部水平部交界处紧密相邻。回结肠吻合口在发生穿透性病变后极易与此处十二指肠相连并消化腐蚀十二指肠形成内瘘。内瘘发生后，患者最突出的症状类似短肠综合征的症状，即更为频繁的腹泻。腹泻物多为未完全消化的食物或胆汁样液体。

# 第二节　外科治疗策略与围手术期处理

## 一、克罗恩病并发肠瘘外科治疗策略

CD 并发的肠瘘有其自身的独特的病理生理过程，加之极易并发感染、营养不良、贫血、凝血机制障碍等并发症。必须根据患者具体的病情，结合现有的肠瘘治疗原则与方法，来制订其总体的治疗策略。

在诊治 CD 并发肠外瘘时，由于瘘早就逐渐发生，第一步要做的并不是立即手术，而是要对肠瘘的部位、引流情况和周围组织粘连情况进行评估。这些评估包括前述的经瘘口造影、上消化道造影、造影剂灌肠、腹部 CT 或 MR。同时还应进行胃镜与肠镜的检查，除了期望发现肠瘘的内瘘口，还期望进一步明确 CD 的诊断，明确 CD 的各种溃疡和多发性炎性息肉的存在。第二步是调查 CD 的各种并发症，以期在术前尽可能地纠正各种异常，降低手术风险。以下分述之。

## （一）并发腹腔感染

**1. 并发腹膜炎** 针对 CD 并发的弥漫性腹膜炎，其治疗基本原则是立即手术治疗。手术的目的是切除穿孔肠段、清除坏死组织、转流感染源（肠液），引流残余感染。

由于 CD 病变为透壁性病变，穿孔形成的肠内瘘或外瘘仅是病变最重部位，瘘口修补难以成功，故需行肠瘘肠切除肠吻合术。如瘘处于梗阻近端肠管，由于梗阻没能解除，仅行修补无法缓解近端肠管压力，故也应行肠瘘及梗阻肠段的肠管切除术。

在切除病变肠段后，可根据 CD 患者的营养状况、脏器功能、是否使用免疫抑制剂及腹腔污染程度，决定是否行肠管吻合术。如 CD 患者存在营养状况较差、脏器功能障碍、腹腔污染严重及长期使用激素等情况，应考虑近端肠管造口、远端肠管封闭。同时应对远端肠管行插管造口术，以备术后肠道功能恢复后，将近端肠液收集回输，减少术后肠液丢失过多。这也是为了最大限度利用残存的消化吸收功能，减轻远端肠管的失用性萎缩。

感染源控制是治疗腹膜炎的关键，除了剖腹探查冲洗引流外，腹腔开放疗法也可用于 CD 并发肠瘘并发腹膜炎。腹腔开放疗法是指在开腹引流手术后，不缝合腹壁切口，将腹腔敞开，裸露脏器表面仅以网片或负压吸引装置关闭，感染控制后再择期缝闭切口，关闭腹腔。腹腔开放疗法是治疗严重腹腔感染的一项突破性进展，几乎是治疗严重腹腔感染的最后一项选择。笔者将腹腔开放疗法应用于 CD 并发严重腹腔感染的患者，也取得了较好的效果。

**2. 并发腹腔脓肿** CD 并发肠瘘最常见的并发症是腹腔脓肿。针对这类患者，最早的方法是采用脓肿清创引流和肠瘘切除吻合的术式，但术后患者再发吻合口瘘的风险极高，而且一旦发生，患者多由原来的局部感染变为腹腔弥漫性感染并进而发展至全身感染，并发症的发生率与死亡率极高。

随着 DCS 理念的深入，针对 CD 继发肠瘘并发腹腔脓肿的指导原则也发生了改变。目前原则是先行脓肿引流，同时行瘘口近端肠造口转流肠液。这一方法虽然降低了并发症的发生率与死亡率，但增加了患者二次手术和消化道重建的痛苦。

通过多年的实践，笔者发明了经腹腔穿刺器行经皮脓肿穿刺引流（Trocar assisted-percutaneous abscess drainage，TA-PAD）的方法。这一方法引流脓腔充分，不需开腹即可完成。由于引流充分，患者不需再行近端肠造口，即可完成控制感染的目的。加上同时使用 EN，既可促进脓肿吸收，又可纠正营养不良，为手术做准备。

## （二）合并营养不良

CD 患者多表现为中度、重度营养不良或各种营养素缺乏，伴有瘘管形成的 CD 患者，营养不良发生率更高。营养支持是治疗 CD 并发肠瘘的基石，尤其是 EN，不仅起营养支持作用，还有治疗疾病的作用。

对于并发营养不良的患者，要根据胃肠道功能和治疗目的，选择营养支持方式。如并发梗阻或为了控制肠液漏出量，或为了促进脓肿缩小吸收，可考虑选择 TPN。如为不全梗阻，PN 已应用较长时间，可选择 PN 联合 EN 的支持方式。内瘘形成早期可采用 PN，但尽早转为 EN；若不能顺利过渡到 EN，也建议充分利用有功能的部分肠段进行营养治疗。

## 二、术前准备

术前准备是围手术期中最为重要的一个步骤。术前需关注以下因素以期最大限度减少围手术期并发症的发生。

### （一）纠正营养不良

营养不良是 CD 患者突出的临床表现之一，不但妨碍创口愈合，而且增加切口感染、切口裂开、疝及吻合口瘘的发生率，还会引起术后患者卧床时间延长、咳痰无力和肺部感染等并发症。对于营养支持方式的选择，目前普遍认为在肠道允许的前提下，应尽可能争取 EN，这样不仅可以改善营养状况，还有利于维护肠黏膜屏障，减轻炎症反应。对于 EN 无法满足日常需要量或无法实施 EN 的患者可行联合 PN 或行 TPN。

### （二）控制感染

患者在并发感染的情况下不宜进行确定性手术治疗，而应该先通过局部引流和应用抗生素等手段初步控制感染后再行手术治疗。

### （三）调整药物

CD 的治疗药物主要包括糖皮质激素、水杨酸制剂、免疫抑制剂和生物制剂。择期手术应尽量在停用糖皮质激素 6 个月后再考虑。AZA 与 6-MP 是治疗 CD 较常用的免疫抑制剂。多数人认为 AZA 并不增加手术风险，术前可不停用。对于英夫利西单抗等生物制剂治疗期间或停药后立即手术是否增加术后并发症的风险目前尚有争议。

### （四）疾病活动度与分型

缓解期 CD 患者较活动期患者术后并发症发生率低、伤口愈合快、住院天数短、住院花费少且术后早期内镜复发率低，因此应最大可能避免在活动期手术。回肠型、回结肠型和上消化道型 CD 患者的手术风险较结肠型高。

## 三、术后常见并发症的处理

吻合口瘘和腹腔感染是 CD 并发肠瘘术后最常见的并发症。术后吻合口瘘引起的腹膜炎，通常病死率较高，在高龄及病变部位未切除患者中更高。在能够充分引流的情况下，可选择性将被动引流更换为主动负压引流，保持引流通畅及在 EN 治疗后部分瘘能够获得自愈。无法充分引流的腹腔感染，需尽早行二次手术，彻底清洗腹腔，充分引流，切除病变肠管，行近端肠管腹壁造口术。二次手术时机越早，术后出现肠管残端瘘的可能性越小，距离确定性手术（造口还纳手术）的时间就越短。手术时机的延误往往会导致诸多问题，如肠道炎症引起粘连增加再次手术的难度、感染状态加剧导致脏器功能障碍、肠管系膜高度水肿增加造口难度及术后造口旁瘘的发生等。所以对怀疑有吻合口瘘的患者，需及时通过影像学等检查手段做出诊断，一旦确诊，应尽快行脓腔引流或开腹手术，切除病灶，去除感染源。

## 第三节　克罗恩病并发肠瘘的手术治疗

### 一、肠造口手术

肠造口手术根据目的不同常分为营养需要实施的空肠造口、肠减压需要实施的肠造口及粪便转流实施的肠造口。由于鼻肠管材质及放置技术的发展，作为营养途径实施空肠造口在临床工作中逐渐减少，特别是在 CD 患者中，空肠造口意味着患者可能存在造口旁瘘的巨大隐患。因此，笔者所在中心已摒弃将此技术用于 CD 患者。单纯肠减压在 CD 并发肠瘘的患者中的应用也较少，在此也不做介绍。

本文介绍的肠造口手术是解决 CD 并发肠瘘患者肠液及粪便转流的一种临时措施，往往用于保守治疗无法控制的 CD 并发肠瘘的患者。CD 并发肠瘘患者肠造口手术的操作步骤与普通患者的操作相类似，但仍有一些问题值得探讨。

在既往的临床实践中，襻式造口是急诊普外科常用的一种造口方式，其操作相对比较简单，在基层医院得到广泛应用。但笔者在临床实践中发现，襻式造口由于肠管部分相连，其转流效果不够彻底，实施襻式造口后，肠液仍可不断地刺激瘘口，造成局部感染持续存在，因此此类患者不宜行襻式造口。

因 CD 并发肠瘘患者将来病情缓解后还可将造口还纳，故选择造口部位时，可选择经切口引出近端肠管。考虑到粪便转流后，远端梗阻可能减轻，瘘口可能闭合，为了更好地维持水电解质平衡、营养物质的吸收及远端肠管腔内营养，远端肠管不宜完全闭合，但又为了减少术后局部伤口的护理难度，可选择插管造口。造口管可经右下腹另戳孔引出。

### 二、肠瘘切除肠吻合术

60% ～ 70% 的 CD 患者在诊断后的 10 年内需要行手术治疗，其中并发肠瘘的 CD 患者手术率高达 96.7%，在这些患者中，13.6% 的患者一生中可能需要一次手术，而 27.7% 的患者需要二次手术，55.45% 的患者则需要三次及以上的手术。因此在手术中，考虑到疾病复发可能需要再次手术，应尽可能保留正常的肠管，避免大段切除肠管。

CD 可发生于消化道的任一部位，其中回结肠型在中国比较多见，即病变多位于末端回肠及结肠部位，因此末端回肠切除术、回盲部切除术及右半结肠切除术是 CD 患者常见的肠瘘切除术式。在消化道重建中，吻合器的端－侧吻合可能是目前比较流行的吻合方式，但研究表明，侧－侧吻合对 CD 患者而言可能更为合适，它可减少再手术率，而且无论是吻合器的侧－侧吻合还是手工侧－侧吻合均优于端－侧吻合，而手工的端－端吻合在 CD 更为不合适，在临床工作中需要注意。

除了传统开腹手术，目前腹腔镜已广泛应用于腹部外科的手术中，由于其创伤小、并发症少及术后恢复快等优点而逐渐被人们所广泛接受。CD 并发肠瘘患者在国内外也逐步使用腹腔镜进行手术治疗，相对于常规胃肠道手术而言，CD 并发肠瘘患者由于局部瘘管及脓肿存在，局部粘连较重，增加了手术难度，需要在手术中加以重视。且 CD 患者往往是二次以上的手术，腹腔粘连较一般手术为重，使用腹腔镜时需要根据患者个体情况选择腹腔镜戳孔的位置，这样便于操作和分离，这与传统腹腔镜手术相对固定的戳孔位置而言有一定的区别。笔者在临床实践中发现，多次手术的 CD 患者腹腔粘连较非 CD 患者为轻，这可能是研究 CD 发病机制及预防腹腔粘连的一个可能突破口。

## 三、肠内瘘相关手术方式选择

除了肠外瘘，CD 并发的肠瘘还存在着大量的肠内瘘。随着内镜下治疗技术的发展，部分肠内瘘（结肠膀胱瘘）可通过 OTSC 夹闭，大部分需要手术治疗。而这些患者手术前要进行充分的影像学调查，明确瘘管位置及其交通情况，这样才能精确地设计手术方案。如同肠外瘘手术一样，肠内瘘手术方式也分为临时性转流的肠造口手术及确定性的肠瘘肠切除吻合手术。

CD 患者并发肠内瘘主要分为两大类，一类是肠道－肠道内瘘，另一类是肠道－膀胱内瘘。对于肠道－肠道内瘘而言，相对比较简单的是小肠－小肠内瘘、小肠－结肠内瘘，对于这些内瘘手术，需要在手术中仔细分离后根据瘘口之间距离，分别行肠瘘切除吻合。而相对比较困难的是肠道－十二指肠内瘘，因为十二指肠局部解剖复杂，手术难度往往增加，这更要在手术前仔细调查，精确设计手术方案，根据十二指肠瘘口大小行局部修补或行十二指肠瘘口空肠吻合，如果吻合不满意，甚至需要分步手术，先行十二指肠瘘修补或吻合，同时行末端回肠造口，确保十二指肠瘘口愈合后，再行末端回肠造口还纳。而对于肠道－膀胱内瘘而言，主要是根据肠道与膀胱之间炎症轻重来决定手术方式，如果炎症较轻，术中可以分离，则考虑行确定性手术，行肠瘘切除吻合，膀胱瘘修补；但如果炎症较重，则转流肠造口术为首选，可行瘘口近端肠管造口，远端插管造口方式，肠液或粪便转流后，局部炎症减轻，为后面的进一步手术提供可能。

## 第四节　克罗恩病并发肠瘘的保守治疗与预防

### 一、保守治疗

一旦 CD 并发肠瘘诊断明确，必须迅速控制肠瘘相关的感染、出血、水电解质紊乱等并发症，避免患者向重度营养不良和多脏器功能障碍（multiple organ dysfunction syndrome，MODS）发展。同时要注意分析肠瘘的类型，判断能否自愈。CD 并发肠外瘘最大的特点就是其使用 TPN 或 EEN 后肠瘘可缓慢自愈。

CD 病变切除术后并发的肠瘘，有自行愈合的可能。如肠瘘内口的病变未能切除，虽为管状瘘，但其自愈率很低，多需手术切除含病变的肠瘘肠段。促进 CD 并发肠瘘自愈的手段与其他类型的管状肠瘘有类似之处。尽可能在紧邻瘘口位置放置黎氏双套管引流，如肠液量较大，早期可应用 PN 与生长抑素，将流量较大的瘘塑造成可控制的管状瘘。后期加用引流、水压或胶堵的方法促进肠瘘自愈。

CD 并发肠瘘的自愈疗法除了在引流改善的基础上，联合应用 TPN 和生长抑素，还可采用 EEN 疗法促进自愈。东部战区总医院应用 EEN 疗法，实现 CD 并发肠瘘的自愈，愈合率接近 63%。在引流改善、感染控制后，应用 EEN 可诱导 CD 缓解、减轻肠道炎症，促进肠道水肿的消退；改善患者的消化吸收功能，进一步促进营养吸收，改善营养状态；半要素 EN 因食物残渣较少，应用鼻饲法可使其在肠道内充分吸收，结肠的食物残渣减少，同时调节肠道内菌群。以上因素可能促进了肠瘘的愈合。EEN 避免了手术对患者的打击，减少了肠道的切除率，同时避免了 CD 患者术后并发症发生率高的缺点。

CD 并发肠瘘可能与肠道内产生的过度的炎症反应有关。EEN 促进肠瘘自愈，可能与 EEN 诱导 CD 缓解、减轻肠道炎症反应有关。EN 最初应用于临床治疗 CD 仅仅是为了改善患者的严重营养不良状态，但随后的研究表明，EN 诱导活动性 CD 缓解的主要机制并非肠道休息，还具有直接的抗炎效应或通过调节肠道菌群起抗炎作用。

CD 并发肠外瘘的患者可采用保守治疗的方法实现自愈，虽然成功率有限，但该治疗方法使部分患者避免了手术的打击，同时炎症反应降低及营养状态提高也进一步为手术治疗肠瘘提供了较好的基础，可有效减少术后并发症的发生。但该疗法，尤其是 EEN 治疗应严格掌握适应证，禁用于严重感染、严重梗阻的患者。另外基于 CD 肠道菌群改变、促炎因子增多的病理机制，于 EN 中加入益生元、抗炎因子，可能会提高其治疗效果。

## 二、克罗恩病并发肠瘘的预防

CD 并发肠瘘的预防主要为两个方面，一是通过改善围手术期措施，预防术后即刻发生的肠瘘；二是在术后积极采取药物治疗，防止 CD 复发或加重所致的肠瘘。

CD 因肠狭窄与肠瘘行肠切除肠吻合术后立刻发生肠瘘不在少数。其原因无非两类。全身情况较差，如存在低蛋白血症、贫血、脏器功能障碍及长期使用激素是一类原因。另一类原因是吻合口附近仍有感染或炎症病变，吻合不满意。如有前述情况，不要强行吻合，更不能短时间内反复多次行肠切除肠吻合术。多次手术失败常导致患者发展至无法挽救的地步。

CD 因复发所致的肠瘘是至今未能解决的难题。CD 在诊断后的 25 年间几乎有一半以上的患者需要再次手术。循证医学证实，导致复发的因素是吸烟及被动吸烟。因此，患者及患者的伴侣应戒烟，避免主动及被动吸烟。建立良好的终生随访制度，监测病情的活动情况，及时调整用药。

（任建安　陈　军）

# 参 考 文 献

洪之武，任建安，刘颂，等，2019.克罗恩病合并肠瘘 273 例临床特征与预后分析 . 中国实用外科杂志，39（5）：492-496.

任建安，2007. 克罗恩病合并肠瘘的诊治与预防 . 中国实用外科杂志，27（3）：1-2.

任建安，2018. 中国克罗恩病并发肠瘘诊治的专家共识意见 . 中华胃肠外科杂志，21（12）：1337-1346.

闫冬升，任建安，韩刚，等，2013.肠内营养治疗克罗恩病并发管状外瘘探讨，中国实用外科杂志，33（1）：73-76.

Ren J，Liu S，Wang G，et al，2016. Laparoscopy improves clinical outcome of gastrointestinal fistula caused by Crohn's disease. J Surg Res，200（1）：110-116.

# 第（十）（四）章 克罗恩病并发腹腔感染及处理

腹腔感染是 CD 的外科并发症之一。腹腔感染包括腹腔内各脏器的感染，CD 并发腹膜后感染与腹壁感染也非常常见，所以在此加以说明。

CD 并发腹腔感染的最大特点是腹腔脓肿的形成，其次是由肠梗阻急性穿孔导致的弥漫性腹膜炎。CD 患者因肠梗阻、肠瘘行肠切除肠吻合术后，也会因发生肠吻合口瘘或肠修补口瘘而继发腹腔感染。术后手术部位感染（surgical site infection，SSI），特别是深层切口 SSI，也可延伸至腹腔，发展为腹腔感染。

前述 CD 并发腹腔感染既有其共性，也有其特性。治疗时，应针对导致腹腔感染的原因，采取相应的处理措施。感染导致的病理生理改变、CD 相关营养不良及免疫功能低下是每个并发腹腔感染的 CD 患者的共性。除了处理感染病因外，也应重视液体复苏与脏器功能支持。

## 第一节　克罗恩病并发腹腔脓肿

CD 的病变特点为透壁性病变，形成深达全层的裂隙样溃疡，这是其与 UC 最大的不同。文献表明，约 15% 的 IBD 无法区别是 CD 还是 UC。但如果患者发生肠瘘或腹腔感染，几乎可毫不犹豫地诊断为 CD。

CD 相关穿孔可分为两种类型：一种是位于溃疡部位，病变穿透全层后形成穿孔；另一种是在梗阻肠管近端相对健康的肠管发生穿孔。前一种穿孔类型多表现为腹腔脓肿（图 14-1），而后一种穿孔类型多表现为弥漫性腹膜炎。两者的表现与处理原则也不尽相同。CD 相关腹腔脓肿常见于回盲部周围，其次为病变肠管和吻合口周围。CD 并发腹腔脓肿可加重患者营养不良，使肠道病变复杂化，给内外科联合诊疗带来极大困难。

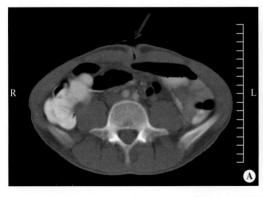 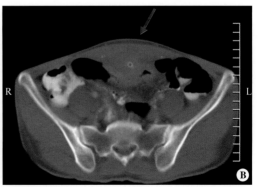

图 14-1　CD 并发腹腔脓肿

CD 并发腹膜脓肿常表现为腹膜后脓肿、右下腹部脓肿、臀大肌脓肿和腰大肌脓肿（图 14-2）。使用 B 超和 CT 等影像学技术，可帮助临床医师准确定位腹膜脓肿的位置。

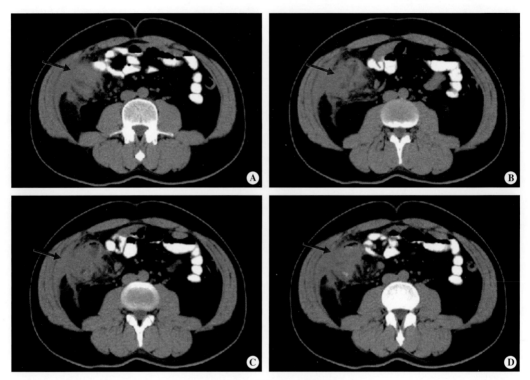

图 14-2　CD 并发右下腹部脓肿

## 一、临床表现

（一）临床症状

**1. 发热**　CD 并发腹腔脓肿均伴有不同程度的发热。初期表现为 38.5℃ 左右的低热，严重者表现为超过 39℃ 的持续高热。已明确诊断为 CD 的患者，需与疾病复发或病情进入活跃期鉴别；对尚未明确诊断为 CD 的患者，需与肠结核鉴别。腹部 CT 等影像学检查是明确 CD 并发腹腔脓肿最为有效的鉴别诊断方法。

**2. 腹痛**　并发腹腔脓肿的 CD 患者，表现为脓肿部位局部疼痛，并且约 1/3 的患者体格检查时，可在疼痛部位扪及包块。这种疼痛多为持续性隐痛，比肠梗阻导致的绞痛要轻得多，因此常难引起注意。当脓肿发展至皮下，脓肿部位出现针刺样疼痛才被患者所注意。腹膜后脓肿几乎无疼痛感；位于盆腔的脓肿，可经直肠指检扪及直肠壁外的波动感及压痛；部分深处的腹腔脓肿可能没有任何阳性腹部体征。由于 CD 相关腹腔脓肿是慢性炎症所致，腹膜刺激征可能不明显，仅 30% 的患者在体格检查时出现腹部反跳痛。

**3. 腹泻**　是 CD 最常见的症状。当发生盆腔脓肿或右下腹部脓肿发展至盆腔时，患者可出现里急后重感，此时腹泻症状可进一步加重。腹泻是 CD 持续存在的一个症状，询问患者有无腹泻及腹泻规律，有助于 CD 的诊断和鉴别诊断。

**4. 其他相关症状**　当腹腔脓肿累及周围组织器官时，患者可出现其他系统的症状：脓肿侵犯输尿管、膀胱，可出现尿路刺激或尿路梗阻症状；脓肿侵犯膈肌，可出现呼吸不畅、呃逆等症状；脓肿累及腰大肌，可出现腰痛、跛行等症状。

（二）临床体征

**1. 腹部皮肤红肿热痛**　是 CD 并发腹腔脓肿发展至腹壁脓肿最具特征的表现。部分末端回肠瘘或回结肠吻合口瘘与腹壁粘连，可使腹壁脓肿临床表现并不明显，而直接表现为腹壁脓肿。腹壁脓肿初期表现多为突出腹壁的包块，突出位置的皮肤发红发热，并伴有局部疼痛。腹壁脓肿形成早期可扪及质中偏硬的包块，后期扪之则有波动感。此时多为切开引流或穿刺引流的最佳时期。

**2. 腹部包块**　是 CD 并发腹腔脓肿最常见的体征，甚至是最初的体征。在脓肿早期，包块质中偏硬，固定，界限不清，可有压痛。脓肿发展至后期，包块表面质中偏软，若中间部位触及波动感，提示脓肿已至皮下。

腹部包块多见于右下腹，也可见于左下腹、臀部和会阴部。这可能与病变穿孔位置有关。回盲部或盲肠后壁的穿孔，多并发腹膜后脓肿，脓肿易向后、向下漫延。向后漫延，可至腰大肌和臀大肌，引起腰部和臀部的脓肿，早期表现为腰部或臀部的包块。脓肿向下漫延，可突破骶髂筋膜向会阴部漫延，形成炎性肿块，表现为会阴部包块。

当然，早期肛旁脓肿也可表现为会阴部包块，这需要与回肠和结肠穿孔所致的腹腔脓肿相鉴别。

**3. 皮下积气征**　CD 相关腹腔脓肿多由肠穿孔所致。肠腔内的气体可泄漏至脓腔，脓腔侵及皮肤或脓肿破裂时，气体可积于皮下，由此可扪及皮下气体，出现捻发音。

## 二、辅助检查

（一）实验室检查

**1. 白细胞计数**　CD 并发腹腔脓肿时，多伴有白细胞计数升高，一般在 $10 \times 10^9$/L 以上，同时伴有中性粒细胞升高。仅在重度营养不良或极重度感染时，才会伴有白细胞计数下降。当腹腔脓肿明确存在，而白细胞计数低于 $4 \times 10^9$/L，多提示感染严重，或免疫状态很差。这种情况多见于长期使用激素或免疫抑制剂的患者。此时如施行手术，应尽可能考虑遵循 DCS 原则。

**2. 降钙素原（PCT）**　由甲状腺滤泡旁细胞、C 细胞及肺和小肠的神经内分泌细胞分泌。正常人 PCT 浓度低于 0.01ng/ml。感染时，特别是肺部感染和腹腔感染，PCT 会升高，当伴有全身感染时，PCT 升高更为明显。PCT 在感染发生后 2～4h 升高，8～24h 达峰值，半衰期为 25～30h。

PCT 可用于协助判断是否并发腹腔脓肿。并发腹腔脓肿的 CD 患者 PCT 高于无腹腔脓肿的 CD 患者。值得注意的是，CD 患者并发腹腔脓肿时，PCT 虽有升高，但不会超过 5ng/ml，如 PCT 大于 5ng/ml 甚至超过 10ng/ml，多提示细菌入血并伴有脓毒症，宜高度重视。此时，须尽快进行感染源控制，以及液体复苏与脏器功能支持。

伴有肾功能障碍的 CD 患者，在同样的感染程度下，PCT 可能会更高。而经床旁连续肾脏替代治疗（continuous renal replacement therapy，CRRT）后，PCT 可能有所降低，但并不意味着感染减轻。

连续监测 PCT 变化对腹腔脓肿更有意义。如感染控制措施明确有效，PCT 可持续下降，少有波动。相比之下，白细胞计数与反应蛋白多有波动，难以满足外科医师对感染实时监控的要求。如 PCT 持续不降或略有下降，多提示感染源仍未控制。

**3. IL-6**　与 PCT 相比，在感染引起的炎性反应中，IL-6 具有反应更快、半衰期更短的特点，是感染等炎性反应最敏感的指标。但创伤、手术等非感染性炎性反应也会引起 IL-6 升高。因此，IL-6 特异性差。腹腔脓肿时，IL-6 多持续处于较高水平，脓肿引流及感染有效控制后，IL-6 多迅速下降。所以，IL-6 可作为反应脓肿引流是否有效的理想指标。

**4. 红细胞沉降率**　一般细菌感染并不伴有红细胞沉降率的明显升高，但活跃期 CD 患者均有红细胞沉降率明显升高。正是由于疾病活跃，病变穿透肠壁而引发腹腔脓肿，此时，多有红细胞沉降率升高。因此，检验红细胞沉降率有助于辨别脓肿是否由 CD 引发。

## （二）影像学检查

**1. CT**　目前，CT 是诊断 CD 并发腹腔脓肿最准确的影像学方法之一。CD 并发腹腔脓肿后，因腹腔炎症的存在，患者多伴有不同程度的梗阻症状（图 14-3）；CD 原发病变，如肠壁增厚与肠腔狭窄等，也可导致不全梗阻，以致肠腔积气。肠腔积气可影响 B 超的有效观察，而 CT 完全不受影响。因此，在腹腔深部脓肿和腹膜脓肿的诊断中，CT 明显优于 B 超。

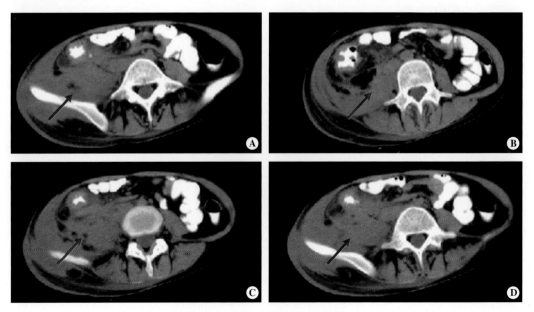

图 14-3　CD 并发右下腹部脓肿

　　CT 还可显示位于腹壁和后腹膜外等肠腔外的气体，有利于发现脓肿并发的肠瘘。如果检查前 2 ～ 3h 口服 3% 左右的泛影葡胺等水溶性造影剂来增强胃肠道，通过溢出肠腔的造影剂，可明确诊断 CD 并发肠瘘与腹腔脓肿的范围。

　　CT 对诊断 CD 并发肠膀胱瘘的优势也十分明显。如在普通的平扫 CT 检查中发现膀胱积气，多提示肠膀胱瘘的存在。此时，多伴有膀胱壁的局部增厚。在冠状面 CT 片上甚至可观察到增厚的膀胱壁、增厚的肠壁和与之相通的瘘管。当然，患者如有导尿管或穿刺导尿管，则需排除经导尿管进入膀胱的气体。

　　除了能够明确诊断腹腔脓肿外，腹部 CT 还可导引 PAD。在简易定位装置的帮助下，可精确定位穿刺部位、穿刺深度和穿刺角度。如穿刺不满意，还可即刻行 CT 扫描，调整穿刺的角度与深度。穿刺完成后，还可评价穿刺引流的效果，对穿刺管进行反复调整。完成腹腔脓肿穿刺引流后，应每周对引流效果进行评价，及时调整、更换引流管道。脓腔引流 1 周左右，部分病例可能伴有复杂的瘘管或窦道，这时除了进行持续 24h 的双套管冲洗引流，还可进行每天 2 ～ 3 次的脓腔冲洗。

　　**2. B 超**　　超声检查也可用于腹腔脓肿的诊断及可观察肠道炎症情况。与 CT 相比，B 超检查具有简单易行、可床旁操作的特点。唯一不足就是受肠道气体影响，难以发现腹腔深部脓肿。肠道超声可发现病变肠管肠壁增厚、血供丰富，并对腹腔脓肿具有很好的诊断精确性。B 超可检测脓肿的位置、大小和脓腔内液体量。如有气体反射影，则提示存在慢性穿孔或肠瘘。B 超还可定位脓肿穿刺部位，指导经皮脓肿穿刺与置管引流。通过 B 超连续观察，还可了解脓肿的治疗效果。在超声诊断腹腔脓肿过程中，需与蜂窝织炎相鉴别。蜂窝织炎超声表现为边界模糊的低回声团，其周边被稍高回声的脂肪系膜包绕；腹腔脓肿表现为形态不规则，内部回声不均一的包裹性、液性无回声区。

　　**3. MRI**　　与 CT 检查类似，优点是没有电离辐射，并且其在鉴别肠道炎症性或纤维性狭窄方面的价值更大。但 MRI 成像过程需患者充分配合，否则成像质量差，影响影像学判断。MRI 可发现 CD 常见病变：肠壁增厚、肠腔扩张及腹腔内积液积气。腹腔脓肿 MRI 的特征性表现是脓腔壁增厚和脓腔内积液积气。MRI 在描述会阴部病变时，对脓肿与瘘管的诊断更为准确。

# 三、处理治疗

## （一）非手术治疗

　　CD 相关腹腔脓肿多由肠瘘引起。在明确腹腔脓肿后，特别是腹腔脓肿形成期，腹壁脓肿还没有出现波动感，CT 或 B 超显示脓肿尚未完全液化时，多采取非手术治疗。具体治疗措施包括禁食与胃肠减压、抗感染药物治疗等。

　　**1. 禁食与胃肠减压**　　为减少肠液外溢，以及其对肠外组织的消化腐蚀，腹腔脓肿进一步扩大，应予以患者禁食及胃肠减压，经胃抽出部分肠液。如经济状况允许，还可加用生长抑素或生长抑素类似物，以进一步减少肠液分泌。

　　**2. 抗感染药物**　　CD 患者一旦确诊并发腹腔脓肿，应立即开始抗感染治疗。CD 引起的腹腔脓肿，其致病菌多为肠杆菌科细菌与厌氧菌，因此可选择针对革兰氏阴性菌的三代或四代头孢菌素。针对厌氧菌可选择甲硝唑、奥硝唑等。腹腔脓肿常见的感染细菌为大肠埃希菌、肺炎克雷伯菌、屎肠球菌等。如可获得脓液标本，则在使用抗生素前可行细菌培养与药敏试验。获得细菌培养结果后，可根据培养结果调整抗感染药物。如无法获取脓液行细菌培养与药敏试验，可经验性选取覆盖革兰氏阴性细菌和厌氧菌的广谱抗生素，如氟喹诺酮或加用咪唑类抗生素（甲硝唑）。

单独应用抗生素治疗腹腔脓肿易导致脓肿复发，复发率为 37% ～ 50%。因此，单独使用抗生素只适用于脓肿较小及蜂窝织炎等状况。对一般患者单独使用抗生素易引起病情延误、抗生素耐药、肠道菌群失调等问题。目前关于抗感染治疗的持续时间尚不清楚，可依据治疗反应和脓肿引流效果进行综合判定。对于引流较充分的患者，抗生素应用至少 3 ～ 7 天；对于引流不充分或引流 3 ～ 5 天临床症状仍无改善的患者，应延长抗生素使用时间，并重新进行疾病评估；对于每天引流液大于 50ml 的患者，即使既往影像学评估未发现瘘管，也需重新评估，排除瘘管形成的可能。

**3. 改善凝血功能**　CD 病变多位于末端回肠，而末端回肠是维生素 K 吸收的主要场所。维生素 K 又是肝脏合成 II、VII、IX 和 X 因子的关键物质。因此，CD 患者多并发不同程度的凝血机制障碍。诊断 CD 时，凝血机制障碍也是提示 CD 的重要指标之一。

在明确 CD 并发腹腔脓肿的诊断后，应检查患者的凝血功能。维生素 K 缺乏导致的凝血因子合成不足可引起 PT 和 INR 高于正常水平。此时，应及时皮下注射或经静脉补充维生素 K，剂量一般在 20mg/d 以下。

考虑到 CD 患者多伴有营养不良及需要长期注射维生素 K，为减少反复局部注射引起的不适与感染，维生素 K 可与肠外营养液一起补充。需要指出的是，TPN 时给予的脂溶性维生素仅仅是每天所需要的生理剂量，远远不能满足纠正凝血机制障碍的要求，因此需要额外补充。

**4. 纠正贫血**　回肠也是维生素 $B_{12}$ 吸收的场所。CD 患者由于回肠病变，维生素 $B_{12}$ 吸收障碍，进而引起大细胞低色素性贫血。如患者同时并发溃疡创面慢性出血，更会加重贫血症状，此时多表现血细胞比容正常的贫血或小细胞低色素性贫血。根据红细胞的大小，可以大致判断贫血的原因。

贫血的纠正可通过补充维生素 $B_{12}$ 和铁剂实现，还可尝试注射红细胞生成素以促进红细胞的生成。对于需紧急手术、血红蛋白 < 70g/L 的 CD 患者，可考虑输血。

**5. 营养支持**　营养不良是 IBD 最常见的并发症，伴有瘘管形成的 CD 患者，营养不良发生率更高。对于合并营养不良的患者，要根据胃肠道功能和治疗目的，选择营养支持方式。如胃肠道并发梗阻，或为了控制肠液漏出量，或为了促进脓肿缩小吸收，可考虑选择 TPN。如为不全梗阻，PN 已应用较长时间，可选择 PN 联合 EN 的支持方式。

营养支持是治疗 CD 并发腹腔脓肿的基石，尤其是 EN，不仅起营养支持作用，还有疾病治疗作用。EN 是目前内科治疗 CD 并发腹腔脓肿的保证，如患者肠道功能正常，脓肿完全消失，也可选择 EEN。营养支持的目的一是促进脓肿吸收，二是纠正营养不良，为手术做准备。CD 缓解期患者每天需求总能量与普通人群相似，25 ～ 30kcal/（kg·d）（1kcal=4.184kJ），而活动期 CD 患者的能量需求增加为 8% ～ 10%；发热患者体温每升高 1℃，能量增加 10% ～ 15%；并发脓毒症时，能量增加约 20%。内瘘形成早期可采用 PN，但应尽早转为 EN；若不能顺利过渡到 EN，也建议充分利用有功能的部分肠段进行营养治疗。

**6. 生长抑素**　为了减少肠液的外溢，以及其对脓腔和附近组织的消化腐蚀，可加用生长抑素，以减少肠液的分泌。生长抑素可通过微量泵静脉持续泵入，也可经皮下给予。由于生长抑素在减少肠液的同时，也可抑制肠道蠕动，从而不宜同时给予 EN。当感染得以控制，准备恢复 EN 时，也应在彻底停止生长抑素约 8h 后再恢复。

## （二）手术治疗

**1. 手术治疗策略**　保守治疗无效后，需考虑手术治疗。CD 并发腹腔脓肿的手术主要是感染源控制措施，因此应遵循 DCS 原则和适时介入原则，来决定是选择转流还是引流感染源。必须明确的是，并发腹腔脓肿的患者多同时合并有营养不良和免疫功能低下，此时以完成感染源的引流为主要目的，不能急于进行肠瘘切除和肠吻合术等确定性手术。应选择手术范围小和全身应激小的手术方式。在决定手术方法时，一般应按以下顺序选择，即经皮脓肿切开引流、经皮脓肿穿刺引流（percutaneous abscess drainage，PAD）、开腹引流和回肠造口。

不主张在引流脓肿的同时进行任何附加手术，如行空肠造口和阑尾切除术。此类 CD 患者多合并营养不良，若此时行空肠造口，扩大手术范围，切开的腹腔脓肿也会污染腹腔其他部位，加之肠管炎性水肿，无论是荷包缝合、隧道包埋还是腹壁悬吊都很难满意，使得空肠造口发生空肠造口旁瘘的风险明显增加。

空肠造口旁瘘可引起继发的腹腔感染与出血。同时由于肠道一头一尾出现瘘口，肠内营养的实施反而更加困难，后期再次手术重建的难度也加大，手术等待的时间也会更长。目前，胃镜辅助或 X 线辅助的鼻肠管放置已非常容易，且大多数患者可通过鼻胃管实施 EN，因此术中完全没有必要再行空肠造口。

**2. 经皮切开脓肿引流**　当脓肿形成时，可扪及波动感时，且通过 B 超或 CT 明确脓肿接近体表时，可考虑行脓肿切开引流。脓肿切开引流前，应有正式的术前谈话，提醒患者几乎所有的 CD 并发的腹腔脓肿都是由肠瘘引起。这样，在脓肿切开引流后，患者及其家人可提前做好心理准备，可避免引流管流出肠液时的惊慌及由此产生的医患纠纷。

对于腹壁脓肿，应尽可能在切开引流前明确其原因，了解有无腹泻和肛旁脓肿史，要进行腹壁 CT 检查，了解腹壁脓肿与腹腔肠管的关系。腹壁脓肿引流多采用局部麻醉的方式。引流前可试穿刺，同时获取脓液标本以行细菌培养和药敏试验。细菌培养最好同时行厌氧菌与普通细菌培养。脓肿切开后，仅行简单清创，去除已明确的脱落坏死组织，吸尽脓液。如有出血，可放置油纱适度填充脓腔。如无明显出血，可直接放置引流管。引流管最好选择负压冲洗引流套管以持续冲洗引流。如无双套管，可放置口径较粗的乳胶管。引流术后 7 天左右，如有肠液外溢，可考虑行瘘管造影影像学检查，了解有无肠瘘、肠瘘的部位和肠瘘的引流情况。

**3. B 超或 CT 导引的脓肿穿刺引流**　当 CD 并发的脓肿位于腹膜后或腹腔内时，普通的经皮脓肿切开引流无法满足脓肿的需要，可考虑在 B 超或 CT 的导引下行脓肿穿刺引流（图 14-4）。

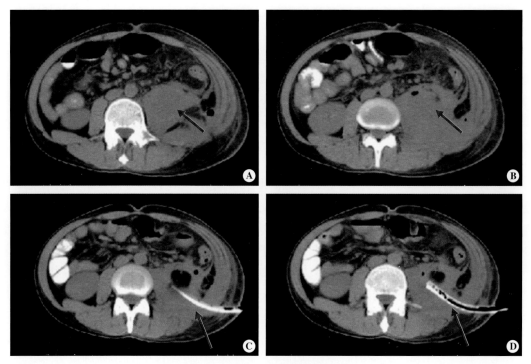

图 14-4　CT 导引下的脓肿穿刺引流

A、B 为穿刺前，C、D 为穿刺后

（1）适应证：适用于腹膜后、腹腔内已成熟的脓肿；手术后 2 周至 3 个月内无法进入腹腔的脓肿；重度营养不良或伴脏器功能障碍的脓肿患者。

（2）穿刺导管的选择：选择直径 12mm 的 Trocar，直径在 1cm 内的双套管主管，如脓肿较小或穿刺可能伤及肠管，也可选用直径为 5mm 的 Trocar，放置细的或微型双套管。

如脓肿穿刺引流路径需经过重大血管、肠管或经肠袢间，可选用直径较细的单腔引流管，以后再择机更换成小型或微型双套管。

不宜选用腔静脉穿刺管进行脓腔穿刺引流，因脓液稠厚或脓液内坏死组织极易堵塞导管，导致引流不畅，以及脓液沿管道外周渗入腹壁各层组织，并向腹壁皮下各层组织扩散，引起皮肤软组织感染，严重者可并发坏死性筋膜炎，增加死亡风险。也不宜使用尖端弯曲的引流管即临床俗称的"猪尾巴管"引流腹腔脓肿。此类管道虽较腔静脉穿刺管粗，早期引流效果较好，但后期如不更换，会在脓腔内形成弯曲复杂的瘘管，影响肠瘘的纤维蛋白胶封堵与肠瘘自行愈合。

无论何种引流管，一旦发现引流液经引流管管周流出，均提示引流管不通畅，应立即更换。在放置引流管的前 7 天内，因通向脓腔的窦道或瘘管尚未形成，不需更换引流管，除非管道不通畅，需强行换管。一般在引流管放置 7 天就可更换引流管，更换的引流管可为原放置的同类型引流管或为能够负压冲洗引流的双套管。引流管使用 7 天一定要更换。有些患者在穿刺引流后出现短暂体温恢复正常，三五天后再次发热，多由引流管引流不畅所致。

（3）B超或CT定位：穿刺前，需再次经B超或腹部CT定位。如病情较重，不宜搬动，或前期检查确定脓肿位于体表，可以选择床旁B超定位。如担心穿刺误伤血管，还可借助多普勒超声了解血管走行，设计穿刺点与穿刺角度。

如脓肿位于腹膜后或腹腔深处，则以选择腹部CT为佳。一般需要进行3次CT扫描。将不透X线的线条纵横各间隔1cm固定于网片上，将此网片放置于穿刺区，用于辅助定位。先行第一次CT扫描，观察脓肿的部位、深度，根据网片定位CT穿刺的部位与角度，标记穿刺点。

（4）穿刺与引流管的放置：对穿刺点进行局部消毒，注射局部麻醉药。根据术前选用的Trocar的粗细，切开皮肤，长约1.2cm或0.5cm，先使用7号心包穿刺针进行穿刺，证实穿刺角度与深度，获得脓液标本后行细菌培养与药敏试验。

选择相应的Trocar以同样角度与深度穿刺脓肿。有时脓肿壁较厚，不易穿透，可带穿刺管再行CT检查，测量穿刺管尖距脓腔的距离。扫描后再行最后穿刺突破，进入脓腔后，拔出管芯，脓液可能随之流出，不急于吸尽脓液，而是趁势将双套管经Trocar放入脓腔。确定双套管放入脓腔后，将Trocar拔出，同时将双套管向前略推，防止其随Trocar一同拔出。

于双套管内置入内吸管，吸尽脓液。经冲洗管注入少量生理盐水，证实冲洗吸引通畅后，于管周缝线固定双套管与内吸管。最后可行腹部CT扫描，了解脓腔穿刺后是否缩小或消失，观察引流管所在位置。必要时，当场调整。

**4. 开腹引流与肠造口** 对于位于腹膜后、肠袢间或因技术原因无法完成经皮脓肿穿刺引流的腹腔脓肿，可选择开腹引流的方法。对于经皮脓肿引流难以控制的感染症状，也可考虑开腹引流控制。在开腹引流时，可考虑行肠瘘部位近端肠管的单腔造口术。

回结肠吻合口瘘伴脓肿形成及回盲部瘘伴脓肿形成在CD患者中最常见。这时多选择脓腔引流与近端回肠造口的方式。如为乙状结肠伴脓腔，或回结肠乙状结肠内瘘伴脓腔，考虑以后还纳肠管时结肠多个吻合口的难题，也可做回肠造口。回肠造口的肠段应紧邻病变。如回盲部无病变，回肠造口的部位应距盲肠稍远些。这样，二次手术还纳时可保留重要的回盲瓣。

应结合术前腹部CT检查选择开腹引流切口。若明确仅做引流术，不做肠造口，可于脓肿表面做切口引流脓腔。但这类手术多已被PAD替代，目前开腹引流手术的目的多为引流与肠造口兼而有之，因此腹部切口应避免直接对着脓肿。可选择离脓腔体表投影约5cm之外的部位，同时避免有炎症的腹壁组织，以防术后切口感染，防止造口失败。进入腹腔后，可先通过细针穿刺明确脓肿所在部位，同时在无氧状态下获得脓液，可分别行需氧与厌氧细菌培养与药敏试验。

证实脓腔位置后，可通过血管钳、电刀或超声刀打开脓腔，吸尽脓液，取出明显松动脱落的坏死组织。操作时，应避免对脓腔组织生牵硬拉，不必追求彻底清创，以减少可能的出血。于脓腔内置双套管，明确冲洗管与引流管通畅后，将双套管经切口外侧另行戳口引出并妥善固定。

脓肿引流后，需考虑是否行肠造口。这一决定需在术前讨论时就要明确。如患者感染较重、感染灶不能一次清除、伴有重度营养不良且急需恢复肠内营养，就应考虑肠造口。

肠造口均为近端单腔造口，要避免行回肠或结肠的双腔吊置造口，因为这种方法虽然在技术上易于完成，但无法彻底转流肠液，导致仍有部分肠液进入腹腔，使得感染症状持续。

如脓肿引流较好，本次手术目的仅是肠造口，考虑到以后还要还纳肠造口，可将造口直接经切口引出，这样可减少再次手术时腹壁多个切口的不足。如腹部切口为探查切口且较长，患者伴有严重营养不良、组织愈合能力较差，则应在腹壁切口外另行切开腹壁引出。也可先使用腹腔镜行腹腔脓肿引流术与肠造口术。可先使用腹腔镜进行腹腔探查，了解脓肿的部位及肠管粘连的情况，明确肠造口肠段，使用超声刀离断造口段肠管的系膜血管，离断缝闭肠管。撤除腹腔镜后，在拟造口部位切开腹壁，远端肠管行插管造口，以备术后感染控制及肠瘘愈合后的肠液回输。插管造口的导管可于切口外另行戳口引出并妥善固定。将近端拟造口肠管经腹壁切口拖出造口处，固定肠管浆膜层与切口腹直肌前鞘。再切去残端缝合钉缝合处，将肠造口肠壁全层与切口皮肤缝合固定。

# 第二节　穿孔与弥漫性腹膜炎

CD 病变肠管，特别是位于腹腔的游离小肠，因急性病变，溃疡穿透肠壁全层可引起肠液外溢至腹腔，导致弥漫性腹膜炎。完全梗阻的肠管，因肠液不断分泌，使得近端肠管肠腔压力增大，最终导致病变近端肠管穿孔。对于不全梗阻的肠管，也可因短期内进食大量食物，进食块状或易于结块的食物，从而诱发完全肠梗阻，严重者也可诱发穿孔，导致弥漫性腹膜炎的发生。

## 一、临床表现

（一）症状

对已确诊的 CD 患者，若突发剧烈腹痛并伴压痛与反跳痛，多怀疑肠穿孔伴弥漫性腹膜炎。而对于 CD 诊断不明而以弥漫性腹膜炎就诊者，则应注意鉴别是否为 CD 并发肠穿孔与腹膜炎。应仔细询问有无慢性腹痛、反复腹泻和低热等 CD 特异性症状。

**1. 腹痛**　多表现为慢性腹痛基础上的突发针刺样腹痛，早期可局限于右下腹或下腹部穿孔部位，之后迅速扩展至全腹。如有梗阻，患者可伴有阵发性绞痛。

**2. 恶心、呕吐**　如穿孔前已有不全梗阻，患者可有恶心呕吐症状。穿孔后，肠液外溢，肠浆膜层受刺激，肠管出现麻痹性肠梗阻，患者可出现频繁呕吐。呕吐物多为肠内容物。

**3. 腹泻与里急后重感**　发病前即有顽固性腹泻，多提示患者可能为 CD。腹痛突然加重后，患者虽有恶心、呕吐等梗阻表现，但仍表现腹泻加重，腹泻量虽不多，但有解不尽之感，甚至有里急后重的现象，这是盆腔底部浆膜层受肠液刺激的结果。

（二）体征

**1. 全身性炎症反应综合征（systemic inflammatory response syndrome，SIRS）**　是 CD 穿孔伴弥漫性腹膜炎的典型症状。在腹痛加重的同时，患者迅速出现呼吸急速、心率增快、血压下降和发热等表现，这是穿孔后肠液进入腹腔，肠液内的细菌毒素吸收入血所致。

**2. 发热**　穿孔后可迅速出现持续高热，体温多在39℃以上。感染极为严重者，可表现为体温正常甚至体温低下。

**3. 压痛与反跳痛**　腹部表现为压痛、反跳痛及板状腹等腹膜炎典型体征。压痛最明显处多为肠穿孔的体表投影位置。

**4. 腹部包块**　是CD穿孔伴弥漫性腹膜炎的特殊体征。包块质中偏硬，为肠壁炎性增厚的肠管或因慢性炎性反应相互粘连的肠管。

## 二、辅助检查

### （一）腹腔穿刺

对怀疑有肠穿孔所致的弥漫性腹膜炎的CD患者，可于麦氏点或反麦氏点进行腹腔穿刺，如抽出黄色或黄绿色肠液样液体，即可迅速明确为肠穿孔。CD患者营养不良及低蛋白血症引起的腹水，会稀释漏出的肠液，使得肠液和腹水难以鉴别。这时可检测穿刺液的淀粉酶与脂肪酶含量，如其浓度明显高于血液，即可确认为肠液，以及诊断CD患者发生肠穿孔所致的弥漫性腹膜炎。

如伴有肠梗阻，腹部浊音区不明显，可在B超导引下对液性暗区进行穿刺，这种方式可提高穿刺的准确性，避免损伤肠管。

### （二）实验室检查

穿孔伴弥漫性腹膜炎的患者，血白细胞计数可迅速升高至$10\times10^9/L$以上，并持续升高，最高可超过$30\times10^9/L$。穿孔较久伴严重感染时，也可出现血白细胞计数低于$4\times10^9/L$的情况，这多提示感染严重，预后不良。

### （三）影像学检查

**1. 腹部平片**　发现膈下游离气体是诊断肠穿孔最为明确的证据。但需与腹部手术后的患者仔细鉴别。

**2. B超**　可发现腹腔积液积气征。注意观察左下腹、右下腹、盆腔、膈下和肝肾隐窝处有无积液积气。配合腹腔穿刺，可提高肠穿孔诊断的准确性。

**3. 腹部CT**　对诊断肠穿孔最为准确。考虑此类患者因感染和梗阻多有液体不足甚至肾功能障碍，选择静脉增强CT，有可能导致肾功能进一步损害，因此选择单纯腹部平扫即可。如梗阻不明显，穿孔症状不确切，也可考虑口服3%的泛影葡胺800～1000ml进行胃肠道增强，如发现造影剂溢出肠腔，即可明确肠穿孔。

## 三、处理

针对CD并发的弥漫性腹膜炎，其基本原则是立即手术治疗。手术的目的是切除穿孔肠段、清除坏死组织、转流感染源（肠液）、引流残余感染。

由于 CD 病变为透壁性病变，穿孔仅是病变最重部位，穿孔周围组织均为炎性瘢痕组织，穿孔修补难以成功，故需行穿孔肠段切除术。如穿孔为梗阻近端肠管穿孔，由于梗阻没能解除，仅行穿孔修补无法缓解近端肠管压力，故也应行穿孔及梗阻肠段的肠管切除术。

在切除病变肠段后，可根据 CD 患者的营养状况、脏器功能、是否使用免疫抑制剂及腹腔污染程度，决定是否行肠管吻合术。如存在 CD 患者营养状况较差、肾肺等脏器功能障碍、穿孔时间大于 12h、腹腔污染严重及长期使用激素等情况，应考虑近端肠管造口术，远端肠管封闭。同时应对远端肠管行插管造口术，以备术后肠道功能恢复后，将近端肠液收集回输，以减少术后肠液丢失过多。这也是为了最大程度地利用残存的消化吸收功能，减轻远端肠管的失用性萎缩。

### （一）开腹冲洗引流术

术前应通过查体、CT 和既往造影检查初步判断可能的穿孔部位，进而选择最佳切口。回盲部肠管和末端回肠穿孔较多，一般采用下腹右侧经腹直肌切口。怀疑其他部位肠穿孔，则可采用下腹腹正中切口。术中根据探查情况决定是否向上或向下延长切口。

进入腹腔后，先取腹腔内脓液进行细菌培养与药敏试验。如一进入腹腔就发现穿孔肠管，则可通过穿孔缝合或近端肠管肠钳夹闭的方法，阻断肠腔内容物进一步流入腹腔。在行广泛腹腔探查前，一定要吸尽肠液与脓液，以减少细菌毒素的吸收。如腹腔内污染严重，可先行腹腔冲洗，边冲洗边探查。

腹腔冲洗可选用接近体温的生理盐水，可予以 400ml/kg 冲洗量。整个手术过程中可分为探查过程中的腹腔冲洗、控制穿孔肠液漏出后的腹腔冲洗和手术完毕关腹前的腹腔冲洗。前两次冲洗以减少腹腔内污染物为目的，最后一次冲洗以完全冲净腹腔为标准，即冲洗液要非常清亮，才能缝合切口，关闭腹腔。否则，只能采用腹腔开放疗法。

### （二）穿孔肠段切除术

对穿孔的肠管可采用肠切除肠吻合术，如腹腔炎症较重或伴有明显的全身感染，也可将病变肠管切除，将远近端肠管拖出造口。为了减轻术后局部伤口的护理量，也可采用经切口的近端肠管造口，远端插管造口，造口的插管可于切口外腹壁戳孔引出。待术后肠道功能恢复后，可鼻饲肠内营养，并收集近端造口排出的肠液与营养混合液，再经远端造口管回输至远端肠管。

### （三）腹腔开放疗法

CD 并发腹腔感染如出现下列情况，可考虑腹腔开放疗法。

（1）肠管高度水肿，技术上无法关闭腹腔或估计强行关闭后腹壁切口会裂开。

（2）腹内压（intra-abdominal pressure，IAP）大于 20mmHg，且伴有肾功能或呼吸功能障碍，即出现腹腔间隙综合征（abdominal compartment syndrome，ACS）。

（3）腹腔污染严重，一次开腹冲洗引流术无法清除感染坏死组织。

（4）同时伴有出血，通过纱布填塞止血。

（5）术后切口裂开。

腹腔开放后，可有效降低 IAP，改善腹腔内脏血流，特别是改善肾功能和呼吸功能。腹腔开放可早期发现肠瘘、出血等并发症，也利于床旁清创与止血等操作的进行。腹腔开放疗法是治疗严重腹腔感染的一项突破性进展，几乎是治疗严重腹腔感染的最后一项选择。笔者将腹腔开放疗法应用于 CD 并发严重腹腔感染的患者，也取得了较好的效果。

腹腔开放后可按早期、中期和后期三个阶段进行处理。在腹腔开放的早期，主要是降低 IAP、清除残余感染和控制出血。裸露的创面可用盐水纱布覆盖，并加盖聚丙烯网片，网片可裁剪成与开放创面一致的大小，并将其缝合固定于切口边缘以防止开放创面无限制扩大和切口回缩，致使后期腹壁重建难度增加。也可使用负压辅助的腹腔关闭（vacuum-assisted closure，VAC）装置。既可购买商用成套装置，也可自制负压辅助半闭装置。这里介绍一个在临床上常用的"三明治"负压辅助临时关腹装置。先在裸露创面的表面覆盖一层纱布垫，在纱布垫上放置 1～3 根双套管，再在双套管上覆盖一层纱布垫。选择一个大过纱布垫 1/3 的手术贴膜，将纱布垫固定于裸露创面与腹部。将双套管接通负压后即成为一个自制的 VAC 装置。

前述这些装置也可称为腹腔开放的临时关腹措施（temporary abdominal closure，TAC）。当决定行腹腔开放疗法，既无大的聚丙烯网片，又无 VAC 装置，也可使用无菌输液袋，将其剪开，覆盖并固定于开放的创面上，这也是早年腹腔开放时最常选用的 TAC 技术。这种透明塑料袋的最大好处是可以减少创面水分蒸发，便于观察，但其抗张强度和引流效果不及聚丙烯网等 TAC 技术。

腹腔开放早期 TAC 的一个变通措施是只缝皮闭腹法（skin only）。针对腹腔压力较大，全层切口缝合会进一步增加 IAP，或全层切口根本无法拉拢等情况，可考虑只缝合切口的皮肤将腹腔关闭。此法最大的好处是既有效降低 IAP 及术后护理强度，又避免腹腔开放后肠空气瘘的发生。此法也会导致腹壁缺损，但可在患者一般情况改善后再行腹壁重建。这种腹壁缺损是术者治疗计划的一部分，故也称有计划的腹壁切口疝（planed ventral hernia）。

在控制腹腔感染，改善 MODS 后，可考虑封闭腹腔。此时，进入腹腔开放的中期阶段。腹腔的关闭方式有两种选择，一种是缝闭全层腹壁切口，关闭腹腔。此法一般在术后 2 周左右可达成，故也称术后延期全层关腹。这一方法在创伤术后患者较易实现，但在严重腹腔感染患者较难实施。多数 CD 患者在腹腔感染控制后，已超过延期全层关腹的最佳时间，裸露创面多已形成肉芽，肠管表面与切口边缘相粘连，肠管间的粘连也无法分离。强行分离有可能造成肠破裂与肠瘘。此时，应选择另一种方式，即创面植皮。可取头皮的刃厚皮片，剪成大小如 1cm 的皮片覆盖在创面上，一般 7 天左右即可完全成活，达到封闭腹腔开放创面，恢复肠道生理功能的目的，这对恢复 EN 十分重要。一般腹腔开放疗法要想成功实施，多需将开放创面进行有效封闭。

（四）术后处理

**1. 术后常见并发症的处理**　吻合口瘘和腹腔感染是 CD 并发腹腔感染术后最常见的并

发症。术后吻合口瘘引起的急性腹膜炎，通常病死率较高，在高龄及病变部位未切除患者中更高。在能够充分引流的情况下，可选择性将被动引流更换为主动负压引流，保持引流通畅及在营养支持后部分瘘能够获得自愈。无法充分引流的腹腔感染，需尽早行二次手术，彻底清洗腹腔，充分引流，切除病变肠管，行近端肠管腹壁造口术。二次手术时机越早，术后出现肠管残端瘘的可能性越小，距离确定性手术（造口还纳手术）的时间就越短。手术时机的延误往往会导致诸多问题，如肠道炎症引起粘连增加二次手术的难度、感染状态加剧导致 MODS、肠管系膜高度水肿增加造口难度及术后造口旁瘘的发生等。所以对怀疑有吻合口瘘的患者，需及时通过影像学等检查手段做出诊断，一旦确诊，应尽快行脓腔引流或开腹手术，切除病灶，去除感染源。

**2. 术后复发的预防**　吸烟、阑尾切除、回肠型与空肠以上型 CD、急诊手术、术后维持治疗等影响 CD 术后复发。

（1）戒烟：能有效减少 CD 术后复发及延迟复发时间。

（2）预防性治疗的原则：原则上，所有的 CD 患者术后都应该进行预防性治疗。有复发高危因素的 CD 患者更应该积极进行预防性治疗。对某些复发风险低及无症状的患者，可不给予预防性治疗。

（3）预防性治疗的时间：术后 2 周即应开始预防性治疗。预防性治疗的持续时间应不少于 2 年。

（4）预防性治疗方案的选择：预防性治疗方案取决于患者术后疾病的活动状态。如果手术已切除全部病灶，剩余消化道完全正常，则按缓解期 CD 进行维持缓解治疗，如维持性使用 AZA/6-MP 等。如果手术只是切除主要病灶，剩余的消化道仍然有活动性病灶，则按活动期 CD 的治疗方案进行诱导缓解治疗。

预防性治疗 CD 手术后复发的常用药物如下。

（1）抗生素：甲硝唑等咪唑类抗生素对预防 CD 术后复发有效，但由于长期治疗不良反应较大，临床上较少使用。

（2）5-ASA：部分临床研究显示 5-ASA 可使 CD 术后复发率降低，但有更多的资料表明美沙拉嗪的作用有限，与安慰剂相似。

（3）嘌呤类：AZA 和 6-MP 可降低 CD 术后复发风险，尤其是合并高危因素的 CD，嘌呤类是预防 CD 术后复发最常用的药物。

（4）生物制剂：英夫利西单抗可预防 CD 术后复发。但应权衡长期应用英夫利西单抗的利与弊。

（5）其他：目前尚无证据显示 IL-10、益生菌及合生素等对预防 CD 患者术后复发有效。

## 第三节　脓毒症与复苏

脓毒症是手术的严重并发症，发生率约为 3.5%。外科脓毒症手术患者的病死率高达 20.2%。在严重脓毒症或脓毒性休克患者中，腹腔病变患者占 22%，这些患者通常需要进行手术干预。

对于 CD 并发脓毒症患者，液体复苏可以增加有效循环血容量，保证有效的心排血量和器官灌注，改善组织缺氧和预后。脓毒症与感染性休克治疗国际指南（2016）推荐对脓毒症患者进行液体冲击实验，并维持液体复苏以改善血流动力学。CD 并发脓毒症患者的液体复苏同普通脓毒症患者。

## 一、脓毒症概述

脓毒症指感染且合并 SIRS。具备以下任何两项指标即可诊断为 SIRS：①体温＞ 38℃ 或＜ 36℃；②心率＞ 90 次 / 分；③呼吸频率＞ 20 次 / 分或过度通气 $PaCO_2$ ＜ 32mmHg （1mmHg=0.133kPa）；④白细胞＞ $12\times10^9$/L 或＜ $4\times10^9$/L 或幼粒细胞＞ 10%。SIRS 还可由创伤、烧伤和胰腺炎等非感染性应激因素引起。只有在具备了感染证据时才能诊断为脓毒症。重症脓毒症是指伴有脏器功能障碍的脓毒症，这些器官功能障碍包括低血压、低氧血症、少尿、代谢性酸中毒与血小板减少。脓毒症休克是指尽管进行了合理的体液复苏，但仍伴有休克和组织低灌注的重症脓毒症。脓毒症、重症脓毒症和脓毒症休克的死亡率分别为 20%、40% 和 60%。

## 二、复苏液体及血管活性药物

### （一）晶体液

晶体液具有分布快、分布容积大，代谢快，组成成分与血浆相近，易于维持电解质平衡的优点，是脓毒症治疗中首选的复苏液体。晶体液包括葡萄糖注射液、果糖注射液、生理盐水、乳酸林格液和高渗氯化钠注射液。晶体液的最大优点是可以随时获得，但也会由此导致过度输注增加液体负荷的副作用。

生理盐水是脓毒症患者常用的复苏液体，超过 70% 的急诊科医师通常将生理盐水作为脓毒症复苏首选液体，但生理盐水中氯离子浓度较高，大量输注生理盐水可引起组织水肿和高氯性酸中毒。目前国际指南推荐使用生理盐水对脓毒症患者进行液体复苏。考虑到高氯血症会引起肾血管收缩、肾小球滤过率降低及肾灌注减少，从而造成水钠潴留，因此，应根据患者病情限制生理盐水输注。

乳酸林格液是一种含有乳酸盐的等渗电解质溶液，其电解质浓度、渗透压、pH 等与细胞外液比较接近，而氯离子浓度与血浆中氯的含量相近，所以大量输注不会引起高氯性酸中毒，对于肾损伤的患者比较常用。使用乳酸林格液能减轻脓毒症患者机体炎症反应，但乳酸林格液中乳酸浓度为 29mmol/L，短期大量输注时会迅速增加血乳酸水平，从而干扰对组织缺氧严重程度的正确判断，在这种情况下，可替代性地选择醋酸林格液。

醋酸林格液是含有醋酸盐的林格液，醋酸盐浓度为 27mmol/L。醋酸林格液能迅速并持久地维持血浆电解质酸碱平衡，且有利于终末器官血流灌注，减少肾损伤。但醋酸林格液较昂贵，目前的临床研究多基于乳酸林格液和生理盐水之间的比较，尚缺乏醋酸林格液改善患者预后的大样本研究。

## （二）胶体液

由于晶体液的扩容能力差，持续时间较短，大量使用会引起组织水肿及稀释性低蛋白血症等。而胶体液不易穿过细胞膜，多滞留于血管内，因此理论上其能减少晶体液过多输注引起的副作用。可供脓毒症治疗的天然胶体包括血浆与白蛋白。

血浆和白蛋白可有效提高胶体渗透压。在感染的情况下，白蛋白在体内的分布半衰期明显缩短，最短仅有 1 天。大量白蛋白漏出血管外，成为后期组织水肿的因素之一。血浆白蛋白浓度很低，提高胶体渗透压的能力很小。资源有限、价格高更限制了白蛋白与血浆的使用。但白蛋白还有携带药物，参与体内各种物质代谢的能力，故在白蛋白浓度 < 30g/L 时还应积极输注。血细胞比容过低时还应给予全血或浓缩红细胞，以改善供氧能力。

在发生脓毒症最初 6h 的复苏"黄金时间"，由于交叉配血和审批等程序缓慢，血浆白蛋白等血液制品往往难以迅速获得，在有效循环血量迅速减少的瞬间，人工胶体往往是脓毒症患者的最佳选择。羟乙基淀粉可以长时间有效维持胶体渗透压，副作用少，是应用人工胶体液的首选。

## （三）血液制品

输注红细胞能改善机体氧供，而不增加氧耗。中国严重脓毒症 / 脓毒症休克治疗指南建议对无组织灌注不足，且无心肌缺血、重度低氧血症或急性出血的患者，在血红蛋白 < 70g/L 时输注红细胞，维持血红蛋白在 70 ～ 90g/L。当患者有凝血因子缺乏、活动性出血或在有创操作前，可选用新鲜冰冻血浆。

## （四）血管活性药物

无论是晶体液还是胶体液，单纯依赖液体复苏很难纠正脓毒症患者的低血压。过度输注液体，还会加重循环障碍，加重毛细血管渗漏，导致肺水肿和腹腔高压，进一步加重组织灌注障碍。及时使用血管活性药物，可提高有效循环血量，改善高排低阻现象。如经"补液试验"后，MAP 仍 < 65mmHg 或组织灌注较差，应考虑使用血管活性药物。如血压过低危及生命，即使进行液体复苏仍未纠正低血容量，则应使用血管活性药物维持有效血压。多巴酚丁胺与去甲肾上腺素是脓毒症复苏时首选的血管活性药物。

# 三、液体复苏原则

脓毒症发展至脓毒症休克时，患者组织器官处于低灌注状态，组织缺氧，代谢功能障碍。因此，早期的液体复苏和适时的监测是维持循环稳定的重要措施。它能有效纠正血管容量不足，增加心排血量，提高氧输送与器官血流灌注，防止器官功能衰竭，降低死亡率。脓毒症患者液体复苏的监测与管理应遵循四阶段原则，即抢救阶段（salvage）、优化阶段（optimization）、稳定阶段（stabilization）及降阶梯阶段（de-escalation）。

（一）抢救阶段

此阶段患者处于致命的休克状态，应争分夺秒，以抢救生命为原则，快速输注液体进行液体复苏。早期目标导向治疗的中心思想是以改善组织灌注为目的，通过静脉输注晶体液或胶体液和血液及血管活性药物，维持平均动脉压在 65mmHg 以上、中心静脉压（CVP）在 8～12mmHg，每小时尿量≥0.5ml/kg，血细胞比容在 30% 以上，中心静脉血（上腔静脉）氧饱和度在 70% 以上或混合静脉血氧饱和度在 65% 以上。早期积极的液体复苏可显著降低脓毒性休克患者的病死率。对脓毒症患者，在发现血压下降或血乳酸升高（＞4mmol/L）时，可按以下步骤实施早期复苏：①根据 CVP 调整晶体液的输注，或直接输注晶体液 500ml 将 CVP 维持在 8～12mmHg。因为循环中过多的液体仅停留在静脉系统内，CVP 是血管内容量的标志。仅在 CVP 高于 8mmHg 时才考虑使用血管活性药物。②如仅通过输液病情没有改善，可给予血管活性药物，将平均动脉压维持在 65mmHg 以上。血管活性药物中可选用多巴酚丁胺或去甲肾上腺素。③根据中心静脉血氧饱和度（$SvO_2$）调整治疗。$SvO_2$ 可通过中心静脉抽血获得，它反映外周组织氧供和心排血量。$SvO_2$＜70% 提示需要调整治疗。此时可检测血细胞比容，如血细胞比容＜30%，可通过输血将血细胞比容提高至 30% 以上。如 $SvO_2$ 仍低，则应给予多巴酚丁胺以提高心排血量，或加用去甲肾上腺素。多巴酚丁胺与去甲肾上腺素是脓毒症复苏时的最佳血管活性药物组合。一旦施行大量液体复苏，临床医师要根据患者容量反应性的相关指标及早准确地评价患者的状态，监测指标包括心率、血压、乳酸、液体平衡、呼吸频率、毛细血管再充盈度、有创或无创监测参数、精神状态改变情况等。

（二）优化阶段

此阶段以挽救器官功能为原则，核心目标从抢救阶段的挽救生命转变为保持组织灌注，预防由低灌注和组织水肿引发的器官功能不全和器官功能障碍。早期复苏成功后的后续液体治疗十分重要。复苏不充分会增加脓毒性休克患者的器官衰竭发生率和疾病死亡率。但也应注意防止复苏过度，复苏过度往往不能有效提升血压，反而会加重心脏负荷，导致心力衰竭与组织水肿，同样会给患者带来严重的伤害。故该阶段监测的要点主要是通过评估患者血流动力学情况的动态指标，来判断患者补液量。为了解液体复苏是否充分，可进行"补液试验"。即在 30min 内连续输注 1000ml 晶体液，继之输注 300～500ml 胶体液。如仍存在低血压，可继续快速输注晶体液、胶体液。如血流动力学指标无改善而充盈压增加，应减缓液体输注速度，配合使用血管活性药物。

（三）稳定阶段

该阶段继发于优化阶段后的数天，处于脓毒性休克转归中后期。此阶段液体负荷益处不大，此时脓毒症治疗的主要目的是器官支持，以支持器官功能为原则。非血流动力学输注的容积应该停止不必要的维持液（同时维持营养）和减少所有静脉内液体输注。目标应该是中性或负液体平衡，如果可以，需要应用利尿剂来实现。对于那些接受肾脏替代治疗的患者，可以调节超滤以实现期望的液体平衡。对于脓毒性休克患者而言，当液体复苏目标一旦实现,应及时去复苏。累积的液体正平衡及维持性的液体输入会加重机体容量负荷,进一步加重器官功能障碍,恶化危重患者的预后。该阶段主要监测指标包括生命体征(呼吸、心率、血压、体温)、常规体格检查(神志、皮肤状态、末梢循环灌注、每天液体出入量、毛细血管再充盈度等)和部分生化检查(如血乳酸)。

### (四)降阶梯阶段

降阶梯阶段发生于稳定阶段之后的数天至数周,此阶段以液体负平衡为目标,以促进器官功能恢复为原则,避免过量的液体超负荷带来的不良影响。液体管理目标主要是移除累积体内的液体,尽可能通过口服来实施液体入量管理优化液体平衡。此时患者的休克状态已得到完全逆转,血流动力学处于稳定状态。随着脓毒性休克患者血流动力学状况的稳定,循环血容量出现自发增多的趋势。该阶段的液体监控应减少补液强度,必要时可使用利尿剂及透析超滤来实现液体负平衡,减轻患者机体容量负荷,进一步促进器官功能状态的康复,缩短病程,改善患者预后。该阶段监测的指标包括心率、血压、心排血量、尿量、血乳酸水平、毛细血管再充盈量和液体出入量。

(任建安　龚文斌)

## 参 考 文 献

任建安,赵允召,2017.腹腔开放疗法.北京:科学出版社.

Church PC,Turner D,Feldman BM,et al,2015. Systematic review with meta-analysis:magnetic resonance enterography signs for the detection of inflammation and intestinal damage in Crohn's disease .Aliment Pharmacol Ther,41(2):153-166.

Dong JN,Wang HG,Zhao J,et al,2014. Ultrasound as a diagnostic tool in detecting active Crohn's disease:a meta-analysis of prospective studies . Eur Radiol,24(1):26-33.

Ge X,Hu D,Cao Y,et al,2016. Procalcitonin in Crohn's disease with fever episodes,a variable to differentiate intra-abdominal abscess from disease flares. Int J Surg,36(Pt A):34-39.

McIntyre L,Rowe BH,Walsh TS,et al,2016. Multicountry survey of emergency and critical care medicine physicians' fluid resuscitation practices for adult patients with early septic shock. BMJ Open,6(7):e010041.

Ramanathan R,Leavell P,Mays C,et al,2015. Impact of sepsis on surgical outcomes. Surg Infect,16(4):405-409.

Rochwerg B,Alhazzani W,Sindi A,et al,2014. Fluid resuscitation in sepsis:a systematic review and network meta-analysis. Ann Intern Med,161(5):347-355.

# 第十五章 克罗恩病并发肛瘘及处理

CD 患者并发肛瘘的发生率可高达 50%。对于医师和患者来说，肛瘘都是一个难题，因为目前的内科治疗方案包括使用抗生素、免疫抑制剂及抗 TNF-α 抗体等都无法彻底治愈肛瘘。肛瘘经常复发，需进行频繁的外科手术，然而外科手术也不能完全治愈肛瘘。因此，CD 并发肛瘘的患者瘘口可能长期无法愈合，生活质量较差，应选择合理的综合治疗方案。

## 第一节　CD 并发肛瘘的分类及评分

### 一、一般分类

一套临床实用的 CD 并发肛瘘的分类有助于医师选择最佳治疗方案。但就肛瘘的分类而言，目前标准繁多，仍未有统一的分类标准。

（一）我国常用分类法

我国目前常用的是 1975 年全国首届肛肠学术会议制定的统一分类标准，以外括约肌深部画线为标志，瘘管经过此线以上为高位，在此线以下为低位，分类如下。

**1. 低位单纯肛瘘**　只有一个瘘管，通过外括约肌深部以下，内口在肛窦附近。

**2. 低位复杂肛瘘**　瘘管在外括约肌深部以下，有两个以上外口，或两条以上管道，内口在肛窦部位。

**3. 高位单纯肛瘘**　仅有一个管道，瘘管穿过外括约肌深部以上，内口位于肛窦附近。

**4. 高位复杂肛瘘**　有两个以上外口及管道有分支窦道，其主管道通过外括约肌深部以上，有一个或两个以上内口。

（二）Parks 分类法

1976 年英国伦敦医院的 Parks 提出的分类法，按瘘管与括约肌之间的关系，将肛瘘分为四类（图 15-1）。

**1. 括约肌间肛瘘**　其瘘管只穿过内括约肌，是所有肛瘘中最常见的类型（45%），有时也被认为是低位肛瘘。其又被分为 6 个亚型。

（1）单纯括约肌间肛瘘。

（2）包含高位盲道的括约肌间肛瘘。

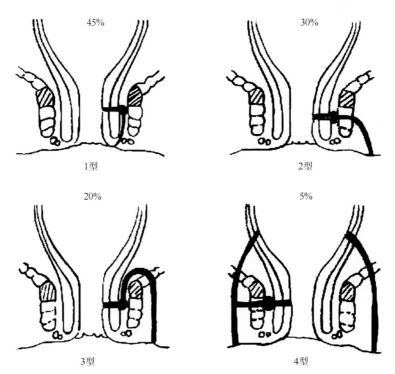

图 15-1　Parks 分类法

以外括约肌作为标志点主要分为四种肛瘘类型：1 型，括约肌间型；2 型，经括约肌型；3 型，括约肌上型；4 型，括约肌外型

（3）高位瘘管开口于低位直肠的括约肌间肛瘘。

（4）无肛周开口的高位括约肌间肛瘘。

（5）高位括约肌间肛瘘伴盆腔扩散。

（6）盆腔疾病引起的括约肌间肛瘘。

**2. 经括约肌肛瘘**　可分为两个亚型。

（1）单纯经括约肌肛瘘。

（2）经括约肌肛瘘伴高位盲道。

**3. 括约肌上肛瘘**　此种类型肛瘘常伴有肛提肌上脓肿，是瘘管穿过内括约肌后向上越过肛提肌，再向下至坐骨直肠窝后穿透皮肤所致。

**4. 括约肌外肛瘘**　瘘管穿过肛提肌后与低位直肠相通，为坐骨直肠窝脓肿合并骨盆直肠间隙脓肿的后果。

（三）按肛瘘内外口分类

**1. 单口内瘘**　又称盲瘘，指只有一个肛管内瘘口与瘘管相通，而无肛周的外口。

**2. 内外瘘**　肛瘘的内口在肛管，外口在肛周体表，其间有瘘管相通。此种肛瘘是最常见的类型。

**3. 单口外瘘**　常称为外盲瘘，只有肛周的外口而无肛管内的内口，此种类型肛瘘临床较少见。

**4. 全外瘘**　瘘管有两个以上外口且相互有瘘管连通，而无内口。此种类型肛瘘临床也较少见。

（四）日本肛瘘分类

**1. Ⅰ型**　皮下黏膜下肛瘘，又可分为两个亚型。

（1）I-L 型：皮下肛瘘。

（2）I-H 型：黏膜下肛瘘。

**2. Ⅱ型**　内外括约肌间肛瘘，可分为两个亚型。

（1）低位肌间肛瘘：包括单纯性低位肌间肛瘘和复杂性低位肌间肛瘘。

（2）高位肌间肛瘘：包括单纯性高位肌间肛瘘和复杂性高位肌间肛瘘。

**3. Ⅲ型**　肛提肌下肛瘘，分为两个亚型。

（1）U 型：单侧肛提肌下肛瘘，包括Ⅲ -US 型（即单纯性单侧肛提肌下肛瘘）和Ⅲ -UC 型（即复杂性单侧肛提肌下肛瘘）。

（2）B 型：双侧肛提肌下肛瘘，包括Ⅲ -HS 型（即单纯性双侧肛提肌下肛瘘）和Ⅲ -HC 型（即复杂性双侧肛提肌下肛瘘）。

**4.** 肛提肌上肛瘘。

由以上各种分类方法可以看出，目前肛瘘的分类方法多种多样，但每一种方法均有其优点及不完善的地方。因此，临床上制定合理的肛瘘治疗方案时应根据实际情况来进行肛瘘分类。

# 二、肛瘘活动的评分

CD 并发肛瘘活动评分必须能反映病情的严重程度及对治疗的反应。正确评价瘘管的活动程度有助于临床 CD 并发肛瘘的治疗。标准的 CDAI 评分用于评价 CD 并发肛瘘并不适合。尽管不同的研究者使用不同的评价方法，但肛周 CD 活动指数（perianal Crohn disease activity index，PCDAI）最能反映 CD 患者肛瘘的进展情况（表 15-1）。PCDAI 评分 4 分是判断瘘管活动的临界值，大于 4 分表明瘘管处于活动期。

表 15-1　PCDAI 评分

| 分泌物 | 性生活受限 |
| --- | --- |
| 0 分无分泌物 | 0 分无性生活受限 |
| 1 分少量的黏液分泌物 | 1 分轻度性生活受限 |
| 2 分中等的黏液或脓性分泌物 | 2 分中度性生活受限 |
| 3 分重度的分泌物 | 3 分重度性生活受限 |
| 4 分严重的粪便污染 | 4 分无法进行性生活 |
| 疼痛或活动受限 | 肛周病变类型 |
| 0 分无活动受限 | 0 分无肛周病变或皮肤病变 |
| 1 分轻度不适，而无活动受限 | 1 分肛裂或黏膜撕裂 |
| 2 分中度不适，部分活动受限 | 2 分＜ 3 个肛瘘 |
| 3 分明显不适，显著的活动受限 | 3 分≥ 3 个肛瘘 |
| 4 分疼痛严重，重度活动受限 | 4 分肛周括约肌间溃疡或瘘，伴明显的皮下瘘管 |

续表

| 硬化程度 |
| --- |
| 0 分无硬化 |
| 1 分轻度硬化 |
| 2 分中度硬化 |
| 3 分重度硬化 |
| 4 分明显的波动感或脓肿 |
| 总分 |

　　肛瘘活动的评估必须同时参考临床及影像学表现。评分时，应评估肛瘘活动情况，并且能敏感地反映治疗效果。因为肛瘘分类及评分都在一定程度上决定了最佳治疗方案的选择及疾病的预后。

## 三、瘘管解剖分类

　　1. 分类时应考虑瘘管的走行及其与肛门括约肌和肛提肌之间的关系。

　　（1）括约肌间隙及中央间隙是瘘管始发源头：肛门直肠由双套筒肌肉包绕，内层为内括约肌，外层为外括约肌、肛提肌及耻骨直肠肌；内外层之间为括约肌间隙，下端相续于中央间隙（图 15-2）。其与肛门直肠壁紧邻，纤维纵横，组织疏松，血管、神经稀少，淋巴组织丰富；因其内的肛腺与淋巴管、肛直肠相通，病菌可经此间隙入侵。故括约肌间隙与中央间隙在肛瘘外科是重要解剖部位，也是病菌感染的温床，肛瘘形成的总源头，肛周脓肿的原发地。括约肌间脓肿在肛周脓肿中占 87%，作为原发性脓肿，90% 以上肛周脓肿继发于此。需要指出的是，有些脓肿可直接来源于肛裂、血栓性外痔破裂、脱垂性血栓性内痔、内痔或直肠脱垂药物注射后，并不直接来源于括约肌间脓肿。少数病例还可来源于溃疡性结肠炎、肠结核或 CD 等。

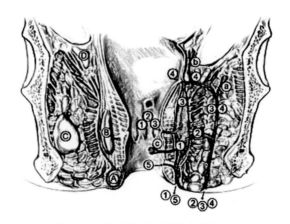

图 15-2　肛瘘治疗相关的疾病特征

原发性瘘管：①括约肌型；②经括约肌型；③括约肌上型；④括约肌外型；⑤与括约肌复合体无关的肛瘘。继发性肛瘘：ⓐ肛提肌下型；ⓑ肛提肌上型；ⓒ水平扩展型。直肠炎和脓肿的位置：Ⓐ肛周型；Ⓑ括约肌间型；Ⓒ坐骨直肠间型；Ⓓ括约肌下型

（2）根据瘘管与内括约肌及外括约肌之间的关系和走行，肛瘘分为4种。

1）括约肌间型：此种瘘管走行于括约肌间隙，是最常见的类型，在临床上占70%以上，这种类型偶有瘘管向上走行而形成高位盲瘘。

2）括约肌上型：此种瘘管穿经括约肌到达耻骨直肠肌以上，再折返至肛缘皮肤；与肛提肌上脓肿相关。

3）经括约肌型：此种瘘管从内口穿经内外括约肌与坐骨直肠窝相通，与坐骨直肠窝脓肿相关，其中直肠阴道瘘属于此种肛瘘的罕见形式。

4）括约肌外型：此种瘘管与外伤或直肠肛管疾病相关，较少见，如CD等。

（3）肛周间隙感染来源，肛周间隙共计10余个，有成对的和不成对的。其按位置大致可分为两类，即肛提肌上间隙和肛提肌下间隙（表15-2）。

表15-2　肛周间隙

| 肛提肌上间隙 | 肛提肌下间隙 |
| --- | --- |
| 骨盆直肠间隙 | 黏膜下间隙 |
| 直肠后间隙 | 皮下间隙 |
|  | 肛管前浅间隙 |
|  | 肛管前深间隙 |
|  | 肛管后浅间隙 |
|  | 肛管后深间隙 |
|  | 括约肌间隙 |
|  | 坐骨直肠间隙 |
|  | 中央间隙 |

2. 分类时应将经括约肌瘘管分为高位瘘管和低位瘘管，当瘘管通过肛门外括约肌的下1/3时称为低位瘘管。

仅一个管道且经外括约肌深部以下，内口处于肛窦附近为低位单纯肛瘘；仅一个管道且经外括约肌深部以上，内口处于肛窦附近为高位单纯肛瘘；至少2个管道且处于外括约肌深部以下，内口处于肛窦附近为低位复杂性肛瘘；至少两个管道且经外括约肌深部以上为高位复杂性肛瘘。

根据Parks分类等将瘘与括约肌的关系划分为以下几类。

（1）括约肌间瘘管：仅在括约肌间平面分叉。

（2）经括约肌内瘘：从括约肌间平面经外括约肌复合体以不同的水平进入坐骨直肠窝。

（3）括约肌上肛瘘：瘘管向上穿过肛提肌，然后向下至坐骨直肠窝而穿透皮肤。

（4）括约肌外肛瘘：瘘管穿过肛提肌，直接与直肠相通。

## 四、直肠炎

直肠炎的定义为直肠的炎症，距离齿状线 12～15cm。在出现直肠炎的情况下，瘘管愈合的概率降低，因此应该开始采取更积极的方法治疗，避免手术。

直肠炎按病变严重程度分为三级。

（1）无病变。

（2）有非溃疡性炎症性病变，包括红斑、水肿、假息肉、蚜虫。

（3）存在浅表或深部溃疡。

CD 伴有直肠炎涉及肛管的鳞状上皮衬里，发生在上层肛管或邻近直肠黏膜的空泡溃疡。溃疡在肛管外扩展到肛周皮肤是罕见的，直肠黏膜最低 1cm 处可能发生局限性空泡性溃疡和狭窄，这两种都是 PACD 的特征性表现。直肠炎本身可能与邻近的 CD 有关，但这通常类似于结肠 CD，与最低 1cm 黏膜上所见的 PACD 的特异性特征相反。

肛门的基本原发病变与小肠相似，溃疡可能主要发生于浅表或深部。第一种表现为回肠黏膜和黏膜下层的纵向或周向溃疡，与肛门 CD 的典型无痛中线裂相关，较少见于肛管侧方。相关瘘管为低位瘘管或括约肌间瘘管。第二种是穿透性溃疡，其特征是在小肠内导致肠系膜脓肿并瘘管插入邻近脏器。肛管或直肠下段的相应病变为空泡性溃疡，可导致瘘管脓肿。这些空泡溃疡可能高或低，这取决于与肛肠环相关的空泡性溃疡的程度。女性患者的溃疡发生部位低则导致无排卵或阴道瘘，高则导致直肠阴道瘘。前者的特点是长而曲折，除了合并感染和脓肿形成外，几乎没有什么症状。后者往往是广泛的、直接的，并与尿失禁有关。

## 五、脓肿

脓肿的形成也是肛瘘分类的重要标准。肛瘘经常伴随脓肿形成，及时发现及治疗能将感染并发症发生风险降至最低。肛周脓肿常见于临床，通常指感染发生于直肠周围，临床上常将肛周脓肿分为低位肛周脓肿和高位肛周脓肿两种类型。其发病年龄不具有特异性，任何年龄均可发病，中青年发病率最高。肛周脓肿的诱发因素：①急性肛周感染；②性激素分泌紊乱；③免疫功能不佳；④疾病因素。

肛周脓肿和肛瘘是临床常见炎症性疾病，指腺体导管引流不畅引起内外括约肌间形成脓肿，致肛腺急性化脓性感染。此类脓肿会导致两种结果，一种是经过自发引流路径流入肛管后恢复正常；另一种是引流不畅导致急性肛周脓肿。两种情况一般均需将脓肿切开或引流。但很多患者均会忽略这一诊治过程，最终急性期肛周脓肿发展为肛瘘，影响肛门括约肌功能而引发大便失禁。故提早发现括约肌间隙内感染、及时干预治疗可避免疾病从急性期进展到慢性期。

# 第二节 克罗恩病并发肛瘘的诊断

## 一、临床表现

CD 肛周病变的典型特征是多种病变同时出现。CD 并发肛瘘可以同时伴有肛周皮赘、痔疮、肛裂、溃疡、肛周脓肿、狭窄、肛门失禁、直肠阴道瘘及恶性肿瘤。

### （一）肛周皮赘

皮赘主要是淋巴回流不畅导致淋巴组织水肿所致，CD 肛周皮赘多数体积较大、水肿、青紫色，常继发于肛裂或溃疡。皮赘一般无疼痛，一旦患者诉皮赘疼痛则应提高警惕，积极寻找其他相关的肛周病变。Taylor 等曾报道，26 例确诊 CD 的患者行肛周皮赘切除后活检，其中 30% 存在非干酪样肉芽肿。因此肛周皮赘是诊断 CD 的辅助信息。

### （二）溃疡

CD 并发肛瘘的患者中 12% 可见创面较大的裂隙性肛管或直肠溃疡。深大的溃疡有发展为瘘管的可能。常见主诉为疼痛，局部疼痛轻微或无痛，剧烈的疼痛提示有潜在的感染。伴随症状包括分泌物增多、瘙痒、出血及排便困难。约 50% 伴有肛周溃疡的病变会发展为不同程度的肛门狭窄。

### （三）肛裂

CD 患者并发的肛裂常伴有溃疡形成，检查时可发现内括约肌，其位置和特发性肛裂有所不同，往往偏离中线。发病多认为是 CD 本身所致。若肛裂患者出现疼痛，应警惕是否出现肛周脓肿或瘘管。

### （四）狭窄

CD 肛瘘患者并发狭窄可分为低位肛门狭窄或累及直肠的管状狭窄。低位狭窄往往是手术引起的，Alexander 报道 CD 患者行痔、肛瘘切除术后可并发严重狭窄而引起肠梗阻；而直肠狭窄多由 CD 本身的病变引起。

### （五）肛周脓肿

CD 肛瘘患者并发肛周脓肿表现为肛周脓肿部位皮肤颜色发红、皮肤温度增高、局部疼痛伴肿胀。肛周脓肿多由肛瘘引流不畅引起，直肠 CD 病变部位的透壁性溃疡及肛门腺感染也可导致肛周脓肿。

### （六）肛门失禁

由于 CD 是一种慢性、透壁性炎症疾病，疾病的进行性发展可导致内外括约肌和会阴部位的损害，直肠炎症导致直肠顺应性降低，括约肌功能下降导致结直肠吸收水分障碍、直肠容积及顺应性下降，最终形成肛门失禁。但大多数肛门失禁是由过度的外科手术所致。

### （七）直肠阴道瘘

CD 是女性患者直肠阴道瘘的常见病因之一。直肠阴道瘘在 CD 女性患者中发病率为 3%～10%，因为直肠阴道瘘有较高的复发率，所以即使药物和手术技术有所进步，直肠阴道瘘仍然很难治愈。

### （八）恶性肿瘤

CD 肛瘘患者并发恶性肿瘤比较少见，肛瘘长期不愈有恶变的可能，腺癌和鳞癌均有可能。对于并发广泛的结肠炎、肛门持续溢液、顽固性肛周疾病、PSC 及进行过旁路手术等高危患者，应在确诊 15 年后每年均进行肿瘤监测。

## 二、诊断检查

### （一）局部检查

目前临床最为常用的局部检查方法是直肠指诊。直肠指诊是一种简便易行而又可靠的诊断检查方法，对肠道、泌尿生殖系统疾病和急腹症有重要的诊断价值。

如对肛瘘患者进行直肠指诊可在直肠壁上触到硬结，其中心略显凹陷，并有轻微压痛，应疑是内口，确定内口后，隔着肠壁能触到 1 条索状物，此即肛瘘的管道，按压管道可有脓液或炎性分泌物从外口溢出。

### （二）影像学检查

尽管临床上一些医疗技术被广泛应用于肛瘘的诊断、肛瘘瘘管的分型和肛瘘并发症的评估，但对难以发现的肛瘘瘘管仍需影像学辅助检查确定。目前临床推荐的辅助检查包括盆腔磁共振成像（magnetic resonance imaging，MRI）、超声内镜（endoscopic ultrasonography，EUS）、计算机断层扫描（computed tomography，CT）、瘘管造影及内镜检查，以便准确诊断肛瘘瘘管的解剖位置、评估疾病的活动程度，及时进行外科处理。另外必须强调，进行肛瘘的检查前，必须先进行结肠镜检查，不仅可发现确切的肛瘘内口的位置，还可观察 CD 累及的范围和疾病的严重程度。

**1. MRI**　具有无辐射、安全、无痛苦、可选择性麻醉等特点，对复杂性肛瘘和肛周脓肿的术前评估具有很高的临床价值。目前大量国内外文献已讨论并报道盆腔 MRI 对 CD 并发肛瘘的诊断价值，与瘘管造影和 CT 等辅助检查相比，盆腔 MRI 对肛瘘的分型准确率为 80%～96%。近年来，对于评估肛周瘘管的分型，MRI 已经作为首选辅助检查手段。有研究资料表明，盆腔 MRI 可改变 10%～15% 的 CD 并发肛瘘患者外科的治疗手段。故 MRI 不仅能精确评估瘘管分型，还能辅助判断某些疑难病例，这使得 MRI 在临床指导手术方法、改善患者的预后等方面起到举足轻重的作用。

**2. CT** 早期文献数据显示增强 CT 对肛门瘘管具有诊断价值。但近些年的研究则显示其准确性有待商榷。这主要是由于在 CT 的检查中，无法判断瘘管的解剖位置之间的精确关系，除非肛瘘瘘管内含有空气或其他显著的对比内容物，否则盆底组织、肛门括约肌与肛瘘瘘管本身的 CT 衰减度相似。近年 CT 检查中的这一缺陷逐渐被三维 CT 中瘘管造影弥补，瘘管造影可进行三维立体像素及多维成像，其价值有待继续研究。

**3. EUS** 有关 EUS 和 MRI 检查哪个更优近年来争议颇多，研究数据显示，EUS 对低位单纯肛瘘的诊断价值较好，MRI 则对怀疑复杂肛瘘的患者诊断价值更好。当然，EUS 对 CD 并发肛瘘的检查目前还存在着很多局限性，具体如下。

（1）符合要求的 EUS 仪器价格高，推广不易。

（2）存在临床操作者依赖性。其检查的结果准确性与操作者经验及技法密切相关，可重复性差。

（3）图像视野小，只能显示肛管附近的瘘管，图像的直观性差，不能提供立体的资料。

（4）对于肉芽性瘘管与瘢痕性瘘管鉴别困难。

（5）对部分病情较重的患者或肛门狭窄的患者，超声检查时探头插入肛门可引起明显的疼痛导致插入困难而不能检查。

（6）超声探头的压迫可能引起假阴性结果。

**4. 瘘管造影** 多年来，瘘管造影检查已作为术前评估手段广泛应用于临床，其准确程度说法不一。然而，瘘管造影检查有两大弊端，一是，如果瘘管被粪渣堵塞，造影剂无法显影而无法判断肛瘘瘘管的走行及开口数目；二是，括约肌本身无法显影，导致括约肌和肛瘘瘘管之间的形态关系无法显示。

**5. 内镜检查** 是一种简单而廉价的可用技术，它的实用性可以通过对比增强来提高，如使用过氧化氢。肛门内超声检查与术中临床检查的相关性大于 90%。内镜检查的优点是简单和便宜，但检查结果的准确性很大程度上取决于检查人员的经验。对于离肛门较远的病变，首选内镜检查。

## 三、手术检查

麻醉下探查（examination under anaesthesia，EUA）对于肛瘘诊断及分类有着非常重要的作用，且可同时施行肛周脓肿切开引流、挂线等治疗，EUA 包括视诊、触诊及全身麻醉下探查瘘管管腔。当怀疑有肛周脓肿形成但不能马上行 MRI 时，可行 EUA 及脓肿引流术（图 15-3）。近年来研究数据显示，将 EUA 与盆腔 MRI 或肛直肠超声检查相比较，EUA 对肛周瘘管、窦道及肛周脓肿的诊断和临床分型的准确率高达 90%，而传统影像学检查对于肛管直肠瘘的分型如肛瘘造影和 CT 的准确性仅为 17% ～ 30%，其临床价值十分有限。在术中肛门直肠 EUS 辅助下，EUA 的诊断准确率大大提高，且 EUA 更有利于后续的手术治疗，如肛周脓肿的切开引流等。

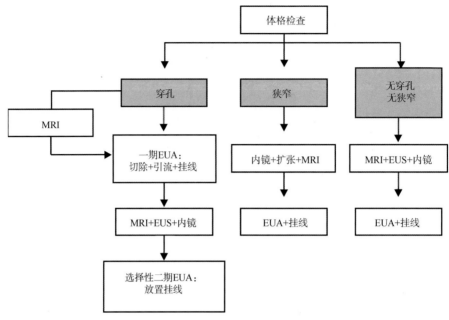

图 15-3　CD 并发肛瘘的手术检查与治疗

## 第三节　克罗恩病并发肛瘘的处理

CD 并发肛瘘的治疗是一个具有挑战性的临床问题。虽然已经有部分研究针对这个问题进行探讨，但尚未就治疗策略达成共识。临床经验表明，治疗应根据瘘的类型和临床表现来确定。无症状性瘘管不应进行治疗，而有症状的瘘管可从内科和外科联合治疗中获益。手术的总体目标是瘘口愈合而不引起大便失禁。

### 一、药物治疗

肠道炎症的控制程度影响 CD 肛瘘的活动程度和治愈率，肠道炎症处于相对静止期为处理肛周病变提供了良好的条件。目前临床常用的药物包括抗生素（甲硝唑、环丙沙星）、5-ASA 或其药物前体（如柳氮磺吡啶、偶氮水杨酸等）、免疫抑制剂（6-MP、MTX、CsA）、抗 TNF-α 单克隆抗体（英夫利西单抗）。CD 患者伴有肛瘘时不建议使用皮质类固醇，类固醇对 CD 肛瘘无明确的治疗效果，而且会影响肛瘘的愈合并导致脓肿形成。

（一）抗生素

甲硝唑和环丙沙星是治疗肛周 CD 的一线用药。CD 伴有瘘管或化脓性并发症时，应及时使用甲硝唑、环丙沙星。尽管没有随机对照试验证实甲硝唑治疗 CD 并发肛瘘有效，但多个非随机的临床试验证实甲硝唑治疗 CD 并发肛瘘有效。一项随机、安慰剂对照的研究比较了安慰剂（$n=8$）、甲硝唑（500mg×2）（$n=7$）和环丙沙星（500mg×2）对 CD 患者治疗 10 周的造瘘作用。主要终点缓解（所有瘘管闭合）率无显著性差异，分别为 12.5%（安慰剂组）、0%（甲硝唑组）和 30%（环丙沙星组）。此外，在次要终点改善方面（至少 50% 的瘘管封闭）没有显著差异（12.5% 安慰剂组、14.3% 甲硝唑组和 40% 环丙沙星组）。来自非对照研究的数据显示，治疗后症状有所减轻，但瘘管很少能完全闭合。此外，这些研究还伴有停用后复发的高风险。联合应用氮唑嘌呤可提高抗生素治疗的治愈率。临床药物应用剂量为 750～1000mg/d，6～8 周起效。甲硝唑为治疗 CD 并发肛瘘的一线用药，使用后可使 80% 的患者症状缓解。长期服用甲硝唑的不良反应主要有恶心、舌炎、口腔金属味、周围末梢神经炎。

临床建议：①环丙沙星或甲硝唑可使 CD 并发肛瘘患者的症状改善；②由于停药后复发率高，上述治疗药物应与 AZA 或 6-MP 联合使用。

### （二）免疫抑制剂

6-MP 或其前体 AZA 结合甲硝唑为治疗 CD 并发肛瘘的一线用药。尚无对照临床研究评价 AZA/6-MP 治疗 CD 并发肛瘘以瘘口关闭作为主要终点。对 5 项随机临床试验的荟萃分析显示，54% 的病例中氮杂嘌呤和 6-MP 的疗效良好，而安慰剂的疗效只有 21%（优势比 4.4，95% CI1.5～13.2）。美国胃肠病协会（AGA）推荐使用 6-MP 1.0～1.5mg/（kg·d）或 AZA 2.0～3.0mg/（kg·d）治疗 CD 并发肛瘘。不良反应报道为 9%～15%，主要是白细胞减少、过敏反应、感染、胰腺炎和药物性肝炎。临床试验证实静脉应用大剂量的 AZA 能够有效治疗 CD 并发肛瘘，然而不良反应限制了临床应用，口服维持剂量时症状通常会复发。临床建议：应用 AZA/6-MP 可作为主要治疗手段，但很少单独使用。

### （三）生物制剂

抗 TNF-α 单克隆抗体：英夫利西单抗是一种嵌合单克隆抗体，是第一个由随机对照临床试验证实具有促使 CD 肛瘘闭合并维持症状达 1 年的药物。英夫利西单抗 5mg/kg 通常在第 0、2、6 周作为诱导治疗使用，然后每 8 周作为维持治疗使用。一项随机对照试验，对 94 例至少有 1 例分泌性瘘的患者进行了比较，英夫利西单抗的剂量为 5mg/kg 或 10mg/kg，安慰剂为 5mg/kg 或 10mg/kg。90% 的患者有肛周瘘，近一半患者只有一个瘘口。在积极治疗的患者中，62% 的患者在反应开始后 2 周内改善，56% 的患者获得了瘘口闭合。长达 12 个月的主要维持治疗在预防复发方面已被证明优于安慰剂，但多达一半的英夫利西单抗治疗患者在治疗的第 1 年内发生复发。另有研究已经在 117 例分泌瘘管的患者（60% 在肛周，60% 只有 1 个瘘管）的临床对照试验中进行了评估（要么 160mg，要么 80mg，然后每隔 1 周皮下注射 40mg，而不是每周 40mg，与安慰剂相比）。在接受治疗 16 周后，阿达莫单抗组有 36% 的患者瘘管闭合，安慰剂组有 16% 的患者瘘管闭合。在开放标签延长的研究中，所有在 26 周后出现初次反应的患者的反应主要持续到 60 周。目前还不清楚这些长期影响是否依赖药物。应用英夫利西单抗后，20%～30% 的患者会发生明显的输液反应，多数为低热、面色潮红、心率加快等轻微反应，另有 2% 左右的患者会出现严重的过敏反应、呼吸困难或血压下降，少见狼疮样反应、潜伏结核病复发，10%～35% 的患者会因为肛瘘外口闭合而继发肛周脓肿，通过挂线引流往往能够控制。临床建议：①如果基础医疗和外科治疗失败，应使用英夫利西单抗或阿达莫单抗进行生物治疗；②开始疗效通常是迅速的，但持续的反应往往需要维持治疗。

### （四）纤维蛋白胶

对于简单的瘘管，所有接受手术治疗的患者和 50% 接受纤维蛋白胶治疗的患者都获得了治愈。对于复杂的瘘管，69% 的患者接受纤维蛋白胶治疗，13% 的患者接受传统手术治疗。目前仅发表少量非对照研究，观察时间相对较短，堵塞材料瘘管栓（猪肠黏膜生物材料）无可比拟，报道的治愈率为 29% ~ 86%。故临床建议：①纤维蛋白胶可用于治疗复杂瘘管；②也可以尝试使用瘘管栓。

### （五）其他药物

5-ASA 及其药物前体已广泛应用于 UC 与肠道 CD，但目前尚未见到此类药治疗 CD 肛瘘的确切疗效报道。5-ASA 局部灌肠或栓剂对肛周 CD 有明显的改善。在肛瘘伴有活动性肠道炎症时建议使用，初始剂量 3 ~ 4g/d。环孢素、他克莫司、皮质类固醇、5- 氨基水杨酸盐、木炭、粒细胞 – 巨噬细胞集落刺激因子、肠外营养、霉酚酸盐、甲氨蝶呤、沙利多胺、高压氧、沙克莫司汀和 natalizumab（Tysabri）均已用于 CD 的治疗，然而还没有具体的研究使用这些药物治疗瘘管 CD。

## 二、手术治疗

CD 肛瘘手术前应评价肛周病变的严重程度、肛门括约肌功能、控便情况、伴随的直肠炎症、瘘管的数目及复杂情况、患者的营养状况及症状对患者生活质量影响的程度。

CD 肛瘘手术治疗可参照以下原则：①无症状，不治疗；②伴有活动性肠道炎症，采用全身治疗和局部外科引流或进行长期引流；③低位括约肌间瘘或经括约肌瘘，进行瘘管切开术；④复杂肛瘘，采取引流并考虑在适当时期选择挂线治疗、黏膜瓣 / 皮瓣推移治疗。

### （一）非肛周瘘的治疗

**1. 肠外瘘**　应区分术后和原发性肠外瘘。绝大多数病例为术后瘘管。术后第 1 周发生的瘘可能是吻合口瘘或未被确认的意外肠损伤引起的瘘。大多数（60% ~ 75%）的瘘管在保守造口治疗和营养治疗后会闭合。如果保守治疗期间瘘口不闭合，则应切除瘘口及相关肠段。手术时机至关重要，手术干预不应早于术后 3 个月。术后较晚发生的瘘通常起源于吻合口，通常需要在术后较晚时对瘘管和受影响的肠段进行再切除。原发性肠外瘘起源于活跃的炎症性肠病。如术后并发严重合并症或有短肠综合征的危险，可尝试医疗干预；然而，永久性闭合通常需要外科介入。肛周肠外瘘可用适当的绷带保守治疗。

**2. 阴道瘘**　直肠阴道 / 无阴道瘘是最常见的，在 5% ~ 10% 的女性 CD 患者中发生。瘘管的位置越近，预后越好。相反，活跃的小肠 CD 和直肠炎降低了手术治疗成功的可能性。

经直肠或经阴道推进皮瓣是直肠阴道 / 无阴道瘘最常用的治疗方法，瘘口闭合率无显著差异（分别为 54% 和 69%）。英夫利西单抗联合手术和药物治疗对愈合率无影响。肠阴道瘘管通常可以通过切除受影响的肠和手术闭合瘘管来治疗。

**3. 肠瘘**　在接受 CD 手术的患者中，约 1/3 的患者存在内瘘。在这些病例中，只有 54% 的患者术前被确诊。这些瘘管通常是无症状的，仅存在瘘管并不能作为外科手术的适应证（6%）。症状性瘘管的治疗方法是手术切除受影响的肠段。

**4. 肠膀胱瘘**　膀胱瘘很少见（2%），通常伴有复发性尿路感染和气尿。成像可能不能很好地显示瘘管，但 CT 检查和膀胱造影术似乎最有用。在大多数情况下，治疗包括切除受影响的肠段，关闭膀胱缺损，术后 7 天引流。

临床建议：①术后早期肠外瘘，保守治疗；②如治疗失败，术后 3 个月内应及时切除肠内翻及瘘管；③术后晚期肠外瘘，切除瘘管及受影响的肠段；④直肠阴道 / 无阴道瘘，经直肠或经阴道推进皮瓣段；⑤肠 – 肠瘘，在出现症状时切除受影响的肠段；⑥肠膀胱瘘，切除受影响的肠段并闭合膀胱缺损。

## （二）肛周瘘的外科治疗

肛周 CD 最常见的手术方法是脓肿引流。其治疗原则与普通肛周脓肿的治疗原则无差异。低位瘘主要可采用纤维切开术或"分层开放"技术治疗，治愈率为 75% ～ 85%。然而，在 29% ～ 47% 的病例中，瘘管是经粗隆或复杂的，其可挂线治疗，方便引流，防止脓肿形成，也可避免术中肛门括约肌损伤。然而，挂线疗法疗效不显著。有报道 23 例经挂线治疗的患者中，只有 3 例患者在挂线疗法切除 3 年后瘘口闭合。麻醉下侵入性检查和肛门超声是常规随访的重要技术。采用这一策略，75% 的患者在 35 ～ 101 周的随访期内获得了症状缓解。由于挂线疗法很少引起明显的不适，因此保留挂线疗法通常是可取的，而经粗隆和复杂瘘管的最终外科治疗也很少成功。如果考虑手术，可以尝试直肠黏膜或皮肤的先行皮瓣，或两者的结合辅以纤维切开术。皮瓣置入术后的复发率随手术次数的增加而增加。再手术时，应考虑行转移性结肠造口术。转移性造口可导致 83% 的严重肛周 CD 患者症状缓解。如果适应证是肛周瘘、阴道瘘或复杂的直肠炎症，缓解的概率只有 40% 或更低。在严重的肛周 CD 中，在发病 7 年后发生永久性造口的风险为 49%。多因素分析表明，结肠 CD 和肛管狭窄是永久性造口的预测因子。直肠结肠切除术是一个明确的治疗选择，虽然它有较高的并发症发生率。该手术与会阴伤口并发症（35%）、腹腔内脓毒症（17%）和造口并发症（15%）有关。应用肌皮瓣可减少会阴创面并发症的发生率。临床建议：①脓肿应引流；②单纯的少症状性瘘管可用瘘管切开术治疗；③复杂瘘管的主要治疗方法是挂线疗法；④复杂瘘管的最终闭合包括行皮瓣推移结合纤维切开术，有时需要转移性造口；⑤转移性造口本身可导致肛周 CD 缓解。

## （三）传统手术方式

**1. 挂线疗法**　该法可充分引流脓液，治疗肛瘘时可保留肛门括约肌的功能，降低术后发生大便失禁的概率。挂线疗法分为松线疗法和紧线疗法。松线疗法称非切割挂线疗法，以充分引流、刺激异物为目的，防止感染，挂线一般临床留置 1 个月；紧线疗法因可能损坏肛门括约肌功能，并致肛门变形，故不推荐用于 CD 患者并发肛瘘的治疗。松线疗法是临床中常见的手术方式，适于高位肛瘘，与传统的肛瘘切开术及橡皮筋挂线术相比，可防止肛管变形、缩短瘘管的轨迹、减少肛周硬结的产生，缓解瘘管的炎症，明显减轻患者的痛苦，缩短病程，改善患者生活质量。

**2. 瘘管切除术**　多用于低位经括约肌及括约肌间肛瘘，其通过充分切除瘘管、瘘管内口及瘘管周围的瘢痕组织，使创面愈合，达到治愈肛瘘的目的。该手术临床常用于括约肌间肛瘘治疗，主要是先通过切开肛门括约肌以外的瘘管，再通过挂线疗法治疗穿过肛门括约肌的部分。该法对于炎症未累及直肠者治愈率达 90%，且发生大便失禁率低。

**3. 回肠造口术、腹会阴联合切除术**　暂时性回肠造口术对反复发作肛瘘，伴严重的直肠炎且危及患者生命者可行。腹会阴联合切除术对难治性、反复发作的、直肠狭窄的肛周脓肿患者 10% ～ 18% 可行。

### （四）新型手术方式

目前临床研究有多种新型手术方式，如纤维蛋白胶栓塞术、黏膜瓣推移术、括约肌间瘘管结扎术、视频辅助肛瘘治疗术、负压封闭引流术用于治疗 CD 并发肛瘘。这些新型手术方式侧重于保护肛门括约肌，并通过充分的引流，可使瘘管完全闭合。

**1. 纤维蛋白胶栓塞术**　该法可保护肛门括约肌的功能和结构完整，利用异种纤维蛋白胶或人工合成纤维蛋白胶密封瘘管。对瘘管彻底清创后，经内口将胶栓填满瘘管，缝合内口，外口不缝合并做引流处理。如复发可行创伤更大的手术。

**2. 黏膜瓣推移术**　该法对肛瘘内口进行切除，再利用来自直肠的肌肉黏膜瓣进行填补。除可使用直肠黏膜补片，也可使用人工合成的生物材料补片进行修补。在直肠保护治疗和黏膜生物治疗的基础上，直肠内推进皮瓣是治疗高度复杂性 CD 并发肛瘘的最佳选择之一。

**3. 括约肌间瘘管结扎术（ligation of intersphincteric fistula tract，LIFT）**该法操作简单、可重复性高、手术创伤小，可完全保留括约肌功能，适用于已形成肉芽组织和纤维化管道的括约肌间肛瘘。自肛瘘外口切开，沿内外括约肌间隙进入，封闭内口，再行远端瘘管切除，即可完成 LIFT。

**4. 视频辅助肛瘘治疗术（video assisted anal fistula treatment，VAAFT）**　该法可在视频辅助下精确清除病变瘘管、识别支管并封闭内口，对肛门括约肌的损伤较小，可最大限度保护肛门基本结构和功能。

**5. 负压封闭引流术（vacuum sealing drainage，VSD）**　该法是一种快速高效的引流新技术，适用于急、慢性感染创面和腔隙引流，可辅助治疗 CD 并发肛瘘。该法通过切除坏死瘘管并进行负压吸引，避免感染发生，为瘘管闭合及肉芽组织生成创造良好条件。VSD 能彻底清除创面、腔隙分泌物和坏死组织，加快感染腔隙闭合及感染伤口愈合，减少抗菌药物的应用。

（五）多学科联合治疗

**1. 控制脓肿**　高达60%的肛周CD患者会出现需要引流的脓肿。文献中缺乏针对乳糜泻肛周脓肿和瘘管单独应用抗生素治疗的高质量研究，但多数认为临床反应发生在6～8周后，主要表现为出院减少，而瘘管闭合不常见，症状极有可能复发。目前，抗生素（环丙沙星或甲硝唑）可以作为一线治疗，但如果症状恶化或不能接受，且在6～8没有观察到反应，则应考虑手术治疗。一旦手术适应证确定，急性期治疗的目的是充分引流脓肿和避免括约肌损伤。另一些报道指出，近一半的肛周CD脓肿患者随后将需要治疗相关瘘管。脓肿消退后，行导管引流术和切开引流术的患者中，脓肿复发的比例分别为45%和56%。在一些外科团队中，放置蘑菇（或马勒克特）导管引流大的空洞是常见的做法，但这主要是根据经验完成的。如果在手术中发现一个低的括约肌间瘘，约35%的患者可以观察到自发愈合，而60%的患者可以通过纤维切开术完全愈合；在与肛门括约肌关系不明确或向上延伸的瘘管处放置宽松的外挂线是明智的。外科医师应仔细检查外部开口是否足够宽，以确保足够的引流；禁止对可能残留的空腔进行一次缝合。一旦脓肿得到控制，应对瘘管进行评估，如果术前没有进行瘘管评估，建议使用MRI或EUS进行评估。

**2. 维持治疗**　一旦脓肿得到控制，重要的是保持缓解。最常见的治疗方法是挂线引流，目的是防止脓肿形成和避免括约肌切断。这是一个安全的程序，以限制损害，实现100%患者的短时间愈合。目前基于经验，还没有公认的数据关于移除挂线的理想时间，据一些学者报道，时间范围在3～58个月。如果早期切除可能直接导致脓肿形成，长时间停留在原位可导致瘘管纤维化，导致瘘管切除后持续无法愈合。此外，从长期来看，可以预期的令人失望的结果是，超过80%的患者在切除后出现症状复发。然而，在尝试确定的方法之前，松散地放置挂线是一种安全且有用的策略，不会造成控制障碍。如果最终发生不适合保守治疗的活动性疾病，可能需要引流，可以迅速恢复患者的健康。在一项对79例严重CD患者的研究中，91%的患者有临床改善，并允许在更合适的情况下推迟最终手术。另外，应该考虑转移性乳糜泻患者不太可能进行造口，80%以上的患者接受不确定的转移性造口。这也引起了安全方面的关注，因为存在更高的恶性肿瘤风险。活动性结肠疾病、肛管直肠狭窄和多次肛周手术与需要永久性造口有关。

**3. 明确治疗**　低位/简单瘘管采用组织分离技术治疗效果很好，因为纤维切开术几乎100%愈合，而失禁障碍的风险最小。组织分离技术可以在选定的复杂瘘管患者切除时进行，但在这种情况下，尿失禁的风险是一个主要问题。因此提出了更为保守的治疗方法。事实上，在ACCENT II试验中，36%接受定期英夫利西单抗维持治疗的患者在54周后完全愈合，而安慰剂组的这一比例为19%。为了提高成功率，提出了一种联合方法，包括手术引流脓肿，放置串线，然后注入IFX。其他研究也证实了这一结果，EUA+IFX治疗组较单纯治疗组有效率更高，复发率更低，且EUA+IFX治疗组PDAI降低。一项比较三组接受IFX、手术或联合治疗的研究表明，前者愈合时间较短，复发时间较长。然而，IFX给药可能有明显的副作用，是腹部纤维狭窄性乳糜泻患者的禁忌证。有研究者提出在瘘口部位注射IFX以减少全身效应，治疗静脉注射禁忌证患者，治疗的15例患者中有10例（67%）出现完全愈合。同样的有前景的结果被证实使用另一个生物药物ADA，一个完全人源化抗TNF

药物。这种方法的缺点是药物引起局部纤维化，但 ADA 似乎没有那么明显。直肠黏膜前瓣是治疗复杂性肛周和直肠阴道瘘（RVF）的另一种手术方法。皮瓣手术的优点是既避免了外伤性损伤，又减少了对括约肌的操作，降低了失禁的风险。活动性直肠炎禁用皮瓣。会阴下降和内肠套叠的患者更容易进行手术。然而，中期成功率不超过 57%。RVF 可经阴道手术或经阴道行皮瓣手术。系统回顾了 11 项关于 224 例乳糜泻患者 RVF 皮瓣手术报道的研究，结果表明，两种方法的初次合拢（经直肠合拢与经阴道合拢分别为 53% 与 61%）和总合拢（经直肠合拢为 81%，经直肠合拢与经阴道合拢分别为 75% 与 81%）相似。最近提出了一种新的技术，将皮瓣修复与 VAAFT 相结合，提高复杂 CD 瘘的修复效果。在 11 例接受治疗的患者中，9 例在 9 个月的随访中有完全反应（82%），没有尿失禁障碍。

另一项研究对 15 例复杂瘘管患者进行了连续的括约肌间瘘管（LIFT）结扎术，12 例患者中有 8 例（67%）术后随访 12 个月。研究表明，无患者发生尿失禁。最近，对 20 项旨在比较 CD 患者与非 CD 患者生物修复性肛瘘堵塞效果的研究进行了系统综述。有学者认为，研究的异质性太大，无法进行 Meta 分析，但报道的 CD 患者和非 CD 患者的并发瘘管闭合率分别为 52%（22/42 例）和 54%（265/488 例）。由于既包括复杂瘘管，也包括简单瘘管，试图通过评估复杂瘘管患者的数据，也通过明确报道诊断的研究来评估失败率。ASC 是间充质来源的活成体干细胞，在炎症环境（如瘘管）中被激活。ASC 可以同时调控多种炎症上游通路。这些作用最终导致活化的淋巴细胞和促炎细胞因子的消除，导致疼痛停止和组织修复。如果这一观点得到证实，那么在处理复杂肛周瘘的 CD 患者时，将会非常有趣，因为 ASC 的原理依赖于刺激宿主免疫系统，几乎在生理上消除炎症源，没有副作用报道。目前，一项Ⅲ期多中心随机对照试验招募了对传统医学或外科治疗无反应的复杂肛瘘患者，研究同种异体 ASC 作为局部注射与安慰剂、盐水溶液的疗效。这是一项双盲试验，治疗后 52 周内，将通过临床和 MRI 评估愈合情况。ASC 作为填充物的早期研究发现，将为外科医师和处理复杂肛周 CD 的医师提供一个有用的工具。对于难治性肛周疾病伴发对医学 / 外科治疗无反应的活动性直肠炎，粪便分流是必要的。据报道，20% 接受结肠切除术的患者将在 5 年内接受直肠切除术。这些观察结果证实了仍在观察的令人不安的高直肠切除术率，为 10%～18%。最近，IFX 被证实对 CD 患者直肠 – 直肠吻合术失败的候选直肠直切术有效，83.3%（10/12 例）的患者保留直肠。直肠切开术仍然比永久性造口更受欢迎。

## 三、随访

建议 CD 并发肛瘘治疗后随访 24 个月。随访内容主要包括：对比患者治疗前后肛门失禁情况、生物学相关指标及症状相关指标和水平；观察肛瘘瘘管愈合的时间；观察漏液、漏液伴漏气、漏气等手术后遗症情况；随访统计复发和再发情况，其中，复发是指原有瘘管重新开放，再发是指新发瘘管或瘘口。

# 第四节 小 结

CD 患者中 40%～60% 有肛周受累，30% 有肛周瘘。然而，在 CD 并发肛瘘患者中也有人提出其他理论，涉及微生物、免疫和遗传因素。这些观察结果与在 CD 患者中观察到的活跃的直肠疾病的高发生率、复杂瘘管是一致的。众所周知，CD 是术后脓毒症并发症的独立危险因素，提示肠道菌群对这一机制的作用。遗传和表观遗传因素在 CD 发病中起着关键作用，CD 患者亲属发生 CD 及其相关并发症的风险高于一般人群。此外，由于活动性、持续性疾病导致 CD 纤维化，缺氧介导的机制也可能发挥作用。此外，据报道，10% 的患者肛周瘘可首次表现为乳糜泻。在意大利，CD 的估计发病率和患病率分别高达 5/10 万居民 / 年和 59.63/10 万居民。在这些患者中，仍可观察到传统切割技术的失禁率，甚至达到了 50% 的括约肌间瘘。

目前对于 CD 并发肛瘘的诊断、鉴别诊断和分类、治疗还没有绝对的黄金标准。许多患者在诊断时可能没有进行完整的诊断工作。另外，切除甚至切除后的数据仅能从一半的患者中获得，而且可能更多地反映手术干预的影响，而不是潜在的自发性疾病表型。因此，将肛周疾病归类为可变行为的一部分。肛周瘘管和腹腔内瘘管的联合穿孔行为可能是对以往分类最实质性的修改。然而，尽管瘘管具有重要的临床意义，但只有很少的研究关注瘘管形成的病理生物学。年龄、诊断和定位之间的交叉稳定分析显示肛周和腹腔内瘘的病因或生物学差异。将性别、种族、IBD 家族史和睾丸外表现归入将要收集的进一步研究数据部分的决定是根据经验做出的，并基于需要限制系统中子群体的总数。IBD 的家族史被认为是难以证实的，因为许多患者不知道他们的家族史，也很难证实一个积极的家族史。此外，这一变量取决于个体家庭的大小、患者的年龄，并可以随着时间的推移而明显改变。也考虑了包括睾丸外表现的分类，但特定的睾丸外表现太过罕见，且随时间波动。当某些表现将集中在一起时（根据器官、与疾病活动的关系，甚至作为一个单独的集群），它们将不再代表同类群体。

CD 并发肛瘘的治疗需要多学科共同支持，多种检查技术相结合有助于提高诊断的准确性。对感染灶进行引流必须先于免疫抑制剂使用。抗生素及硫嘌呤类药物被推荐为辅助治疗药物。所有的抗 TNF 治疗药物中，英夫利西单抗效果最佳。应用抗 TNF 药物，同时选择性地运用抗生素或硫嘌呤类药物被视为一线治疗方案。口服他克莫司可避免难治性肛瘘患者行改道造口术。肛瘘的手术修复包括瘘管切开术、皮瓣移行治疗、生物补片及括约肌间瘘管结扎及纤维蛋白胶注射治疗等，只有当肠腔无炎症时才予以考虑。直肠切除及永久造口术是严重、复杂、难治性肛瘘治疗的最后手段。

（顾国胜）

## 参 考 文 献

王俊册，刘占举，2016. 克罗恩病所致肛瘘的诊治进展. 医学与哲学，37（16）：54-56.

Alexander S，1995. Dermatological aspects of anorectal disease . Clin Gastroenterol，4：651-657.

Caprilli R，Gassull MA，Escher JC，et al，2006. European evidence based consensus on the diagnosis and management of Crohn's disease: special situations . Gut, 55（Suppl 1）: i36-i58.

De Groof EJ, Sahami S, Lucas C, et al, 2016. Treatment of perianal fistula in Crohn's disease: a systematic review and meta-analysis comparing seton drainage and anti-tumour necrosis factor treatment . Colorectal Dis, 18（7）: 667-675.

Gionchetti P, Dignass A, Danese S, et al, 2017. 3rd European evidence-based consensus on the diagnosis and management of Crohn's disease 2016: Part 2: surgical management and special situations J . J Crohns Colitis, 11（2）: 135-149.

Hermann J, Eder P, Banasiewicz T, et al, 2015. Current management of anal fistulas in Crohn's disease . Prz Gastroenterol, 10（2）: 83-88.

Irvine EJ, 1995. Usual therapy improves perianal Crohn's disease as measured by a new disease-activity index. McMaster IBD Study Group . J Clin Gastroenterol, 20: 27-32.

Lee MJ, Heywood N, Sagar PM, et al, 2017. pCD Collaborators. Surgical management of fistulating perianal Crohn 's disease: a UK survey . Colorectal Dis, 19（3）: 266-273.

Parks AG, Gordon PH, Hardcastle JD, 1976. A classification of fistula-in-ano . Br J Surg, 63: 1-12.

Rutgeerts P, 2004. Review article: treatment of perianal fistulizing Crohn's disease . Aliment Pharmacol Ther, 20（Suppl 4）: 106-110.

Sandborn WJ, Fazio VW, Feagan BG, et al, 2003. AGA technical review on perianal Crohn 's disease . Gastroenterology, 125（5）: 1508-1530.

Schoepfer AM, Safroneeva E, Vavricka SR, et al, 2012. Treatment of fibrostenotic and fistulizing Crohn's disease . Digestion, 86（Suppl 1）: 23-27.

Sordo-Mejia R, Gaertner WB, 2014. Multidisciplinary and evidence-based management of fistulizing perianal Crohn's disease . World J Gastrointest Pathophysiol, 5（3）: 239-251.

# 第十六章 克罗恩病围手术期处理

近年来有关 CD 的基础与临床研究进展迅速，生物制剂的应用为 CD 的临床治疗揭开了新的篇章，但药物治疗仍存在着自身的局限性，且部分患者合并肠梗阻、肠瘘等并发症，因此外科干预措施在 CD 的治疗中显得尤为重要。据统计，CD 患者的累计手术率在患病 5 年时为 25.9%，10 年时为 46.9%。

CD 最佳手术时机的选择一直存在争议。一些专家提倡早期手术，即当药物等保守治疗无法达到预期效果时，当存在严重危及生命的并发症时，无须等待而进行手术干预。然而，CD 手术后疾病复发几乎是不可避免的。随着疾病的进展，近一半的患者需要进行二次手术。因此，有人主张避免过早手术，因手术是必要的，且主要是处理最严重的病变和引起并发症的肠段。但是，药物治疗失败后不能考虑手术治疗，因为此时患者的一般状况很差，在这种情况下，术后并发症的发生率将显著增加。

选择合适的手术时机是 CD 治疗的关键和难点。内科医师必须认识到，手术只是干预 CD 发展到特定阶段的过程。有必要避免过早手术及盲目延迟手术。应充分了解影响手术适应证、手术时机和复发的因素，全面评估患者。

## 一、手术适应证

### （一）肠梗阻

肠梗阻是位于回盲部或邻近的外科吻合术中的 CD 病变的最常见并发症。急性肠梗阻通常由疾病活动期的肠壁炎症引起。如果保守治疗如空腹、胃肠减压等无效，应考虑积极采取手术治疗，以缓解肠梗阻，如长期肠壁疾病引起的纤维性瘢痕导致反复肠梗阻，应采取积极的决定性手术治疗。随着内镜技术的发展，当阻塞性狭窄小于 4cm 时，内镜扩张是上消化道、结直肠和部分内镜可及小肠狭窄的首选治疗方法。

### （二）肠瘘

根据瘘及其邻近器官的关系，CD 肠瘘可分为内瘘（如肠-肠瘘、肠-阴道瘘和肠-膀胱瘘）和外瘘（肠外瘘、肛瘘）。如果没有感染和临床症状，可以保守治疗单纯的肠-肠瘘。较小的肠瘘可通过营养支持和生物治疗关闭瘘管，但要注意英夫利西单抗等生物制剂，这常常导致瘘管过早愈合，内管仍然存在，从而引流不畅。其他复杂的内瘘，如自发性肠外瘘或脓肿引流后形成的外瘘一般不能自行愈合，应选择手术治疗。严重的肠瘘患者常伴有消化液大量流失，容易导致水、电解质、酸碱平衡紊乱，继发感染和营养不良等。

这些因素会增加手术风险和术后并发症，因此对于 CD 并发肠瘘患者，应在感染后进行择期手术并进行充分的营养支持治疗。疾病活动程度对手术并发症和复发率有显著影响，因此有必要在缓解期尝试手术。对于并发瘘的 CD 患者，目前建议联合使用药物、营养支持和手术，并应注意避免使用激素。

### （三）腹腔脓肿

据统计，10% ～ 28% 的 CD 患者会出现腹部脓肿，包括自发性脓肿和继发性脓肿。自发性脓肿在回肠中最常见，继发性脓肿在外科吻合术中很常见。CD 相关脓肿的一线治疗是 PAD，全身应用抗生素。研究表明，经皮导管引流可以防止 70% ～ 100% 的术后脓肿患者再次手术。如果引流后败血症的症状没有改善，脓肿破裂导致腹膜炎，或多次脓肿不能排出，应积极考虑手术治疗。其他学者报道，穿刺引流可以暂时改善一些患者的早期症状，但最终可能还会进行手术治疗。

### （四）消化道穿孔和出血

患有肠道病变的 CD 患者容易穿孔，并且常并发腹膜炎，需要紧急手术。当出血情况复杂时，应尽可能清楚出血位置，并应积极进行药物治疗、内镜检查或介入性止血。如果继续出血，则需要进行紧急手术。

### （五）肛周病变

肛周病变是 CD 的常见并发症，包括肛瘘和肛周脓肿。肛瘘分为单纯性肛瘘和复杂性肛瘘。无症状的简单肛瘘不需要手术。单纯性肛瘘和复杂性肛瘘通常需要药物治疗并结合手术引流。对于严重病变，当药物和手术引流无效时，可考虑进行旁路手术，甚至直肠切除和造口术。肛周脓肿首选外科引流和抗生素治疗。

### （六）中毒性巨结肠

CD 患者中中毒性巨结肠较为少见，一般需急诊手术。

### （七）癌变

癌变是 CD 患者手术的绝对指征。

### （八）药物治疗失败

药物治疗失败包括药物难以控制症状及患者不能耐受药物严重副作用、对各种生物制剂无效和出现并发症等；当积极的内科治疗无效时可考虑手术治疗，次全结肠切除术与回肠造口术是最常用的术式。

### （九）儿童患者

CD 患儿经常出现腹痛、腹泻及由此导致的营养不良，严重影响儿童生长发育。因此，儿童 CD 的治疗需要快速诱导和维持缓解，并尽快恢复生长发育。青春期前或青春期早期严重营养不良的患者会导致生长发育停滞，应选择在青春期前完成手术。指南建议儿童手术的最佳时间是骨骺闭合前。手术后，儿童的营养状况、生长迟缓、发育障碍等将得到改善。

### （十）严重肠外表现

CD 不仅涉及整个消化道，还涉及身体的多个器官引起 CD 相关的肠外表现，如关节炎、结节性红斑、PG、口疮性口炎等，并且肠外表现的发生与疾病的活动和严重程度密切相关。没有研究显示肠外表现是手术的适应证，但据报道，手术切除病灶后，肠外表现通常会消退。因此，当患者具有严重的肠外表现并且药物治疗无效时，可以考虑手术治疗。

## 二、术前准备

术前准备是围手术期最重要的一步。对患者的一般状况的判断、对手术能力的评估、手术的时间安排及手术安全性的评估直接影响手术的成功。手术治疗的目的是处理并发症、提高生活质量。需要手术的患者通常情况较差。因此，除了大出血和急性穿孔等急性疾病外，还应在手术前充分考虑到其他并发症。手术前应考虑以下因素，以尽量减少围手术期并发症的发生率。

### （一）营养支持

营养不良是 CD 患者突出的临床表现之一，不但影响创口愈合，同时增加切口感染、裂开、疝及吻合口瘘的发生率，还会导致术后患者卧床时间延长、咳痰无力和肺部感染等并发症。营养状态是术后并发症的独立危险因素。研究表明，术前血清白蛋白 < 30g/L 的患者，术后并发症的发生率增加 2.6 倍，而术前纠正低蛋白血症可减少术后并发症的发生。因此 CD 患者围手术期营养治疗至关重要。

对于营养支持方式的选择，目前普遍认为在肠道允许的前提下，应尽可能争取 EN，这样不仅可以改善营养状况，还有利于维护肠黏膜屏障，减轻炎症反应。对于 EN 无法满足日常需要量或无法实施 EN 的患者可行 PN 支持。

### （二）感染控制

感染也是 CD 手术的重要危险因素。研究发现，CD 患者接受肠吻合时，如果使用激素或并发腹腔感染，肠吻合口瘘的发生率为 14%，如两个危险因素同时存在，则发生率可高达 40%。因此，患者在并发感染的情况下不宜进行确定性手术治疗，而应该先通过局部引流和应用抗生素等手段初步控制感染后再行手术治疗。

### （三）药物调整

CD 的治疗药物主要包括糖皮质激素、水杨酸制剂、免疫抑制剂和生物制剂，不同药物对手术效果的影响也不同。对于接受择期手术的 CD 患者，术前使用中度及以上剂量的激素（甲泼尼龙 ≥ 20mg）超过 2 个月，手术并发症的风险显著增加。因此，应在手术前减少或停用激素。选择性手术应考虑在糖皮质激素戒断 6 个月后进行。AZA 和 6-MP 是最常用的治疗 CD 的免疫抑制剂。大多数人认为 AZA 不会增加手术风险，尽管免疫抑制剂在过去几十年中被广泛使用、免疫抑制剂可有效预防术后复发，但并未显著降低 CD 手术或肠道并发症的发生率。研究表明，英夫利西单抗不会降低需要手术的 CD 患者的比例，但它可以减少手术的紧迫性，并为术前支持调整获得宝贵时间，从而降低急诊手术的发生率。有学者报道术前 IFX 治疗并未增加术后 SSI 的发生率。

### （四）疾病活动度与分型

研究指出，缓解期 CD 患者较活动期患者术后并发症发生率低、伤口愈合快、住院时间短、住院花费少且术后早期内镜复发率低，因此应最大可能避免在活动期手术。CD 虽然可以累及全消化道，但是依据蒙特利尔分型可将病变部位分为 4 型（回肠型、结肠型、回结肠型和上消化道），相对于结肠病变的患者，回肠、回结肠、上消化道病变的患者，手术风险增加了 3 ～ 4 倍。疾病表型也影响着患者手术结局，有研究显示，穿透性和狭窄性病变较溃疡性病变显著增加手术的可能性。

## 三、早期手术的危险因素

研究表明，CD 患者早期手术的危险因素包括上消化道病变、穿透性或狭窄性病变、早期使用激素治疗和肛周病变。吸烟是否会增加手术风险仍然不确定。研究还表明，吸烟不是 CD 手术增加的危险因素。大多数研究得出结论，性别与手术无关，但也有研究表明，男性是手术的危险因素。

## 四、术后复发影响因素

CD 肠切除术后复发率相当高，部分患者甚至经历多次手术，因此确定恰当手术时机的同时需考虑影响患者术后复发的因素，以制订术后治疗目标及方案。目前认为有 5 种因素影响术后复发，具体如下。

### （一）吸烟

目前普遍的观点认为吸烟是 CD 复发的高危因素，大量吸烟者（≥ 15 支 / 天）复发率更高，戒烟后复发风险明显下降。对于 CD 患者均要求其戒烟。但确切机制尚不明确，这可能与免疫调节、肠道血供变化、肠黏液成分改变等有关。

### （二）阑尾切除

有人认为切除阑尾会增加肠瘘的发生率。但在临床中局限于阑尾的 CD 切除后很少复发。即使阑尾正常，切除病变时一并将阑尾切除，也可减少复发。

### （三）病变类型及范围

肛周病变已被证明是临床复发的独立危险因素。回盲部切除术和广泛肠切除术是复发的重要危险因素。CD 术后复发危险因素的研究表明，回肠和空肠手术的风险分别是结肠型的 2.22 倍和 1.40 倍。术前病程短、病变范围广、病情严重、穿透性病变可增加术后复发的风险。

### （四）急诊手术

CD 误诊率高，常被误诊为阑尾炎，或因肠梗阻、腹腔脓肿、消化道出血等并发症而急诊手术。急诊手术的术前准备通常不如选择性手术，并且病因未去除和不正确的手术过程会增加复发的风险。

### （五）术后维持治疗

应在术后 6 ～ 12 个月进行常规结肠镜检查。常见的术后维持药物包括抗生素咪唑、硫呋喃和英夫利西单抗。

循证医学证据提示生物制剂比免疫抑制剂或其他疗法可更有效地预防术后复发，没有副作用。手术时机选择不适当可能导致致命后果，如瘘或腹腔感染，也会增加手术风险和术后并发症的发生率，因此医师必须在整个 CD 治疗过程中仔细评估 CD 手术时机。通过与患者对观念和风险接受程度进行充分交流，医师才能够及时进行最有效的手术。因此，在选择手术时机时，有必要评估疾病的严重程度和类型、药物治疗的有效性、严重并发症的发生率及手术的优缺点。为此，外科医师和患者需要讨论并选择最佳治疗方案以确保患者获得最大利益。

# 第一节　预　康　复

CD 患者在实行手术时多已出现明显症状，甚至存在长期误诊或诊断延迟。此时患者的机体储备大量耗竭，生理内稳态环境功能紊乱，出现的外科并发症进一步增加机体负担。CD 患者本身存在免疫功能紊乱，疾病并发的营养不良再加上使用诸多的免疫抑制剂和生物制剂，患者的免疫功能障碍风险增加。因此围手术期应优化药物治疗、提供营养支持、提高机体储备、解决感染并发症、纠正水电解质紊乱等。手术的目标是恢复胃肠道的连续性、保持肠道的消化吸收功能。

## 一、预康复的必要性

针对围手术期相关并发症的预防比治疗更加重要。针对特定人群的术前干预已被证明更有利于预后。由于 CD 患者是一类特殊群体，这就要求外科医师不仅要具备娴熟的外科技巧和丰富的营养学知识，还要懂得处理 CD 患者的精神心理问题。在出现外科并发症或内科治疗无效、影响儿童生长发育时实行早期手术干预，而实施手术干预前的优化管理旨在预防进一步的肠道损伤和保障健康生活。

CD 胃肠道手术是一种高风险手术。需要外科干预的患者常经历了慢性消耗过程，经历过诸多的治疗失败，同时存在免疫功能受损、术前并发症（包括感染、贫血），高血压、糖尿病等基础疾病也不少见。患者能否迅速康复，与原有的体质、有无并发症、营养状况直接相关。

预康复是通过术前干预优化术后结局。对不健康的行为心理干预影响术后的结果，这些因素包括各种习惯性的活动，如吸烟、嗜酒、肥胖和久坐不动的行为及共存病。疾病性因素包括营养不良、贫血、虚弱和认知功能障碍等。CD 患者存在诸多的术前不良因素。对术前营养不良与并存症的处理，应尽可能在实施外科干预前完成。只有在营养状态改善，并存症得到控制后，外科手术才能取得预期的效果。一旦患者出现术后并发症，如 SSI、肠瘘、腹腔感染、消化道出血等，轻则住院时间延长、经济负担增加，严重者将不可避免地进行再次手术，造成多次打击，患者病情恶化发展为 SBS 甚至死亡。因此 CD 患者的预康复应该贯彻整个围手术期。

CD 的围手术期康复原则不同于一般胃肠道肿瘤的加速康复外科（enhanced recovery after surgery，ERAS）或快速康复外科（fast-track surgery），这是由于肠道病变的持续存在和手术的不可治愈性。手术不应该操之过急，尽可能坚持围手术期优化策略，减少术后并发症和保留肠段，实现解决 CD 存在的并发症，避免短肠综合征的风险，达到病情缓解，改善营养状态及减少药物依赖从而提高生活质量。但是 ERAS 又有值得借鉴的地方，主要表现在实行加强康复而不是加速康复或快速康复，强调的是围手术期的质量而不是速度，尤其是围绕 CD 整体和局部状况达到手术状态的最优化。因此本节主要讨论 CD 的预康复策略。

## 二、预康复的一般原则

### （一）克罗恩病病情的控制

病情的控制包括肠道病变的控制和全身病情的控制，且主要集中于肠道。在出现消化道穿孔、消化道大出血、完全性肠梗阻等危及生命的并发症时，手术将不可避免。此时应该尽量保留肠段，仅切除诱发症状的肠管，将没有引起症状的病变肠管留在体内，避免肠衰竭、短肠综合征的发生，甚至不实施一期确定性手术，先施行暂时性造口，切除病变肠管，达到病情稳定后再做进一步处理。

CD 患者围手术期最佳的状态应该是术前药物治疗达到病情缓解，进而手术切除病变肠管达到手术缓解，在术后再实行药物治疗维持缓解。在 CD 活动期尽可能戒断激素依赖，脱离激素、免疫抑制剂等药物，病情稳定后再行确定性手术治疗。目前关于 CD 术前药物的使用并没有统一的共识和指南。药物的使用应该结合患者的病情、疾病的表型等综合决定。一般轻中度患者使用 5-ASA 类药物，也可联合 EN 或 PN；中重度患者可使用抗 TNF 单抗诱导缓解，应该短程使用，但也不能忽视生物制剂的不良作用，因为目前的文献表明围手术期生物制剂的使用可能增加术后腹腔感染的风险。既往也有研究表明，CD 患者服用抗 TNF 单抗后，血中的抗体浓度与治疗的效果显示良好的相关性。而测定血药浓度、观察血药浓度的梯度变化指导围手术期用药可能是术前药物优化的一个方向。

### （二）药物的选择

应该结合药物的种类、作用部位、不良反应，肠道病变、全身病变和经济卫生情况，区域性经验用药等，给予个体化的治疗方案。例如，激素和免疫抑制剂的副作用明显，在围手术期应该避免使用。抗 TNF 单抗在国外得到广泛应用，而在我国由于医疗卫生保障覆盖范围不足，限制了使用。在我国，大多数患者出于经济因素倾向于选择使用 5-ASA 类药物，甚至一些中药如雷公藤等药物，其效果在轻中度患者中反应较好，但是对于重度 CD 患者和一些复杂性、难治性 CD 患者，5-ASA 类药物效果不佳而抗 TNF 单抗应该是一个选择。

随着营养免疫和营养生态的提出，营养支持也应该是药物治疗的一种。笔者的研究结果和临床经验表明，使用美沙拉嗪联合 EN 治疗活动期 CD，效果确切，可诱导病情缓解，改善机体营养状态，提高患者手术耐受性。手术前 3 个月 EEN 可显著增加 CD 并发肠瘘患者的营养储备、减少不良反应、减少手术后并发症的发生。在手术后实施 3 个月的营养支持对防止复发和维持病情静止也是一项重要的措施，可减少患者发生营养不良、贫血事件和促进术后肠功能康复。

术前药物治疗应该是手段而不是目的。药物控制的原则是在副作用最小的情况下达到机体最大获益。采用升阶梯治疗达到黏膜愈合是 CD 治疗策略的主要治疗终点。而在 CD 术前阶段，采用药物治疗使 CDAI 评分＜ 150 分，病情进入缓解期，才有利于手术的进行。术前药物的使用时间应该视患者的病情而定，多采用联合用药方案。

### （三）肠道的预康复

CD 患者肠道不同于一般疾病患者的肠道，病变部位肠管的切除并不能彻底治愈疾病，最终将不可避免的复发。而且切除后内镜下和组织学下的病变复发先于临床症状复发，因此出现临床症状的滞后将导致对疾病复发预防治疗的延迟和误诊。术前的处理措施在于最大化提高手术后切除缓解的效果，缩短复发周期、降低复发率和减少围手术期并发症。

由于外科技术的创新、新型药物的研发、围手术期护理的进步，CD 患者手术治疗效果有了明显的提高。对于不可逆转的肠衰竭和营养支持失败者，要实行综合性治疗方案，肠移植将成为难治性或顽固性 CD 患者重要的治疗措施。CD 是成人内脏器官移植的第二大指征，由 CD 发展的肠功能障碍主要为Ⅱ型和Ⅲ型，其中Ⅱ型为多段小肠切除、机械性肠梗阻、进行性发展的透壁性活动性炎症，以及存在复杂的腹腔内病变如腹腔脓肿、肠外瘘、高流量转移造口术，Ⅲ型为由于短肠综合征需要长期甚至终身营养支持的慢性肠衰竭。

早年肠康复是促进短肠综合征患者残存小肠恢复 EN 与经口饮食的整套方案。肠康复的步骤包括 TPN、PN+EN、TEN 和经口饮食 4 个阶段。早年肠康复疗法是促进慢性肠功能衰竭患者残存小肠恢复 EN 和经口进食的有效治疗手段。提前向 EN 过渡可减轻术后急性期肠道反应，减轻患者痛苦。

CD 手术的目的是去除病灶、修复组织和重建消化道功能，患者在原先病变肠管造成功能障碍后，再一次接受手术所致的创伤 - 应激，然后进入修复、康复阶段。在手术过程中医师往往过多地考虑手术的安全性、彻底性和完美性，从推论的角度给予超需要的处理，包括肠管切除的过多、输入较多的输液，增加 CD 患者的肠道损害。

### （四）可缓解的腹部并发症

目前已经有大量的证据表明术前伴随的感染并发症与 CD 患者术后不良预后密切相关。CD 患者主要存在的腹腔感染包括腹腔脓肿、肠瘘等，脓肿的部位包括腹壁、腹膜后、腰大肌、骶尾部、盆腔。首先应根据本地区细菌流行病学经验使用抗生素，随后按照微生物培养结果选择敏感的抗生素。使用微创技术经皮穿刺引流解决腹腔脓肿是行之有效的方法，较大的腹腔脓肿（直径＞ 3cm）可采用。笔者所在中心采用 Trocar 套管穿刺联合黎氏双套管在腹腔脓肿的引流和感染源控制中取得了良好的效果，优于传统的经皮穿刺引流。

对于并发的肠瘘首要治疗是建立充分引流，控制感染源，减少瘘量；其次利用影像学技术了解瘘的部位、与周围毗邻组织的解剖学关系等。虽然 CD 并发的肠瘘部分可以通过双套管冲洗引流、EN、胶堵等保守方式治愈，但是短期的复发率较高，择期手术将不可避免。

CD 并发出血见于肠道溃疡创面出血、并发的肠瘘腐蚀血管、腹部手术后的并发症等。少量的出血可自行停止，而对于中等以上的出血应及时干预，如 CD 药物控制、使用止血药物云南白药、凝血因子Ⅶ、DSA 栓塞，必要时行手术治疗。

## 三、营养支持

### （一）营养风险筛查

目前，在临床工作中应用的营养评定工具有 10 余种之多，包括使用单一指标和复合指标两类。单一指标如体重指数、白蛋白、前白蛋白、血红蛋白等，但都有一定的局限性。目前有多个筛选工具，如 NRS 2002、MUST、MNA、NRI 及 PG-SGA 等。

### （二）营养支持的指征

营养支持包括针对营养不良进行干预、控制 CD 病情和两者兼之。干预性治疗常用于严重营养不良、存在营养不良高风险、有可能发展为营养不良的患者等。而控制性治疗用于轻中度 CD、严重 CD 的辅助治疗、疾病静止期的维持缓解等。

### （三）营养支持的途径、类型和剂量

**1. EN** 指征包括诱导疾病缓解。绝对禁忌证包括完全性肠梗阻、严重腹泻等。但是应该谨慎选择剂型、剂量、营养途径。

**2. PN** 指征包括 EN 补充、疾病活动早期、不能耐受 EN 或严重营养不良的辅助治疗。在 CD 疾病活动早期，患者可发生肠壁炎性水肿、小肠广泛粘连和肠道持续麻痹等胃肠运动功能障碍，短暂的"胃肠休息"即停止 EN 不失为一种明智的选择。对于这类患者强行实施 EN，特别是使用 TEN，反而可能加重胃肠的负担、加重胃肠道损害，引起肠穿孔、肠坏死等并发症。此时，可采取 TPN 补充营养底物，联合使用生长抑素和胃肠减压，不仅有助于肠壁水肿的消退，减少肠液分泌，还有利于减少肠内容物，减轻肠道炎症，从而达到让"胃肠短暂休息"并最终促进胃肠道功能改善的目的。

### （四）营养支持的目标

营养支持的目标是恢复正常体重或较之前增加至少 5kg，基本达到正常的体重指数水平。机体蛋白质、合成代谢能够基本平衡。血清总蛋白和白蛋白也至少在最低限水平。血红蛋白和血细胞比容也维持在正常水平，纠正营养不良相关的贫血。

### （五）特殊营养支持：消化液收集回输

消化液收集回输是针对 CD 并发肠瘘患者的特殊处理措施。肠瘘是 CD 的严重并发症，此时患者消化道连续性完全破坏，肠道功能发生部分或完全障碍，EN 支持途径的建立面临着诸多挑战。肠液的大量丢失，可导致严重感染、体液丧失、水电解质酸碱失衡、器官功能受损、营养不良。而消化液收集回输是阻断这种恶性循环的关键，也是最符合生理营养的支持模式。消化液收集回输可以充分利用剩余的肠道，恢复胃肠屏障，是控制病情进展的关键措施。

实施消化液收集回输前应施行消化道造影，明确肠瘘的部位、周围的毗邻关系、瘘口的远端和近端情况，在确认远端肠管无梗阻的情况下从瘘口远端实施 EN 灌注，利用远端肠管的吸收消化功能，最大程度维护肠道功能，避免进一步的肠道功能恶化。

一般在十二指肠和小肠处的瘘口实行收集回输，也有胆汁收集回输。主要利用的是十二指肠液、小肠液和胆汁中含有的各种极为丰富的消化酶和电解质，促进营养的消化吸收和利用。消化液能加强自身利胆的作用，胆汁酸被肠道吸收，经血液运输至肝，促进肝细胞分泌胆汁，维持正常的肠肝循环。

## 四、康复性锻炼

### （一）康复性锻炼对克罗恩病的益处

虚弱和疲劳是 CD 患者的常见表现，其原因是多方面的，包括营养不良、病情进展、心理因素、缺乏运动和锻炼。由于社会经济的发展，案头工作、看电视等久坐不动事件明显增多。缺乏运动和锻炼导致体力降低、体力储备不足、手术耐受性降低，使重要基础疾病发生的可能性增加。而有氧训练在至少 4 周的时间内就可以产生显著的效果、改善健康。诸多的研究表明在胃肠道手术患者中，施行机体运动锻炼干预会产生有益的结果，包括术中肠损害减少、术后康复加快、并发症降低等。在 CD 围手术期也已经开始重视术前体能运动，研究发现在 CD 术前 6 周锻炼提高了患者预后，因此康复性锻炼在 CD 中应该引起足够的重视。

体力活动降低 CD 发病率，适宜强度的体力活动可以改善 CD 症状，肌肉骨骼和力量训练使参与者的健康相关生活质量普遍提高。通过患者康复训练再培训计划将产生更大的健康好处。运动锻炼不仅仅在于体能的恢复，也包括肠道菌群的改善、胃肠道功能的维护，发挥免疫调节效应。中小强度运动即可促进胃肠道的正常生理功能。越来越多的证据表明，运动锻炼增加肠道菌群的多样性，使有害菌群的数量和种类减少，而正常菌群趋于稳定。

康复锻炼实施的基础是增加普通人群的活动水平和在初级保健单位推荐运动。这需要通过大众教育对人口行为进行干预。因此，它可能更合适高手术风险和特定资源集中的患者组别，应用于此类人群才可能达到最大好处。而 CD 患者正是此类合适人群。要充分考虑患者的依从性、项目的可实现性和现有项目的利用。

### （二）康复性锻炼的定量指标

定量指标如下。

**1. 6 分钟步行试验（6-minute walk test，6MWT）** 由 6min 步行距离作为量化指标，6MWT 是最早应用于临床的运动试验。6MWT 的正常预计值男性为 757× 身高（m）−5.02× 年龄（岁）−1.76× 体重（kg）−309，女性为 211× 身高（m）−5.78× 年龄（岁）−2.29× 体重（kg）+667。

美国胸科学会 6 分钟步行试验指南中也提出将患者步行的距离划为 4 个等级：1 级少于 300m，2 级为 300 ～ 374.9m，3 级为 375 ～ 449.5m，4 级超过 450m。级别越低心功能越差。达到 3 级与 4 级者，说明心功能接近或已达到正常水平。

6MWT 不但能够评价运动过程中机体所有系统的耐受情况，而且 6MWT 还能很好地反映机体能完成日常体力活动的功能代偿能力水平。总的来说 6MWT 具有简便、易行和安全的特点，并且能客观反映机体日常的实际活动量等。但是 6MWT 既往多用于中重度心肺疾病患者的术前评估，对于非心脏手术尤其是 CD 围手术前的指导意义尚有待于进一步评估。

**2. 往返步行试验（shuttle walk test，SWT）** 该试验适用于一般医院和康复中心。SWT 是在录音机指导下逐渐增加速度或在距离 10m 的地方以某一运动强度的速度来回行走，最后以所行走距离作为评价指标，因此分为增量往返步行试验（incremental shuttle walk test）和耐量往返步行试验（endurance shuttle walk test）两种形式。

**3. 登楼梯试验** 指在规定的时间内登楼梯的阶梯数或到达规定楼层的完成时间。患者登楼梯能力与术后死亡率之间呈明显负相关。不同的手术人群，其相关阈值不同，最佳截取值也不同。一般要求登楼梯前患者安静休息 20 ～ 30min，在固定医师陪同下登楼梯，鼓励患者尽可能在规定时间内登上预定楼层。停止标准：不间断步行完成登楼，登楼梯过程中出现胸痛、力竭、自觉明显心慌气短无法完成登楼，试验即刻停止。

登楼梯过程中，应用便携式监测仪实时监测静息状态和登楼结束后的血压、血氧饱和度、脉率，计算登楼梯时间。既往研究发现用上述方法来预测开胸手术风险，具有简便易行、患者配合度好和设备购置方便的优点，适合一般医院推广应用。但是应当注意登楼梯试验应仅作为无运动心肺检测条件下的初步检测手段，登楼梯高度低于 22m 的患者需进一步进行心肺运动功能试验。

**4. 心肺运动功能试验（cardio pulmonary exercise testing，CPET）**　近年来，CPET 对胸部大手术前的评估起到重要作用。类似于开胸术中与术后的机体负荷增加，在 CPET 过程中整个心肺系统及氧输送系统模拟相似的承载负荷，经过此种试验可以较全面地判断患者手术耐受力。与普通肺功能及影像学检查相比，CPET 能够科学、精确、客观地评价个体的心肺功能，具有一定的优越性。

CPET 常用的测定指标包括终止负荷运动时的功率（W%）、最大摄氧量（$VO_2 max$）、千克摄氧量（$VO_2/kg$）、无氧阈（AT）、代谢当量（MET）、氧脉搏（$O_2 pulse$）、潮气量（VTe）、呼吸频率（BF）和通气量（VE）。

**5. 心脏负荷试验**　通过增加心肌的氧耗量揭示冠状动脉血供的限制，包括分级运动试验和药物试验两种方式。运动试验包括踏车试验或活动平板试验等。用于心脏负荷试验的药物有双嘧达莫、腺苷、多巴酚丁胺和三磷酸腺苷 4 种。此试验主要用于诊断冠心病心肌缺血、评估冠状动脉的储备功能及判断心肌梗死后是否伴有心肌缺血。除非出现心功能障碍，在一般手术患者围手术期中应用较为少见。

**6. 高强度间歇训练法（high-intensity interval training，HIIT）**　该方法通过采用低、中、高强度，把训练过程分成若干组，组间给机体一定的恢复时间，以便于可以进行更大强度的训练。最终较稳定的有氧训练效率更佳、新陈代谢进一步提高。

### （三）康复性锻炼作为克罗恩病术前的达标参数

目前认为 CD 术前锻炼的时间至少 6 周，但具体的锻炼达标参数并没有统一的共识。在没有阻碍锻炼运动的条件下，术前康复性锻炼的时间应该尽可能地保持至恢复到正常水平，这也应该是 CD 患者长期坚持的措施。遵循的基本原则包括全身状况改善、氧合指数升高、营养不良得以纠正，具体的指标包括血清白蛋白＞30g/L、体重增加 10kg 或者至少达到正常体重的 85%、完成 6MWT 等。未来进一步的研究应该集中于术前锻炼的参数指标到达何种程度、需要多长时间、对不同疾病病情的适用范围及在标准化锻炼程序中的指导意义。

### （四）康复性锻炼作为克罗恩病术后恢复的指标

反复手术将导致诸多粘连形成、腹腔感染，甚至进一步发展为短肠综合征。在术前实行康复性锻炼结合营养支持有利于缓解腹腔粘连、减轻肠道炎性水肿、增强肠吻合口愈合，也有利于微创手术如腹腔镜的开展。康复性锻炼也具有缩短术后肠梗阻的时间、加快术后肠功能恢复和减少应用医疗卫生资源的长期益处。

## 五、精神心理功能的预康复

### （一）克罗恩病患者是精神心理障碍的高风险人群

CD 患者的心理负担包括由病情、疾病活动引起的身心损害和精神折磨。心理治疗是治疗 CD 的重要措施。心理困扰即使对患者没有表现为心理疾病，但是存在这方面的风险将影响治疗效果和增加疾病活动暴发风险。因此实施 CD 患者的围手术期健康教育，提高患者对治疗的依从性和认识度，促进精神心理功能的预康复，是减少再次入院、再次手术的重要措施。

CD 手术患者多经历过长期的疾病折磨，甚至有过多种药物治疗和手术治疗的失败史，并且一大部分患者存在肠造口的烦恼。在病情活动时，家庭关系、社会交往、上学、工作就业、生殖生育等各个方面都可能深刻影响患者生活。与其他 IBD 患者的相互交流和交换共同的话题，有利于引起情感和精神上共鸣，可能有助于 CD 患者之间相互鼓励支持。

MDT 模式需要了解 CD 相关背景知识的专业化护理团队、造口护理护士等。护理团队也可以对新诊断的 CD 患者行护理支持，从患者的视角了解他们的需求和想法，从而给予个性化的护理照料。疼痛通常是患者的第一主诉，疼痛是多因素的，不一定与疾病活动相关，应加强术前护理疼痛管理，减少手术应激和肠损害。肠道手术后需要一段适应时间，一般从术后 6 个月开始到至少术后 2 年之后才能完成。在此期间患者应该改变不良的生活方式，避免暴饮暴食和避免进食山楂、汤圆、米团、柿子等不易消化的食物，戒烟、戒酒都有助于维持病情缓解和改善长期预后。

在此应该重视专家门诊的重要性及病房教育的重要性。笔者所在中心目前在门诊已经实行专家领衔的团队分级就诊和咨询，经过管床医师的初诊给予全面了解病情，再进而实行专家重点诊疗计划的制订，避免了门诊医疗资源的浪费，加快了就诊程序，使各级医师对患者病情都有了深入了解。在住院病房内笔者所在中心每周三举行 CD 病情讲座，宣讲 CD 的基本诊治知识、国内外最新研究进展等，增强患者对病情的认知和医患沟通，提高患者的治疗依从性，目前已经取得良好的效果。

### （二）术后情绪活动、自卑的改善

CD 患者的手术应该高度个性化。按照每个患者的病情体质、病变部位、经济情况做出决定。手术后针对高风险患者采取针对性预防性治疗措施可以减少复发和并发症的出现。既往研究再手术后预防性药物治疗并不推荐，只有在患者复发时开始治疗。而最近的证据表明对于高风险患者考虑预防性用药。手术后病情复发在 CD 中非常常见。术后第一年内镜下复发率为 70% ～ 90%，3 年后增加到 80% ～ 100%。虽然临床和症状复发占 30%，每年增加 10%，但是主观上的表现可能滞后于内镜下的病情复发。

CD 的术后管理是一项涉及胃肠外科、消化内科、营养科、医院管理科和社会之间的多学科的协作。根据笔者的经验，术后随访的调查应该遵循术后治疗 4 周内开始，术后 3 个月及 1 年各 1 次，之后每年 1 次。每 12 周结肠镜检查监测。手术诱导的疾病缓解大大减轻患者的负担。

预康复应该贯穿整个围手术期，从术前优化到术后随访管理。部分患者可发生术后药物中断，可能从另外一个医师那获得帮助。而手术前对话和结构化术后药物治疗教育是一个绝佳的机会，设立期望目标，预期心理价值。针对手术后复发的危险因素，采取手术后复发的预防，尤其是对女性患者应该考虑手术后生殖功能。

## 六、结语

CD 患者围手术期应尽可能采取预康复策略。实施营养支持，恢复机体素质；增强体能锻炼，提高手术耐受性；优化术前药物的使用，采用监测血药浓度提高有效药物剂量，维持缓解期治疗窗口，提高预康复的质量。CD 的康复不仅包括疾病的控制缓解，还包括心理社会认知功能的康复，让患者以正常的心态回归社会生活，进行正常的社会交往。

# 第二节 术后常规处理

术后康复可以验证术前准备和手术方案是否合理，是否达到预期目的。过去往往重视术中的操作，而对术后的康复不够重视。CD 的术后处理与大多数胃肠道手术有共同之处，均需禁食、补液等支持治疗。但由于 CD 患者往往合并营养不良、免疫力低下等问题，术后治疗时需一并考虑这些特殊之处。

随着加速康复外科概念的兴起，术后处理的理念较以往也有所不同。尤其是在术后镇痛、早期下床活动及早期肠内营养方面，均与传统做法不尽相同。

## 一、预防性抗生素的使用

CD 患者的手术指征主要是肠梗阻或肠瘘，手术部位以末端回肠和结直肠为主。肠梗阻的患者，肠腔中的细菌尤其是厌氧菌含量明显升高。CD 合并肠瘘的患者，往往伴有瘘口周围的炎症，甚至是合并腹腔感染，术后出现 SSI 的概率也高于其他胃肠道手术。因此，术后全身预防性使用抗生素显得非常必要。

抗生素一般宜选择广谱抗生素，能同时覆盖革兰氏阴性肠杆菌、革兰氏阳性葡萄球菌及厌氧菌，同时还需要起效迅速，对全身及局部的毒副作用小。一般公认 β- 内酰胺类抗生素，尤其是头孢菌素类抗生素，是最合适的预防用药。氨基糖苷类抗生素由于其耳毒性和肾毒性，一般不推荐作为首选用药。临床上通常使用的是哌拉西林、头孢他啶等，以及添加了β- 内酰胺酶抑制剂的复合制剂。如果由于药物过敏等原因，只能选择不具有抗厌氧活性的抗生素，可在此基础上加用专门针对厌氧菌的抗生素，如甲硝唑、奥硝唑等。

术后预防性使用抗生素应尽量避免疗程过长。越来越多的前瞻性临床研究证明，术后连续几天使用抗生素并不能降低术后感染概率。但是 CD 患者常常伴有营养不良、组织愈合能力差等问题，术后出现感染性并发症的概率也高于其他胃肠道手术。而且，由于患者的免疫力低下，一旦出现感染并发症，危害特别大，有时甚至是致命的。因此，术前及术后各一次的预防用药显得剂量不够。一般来说，术前合并肠梗阻的患者术后需连续使用抗生素 2 ～ 3 天，因肠瘘行确定性手术的需术后连续使用 3 ～ 5 天。而对于术前已有明显感染的患者，术后的抗生素使用应视感染控制情况而定，而不能简单归于预防性使用抗生素范畴。

对于因肠梗阻行造口手术的患者，由于没有肠管的切除吻合，术后出现 SSI 的概率大大降低。术后抗生素的使用疗程也应缩短，一般术后一剂即可。对于有肠道菌群紊乱的患者，可适当延长用药疗程。

## 二、术后镇痛

有效的术后镇痛可以促使患者敢于咳嗽及早期下床活动，对于患者肺功能的康复及全身体力的恢复具有积极意义。临床上常用的镇痛药包括阿片类、NSAID、局部麻醉药，以及联合用药等。阿片类药物主要包括吗啡、芬太尼、哌替啶、曲马多等，镇痛效果较强。NSAID 种类很多，主要分为非选择性 COX 抑制剂、选择性 COX-1 抑制剂和选择性 COX-2 抑制剂，常用的有复方双氯芬酸、氟比洛芬、塞来昔布和丙帕他莫等药物，但是镇痛效果较弱。NSAID 的常见副作用是胃肠道反应，严重的甚至会引起胃出血或胃穿孔。但是其与阿片类或局部麻醉药等联合使用时，可以减少这些药物的用量，从而减少阿片类等药物的副作用。

常用的镇痛方式有静脉泵入、硬膜外泵入、静脉滴注、肌内注射、皮下注射和口服等。静脉泵入一般选择阿片类和 NSAID 联合应用，如芬太尼联合氟比洛芬，既可以减少阿片类药物的用量，也弥补了 NSAID 镇痛不足的缺点。硬膜外泵入常选择阿片类加局部麻醉药，如吗啡加罗哌卡因。阿片类药物经椎管给入后镇痛效果好，但是会抑制胃肠功能恢复。而适当使用局部麻醉药可以减少有害刺激向中枢神经传导，同时迷走神经兴奋性相对增加，促进肠蠕动。NSAID 可经静脉滴注、肌内注射、皮下注射等方式使用，但是单独使用的镇痛效果较差。口服阿片类药物可用于镇痛，但是需在胃肠道功能恢复后才能使用，而胃肠道功能恢复时往往已度过了疼痛期，所以临床上一般很少在术后使用口服镇痛药。

另外，也有报道在手术关腹时，使用罗哌卡因等局部麻醉药在切口周围皮下注射，取得了良好的镇痛效果。芬太尼透皮贴剂可经皮肤吸收，并保持稳定的血药浓度，镇痛效果好，但是对短暂的暴发性疼痛效果差，一般很少单独用于术后镇痛，需与其他镇痛方式联合使用。

## 三、限制性补液

CD 患者往往合并营养不良，体重显著低于其他患者。因此，术后对液体的需求量也少于其他患者，不能根据经验笼统估计输液量，而是应根据体重进行计算，一般可按 $25 \sim 30ml/(kg \cdot d)$ 的标准给予液体需要量。否则，过量补液会加重心肺负担，甚至会引起充血性心力衰竭及肺水肿。

目标导向液体治疗为外科输液设定了几个目标，根据患者的性别、年龄、体重、疾病种类、容量状态等，采取个体化的输液方案，围手术期的液体治疗似乎有了一个方向。临床上常用的评估指标包括心率、血压、中心静脉压、尿量、混合静脉血氧饱和度、每搏量等。肺动脉导管直接测定、脉搏指数连接心排血量测定法、经食管超声心动图等有创操作一般在危重患者中才会采用，大多数术后患者不会常规使用，而是依靠心率、血压、中心静脉压等常规的血流动力学指标。然而，CD 患者往往合并有低血压，如果采用增加输液量来提升血压至正常范围，常会出现液体过多。因此，推荐使用尿量、神志等作为参考指标，只要尿量、神志维持正常，允许出现一定程度的低血压。

至于液体种类的选择，首选晶体液，目前临床上有很多种糖水、盐水制剂。葡萄糖的基础需要量是 50 ~ 100g/d，因此输液中必须含有足够的糖，否则容易出现低血糖。另外，患者术后很容易因为手术应激而出现高血糖，目前市面上的混合糖、转化糖等糖类混合制剂均含有葡萄糖及果糖，既能满足糖分需求，也可以避免血糖升高，因而特别适合术后使用。生理盐水是最常用的盐水制剂，但是大量使用容易造成血氯升高。复方林格液可以避免血氯升高，常用的还有乳酸林格液和醋酸林格液。

此外，白蛋白、血浆等胶体的补充也非常必要，尤其是有肠切除吻合的患者，保持正常的胶体渗透压，不仅有助于保护心肺功能，更重要的是可以促进吻合口愈合。否则，白蛋白水平太低很容易出现水钠潴留、肠壁炎症水肿，从而导致吻合口瘘等并发症的发生。

## 四、早期下床活动

ERAS 的理念认为，胃肠道手术患者均应该尽可能早期下床活动，CD 患者也不例外。要实现早期下床活动，术后镇痛必须满意，同时还必须保证各种引流管道的安全，避免这些管道脱落，切不可盲目追求下床活动而忽视安全性。

早期下床活动的好处有很多，首先是能促进肺功能康复。全身麻醉手术后的患者，很容易出现肺部感染或肺不张，通过下床活动，可以促使患者排痰，帮助受压的肺泡张开，避免持续的肺部感染，促进肺功能尽快恢复到术前状态。肺功能的康复，可以保证全身充足的氧供，促进吻合口、手术切口等组织的愈合，减少术后 SSI 的发生。

其次，早期下床活动也可以促进肠蠕动恢复。全身麻醉药物的影响，术中对肠道的机械刺激，以及术后腹腔粘连的形成，这些因素均会抑制肠蠕动，出现暂时性的肠道功能障碍。而下床活动则可以促进肠蠕动，从而减少术后炎性肠梗阻的发生，为尽早恢复 EN 创造条件。

早期下床活动还能促进下肢静脉回流，降低下肢深静脉血栓的发生率。下肢深静脉血栓是外科手术后常见的并发症，术后卧床导致血流缓慢，以及血液高凝状态是血栓形成的常见原因。欧美国家患者术后下肢深静脉血栓的发生率较高，国内的发生率呈上升趋势。除了常规使用依诺肝素、下肢加压护理等措施外，早期下床活动是最简单有效的预防下肢深静脉血栓的手段。

除此之外，早期下床活动还能促进患者体力恢复，帮助患者尽快恢复生活自理能力，重塑术后康复的信心，摆脱需要他人照顾的心理依赖，能更早地回归社会。

## 五、营养支持

当肠蠕动功能逐渐恢复后，就可以考虑给予 EN。临床上以恢复排气排便为标志，一般在术后 3 ~ 5 天出现。当然，肠蠕动恢复的早晚，与麻醉时间、手术创伤程度及下床活动时间等因素有关。一般来说，麻醉时间短、手术创伤小、下床活动早的患者，肠蠕动恢复得更快。

　　传统的做法是，术后早期从流食逐渐过渡，直至恢复正常饮食。这种做法有个问题，流食中的营养素往往不全面，提供的热量也不够，普通饮食则会加重肠道负担，甚至会诱发肠梗阻。肠内营养液可以解决这个问题，既能像流食一样不加重肠道负担，易于消化吸收，也能提供足够的能量。

　　目前的观点是，在安全的前提下，尽量早期给予 EN，既可以促进肠道黏膜屏障的修复，也可以促使肠道菌群重新达到平衡状态。而且，少量的肠内营养液，本身也可以促进肠蠕动功能的恢复。临床上有的患者术后第 2 天就可以恢复肠蠕动，此时可以缓慢鼻饲 500ml 左右葡萄糖注射液，观察对患者的肠道功能有无影响。如患者耐受良好，可以逐渐开始鼻饲肠内营养液。

　　EN 给予的途径首选鼻饲，如果没有胃瘫、胃下垂、幽门梗阻等上消化道问题，选择鼻胃管即可。如果上消化道不通畅，影响鼻胃管的使用，则可以选择鼻空肠管，鼻空肠管可以通过内镜或 X 线检查放置。相对于口服，鼻饲具有速度均匀、持续给予等优点，从而更利于肠内营养液的消化吸收。尤其是术后肠道功能还没有完全康复时，口服营养液很难控制速度，类似于脉冲式的给予很容易加重肠道负担，而鼻饲肠内营养液则可以尽可能避免这个缺点。

　　EN 制剂的选择，宜首选短肽型制剂。相较于整蛋白型，这种经过预消化处理的肠内营养液，对肠道功能的要求不高，更易于消化吸收。给予速度宜逐渐增加，临床上常用的给入流程是，第 1 天均匀给入 500ml，如无不适，第 2 天增加到 1000ml，以此类推，每天增加 500ml，直到用至全量 2000ml/d。如果患者出现腹痛、腹胀等营养不耐受表现，则不宜加量。更有甚者，出现恶心呕吐，此时怀疑术后炎性肠梗阻，需行腹部 X 线或 CT 检查证实。确定有梗阻者，EN 需停用，重新禁食及 PN，待 7～9 天以后，肠梗阻明显缓解，重新恢复 EN。

　　肠内营养液的温度也会影响患者的耐受，温度过低会刺激胃肠道，出现腹痛、腹泻等症状，一般在冬天多见。将肠内营养液加热可以解决这个问题，在鼻饲管道上安置加热泵则更加方便实用。

　　术后 EN 一般需用 3 个月左右，主要出于两个方面考虑。一是绝大多数患者有营养不良，需行 EN 支持改善营养状态，促进体质恢复，尽快回归到工作生活当中。二是通过使用 EN，尽量减少经口饮食，这样就可以避免食物中的抗原与胃肠道发生炎症反应，延缓 CD 炎症在吻合口等处的复发。同时，对术中肉眼无法发现，从而没有完整切除的病变部位肠管，术后 EN 也可以诱导这些部位炎症缓解，阻止病情加重。

## 第三节　术后常见并发症的处理

　　外科手术是治疗 CD 的重要手段，约 80% 的 CD 患者在其病程中需要外科手术干预，但是即使切除了所有的病变肠管组织，外科手术也不能彻底治愈 CD，术后复发不可完全避免。有调查结果显示行病变肠管切除术后 1 年内镜下检查发现术后复发率高达

70%～90%；术后3年临床复发率达30%，10年复发率超过60%。在CD的整个病程中，超过70%的CD患者因疾病复发需要2次以上的手术。

由于CD的高复发率带来如肠梗阻、肠穿孔及肠瘘等外科并发症，从而再次手术率高。另外，术后并发症如腹腔脓肿、肠梗阻、消化道出血、肠吻合口瘘等的高发生率是CD手术治疗的另一大难题。国外研究认为，能将CD术后并发症控制在10%左右已是十分不易，国内文献报道的发生率为9.3%～38%。

因此如何建立CD患者的个体化治疗及序贯治疗策略，减少CD术后复发、减少术后并发症是临床上面临的挑战。

## 一、低血压的病因与处理

反复多次的手术，无论对CD患者还是对外科医师都是一个严峻的挑战，虽然CD患者手术时粘连较同等程度的普通患者轻微，但CD手术后仍存在许多并发症发生的风险，其中术后低血压就是一个方面。

### （一）定义

低血压是指患者收缩压低于正常血压低限90mmHg，舒张压也低于正常血压低限60mmHg，且持续一定的时间。

### （二）病因

临床诊疗过程中，常见的低血压往往可分为以下几种类型。

**1. 生理性低血压**　我们所使用的正常值范围多呈正态分布，即绝大多数人是位于正常值范围内的，这样，天然的即有2.5%的人的正常血压应低于正常值水平，这一类健康人群从长期观察随访来看，除了血压低于公认的正常值范围外，无任何不适的自觉症状，全身各个器官也无低血压所带来的缺血、缺氧的病理状态，因此称为生理性低血压。部分CD患者术后低血压的临床表现与此相类似，即低血压状态并不影响其术后结局，也不增加术后并发症，临床中观察不到组织器官在此期间有明显的缺血、缺氧表现，但其发生的状态与生理性低血压明显不同。这类患者往往术前无低血压病史，且术后低血压为短期存在，往往持续2～3天，之后血压逐渐恢复正常。

**2. 病理性低血压**　该类低血压除了血压降低外，还会并发一定的器官功能的损伤和（或）有明确病因。

（1）原发性低血压：又称体质性低血压。该类患者同生理性低血压一样，往往无明确病因，常见于体质瘦弱的老年人或中老年女性，该类人群平时生活中往往无明显症状，因此该类患者常在健康体检时发现，但这类低血压与生理性低血压的不同之处在于如果仔细追问病史，这类患者往往有乏力等症状，偶有头晕，但因为长期处于这种状态，耐受较好，而在实验室及器械检查中往往无明显的器质性组织和器官损害。

（2）直立性低血压：又称体位性低血压，即患者在平卧、坐位、久蹲时突然站立引起的血压突然下降，有些直立性低血压也会发生于长久站立后。这类低血压患者由血压下降导致脑供血不足，引起头晕、乏力、视物模糊，甚至发生晕厥。该类低血压常发生于直立时，往往会出现跌倒导致继发损害，如脑外伤、骨折甚至死亡。如果能够查找到明确的病因，则称为继发性直立性低血压，如无明显病因，称为特发性直立性低血压。特发性直立性低血压多发生于老年男性，晨起时较为多见。继发性直立性低血压常常继发于营养不良、神经系统疾病和心血管疾病，除了体位改变引起的症状外，还需要处理原发疾病的症状。

（3）继发性低血压：常见原因有低血容量性休克、血管扩张性休克和心源性休克，即各种原因造成外周循环血量绝对和（或）相对不足，从而引起血压下降，导致一系列的组织和器官功能损害。另外一些慢性疾病，如长期营养不良、糖尿病、慢性贫血等也会出现继发性低血压，这些患者存在低血压同时常常伴有头晕、神经及感觉异常、乏力等组织和器官功能损害症状。

（4）药物性低血压：降压药物使用不当，或用药过量，也会造成低血压，常常伴有头晕、心悸等血容量不足症状，调整用药后常常可迅速恢复。

（三）临床表现

某些 CD 患者术前血压正常，术后会出现急性持续的低血压状态，甚至有的 CD 患者血压最低降至 75/45mmHg。但这类患者的低血压状态有别于常规认识的术后低血压休克，除了血压偏低外，无明显的休克症状，患者无明显的神志改变、意识障碍，无明显的心率增快和脉搏改变，无呼吸改变，也无尿量减少，同时，各项辅助检查也无明显感染、术后出血、心功能障碍等异常指标。患者术后低血压状态常常持续 2 ～ 3 天，有些可持续 1 周，在这期间给予快速补液及血管活性药物效果往往不佳。过了这一段时间后患者血压逐渐恢复至术前正常状态。

部分 CD 患者术后低血压可能为继发性低血压休克，该类患者除了一般低血压症状外，同时常常并发出血、感染或心源性休克，临床上除了表现为血压持续下降外，还通常有并发症的临床表现。如并发出血，患者表现为失血性休克症状，如面色和巩膜苍白、脉搏细速、神志改变，伴有消化道或腹腔引流管的持续性血性液体流出，如患者无腹腔引流管的术后腹腔内出血表现，患者可出现持续性腹胀，伴腹部逐渐膨隆，同时伴有尿量减少。如并发感染，则可能伴有感染性休克的症状，术后感染性休克常为革兰氏阴性菌引起的感染性休克，患者除表现为面色和皮肤苍白、神志改变、尿量减少等休克症状外，常并发全身或局部感染症状，如发热、局部引流管有脓性液体或肠液等流出。如并发心源性休克，临床症状中除休克症状外常并发心率增快、心音改变，心电图、心肌酶谱等异常。

（四）检查

**1. 体格检查**　除常规测量上肢血压外，还要对比双上肢及下肢之间的血压，同时注意观察患者神志、皮肤弹性、全身水肿、呼吸和心率变化等情况，特别要注意心脏和神经系统检查，心脏检查主要包括心脏杂音等听诊，神经系统主要观察患者有无肢端感觉和运动异常。

**2. 实验室和器械检查**　主要辅助判断患者低血压的原因，如行血常规、心肌酶谱等检查，观察血红蛋白、白细胞计数等变化，确定是否并发术后大出血、感染等，同时观察心肌酶谱变化确定是否并发急性心脏因素，同时配合床旁心电图等检查，因条件所限，床旁心脏彩超使用较少，术后心排血量、心排指数等检测较少。另外根据双肺呼吸音及有无原发病来决定是否行头颅 CT 排除颅内病变，胸部 CT 排除肺栓塞等情况。

（五）诊断

CD 患者术后出现低血压即可诊断为术后低血压，即收缩压低于 90mmHg，舒张压低于 60mmHg，且持续一定的时间。术后低血压的诊断重点在于明确诊断引起 CD 患者术后低血压的原因，并加以分析和治疗。有些患者可能为术后并发出血、感染，或心源性因素引起的继发性低血压，而有些为药物或营养不良引起的病理性低血压，CD 手术患者中还有一部分患者临床上尽管仔细寻找，但仍不能找出其低血压的原因，这些患者在临床表现上也无或仅表现为轻微的神经症状，如乏力，偶有头晕等。

因此在临床上，CD 患者如术后出现低血压，应首先仔细寻找可能的各种低血压原因，在此基础上进行治疗。另有一部分患者可能无法找到明确病因，这一部分患者在密切观察的情况下行积极营养支持治疗即可。

（六）治疗

治疗的总原则是在治疗低血压或休克同时积极寻找原发病因，给予对因治疗，纠正患者低血压状态。

**1. 一般治疗**　CD 患者出现术后低血压的时间常常在术后 1～3 天，初期因为病因不明，首先应嘱患者绝对卧床，开放静脉通道，便于后续的药物治疗，必要时给予中心静脉置管。同时行心电监护，观察患者血压和其他生命体征的变化。给予吸氧，必要时行导尿术，观察患者尿量变化。

**2. 继发性低血压休克**　对于心源性低血压治疗，临床上常分为两种类型：一是心功能性障碍引起的低血压，如前负荷过重引起的低血压等；二是心脏器质性损害引起的心源性休克，如急性心肌梗死、心肌炎等引起的心源性休克。

（1）心功能性障碍引起的低血压：外科手术麻醉时由于麻醉药物的作用，手术患者毛细血管床完全打开，造成血压下降，麻醉医师此时常规的做法是使用大量液体扩容，这样往往一两个小时的手术可能输入 2000～3000ml 液体。待手术后，麻醉药物作用消失，这些液体需要代谢排出，一般的手术患者可以通过自身的代谢调节，对血压等生命体征影响不大。

CD 患者往往合并长期的营养不良，虽经术前积极功能锻炼和营养支持，营养不良状态得到明显改善，但自身调节功能较普通择期手术患者仍较弱，加上 CD 患者可能历经多次手术，合并免疫抑制和抗炎药物的原因，其自身储备较差，这些液体往往会造成前负荷过重。如果手术医师未能及时发现，术后常规补液，会进一步增加患者心脏前负荷，造成临床上出现血压下降。血压下降后，临床医师的第一反应是加快补液，这样会造成心脏前负荷的进一步增加，患者血压在短暂上升后，迅速下降，临床上常观察到"越输液，血压越降"的现象。这时需要临床医师重新评估患者液体出入量，在使用血管活性药物的同时给予限水、利尿等治疗，患者血压逐步恢复。

（2）心脏器质性损害引起的心源性休克：患者术后发生心脏器质性损害引起心源性休克在临床工作中比较少见，往往这些患者术前即并发心脏器质性病变。治疗重在术前仔细的评估，多学科团队的讨论，正确评估患者手术得益与风险，仔细权衡，必要时邀请心内科专家给予术中和术后保障。

患者一旦出现心脏器质性损害引起的心源性休克，在积极治疗休克的同时，原发病治疗也非常重要，应积极邀请心脏科会诊，保护受损心肌，避免心脏损害进一步加重。

（3）失血性休克：是术后出血常见的并发症，CD 患者较普通人更容易出现，最主要有以下两个原因。一是中国人群 CD 患者病变部位大多累及回盲部，易造成维生素 K 吸收障碍，凝血因子的合成与利用出现异常，容易出血；二是 CD 患者大多数存在营养不良状态，虽经积极营养支持其得到缓解，但患者自身凝血功能储备仍然不足，容易出血。

因此 CD 术后低血压考虑为失血性休克时，应积极扩容，同时输血，并评估者是动脉活动性出血还是静脉局部渗血。如为动脉活动性出血，在积极抗休克同时，应考虑再次介入治疗或手术；如为静脉局部渗血，应在输血同时积极改善患者凝血功能，当然必要时可开腹填塞止血。

（4）感染性休克：CD 患者需要长期使用激素、免疫抑制剂等药物控制病情，这些措施客观上有进一步增加术后感染的风险。有些 CD 患者术后急性吻合口复发、穿孔等会造成吻合口瘘、腹腔脓肿形成，这些往往会导致感染性休克的发生。

感染性休克的治疗应根据拯救脓毒症指南最新版本进行。感染性休克发生时，首先要给予快速扩容；在此基础上，经验性使用抗生素，早期抗生素使用可明显降低患者死亡率，因 CD 患者治疗指南中环丙沙星和硝基咪唑类药物对疾病本身也有治疗作用，根据各地的细菌谱，如合适可加用该两类药物，控制感染同时也可治疗 CD；感染源的控制也是非常重要的，根据患者症状和及时的实验室及器械辅助检查，明确患者感染源，判断采取合适的感染源控制措施，如 PAD、经 Trocar 放置双套管冲洗引流，必要时在积极抗休克同时可行手术治疗，切除瘘或穿孔部位，根据局部情况行早期确定性手术，或行造口、肠液转流，减轻局部漏出；如果患者短期内血压不能回升，必要时可使用血管活性药物，如去甲肾上腺素静脉泵入，减轻患者由低血压引起的进一步的器官功能损害。具体可见本书第十四章。

**3. 直立性低血压**　腹痛是 CD 患者常见的症状，CD 患者常常因为腹痛有意识减少饮食摄入。同时局部炎症增加，增加了自身消耗。这些因素长期作用，可致 CD 患者出现长期营养不良。CD 患者穿孔或自发肠瘘有时使得患者不能进行有效的术前营养支持，这些患者术后仍存在营养不良状态，此时往往会出现直立性低血压。直立性低血压常发生于术后将这些患者扶起进行拍背咳痰等操作时，患者会出现一过性低血压状态，同时可伴有头晕等症状。

该种低血压的治疗主要在于精细化护理患者，患者起身时动作应缓，以便患者自身调节，不可在短期内迅速改变患者体位，要求护理人员或患者家属平时在患者站立时给予必要的支撑，预防患者因直立性低血压而摔倒，造成继发性损害。同时术后应在早期给予必要的营养支持，这一类型低血压在患者营养状态提高后可明显改善。

**4. 特发性低血压**　这一类型的低血压类似于病因中的生理性低血压。笔者曾在临床中遇到一些 CD 患者，术前已经得到了足够的营养支持和积极的功能锻炼，术前的心脏检查、营养指标等各项检查也无明显异常，但患者术后出现了急性持续的低血压状态，甚至有时最低可至 75/45mmHg。对这一类患者进行各种辅助检查，可以明确排除感染、出血、心功能异常等因素，患者也无常见的神志、意识、心率、尿量等改变，给予扩容、血管活性药物等效果往往也不佳。初始接触时，临床医师非常担心，会认为有一些可能存在的因素没有被发现，害怕出现进一步的继发器官功能损害，笔者也曾邀请心内科、麻醉科等相关科室专家会诊，也无明显阳性发现，经术后常规支持治疗后，患者血压可自行逐渐恢复至术前正常水平。

因此，可能会有部分患者无法通过目前的检查预测术后低血压，低血压的病因无法明确，但患者也无休克的伴随症状和继发功能损害。在临床工作中，需要密切观察患者生命体征变化，给予常规支持治疗，以使血压逐渐恢复。当然随着医学技术的进步，这一部分人的术后低血压状态的真正的原因可能会被找到，这需要我们的进一步探索和研究。

**5. 药物性低血压**　是指高血压患者使用药物不当而造成的低血压情况，CD 因有长期营养不良等情况，高血压发病率相对较低，因此药物性低血压的发生率较少，药物性低血压可能与术后麻醉药物使用相关。药物性低血压一般症状相对比较轻，待降压药物代谢完成后血压可慢慢恢复。笔者曾在临床治疗过 1 例非 CD 严重药物性低血压，患者呈现持续低血压，联用多种血管活性药物效果也不佳，后行 CRRT 后血压逐渐恢复。因此药物性低血压虽然大多症状轻微，但一旦出现长期严重低血压，床旁 CRRT 可能也是一种选择。

### （七）小结

术后低血压是 CD 术后的一个并发症，可分为以下几类：继发性低血压休克，常常与术后的心功能异常、出血、感染等相关因素有关；直立性低血压，与 CD 患者术前长期营养不良，未能得到积极纠正相关；药物性低血压，CD 患者发生较少；特发性低血压，虽经临床仔细检查，但目前的理论无法解释，而且患者无相关低血压症状。

术后低血压的治疗除了一般的补充液体容量、监护、吸氧等治疗外，必要时还需使用血管活性药物，避免低血压引起继发的器官功能损害。如患者为继发性低血压，则要积极解除原发疾病；直立性低血压，需叮嘱患者及其家属注意缓慢起床，同时给予积极营养支持；而对于特发性低血压，往往临床上给予密切观察即可，同时应定期评估，避免遗漏原发因素。

术后低血压或休克并不可怕，明确患者低血压的病因，同时对不同病因低血压的治疗做到心中有数，这样在临床处理中才能做到游刃有余。

## 二、手术部位感染的处理

根据美国疾病控制与预防中心（Centers for Disease Control and Prevention，CDC）的定义，SSI 为术后 30 天内发生的与手术相关的感染，根据部位不同分为浅层切口感染、深层切口感染及器官 / 腔隙感染。浅层切口感染代表皮肤及皮下层的感染；深层切口感染是筋膜、肌肉层的感染；器官 / 腔隙感染表示腹腔内的感染，通常是由吻合口瘘或脏器破损导致，也可以是残余的感染，表现为孤立的腹腔脓肿或积液。

浅层切口 SSI 的诊断标准：从浅表切口流出脓液；从浅表切口的引流液或组织中培养出细菌；具有以下症状和体征中的至少一项，疼痛或压痛，局部红、肿、热，外科医师有意打开的切口，细菌培养阴性除外，外科医师诊断出的浅层切口感染。需要注意的是，缝线感染及浅层切口感染扩散到筋膜和肌肉层不包括在浅层切口感染范围内。

深层切口 SSI 的诊断符合以下标准的一项即可。从切口深层而不是器官或腔内流出脓液；深层切口自行裂开或者外科医师因为以下情况而打开切口：体温高于 38℃，局部疼痛或压痛，细菌培养阴性除外，通过直接检查、再次手术或影像学检查发现切口深部的脓肿或其他感染证据，外科医师做出的深层切口感染的诊断。

器官 / 腔隙 SSI 发生于除了切口以外的任何解剖部位，这些部位通常是术中打开或处理过的，诊断符合以下标准的一项即可。从器官或腹腔引流管流出脓液；从器官、腹腔内的引流液或组织中培养出细菌；通过直接检查、再次手术、影像学辅助检查发现的器官、腹腔内的脓肿或其他感染；由外科医师诊断出的器官 / 腔隙感染。

SSI 是常见的院内感染之一，发生率在所有院内感染中排第二，占约 40%。SSI 容易导致病死率升高、住院花费增加及住院时间延长。据估计，美国所有住院手术的患者中，术后 SSI 的发生率为 2% 左右，3% 的 SSI 患者最终会死于感染。其中结肠癌术后 SSI 的发生率约为 12%，而 IBD 患者的 SSI 发生率则高达 18%。一直以来，IBD 患者的 SSI 发生率被报道高于其他肠切除手术，有些小样本研究分析这可能与手术方式、切口分级及免疫抑制状态等相关。

研究表明，术前预防措施可减少 SSI 的发生，如控制血糖、纠正贫血及改善营养状态。但是这些措施在 CD 患者身上往往效果不佳，很多 CD 患者术前伴有顽固的营养不良及贫血，常常难以纠正，术后的 SSI 发生率也居高不下。此外，CD 患者对病原体缺乏合适的免疫反应，而且激素、免疫抑制剂、生物制剂等药物还会进一步减弱这种免疫反应。因此，有学者认为，CD 应是评估 SSI 风险的一个主要变量。但是腹腔镜手术可明显降低 SSI 的发生率，在 CD 患者中也是如此。CD 患者的腹腔粘连很轻，即使是经过数次腹部手术，也仍然可以适合再次行腹腔镜手术。因此，CD 患者应尽可能使用腹腔镜辅助手术。

SSI 一般发生于术后 5 ～ 7 天，常会有腹痛、发热等表现。出现这些症状时，要首先考虑 SSI 的可能。然而，在临床上发现感染之前，有些生化标志物就已经升高。腹部大手术以后，PCT、IL-6 等炎症指标会一过性升高，然后逐渐降低。术后 1 周内，如果这些指标的下降趋势减缓，或者出现上升，则提示出现了全身感染，而其中发生 SSI 的可能性最大。所以，PCT、IL-6 等指标对 SSI 的发生可起到预警作用，外科医师在术后的观察中应引起重视。

对于浅层切口 SSI，一旦发现，就需要全层敞开，放置纱条引流，每天换药 2 ～ 3 次。早期炎性渗出较多时，可以采用双套管主动吸引，将脓液主动吸出，防止脓液积聚导致感染扩散。炎性渗出减少后，就应拔除双套管，如双套管放置时间过长，慢性窦道形成，此时宜采用高渗盐水纱条引流，促进肉芽组织变新鲜，同时要清除已经坏死的组织，促进伤口愈合。如果切口裂开很长很深，可在切口肉芽组织新鲜后重新缝合。

深层切口 SSI 危害较大，如果处理不及时，可能会出现腹壁肌肉、筋膜层的全层裂开，导致腹腔开放等严重并发症的发生。早期同样需要敞开全层切口，通畅引流，加强换药处理，处理手段类似于浅层切口感染。需要注意的是，清理坏死组织时，不能剪断腹壁层的关腹线，特别是采用双股线连续缝合关腹时，否则，很容易发生腹腔开放。一旦出现腹腔开放，必须保护好外露的肠管，防止继发出现肠空气瘘。此时宜用湿润的纱垫被覆肠管，起到保护肠管的作用。目前，VAC 装置已广泛应用于临床，对于腹腔开放的患者尤其适合，可以加快创面肉芽组织变新鲜，尽早行再次关腹手术。再次关腹时，如果腹壁层拉合的张力太大，可以仅行皮肤及皮下层缝合，待将来形成切口疝时，再行切口疝修补术。

发生器官/腔隙 SSI 的患者往往会有剧烈的腹痛、高热等表现，炎症标志物也会升得更高。还有一部分患者表现为急性呼吸窘迫、胸腔积液等，原因可能是腹腔的细菌毒素经淋巴回流至胸导管，进入肺循环后导致肺部感染。大多数器官/腔隙感染患者，脓液、肠液等常通过术中放置的引流管流出，这就需要术中放置的引流管位置得当，一般是放置于吻合口附近，或是结肠旁沟、盆腔等解剖位置较低处。当乳胶管等引流不畅时，可以更换为引流效果更好的双套管冲洗引流。更换时机一般是术后 1 周，此时引流管的窦道已形成，方便更换。对于一些引流管无法达到的腹腔脓肿、积液，可以采用 B 超、CT 辅助的PAD。对于穿刺液浑浊的患者，推荐使用腹腔镜穿刺器辅助，放置双套管冲洗引流。穿刺液清亮的患者，可以考虑放置腔静脉导管、猪尾巴管、带针胸管等被动引流管。如果脓肿位置特殊，不适宜穿刺，则可考虑开腹手术，手术以放置引流为主，尽量避免多余的附加手术。

总之，SSI 必须早期发现、早期处理，处理的原则是尽快控制感染源，而不是一味加强应用抗生素，抗生素替代不了引流。

## 三、术后肠瘘的预防和治疗

因为 CD 患者术前往往存在营养不良、低蛋白血症、贫血、脏器功能障碍及长期使用糖皮质激素等影响吻合口愈合的情况，因此术后发生肠瘘的不在少数。如果吻合口附近仍有感染或炎症病变，如吻合不满意，肠瘘的发生率会更高。

一旦发生肠瘘，由于患者全身情况差、营养不良，病情可能进一步恶化，甚至死亡。研究结果显示慢性营养不良的基础上出现腹腔感染、肠瘘的急性重症患者，预后较差，死亡率高达 3%～10%。因此如何建立 CD 的个体化治疗及序贯治疗策略，减少 CD 术后并发肠瘘是临床上面临的挑战。

（一）诊断

及时发现并诊断 CD 术后肠瘘是治疗成功的关键。术后出现发热、血象升高、腹膜刺激征，需考虑术后肠瘘的可能，尤其要警惕术前存在营养不良或长期使用糖皮质激素的CD 患者，该部分患者虽然有腹腔感染但不表现出腹膜刺激征。对于术后出现的脓毒症休克、急性呼吸窘迫综合征、腹腔间室综合征和（或）急性肾衰竭的患者，也需要高度警惕是否并发术后肠瘘。

临床上可通过超声和 CT 来明确术后肠瘘发生的部位及肠瘘带来的腹腔感染。虽然超声在诊治腹腔内感染时常会受到腹腔内肠袢积气的影响，导致诊断准确率不高，但是超声可以在床旁进行，不需要搬动患者；还可以进行超声引导下的脓肿穿刺引流。而腹部 CT 则可以克服超声诊断准确率不高的缺点，而且可以明确感染灶的部位、与毗邻脏器的相关变化、肠壁的炎症水肿、膈上膈下的积液积气等情况，目前腹部 CT 已成为明确 CD 术后有无肠瘘及腹腔感染的首选诊断方法。

需要强调的是，一旦怀疑 CD 术后出现肠瘘、腹腔感染并发症，则要采取积极诊断措施，不能因为患者移动困难就放弃重要的影像学检查。因为肠瘘及腹腔感染诊断延误，进而导致干预措施的滞后（＞24h），是导致感染加重甚至治疗失败的主要原因。

（二）预防

针对 CD 的外科手术治疗，黎介寿院士指出：①外科手术处理 CD 并发症的目的是控制症状，并不能达到切除病变以致治愈的目的；② CD 是急性发作与缓解间隙交替的慢性炎症性疾病，在发作期行手术，创伤可促进炎症加剧，可能增加并发症发生率；③患者曾经接受过免疫抑制剂、炎性因子抗体等治疗，免疫功能受到抑制，抗感染能力下降；④ CD 患者多有长期营养不良，尤其是低蛋白质血症。因此，黎介寿院士特别强调 CD 的围手术期处理有其特殊性，要"适时""有效"的处理，这对 CD 患者的术后康复极其重要。

众多临床资料显示存在腹腔感染、肠瘘及营养不良、急诊手术、术前使用激素超过 3 个月和复发 CD 等都是手术并发症的危险因素，其中 CD 术后并发症的最主要的影响因素是营养不良导致的低蛋白血症、皮质醇激素的使用及术前存在的脓毒血症（如腹腔脓肿、肛瘘）。为此，需要重视 CD 的术前风险评估，以降低 CD 术后并发症。

CD 是一种慢性病，病程中由于营养摄入减少，吸收能力下降，代谢消耗增加，以及药物对蛋白质合成的影响等原因，多数患者存在营养不良。有文献报道，需要外科手术的 CD 患者中超过 80% 合并营养不良。即使进行充分的围手术期营养支持，择期手术的 CD 患者并发症发生率也高达 9.3%，复发 CD 的手术并发症发生率可高达 38%。因此，通过充分的围手术期处理纠正营养不良和控制感染，把全身状况调整到最佳状态，是减少手术并发症和病死率的重要措施。

在我国尤其值得注意的是长期应用肾上腺皮质激素以期延长缓解期的患者，临床经验已证实，糖皮质激素并不能有效延长缓解期，反而加重了副作用，导致术后手术创伤难以愈合，感染增加，甚至出现皮质激素不足的不良后果。

有关生物制剂的应用是否增加术后并发症的发生，目前仍存在争议。国外文献资料显示英夫利西单抗会增加 CD 患者术后并发症的发生率，尤其是感染性并发症的发生率。但 CD 患者术前停用英夫利西单抗的安全时间尚不明确，仍有待进一步研究验证。

另外，不同时机进行的 CD 手术对手术风险和患者预后的影响差异较大。丹麦的一项队列研究纳入了 2889 例接受全结肠切除的 IBD 患者，其中约 50% 为急诊手术，结果显示术后 30 天急诊手术的 CD 患者病死率为 8.1%，而择期手术的 CD 患者病死率为 1.5%。因此，选择合适的手术时机、避免急诊手术是降低 CD 患者围手术期死亡率的关键因素。国内的一组研究同样显示，CD 手术在缓解期进行，术后并发症发生率为 14.9%，而活动期手术的并发症发生率高达 51.2%。

另外，需要认识到 CD 外科手术治疗的主要目的是解除症状、预防并延缓手术后 CD 外科并发症的复发，所以治疗上并不要求切除所有肉眼所见病变。虽然 CD 患者常有肠道的节段性病变，或者伴有肿大的肠系膜淋巴结，但在手术方式上应着眼于处理导致临床症状的病变如肠梗阻、肠瘘等并发症，对于没有临床症状的病变，仍有希望通过药物控制其发展，不必扩大切除范围。手术范围过大不但容易导致手术并发症，并且由于 CD 患者面临着复发、多次手术，过多地切除肠管可能会使患者出现短肠综合征。

由于 CD 患者出现外科并发症时多已有较长的病史，营养、免疫等整体生理状况都受到损害，愈合、抗感染、代谢等功能都有障碍，接受创伤较大的手术能力下降。DCS 手术原则包括先纠正患者的内稳态的紊乱，再进行确定性处理，以减轻手术处理给予的第二次打击，防止加重应激反应，DCS 手术原则也适用于这部分重症 CD 患者。对于消化道穿孔形成局限性腹膜炎、腹腔脓肿的 CD 患者，手术可分阶段进行，先行脓肿穿刺引流，然后再根据病情发展，考虑后期手术处理。对于肠管严重狭窄、完全性肠梗阻的 CD 患者，营养状况往往比较差，此时可以考虑先行肠造口减压，恢复肠内营养，待肠道炎症控制、全身营养状况改善后，再择期处理狭窄病变肠段。有文献报道了 33 例需手术治疗的重症 CD 患者，分为一期手术（14 例）与分期手术（19 例），术后并发症发生率及 1 年复发率差异均有统计学意义，一期手术术后并发症的发生率为 71%，而分期手术术后并发症的发生率则为 26%；一期手术 1 年复发率为 36%，而分期手术 1 年复发率为 0。结果显示对于重症 CD 患者，分期手术可以显著降低术后并发症的发生。

CD 患者实施肠吻合应遵循一般的吻合技术如浆肌层对合、血供良好、无张力等，避免术后出现吻合口瘘、出血等并发症。对于 CD 患者切除病变肠段后进行肠吻合时，吻合方式的选择目前仍有争议。已有的研究结果显示进行肠吻合后，若吻合口能形成较大的解剖通道，可以减少粪便滞留、避免细菌过度增生，从而减少吻合口炎症的复发，并降低吻合口狭窄的发生率。另外吻合口局部菌群的改变也是导致吻合口瘘的重要因素之一，因此选择合适的吻合方式是减少吻合口瘘发生的关键因素之一。Simillis 等对 CD 手术吻合方式进行了 Meta 分析，总结了 712 例 CD 患者的临床资料，结果显示 CD 患者肠切除术后行肠端端吻合者术后并发症发生率尤其是吻合口瘘发生率高，导致平均住院时间延长。国内兰平教授等对比研究了 CD 患者回结肠切除术后行吻合器下侧侧吻合术与手工端端吻合术，发现侧侧吻合具有术后总体并发症少、炎症复发率低、再次手术率低等优势。因此，为降低 CD 患者术后并发症尤其是肠瘘的发生，推荐使用侧侧吻合方式。

因此，预防 CD 术后并发症，尤其是肠瘘的发生，需要重视术前的风险评估，明确患者是否存在营养不良、术前是否长期使用糖皮质激素、是否存在腹腔感染；对于合并营养不良等并发症的重症 CD 患者，则应该应用 DCS 手术原则采取分期手术，以降低术后并发症的发生；对于择期行肠吻合时，推荐采用侧侧吻合方式。

（三）治疗

及时有效控制感染源是 CD 术后肠瘘治疗的第一要素。充分控制感染源，清除腹腔内化脓坏死组织，最大限度地减轻腹腔污染，治疗残余感染并预防感染复发是感染源控制的目标。肠瘘治疗的另一原则是早期合理的经验性抗菌药物治疗。

**1. 感染源控制**　针对 CD 术后肠瘘的感染源的控制措施，按照其对全身的影响，主要可分为 PAD、开腹引流及腹腔开放三类，需要结合患者全身情况及腹腔感染的严重程度来选择最佳的治疗方案。

（1）PAD：对于合并营养不良术后并发肠瘘及腹腔感染的 CD 患者，由于患者全身情况差，如何以最小的创伤让患者能够度过危险期、减少患者死亡率、提高生存率，是临床上需要引起重视的问题。2008 年的重症脓毒症和脓毒性休克治疗指南提出针对感染病因治疗推荐首选微创治疗，如脓肿引流推荐 PAD 而不是外科手术引流。2012 年的重症脓毒症和脓毒性休克治疗指南进一步强调针对病因治疗推荐采用对生理损伤最小的有效干预措施，如对脓肿首选经皮引流而不是外科手术引流。同样 2013 年世界急诊外科学会（World Society of Emergency Surgery）的腹腔感染治疗指南也推荐针对感染源的控制首选 PAD。

CD 术后并发肠瘘、腹腔感染的感染源可表现为腹腔单发或多发脓肿，由于患者全身情况差，对于这部分患者同样应该首选 PAD。随着影像学技术的发展和穿刺引流导管、导丝等介入器材的改进，近年来发展起来的 PAD 技术日益成熟，PAD 可在超声或 CT 定位导引下进行。最简便易行的是超声导引下的 PAD，其可在超声室完成，也可在患者床旁进行。相较于超声而言，由于 CT 引导具有定位精确，穿刺路线清晰，进针角度、深度可预先设定的优点，CT 引导脓肿穿刺引流安全性更高。有文献报道 CT 引导下穿刺成功率接近 100%，而且整个操作过程是在 CT 引导下进行的，可随时调整穿刺方向，确保引流管位置恰当，从而保证引流充分。

通过 PAD 可以让病情危重的 CD 术后肠瘘患者感染源得到控制，进而起到防止病情进一步恶化、缓解病情、改善脏器功能的作用。当然在临床应用中笔者也发现 PAD 是被动引流，而且穿刺引流管较细，由于 CD 术后肠瘘患者吻合口持续有肠液漏出，因此 PAD 的被动引流常常无法有效控制 CD 术后肠瘘患者并发的腹腔感染，需要主动冲洗引流技术支持。

基于对 PAD 技术缺点尤其是其被动引流、对肠瘘引流不畅的认识，以及黎氏双套管对肠瘘、腹腔感染的良好引流作用，笔者所在科室结合 PAD 技术设计了经皮经 Trocar 穿刺置黎氏双套管引流技术。黎氏双套管引流的基本原理是变被动引流为主动引流；变单纯引流为滴水冲洗引流，即滴水双腔负压吸引管引流。研究表明采用经皮经 Trocar 穿刺置黎氏双套管引流技术治疗 32 例术后出现消化道瘘、腹腔感染、脓肿形成的患者，32 例患者均成功穿刺并放置黎氏双套管，其中 30 例引流后感染治愈，平均治愈时间仅为 7 天。在临床治疗中，笔者发现经皮经 Trocar 穿刺置黎氏双套管引流技术可以让 CD 术后肠瘘患者的感染源得到充分引流，使得患者的住院时间明显缩短，治疗成功率明显提高。当然对于腹腔感染未局限、存在弥漫性腹膜炎的患者，单纯双套管主动冲洗引流不彻底，此时则需考虑开腹手术引流。

（2）开腹引流：对于腹腔感染未局限、存在弥漫性腹膜炎的患者或建立主动冲洗引流仍无法控制 CD 术后肠瘘合并的腹腔感染时则应该考虑开腹引流。开腹手术治疗腹腔感染的基本原则是腹腔冲洗、清除或转流感染源、适当清除坏死组织及充分引流。应尽可能地充分控制感染源，避免感染源继续污染腹腔，避免细菌与毒素不断入血。例如，对于结直肠的吻合口瘘，可采取病变部位切除或修补，病变近端肠管行单腔造口，远端肠管封闭的方法，确保无粪便进入修补区域。而对于回结肠吻合口瘘，可以考虑病变近端回肠肠管行单腔造口、远端结肠封闭并插管造口，待腹腔感染控制后可以通过远端结肠的插管造口输注肠内营养液或肠液和给予药物等维持远端结肠肠管质量、控制 CD 的炎症反应，为后期的消化道重建建立良好的条件。

对于 CD 患者，尤其是术前就合并营养不良、脏器功能不全及全身情况较差的 CD 患者，术后一旦出现肠瘘、腹腔感染并发症，此时不仅要关注腹腔感染，更要关注腹腔感染带来的全身情况，如机体内环境紊乱、免疫功能失衡、脓毒症、脓毒症休克及脏器功能损伤。为此，笔者认为对于术后并发肠瘘、严重腹腔感染的 CD 患者应该使用 DCS 治疗原则。DCS 理念起源于严重创伤的救治，随着人们对 DCS 理念的深入理解，这一概念从早期的集中于腹部严重创伤逐渐扩展至部分非创伤如严重腹腔感染、脓毒症等危重患者的救治中。

严重腹腔感染的 DCS 原则有两个内涵，首先是外科手术创伤损伤的控制，降低手术本身对机体的创伤，以最低限度的创伤换取最大程度的成功和患者康复。对腹腔内化脓坏死组织的清创应适可而止，严格遵守 DCS 原则。在清除腹腔内化脓坏死组织时，没有完全清除腹腔内所有的化脓坏死组织，这将会引起细菌和毒素大量入血，进一步加重呼吸、循环、肝肾等系统功能损害。要密切监测生命体征，清创适可而止，将残留坏死组织的处理用引流来完成。其次是控制肠瘘、严重腹腔感染带来的进一步打击，尽可能避免腹腔感染带来的腹腔大出血、全身脓毒症、MODS 等情况导致病情恶化。CD 患者往往存在凝血功能障碍，术后并发肠瘘加上肠液的腐蚀，常常并发腹腔大出血，此时应该应用 DCS 理念，可以考虑腹腔纱布填塞止血。对于存在腹腔感染的腹腔大出血患者，使用单纯纱布填塞会加重腹腔感染。因此对严重腹腔感染并发腹腔大出血的患者，推荐应用黎介寿院士设计的"三明治"法腹腔填塞技术，即在填塞纱布中放置黎氏双套管，边滴水边进行负压吸引，这样不仅能保证填塞的效果，而且通过双套管还能很好地引流腹腔内肠液或脓液，有效地控制腹腔感染。在填塞止血患者病情稳定后，应及时行 DSA 检查，以明确出血部位，必要时进行进一步的栓塞止血。

对于存在弥漫性腹膜炎的 CD 术后并发肠瘘患者或建立主动冲洗引流仍无法控制 CD 术后肠瘘并发的腹腔感染患者则应该考虑开腹引流。在开腹引流的实施过程中，需要应用 DCS 理念。对于这部分 CD 术后并发肠瘘的危重患者，需要降低再次手术带来的创伤，同时尽可能避免腹腔感染导致的全身情况进一步恶化。

（3）腹腔开放疗法：对于前面提到的建立主动冲洗引流或开腹引流仍不能控制的 CD 术后肠瘘患者，或者是严重腹腔感染合并腹腔内高压（intra-abdominal hypertension, IAH）的患者，可采用腹腔开放疗法。这一技术始于 20 世纪 80 年代，近年来腹腔开放技术已逐渐成熟，特别适合应用于合并 ACS、广泛腹壁筋膜层坏死及进行性 MODS 的严重腹腔感染病例。腹腔开放最大的优点是能缓解腹腔内的压力，有利于预防和治疗呼吸衰竭和肾衰竭，便于清除腹腔内坏死组织，引流腹腔内脓液和肠液。当然腹腔开放疗法有腹壁缺损与继发肠空气瘘的不足，后期消化道重建与腹壁缺损的修复技术要求也高，需要严格掌握其适应证。

**2. CD 术后肠瘘的阶梯式处理**　van Santvoort 等率先提出针对重症急性胰腺炎合并胰

周感染的阶梯式处理（step-up approach），包括穿刺引流，如有需要后续采用腹膜后微创手术清除坏死组织，虽然两者病死率无明显差异，但阶梯式处理导致更少的脏器功能损伤，更低的切口疝发生率及糖尿病的发生率。其后一项荟萃分析，包括1项随机对照与3项临床试验，共336例患者（215例微创，121例开腹），两者病死率、再次手术率及腹腔出血、消化道穿孔与瘘、胰瘘的发生率无明显差异。而脏器功能不全、切口疝及胰腺内分泌功能与外分泌功能紊乱的发生率，阶梯式治疗均低于常规开腹。

笔者也提出CD术后肠瘘的阶梯式处理：首选微创改善引流或者建立引流途径，然后更换为腹腔双套管冲洗引流，对于单纯更换双套管引流不到位或无法彻底引流、腹腔内脓肿形成的可以使用CT或B超导引的经皮经Trocar穿刺置黎氏双套管引流技术；单纯改善引流无法控制感染源时考虑开腹引流，在此过程需要遵守DCS原则，控制外科手术的损伤，并且要控制腹腔感染并发的腹腔大出血；对于合并IAH的腹腔感染患者应该积极地行腹腔开放疗法。

**3. 抗菌药物治疗**　CD术后发生肠瘘的早期应根据科室致病菌流行特点选择经验性治疗用药。抗菌药物的降阶梯疗法是近年来提出的一种经验性抢救重症感染性疾病的治疗方案，是以患者临床表现、感染的严重程度、本地区细菌流行病学状况及药敏资料为依据的，同样适用于CD术后发生肠瘘的患者。降阶梯疗法要求在治疗初始即选用单一、广谱、强效的抗生素，以尽量覆盖所有可能引起感染的致病菌，迅速控制感染，即采用"一步到位，重拳出击"的原则。一旦细菌培养结果和药敏试验结果明确，就应调整广谱抗菌药物的使用，以减少药物的数目和抗菌范围。除非感染源难以控制，一般确定致病菌的抗感染治疗应限于4～7天。

如果抗感染治疗4～7天之后，患者仍有持续或复发的腹腔感染症状，应行CT或超声等影像学检查明确诊断，应根据培养结果调整抗生素。如果足量的经验性抗感染药物治疗并不改善临床表现，还应考虑腹部以外的感染如中心静脉导管相关感染、肺部感染、尿路感染等。

（四）小结

对于CD手术患者，需要重视术前风险评估，存在腹腔感染、肠瘘、营养不良及急诊手术、术前使用激素超过3个月和复发CD是手术并发症的危险因素，营养不良导致的低蛋白血症、皮质醇激素的使用及术前存在的脓毒症是最主要的影响因素。尽可能避免急诊手术，肠吻合时采用侧侧吻合方式，对于营养状况情况差、长期使用皮质醇激素的患者采用DCS原则可以降低CD术后肠瘘的发生。

对于高危患者，需要高度警惕术后肠瘘的发生，一旦发生，需要及早诊断并及时治疗。及时发现并诊断CD术后肠瘘，是治疗成功的关键。对于术后出现发热、血象升高、腹膜刺激征的患者，必须考虑到术后肠瘘的可能，要采取积极诊断措施，切不可因患者移动困难而放弃重要的影像学检查。

CD术后明确发生肠瘘的患者，针对其感染源需要采用阶梯式处理，首选微创改善引流或建立引流途径，然后更换为腹腔双套管冲洗引流，对于单纯更换双套管引流不到位或无法彻底引流、腹腔内脓肿形成的可以使用经皮经Trocar穿刺置黎氏双套管引流技术；单纯改善引流无法控制感染源时考虑开腹引流，在此过程需要遵守 DCS 原则；对于合并有 IAH 的腹腔感染患者应该积极地行腹腔开放疗法。

CD 术后发生肠瘘的早期应根据科室致病菌流行病学特点选择合适的经验性抗菌药物治疗，降阶梯疗法是值得推荐的方案，在细菌培养结果和药敏试验结果明确时，广谱抗菌药物降阶梯为目标性抗菌药物。

## 四、术后内环境紊乱的处理

由于外科治疗处于 CD 治疗链的末端，从而需要外科治疗的患者往往病情较重或病史较长，免疫调节剂、糖皮质激素等药物治疗时间也较长并且失败。再者患者术前可能正处于疾病活动期。因此，许多外科医师都有这样的经验：CD 手术风险大，吻合口瘘、吻合口出血、腹腔感染等术后并发症多。所以，这些患者因长期营养摄入不足、消耗和丢失过多及药物的不良反应等，再加上手术创伤的应激及可能存在的并发症，术后常出现不同程度的内环境紊乱，包括水电解质的紊乱、酸碱平衡失调、蛋白质 - 热量营养不良及维生素等缺乏。本部分重点介绍CD术后患者可能出现的水、电解质和酸碱平衡紊乱及其处理原则，而 CD 的营养支持治疗将在其他章节重点描述。

### （一）水电解质平衡紊乱

正常人体能维持体液的容量、电解质溶度、渗透压在一定的正常范围内，称为水电解质平衡。水电解质平衡紊乱在外科患者中经常发生，主要表现为三种类型，即容量失衡、溶度失衡和成分失衡。CD 术后患者所发生的水电解质平衡紊乱有其特殊性，本部分将予以介绍，其他类型的水电解质平衡紊乱及处理请参考相关外科学书籍。

**1. 等渗性缺水** 外科患者最易发生这种类型的缺水，CD 术后患者也不例外，特别是在合并以下情况时：①消化液的急性丧失，如术后并发吻合口瘘，大量呕吐、腹泻等；②体液丧失在感染区或体腔间隙，如术后并发腹腔感染等。原发病的治疗十分重要，如腹腔脓肿的及时引流，若能消除病因，则缺水将很容易纠正。对等渗性缺水的治疗，是针对性地纠正其细胞外液的减少。可静脉滴注平衡盐溶液或等渗盐水，使血容量得到尽快补充。已有脉搏细速和血压下降等症状，表示细胞外液的丧失量已达体重的 5%，需从静脉快速滴注上述溶液约 3000ml（按体重 60kg 计算），以恢复其血容量。对血容量不足表现不明显者，可给予患者上述用量的 1/2 ~ 2/3，即 1500 ~ 2000ml，以补充缺水、缺钠量。此外，还应补充日需要水量 2000 ~ 3500ml 和钠盐 4.5g。

平衡盐溶液的电解质含量和血浆内含量相仿，此类溶液用来治疗等渗性缺水比较理想。目前常用的平衡盐溶液有乳酸钠注射液和复方氯化钠注射液（1.86% 乳酸钠注射液和复方氯化钠注射液之比为 1：2）与碳酸氢钠注射液和等渗盐水注射液（1.25% 碳酸氢钠注射液和等渗盐水之比为 1：2）两种。在纠正缺水后，排钾量会有所增加，血清钾浓度也因细胞外液量的增加而被稀释降低，故应注意预防低钾血症的发生。一般在血容量补充使尿量超过 40ml/h 后，补钾即应开始。对发热、大量出汗的患者，应增加其补给量，一般体温每升高 1℃，从皮肤丧失低渗体液每千克体重 3 ~ 5ml。当体温上升到 40℃时，每天需多补液 600～1000ml。对显性出汗患者，如中度出汗时，丧失体液为 500～1000ml，其中含钠 1.25～2.5g；大量出汗时，丧失体液为 1000～1500ml，其中含钠 2.5～3.8g。

**2. 低渗性缺水**　CD 术后胃肠道消化液持续性丧失，如反复呕吐、腹泻，或长期胃肠道减压引流，会导致低渗性缺水。低渗性缺水的补液一般采用含钠注射液或高渗盐水静脉输注，以纠正体液的低渗状态和补充血容量。静脉输液原则：输注速度应先快后慢，总输入量应分次完成。每 8～12 小时根据临床表现和检测资料，包括血钠浓度、血氯浓度、动脉血血气分析和中心静脉压等，限时调整输液计划。低渗性缺水的补钠量可按下列公式计算。

需补充钠量（mmol）=［血钠正常值（mmol/L）−血钠测得值（mmol/L）］× 体重（kg）× 0.6（男性为 0.6，女性为 0.5）

必须强调，绝对依靠任何公式决定补钠量是不可取的，公式仅作为补钠安全剂量的估计。一般总是先补充缺钠量的一部分，以缓解急性症状，使血容量有所纠正。肾功能也有望得到改善，为进一步纠正创造条件。如果将计算的补钠总量全部快速输入，可能造成血容量过高，对心功能不全者将非常危险。所以应采取分次纠正并监测临床表现及血钠浓度的方法。

**3. 低钾血症**　CD 术后胃肠减压丢失的大量消化液中，尤其是胃液，含有较多的钾，这是 CD 患者术后发生低钾的主要原因。肠外营养时，尤其是同时给予较大剂量的胰岛素时，钾移入细胞内，也可造成低钾血症。如果 CD 术后存在吻合口瘘或手术后长期胃肠加压，有时血清钾浓度可低至令人难以相信的程度。因此必须重视 CD 术后钾的补充。

补钾量可根据血清钾浓度的测定结果来决定，一般给予 200～400mmol 的钾可使血清钾浓度提高 1mmol/L。但临床上通常采取分次补钾、边治疗边观察的方法。一般将 10% KCl 加入葡萄糖注射液中，输液速度控制在 20～40ml/h，60 滴 / 分，每天补钾 40～80mmol。对于严重缺钾者，上述用量往往无法纠正低钾血症，补充钾量需递增，每天可能高达 100～200mmol。补钾途径以胃肠道最安全，在有肠功能障碍时，则不宜从胃肠道补钾。静脉补钾可分为外周静脉和中心静脉两条通路。中心静脉补钾优点较多，因其血流量大，可输入相对浓度较高的钾，且无因输钾而造成的外周静脉疼痛、静脉炎或栓塞之虞。由于补钾量是分次给予，因此要完全纠正体内的缺钾，常需连续 3～5 天的治疗。

**4. 低镁血症**　CD 术后患者长时间、大量丧失胃肠液，如术后吻合口瘘、小肠大部分切除术后、长时间腹泻等，也会出现低镁血症，尤其是患者术前有长时间腹泻或营养不良的病史。单纯缺镁者很少见，常与缺钾同时存在。治疗低镁血症，可采取氯化镁注射液或硫酸镁注射液静脉补充的方法，一般按 0.25mmol/（kg·d）的剂量补充镁盐。25% 硫酸镁注射液 1ml 含镁 1mmol，体重 60kg 的患者可补充 25% 硫酸镁注射液 15ml。如患者肾功能正常，而镁缺乏严重，可按 1mmol/（kg·d）剂量补充镁盐。静脉补充镁制剂时，输注速度不能太快，过快过多补充可能引起急性镁中毒，有导致心搏骤停的危险。完全纠正镁缺乏所需的时间较长，在解除症状后仍应每天补镁，持续 1～3 周。用量一般为 5～10mmol/d，相当于 25% 硫酸镁注射液 5～10ml，肌内注射或稀释后静脉注射。

**5. 低钙血症**　血清钙浓度的正常值为 2.1～2.6mmol/L，其中 45% 为离子化钙，其起着维持神经肌肉稳定性的作用，约 50% 为与血清蛋白相结合的非离子钙。离子化与非离子化钙的比率受 pH 的影响。血浆 pH 降低可使离子化钙增加，pH 上升使离子化钙减少。

CD 患者营养不良，血浆蛋白下降明显，导致总钙量下降。术后并发吻合口瘘、肠道功能异常，尤其是回肠大部分切除的患者，更容易出现低钙血症。低钙血症患者可用 10% 葡萄糖酸钙注射液 10～20ml 或 5% 氯化钙注射液 10ml 进行静脉注射治疗，以缓解症状。必要时可 8～12h 后重复注射。纠正可能同时存在的碱中毒，将有利于提高血清中离子化钙的含量。对需长期治疗的患者，可口服钙剂及维生素 D，以逐步减少钙剂的静脉用量。

### （二）酸碱平衡紊乱

体液酸碱度适宜是机体组织、细胞进行正常生命活动的重要保证。原发性酸碱平衡紊乱可分为代谢性酸中毒、代谢性碱中毒、呼吸性酸中毒和呼吸性碱中毒四种，有时可同时存在两种以上的原发性酸碱平衡紊乱。本部分介绍 CD 术后较为常见的代谢性酸中毒和代谢性碱中毒，其他类型的酸碱平衡紊乱及处理请参考相关外科学书籍。

**1. 代谢性酸中毒**　是 CD 术后最常见的酸碱平衡紊乱，阴离子间隙（anion gap，AG）是指血浆中可测得的阳离子与阴离子浓度间的差距，是一个关于代谢性酸中毒有用的临床概念。根据 AG 可以将代谢性酸中毒分为 AG 正常型代谢性酸中毒和 AG 增高型代谢性酸中毒。CD 术后 AG 正常型代谢性酸中毒常见于：①肠液丢失，如腹泻、吻合口瘘等；② TPN 治疗中可由于过多输入盐酸盐阳离子氨基酸（如盐酸氨基酸、盐酸赖氨酸、盐酸组氨酸等）而致酸中毒。AG 增高型酸中毒常见于术后并发感染、缺氧、休克或循环衰竭致无氧代谢产生大量乳酸，导致乳酸酸中毒。

代谢性酸中毒的治疗措施应以消除引起酸中毒的原因为主。对于轻度代谢性酸中毒患者（$HCO_3^-$ 超过 16～18mmol/L），经补给等渗盐水或平衡盐溶液即可纠正，一般不需应用碱剂治疗。对于血浆 $HCO_3^-$ 低于 16mmol/L 的患者，即中度以上代谢性酸中毒，除一般补液外，还应采用碱剂进行治疗。常用的碱性溶液为 5%（高渗）或 1.25%（等渗）的碳酸氢钠注射液。其用量为 5% 碳酸氢钠（ml）=[27mmol/L（$HCO_3^-$ 正常值）$-HCO_3^-$ 测得值（mmol/L）]× 体重（kg）×0.6。

一般将计算量的 1/2 在 2～4h 输完，然后观察病情决定是否输入另一半。但是，公式计算法的实际价值不大。临床上常根据酸中毒严重程度，首次补给 5% 碳酸氢钠注射液 100～250ml。用后 2～4h 复查动脉血血气分析及血浆电解质浓度，根据测定结果再决定是否需要继续补充及其用量。治疗的原则是边治疗边观察，逐步纠正酸中毒。在酸中毒纠正后，由于大量 $K^+$ 转移至细胞内，需补钾以防低钾血症的发生。在酸中毒时，$Ca^{2+}$ 增多，即使患者有低钙血症，也可无手足抽搐出现，在纠正酸中毒后，$Ca^{2+}$ 减少，便有发生手足抽搐的可能，应及时静脉注射葡萄糖酸钙予以控制。

**2. 代谢性碱中毒**　在 CD 术后相对少见，主要是由酸性胃液丧失过多所致，也可继发于低钾血症。对于丧失胃液所致的代谢性碱中毒，可输注等渗盐水或葡萄糖盐水加氯化钾治疗，以补充细胞外液量和 $Cl^-$、$K^+$，纠正低氯低钾性碱中毒，使血 pH 恢复正常。治疗严重碱中毒时（血浆 $HCO_3^-$ 45～50mmol/L，pH＞7.65），可补充盐酸精氨酸，既补充了 $Cl^-$，又可中和过多的 $HCO_3^-$。对重症、顽固性代谢性碱中毒还可应用稀释的盐酸溶液，有效而安全。具体方法如下：将 1mol/L 盐酸溶液 150ml 溶入生理盐水 1000ml 或 5% 葡萄糖注射液 1000ml 中（盐酸浓度为 0.15mol/L），经中心静脉导管缓慢滴入（25～50ml/h）。

每 4 ～ 6 小时监测血气分析及血电解质。必要时第 2 天可重复治疗。纠正碱中毒不宜过于迅速，一般也不要求完全纠正。缺钾本身可导致代谢性碱中毒，因此补钾是一项重要的治疗措施，但补钾之前首先需纠正缺水。

（三）其他内环境紊乱的处理

CD 患者由于从肠道得不到足够的营养物质，加上手术创伤、感染等因素，大都有营养不良，表现为血浆白蛋白浓度下降。白蛋白是健康机体肝脏合成的主要蛋白质，当机体处于应激状态时，如手术创伤、感染，肝脏将合成急性期蛋白，白蛋白的合成随之减少，可导致血浆胶体渗透压下降和组织水肿。对 CD 术后患者短期使用白蛋白，主要是减少肠壁水肿，保证吻合口愈合。目前市售白蛋白的品种较多，一般每支 20ml，浓度为 25%，维持胶体渗透压的功能相当于血浆的 5 倍，即一支白蛋白相当于血浆 100ml 或全血 200ml 以上的作用。但白蛋白来源较困难，费用高，应用时要掌握好适应证，不可将其作为营养支持的氮源，一般每天补充 15 ～ 20g 即可。以提高血浆胶体渗透压为目的时，应将白蛋白稀释，缓慢静脉滴注，如以减轻组织水肿为目的，则可直接静脉滴注，再辅以利尿剂，则效果更好。

CD 术后水、电解质和酸碱平衡紊乱的诊断多无困难，根据患者的临床表现和实验室检查结果多可做出正确的判断。但水、电解质和酸碱平衡紊乱的处理则不相同，其治疗不仅应参考多方面因素的影响，而且应积极处理原发病因，防止体液继续丧失等。在制订补液方案时，每天补液量应包括每天生理需要量、已丧失量和额外丧失量三个部分，还要根据患者的营养状况和手术创伤的程度，考虑是否给予营养支持。

# 五、术后出血的防治

（一）概述

出血是 CD 术后早期并发症之一，相比于切口感染、吻合口瘘、腹腔脓肿、肺部感染等并发症，术后出血较为少见，但死亡率高，是腹部手术后死亡的主要原因之一。CD 患者较其他腹部术后患者出血风险高，可能与 CD 病变常位于回盲部致维生素 $K_1$ 吸收障碍、营养不良、凝血因子合成不足等原因有关。

术后早期出血常常是单一血管的出血，而延迟（继发性）出血与术后感染部位的血管受侵蚀有关。早期出血与术中止血不充分、凝血因子缺乏、抗凝药或骨髓增生性疾病等基础疾病所导致的凝血功能障碍有关。

此外，术后出血的发生也与手术操作过程有关。研究发现接受狭窄成形术的患者中 3% 的患者会发生出血，并且术式的选择对出血的发生率也有影响。传统狭窄成形术较改良狭窄成形术术后出血发生率高，而相比于狭窄成形术，小肠切除术术后出血发生率无明显差异。

（二）术后出血的诊断

术后出血的早期诊断及鉴别对于患者的后续治疗至关重要。CD 患者手术后由于腹部切口疼痛及麻醉的影响，腹腔内出血后腹部表现并不明显，腹胀往往是大量出血的晚期表现。因此仅依靠临床表现是无法明确诊断的。手术后腹腔引流管流出较多血液可帮助明确诊断，如引流管曲折或血块阻塞而不通畅，诊断性腹腔穿刺及 B 超对诊断的明确至关重要，如抽出不凝血可明确诊断，但阴性结果不能排除腹腔内出血。动态监测血红蛋白具有不可替代的诊断意义，如果血红蛋白进行性降低，可以明确存在出血。

　　腹腔出血的诊断标准应满足以下 4 条中的任意 2 条或②、③条的任意 1 条：①手术后出现休克，意识淡漠，四肢皮肤湿冷，收缩压＜ 90mmHg 或脉压＜ 20mmHg，心率＞ 100 次 / 分，或休克指数（休克指数＝脉率 / 收缩压）≥ 1；②腹腔引流管流出较多血液；③腹腔穿刺抽出不凝血；④血红蛋白进行性降低。

　　美国外科医师学会创伤委员会（American College of Surgeons Committee on Trauma）的休克分类标准（表 16-1）有助于判断 CD 患者的出血量，指导临床医师进行抢救。

表 16-1　美国外科医师学会创伤委员会休克分类标准

| 休克分类 | 失血量 [ml（%）] | 心率 （次 / 分） | 血压 | 脉压 | 呼吸频率 （次 / 分） | 精神状态 |
|---|---|---|---|---|---|---|
| I | ＜ 750（＜ 15） | ＜ 100 | 正常 | 正常 | 14 ～＜ 20 | 略显焦虑 |
| II | 750 ～＜ 1500（15 ～＜ 30） | 100 ～＜ 120 | 正常 | 变小 | 20 ～＜ 30 | 轻度焦虑 |
| III | 1500 ～ 2000（30 ～ 40） | 120 ～ 140 | 降低 | 变小 | 30 ～ 40 | 焦虑、神志不清 |
| IV | ＞ 2000（＞ 40） | ＞ 140 | 降低 | 变小 | ＞ 35 | 神志不清、昏睡 |

　　发现腹腔出血后寻找出血原因至关重要，及时准确监测凝血功能可以辅助出血原因的寻找。传统监测凝血过程的指标主要如下：反映内源性凝血过程的 APTT；反映外源性凝血过程的 PT 和 INR；反应纤溶过程的纤维蛋白原水平，D-D 二聚体及纤维蛋白降解产物。但以上指标皆为从凝血过程中提取的"点"，不能反映"面"和"趋势"。为解决这一问题，各种新技术相继而生，经过临床实战筛选后，血栓弹力图（TEG）、旋转血栓弹力测定法（ROTEM）及凝血与血小板功能分析（sonoclot coagulation & platelet function analyzer）这三种快速床边监测方法备受青睐，对于术后患者出血的监测及时全面，有利于临床医师早期诊断凝血功能障碍。

（三）术后出血的处理

　　出血原因明确之后，纠正凝血功能障碍并且维持血流动力学稳定是首要治疗目标。治疗包括两个方面，排除病因及其他治疗，后者包括内科药物治疗、内镜治疗、介入治疗和外科手术治疗。如患者使用影响凝血功能的药物，应立即停用并根据凝血指标纠正凝血功能障碍。腹腔大出血后，凝血因子大量消耗，凝血功能逐渐减退。严重的凝血功能障碍还可反过来导致和加剧止血困难，形成恶性循环，进一步恶化患者的预后。因而发现并尽快纠正凝血功能障碍对于术后大出血的患者的治疗尤其重要。

　　对于出血缓慢，生命体征稳定的患者，心率＜ 100 次 / 分，收缩压在 90mmHg 以上，可针对性应用所缺乏的凝血因子或血制品，如凝血酶原复合物、纤维蛋白原等。血小板＜

$50 \times 10^9$/L 有出血倾向，可考虑输注血小板。大量出血时可以早期使用内镜检查或血管造影术寻找出血部位并止血，必要时可再次开腹。术后早期出现血红蛋白迅速下降时应在纠正凝血功能同时尽快返回手术室进行探查。经原切口开腹后，首先用纱布垫压迫可能的出血部位，以免继续出血，然后吸除腹腔内积血。在良好显露下，逐渐移开纱布垫，缝扎出血点。对于血管出血，缝扎止血是最好的方法。对于创面广泛渗血或暴露困难，不能清楚显示出血部位者，应用长纱布条压迫不失为有效的止血方法，其好处是可促进肉芽组织生长，逐渐缩小出血范围，稳定病情，避免血液大量丢失，延长抢救时间。值得注意的是，腹部手术后引流管引流出少量血性液体是正常现象，引流量的多少受多种因素影响：止血是否彻底、腹腔内残留积血的多少、创面有无渗血及渗血量、引流管是否通畅、腹腔冲洗液及腹水的多少等。一般情况下，少量出血无须特殊处理，可自行停止。

　　低血容量休克是术后休克最常见的原因之一，除术中血液及其他体液丢失、术后入量不足之外，术后大量出血也是导致低血容量休克的重要因素。对于术后出现低血容量休克的患者的处理可以参考休克复苏相关内容，在此不作赘述。综合以上内容，可以根据下图对 CD 术后出血进行诊治（图 16-1）。

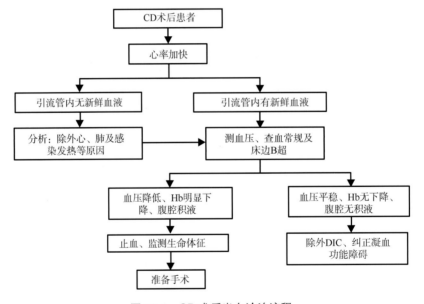

图 16-1　CD 术后出血诊治流程

　　不论何种原因引起的出血，常可导致患者出现失血性休克甚至死亡。由于 CD 的特殊性，CD 术后运用多重手段对患者进行监测极有必要。

## 六、术后脏器功能的维护

　　约 70% 的 CD 患者在病程中会经历一次手术，而其中的 70% 会经历二次手术。CD 患者的各种外科并发症，如穿孔导致的腹腔感染、狭窄引起的肠道梗阻、出血和营养吸收障碍引起的贫血，以及患者长期口服药物对患者各个器官功能都会有损害，加之手术的创伤与打击，故更应注重患者术后器官功能的维护。

### （一）肠功能障碍的认识与治疗

CD 术后患者，多存在肠功能障碍。除本身的肠道炎症损伤外，手术对肠道的刺激，更加重肠道负荷，导致肠功能障碍。肠功能障碍主要分为功能性小肠长度绝对减少型（如多次手术切除，剩余小肠绝对减少，导致短肠综合征）及广泛小肠实质损伤型（如 CD 病变范围大，引起的消化和吸收功能障碍）。

针对功能性小肠长度绝对减少型患者，以术后早期 PN 为主，全合一的 PN 解决了患者术后早期营养物质供给问题，防止了患者营养不良进一步加重。由于患者长期肠道病变会导致各种营养物质吸收减少，因此 PN 要特别注意维生素、微量元素的供给，另外注意补磷，以防止再灌食综合征的发生。

欧洲重症医学会（European Society of Intensive Care Medicine）围手术期护理部（Perioperative Intensive Care）和腹部问题组（Working Group on Abdominal Problems）提出的急性胃肠损伤（acute gastrointestinal injury，AGI）是肠功能障碍的新概念。AGI 由轻至重分为 4 级。Ⅰ级 AGI 多见于术后、创伤应激或缺血缺氧，为胃肠功能部分受损，如术后早期的恶心、呕吐等胃肠道症状，多为自限性；Ⅱ级多需要临床干预，可逆转肠功能损害；Ⅲ级为不可逆转的肠衰竭；Ⅵ级为非常明确的肠衰竭，常常危及患者生命。及早给予 EN 是防止胃肠道功能进一步损伤的关键。

Ⅰ级 AGI 的患者为胃肠道功能轻度受损，多于术后早期出现，患者可表现为恶心、呕吐、腹胀等症状，胃肠运动恢复延迟，表现为肠鸣音弱或消失。如患者一般情况好转，往往不需特殊处理，可对症治疗，尽量避免使用儿茶酚胺类、阿片类药物等影响胃肠动力恢复的药物。处于活跃期的 CD 手术患者由于肠道水肿明显，不建议过早恢复 EN，可由 PN 向 EN 过渡。择期手术患者 CD 处于缓解期，无明显吻合口瘘风险，可在胃肠功能恢复后尽早恢复 EN。

Ⅱ级 AGI 患者胃肠道的消化和吸收功能已不能完全满足机体的需要，主要表现为胃残留量增多、消化液反流、下消化道麻痹、IAP 轻度增高、出现肉眼血便和不能耐受低剂量的管饲 EN，此类患者往往需要临床干预，如促胃肠动力药的应用，降低 IAP，避免患者出现水过多，纠正低蛋白血症，如患者出现单纯胃残液增多，胃瘫症状，促胃肠动力药无效的情况下可尝试胃镜下或 X 线下置鼻肠管进行幽门后喂养，单次胃残留量超过 500ml，或 24h 超过 1000ml，建议暂时停用经鼻胃管 EN。

Ⅲ级 AGI 时期又称肠衰竭期，此类患者多经过上述干预措施，患者一般情况无改善，表现为经过胃肠动力药物、幽门后喂养 EN 仍不耐受，IAP 继续升高，达 15～20mmHg，腹腔灌注压（abdominal perfusion pressure，APP）低于 60mmHg，患者 MODS 持续或加重。发展到 AGI Ⅲ级患者治疗目标应以降低 IAP 为主，应当排除其他可能引起 IAP 增加的疾病或并发症，如胆囊炎、胰腺炎、腹膜炎、消化道瘘等，如果并发上述并发症应积极处理。

Ⅳ级 AGI，发展到此期的患者表现为肠衰竭后继发 MODS 和休克，多出现消化道出血、肠缺血、肠坏死、ACS，出现上述情况应积极采取手术治疗，避免延误病情，手术要遵循DCS原则。需特别注意的是，CD患者本身会并发有慢性出血、腹泻等症状，要注意与急性出血鉴别，避免不必要的二次手术。

### （二）心肺功能的维护

术后心肺功能障碍多见于有基础疾病者，如高血压、冠心病、心律失常、慢性阻塞性肺疾病等，手术应激可诱发心功能障碍，外科手术患者术后最常见的心功能障碍多由不恰当的液体治疗诱发。围手术期出现急性出血或腹腔感染的患者，往往需要大量的液体复苏，心功能正常的人可自身调节，但对于CD患者特别是合并有严重营养不良的患者可能会因为循环血容量突然增多，心脏负荷过重，发生充血性心力衰竭；此外，还可并发急性肺水肿，导致心肺功能障碍。因此，术前对患者精确评估，术中麻醉过程中的液体管理，术后液体治疗方案及时调整，对于预防患者出现心肺功能障碍非常重要。

Scheeren等建议外科危重患者应用个体化目标导向性液体治疗（goal-directed therapy），通过评估患者自身状况、基础疾病的严重程度、心肺功能，结合各种血流动力学指标、血气分析等，及时调整患者围手术期液体管理方案，必要时应用适当的强心、利尿扩血管药物，从而避免由液体管理不当引起心脏负荷过重、肺水肿，避免心肺功能障碍的发生，达到个体化液体治疗。有研究认为目标导向性液体治疗能够明显减轻腹部术后并发症。

窦性心动过速是术后患者最多见的表现，术后患者如出现窦性心动过速，要积极寻找病因。在原因不明确的情况下慎用β受体阻滞剂等药物。术后患者心动过速多见于手术应激、镇痛效果不满意、发热、血容量不足，某些药物影响，如阿托品、山莨菪碱等，同时应警惕术后出血、心功能不全、缺氧等原因。针对病因对症处理，适当进行对症治疗。

血压：术后应密切监测患者血压，避免出现血压过度波动。术后血压升高患者心脑血管意外发生率明显上升，患者出血风险升高。如患者合并高血压，术后应尽早给予适当控制性降压治疗；无高血压患者术后血压升高，应积极寻找病因。麻醉恢复过程中可出现一过性血压升高，应注意监测；容量负荷过重患者多出现血压升高，注意液体出入量，必要时给予利尿治疗。

心律失常：患者术后出现心律失常多由于术前有心脏或肺部基础疾病，术后应激可诱发。有基础疾病的患者，术前应充分准备，结合药物治疗，术后密切监测，注意维持患者电解质平衡。对于复杂心律失常患者应与心内科医师共同制订治疗方案。

手术后肺部并发症的发生率为2%～19%，明显增加患者的死亡率，在腹部术后部分患者会出现低氧血症，延长了入ICU时间、住院时间。患者术后低氧血症原因主要有肺不张、误吸、肺炎、肺水肿，其中最常见的原因是肺不张。因此，患者拔除气管插管后，预防低氧血症、肺不张极为重要。无创通气（noninvasive ventilation，NIV）是不经气管插管而增加肺泡通气的一系列方法的总称，主要指经鼻面罩正压通气。NIV能够改善患者肺通气功能，改善氧合功能，降低术后肺部并发症、再次气管插管率、再入ICU率，在术后急性呼吸衰竭的患者当中，如果应用适当，方法正确，可避免气管插管。但此种方法不适用于严重肺感染、呼吸道分泌物多、心功能差的患者，这类患者应首选气管插管。如果应用 NIV 20min 后患者无明显缓解则应考虑气管插管。

术后肺部感染的预防，围手术期肺部感染在医院获得性感染中居首位，腹部手术后由于患者术后切口疼痛等因素的影响，可能会使呼吸、咳痰受限，术后应有良好的镇痛，床头抬高 30° ~ 45° 可有效防止胃内容物反流及误吸，氯己定口腔护理，可减少受污染的口腔分泌物进入下呼吸道预防肺部感染。

术后肺部感染的治疗，如证实肺部感染，在充分吸痰、排痰等措施的基础上，及时采用抗生素治疗也非常重要。长期应用广谱抗生素可能会导致细菌耐药性增强，多重耐药菌的产生，加重感染，应根据细菌培养结果及时调整抗菌药物；在感染控制、炎症反应减轻后及时调整抗菌药物。近年来 PCT、C 反应蛋白、IL-6 等生物标志物的应用有助于临床医师判断感染是否控制，生物标志物结合胸部 X 线片、胸部 CT、临床症状综合判断，尽量缩短抗生素治疗疗程。

### （三）肝功能障碍的处理

肝脏是人体最大的实质性器官，各种肝损害因素均可引起肝细胞损害和肝功能障碍。CD 患者术前部分已有肝功能损伤，损伤原因多与长期口服药物、腹腔感染或本身 CD 合并肝损害有关。手术创伤对肝功能又是一次打击，很可能加重肝功能损害。因此，围手术期，尤其是术后要加强肝功能的监测，及时发现及处理肝功能异常，积极防止各种并发症的发生。

**1. 病因及类型**  术后肝功能障碍与多种因素有关，包括术前肝功能异常、腹腔感染、胆汁淤积、手术创伤、缺血再灌注、药物性肝损伤等。术后必须密切监测患者肝功能变化，及早发现肝功能异常，及时处理，减少并发症的发生。肝功能障碍的类型：术前肝功能正常，术后一过性肝功能异常，程度较轻，大部分能自行缓解，少部分患者会持续加重；术前已经存在肝损害，术后加重，多与手术打击、术中脏器功能灌注不全有关；脓毒症、腹腔感染引起的肝功能障碍，多见于 CD 急性穿孔、腹腔脓肿、重度营养不良患者。肝功能障碍多表现为胆红素水平升高，与全身炎症反应、胆汁淤积、肝细胞损伤、肝脏低灌注有关。

**2. 肝功能评估**  CD 手术患者无论术前术后都要对肝功能进行准确评估，目前，最常用的肝功能评估方法为生化指标与临床参数相结合的肝功能 Child-Pugh 分级。其中生化指标包括血清总胆红素、白蛋白、凝血酶原时间等。此分级将肝功能分为 A、B、C 3 个等级，分级越高，病情越重。

**3. 凝血功能障碍的处理**  凝血功能障碍可表现为血小板减少、纤维蛋白原降低、多种凝血因子缺乏、凝血活化和纤溶活性增强等。CD 患者存在维生素 $B_{12}$、维生素 $K_1$ 吸收障碍，并发脓毒症、腹腔感染可加重血小板减少，如果合并有肝功能障碍，患者的出血风险明显增加。此类患者术后需密切监测 PT、APTT，有异常要及时纠正，术后继续补充维生素 $K_1$，必要时输注新鲜冰冻血浆、冷沉淀，改善凝血功能、血小板水平，一般情况下将纤维蛋白原水平提高至 1.5 ~ 2.0g/L 以上，可达到有效止血的目的。对于脓毒症的患者要避免凝血功能障碍、低体温、酸中毒"致死三联征"的出现。

**4. 血液制品的应用**  CD 患者多合并有贫血、凝血因子缺乏，部分急诊手术患者术前来不及充分准备，术后应积极输注各种血液制品以纠正患者贫血和凝血功能障碍，避免术后出血。术后患者血红蛋白至少要维持在 70 ~ 90g/L 以上，危重患者或出血风险较大患者建议血红蛋白维持在 100g/L 左右，并适当补充新鲜冰冻血浆。对于血小板水平应维持在 $50\times10^9$/L 以上，根据纤维蛋白原水平指导输注冷沉淀或纤维蛋白原，将纤维蛋白原水平维持在 1.5 ~ 2.0g/L 以上最佳，如果患者血小板水平和纤维蛋白原水平正常，仍有出血，可给予重组活化凝血因子Ⅶ，达到止血的目的。

### （四）术后肾功能维护

急性肾损伤（acute kidney injury，AKI）是腹部手术后常见的并发症，一项国际多中心研究显示入住 ICU 的 AKI 患者当中有 48% 为术后患者。腹部术后患者有 12% 发生术后早期 AKI，肥胖、高龄的患者发生 AKI 的概率更高。术后 AKI 会导致患者 ICU 住院时间明显延长，Grams 等研究显示术后 AKI 患者再住院率、发展到晚期肾衰竭率、死亡率均明显升高。因此，术后患者肾功能的维护显得非常重要。

IAH 是危重症患者的常见并发症。IAP 升高可导致器官功能衰竭或器官功能不全，以 AKI 最为常见。APP 为 MAP 和 IAP 的差值，约等于肾脏灌注压，是维持肾灌注的有效压力，如果单纯 IAP 升高，会影响肾脏灌注压，导致肾脏灌注减少，是 IAH 患者会出现 AKI 的原因所在。在腹部手术患者当中，尤其是 CD 手术患者，多合并有严重的营养不良、低蛋白血症，部分患者为穿孔后急诊手术，术前术后的液体复苏、毛细血管渗漏综合征、术后腹胀，都会引起 IAH。术后常规监测 IAP，调整适当的补液方案，避免 IAP 过度升高，保持正常的 APP，有助于预防肾功能衰竭的发生。

# 第四节　围手术期的营养支持

CD 常合并营养不良。20% ~ 40% 的门诊 CD 患者出现体重下降，住院 CD 患者中体重下降的比例更是高达 70% ~ 80%。围手术期的营养研究证实，营养不良增加术后并发症的发生率和死亡率，影响免疫功能、感染风险、切口愈合、肌肉功能及心肺功能，增加住院时间和费用。与营养状态良好的患者相比，营养不良患者的住院时间延长。因此，围手术期营养治疗应作为 CD 患者整体治疗的一部分（图 16-2）。

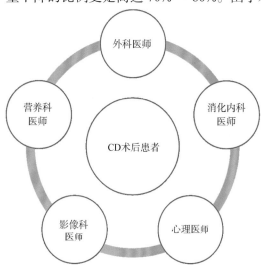

图 16-2　CD 患者围手术期需整体治疗、跨学科合作

## 一、围手术期营养支持的目标

围手术期营养支持的目标包括：提供合理的营养底物，尽可能将机体的分解代谢降低到合理水平，预防和减轻营养不良，保证肌肉容量，促进组织愈合；减轻组织氧化应

激、调节血糖；添加特殊营养物质调节机体的炎症免疫反应，增强肠黏膜屏障功能，减少内毒素和细菌易位，预防肠源性感染，预防 MODS；加速术后恢复。

CD 的围手术期营养支持意义更为重大，不仅可纠正营养不良，还能减轻疾病严重程度，从而改善手术预后，减少术后并发症。已有前瞻性研究发现术前充足的营养支持、停用激素、脓肿引流等对术后预后良好至关重要，吻合口吻合方式对预后反而没有影响。一项回顾 78 例因 CD 穿孔行回盲部切除术的研究提示，经禁食、营养支持、抗感染和停用激素、免疫抑制剂，以及 PAD 等围手术期处理，约 74% 的患者术后平稳，营养支持等术前治疗可降低造口率。对比术前接受 PN 与未接受 PN 的 CD 患者，接受营养支持治疗的患者体重指数和白蛋白水平显著提高，CDAI 评分均降至 150 分以下，术后无并发症发生。EN 除了可纠正营养不良、改善营养状态外，还可诱导黏膜愈合和减轻炎症，减少 CD 肠切除术后的临床和内镜下复发。有研究发现，术前持续 4 周的 EN 可减少活动期 CD 患者外科手术术后并发症，降低术后复发率。CD 的术后复发较为常见，且目前尚无预防 CD 肠切除术后复发疗效确切的药物，而术后应用 EN 可有效减少 CD 复发。对于无法恢复 EN 的部分 CD 患者，术后 PN 可减少术后体重下降，改善氮平衡。

## 二、营养支持的方式

营养支持包括 EN 和 PN，EN 包括经口营养支持（oral nutritional supplements，ONS）和管饲（tube feeding，TF）。TF 的途径包括鼻胃管、鼻空肠管、PEG/PEJ、空肠穿刺造口等。术前若有营养支持治疗的指征，则 EN 作为首选。EN 支持所提供的药理作用和保护黏膜屏障的作用可能大于其营养支持作用。如果合并 EN 的禁忌证，如肠梗阻、吸收不良、多发瘘形成且大量外瘘、肠缺血、严重休克伴器官灌注不足及败血症等，则可考虑 PN。

## 三、术后营养支持治疗的时机

欧洲肠外与肠内营养学会（European Society for Parenteral and Enteral Nutrition，ESPEN）指南建议在胃肠手术后早期（< 24h）正常进食或 EN。外科手术后 6 ~ 8h 小肠即恢复肠蠕动，并恢复一定的吸收功能，因此，胃肠道切除术后 12h 的患者多可耐受 EN。早期 TF 是安全的，并不会增加胃肠不耐受及肺炎的风险。但营养液泵入的起始速度应控制在 10 ~ 20ml/h，5 ~ 7 天可逐渐升至目标速度。对胃肠功能受损的患者进行 TF 要格外注意患者的耐受性。早期 EN 能量供应不足的部分通过 PN 补足。住院期间应定期评估营养状态以调整营养液配方，并可在出院后继续给予营养支持。

## 四、营养支持治疗配方的制定

CD 患者常见营养不良，每天补充 25kcal/kg× 体重的能量并不能满足患者的需求，所以最好通过理想体重来计算每天所需的能量。通常认为每天补充 25kcal/kg× 理想体重的能量能保证代谢需要，在严重应激的条件下，可增至 30kcal/kg× 理想体重。

手术和机体遭受的其他应激一样,会导致应激激素和炎症因子( TNF-α、IL-6等 )的产生,导致糖原、蛋白质和脂肪的分解,如不充分补充营养,患者会出现消瘦、免疫功能降低、切口愈合延迟、并发症增多。营养支持治疗配方提供的蛋白质：脂肪：葡萄糖的热量比应为 20% ： 30% ： 50%,但实际应补充更多的蛋白质。在疾病或应激状态下,机体会分解更多的蛋白质,产生氨基酸,此时免疫系统的活性才会更强。因此每天蛋白质的供应量应至少为 1.5g/kg 理想体重（或每天能量的 20%）才能避免机体蛋白质丢失。目前还没有证据证明过量补充蛋白质对机体有害。

除了标准方案外,营养支持应注意个体化。肠功能障碍或并发瘘的患者多伴有多种代谢和电解质紊乱,需要肠外补充多种营养物质,尤其是微量元素、维生素和电解质。多数患者术中和术后应避免过量静脉输液,因其会导致水肿,有引起术后肠梗阻和胃排空障碍的风险,且肠梗阻更会影响 EN 的使用。

### （一）免疫营养

在营养配方中加入谷氨酰胺、精氨酸、ω-3 脂肪酸和核苷酸（核糖核酸,RNA）等免疫调节物质即免疫营养（inmuno nutrition,IN）。围手术期的 IN 能显著降低术后并发症的风险,缩短住院时间,减少医疗费用。一项包括了 21 个随机对照试验的研究,共 2730 例患者的荟萃分析显示,IN 对死亡率没有影响。这些免疫调节物质会影响免疫功能和急性期蛋白的释放,从而调节术后机体的免疫反应、炎症反应和肠道功能,对营养不良和营养状态良好的患者皆有效。

### （二）术前糖负荷与胰岛素抵抗

术后应重视对代谢的调控,尤其是对血糖的调控。术后入住 ICU 的患者,当血糖控制在稳定范围内,患病率和死亡率都减半。然而所有患者术后都会发生一定程度的胰岛素抵抗,持续 2 ~ 3 周,影响血糖的控制。胰岛素抵抗的程度与手术大小和有无并发症相关,而与患者术前的血糖状态无关。多项研究表明,术前给予患者糖负荷较禁食相比可以减轻患者胰岛素抵抗。能自主进食液体的患者,术前口服含糖饮品能减轻应激反应,促进胰岛素分泌,提高胰岛素敏感性,因而能减少术后胰岛素抵抗、高血糖、蛋白质丢失的发生,能缓解紧张情绪,减少术后恶心、呕吐的发生,并且有心脏保护功能。对于不能进食的患者,以每分钟 5mg/kg 的速度静脉输注葡萄糖也能达到类似的效果。目前 ESPEN 指南推荐对多数择期手术的患者,予以术前口服液态糖进行代谢准备；对于不能进食的患者,应该静脉给予糖负荷。

## 五、围手术期营养支持的临床规范

CD 患者围手术期营养支持有益于患者术后组织损伤修复、应激水平恢复,可促进患者术后早期胃肠道功能恢复,降低营养支持治疗相关费用。但目前营养支持的相关规范还在摸索之中。应注意以下几点诊疗规范：术后 24h 即开始早期 EN 支持；遵循规范化序贯 EN 治疗方案；标准化 EN ＋ PN 操作流程,减少营养支持治疗相关并发症发生。术后早期规范化序贯 EN 治疗的主要内容包括：上消化道手术患者可通过术中放置的空肠穿刺造口管，下消化道手术患者通过术中放置的鼻胃管或鼻肠管或口服进行术后早期 EN 治疗，建议均采用肠内营养泵泵入肠内营养制剂。患者生命体征平稳后，术后第 1 天即可给予肠内营养制剂 20 ～ 30ml/h，总量为 500ml（1kcal/ml）；术后第 2 天给予 40 ～ 50ml/h，总量为 1000ml（1kcal/ml）；术后第 3 天给予 50 ～ 60ml/h，总量为 1500ml（1kcal/ml）；术后第 4 天起给予要素型肠内营养制剂 70 ～ 80ml/h，总量为 2000ml（1kcal/ml）。每天能量不足的部分可采用 PN 补充。肠内营养制剂的逐步加量应在没有腹痛、腹泻等肠内营养不良反应的情况下进行。

肠内营养制剂按蛋白质来源分为两大类：氨基酸型和短肽型（elemental type，要素型）肠内营养制剂；整蛋白型（non-elemental type，非要素型）肠内营养制剂。氨基酸型、短肽型肠内营养制剂的基质为单体物质，包括氨基酸或短肽、葡萄糖、脂肪、矿物质和维生素混合物，无须消化，直接吸收或接近直接吸收，适用于胃肠道功能尚未恢复的患者。整蛋白型肠内营养制剂以整蛋白或蛋白质游离物为氮源，渗透压接近等渗（300 ～ 450mOsm/L），口感较好，适于口服，也可以管饲，适用于胃肠道功能比较好的患者。应依据 CD 患者术后胃肠功能状态，选择合适的肠内营养制剂。

综上所述，营养不良及营养风险在 CD 外科患者中的比例很高，营养不良及营养风险给临床预后所带来的严重后果已被证实，CD 患者围手术期营养支持治疗应引起外科医师足够重视。针对 CD 患者选择合理的营养方式和时间，制订完善且个体化的营养方案，完善临床流程，以期改善更多患者的手术预后。

## 六、出现并发症时的营养支持治疗

### （一）肠梗阻

肠梗阻并非 EN 的绝对禁忌证。CD 并发肠梗阻时应进行相关检查，了解梗阻原因（活动性炎症或纤维化），并了解有无肠绞窄。

活动性炎症造成的完全性梗阻，建议采用 TPN 联合药物（激素等）诱导缓解。如肠道部分恢复通畅，可以管饲肠内营养制剂，管饲达不到全量时，缺少的热量通过 PN 补足，并逐渐过渡到 EEN。

对高位（十二指肠/幽门）梗阻，治疗开始即可置管至梗阻远端行 EEN，置管不成功者采用 TPN 联合药物的治疗措施，待梗阻部分缓解后，再尝试置管至梗阻远端行 EEN。梗阻近端的消化液可以收集后经导管回输至梗阻远端肠道。

低位梗阻时建议行梗阻近端肠外置造口，造口成功后给予 EN 和药物治疗。诱导缓解后，可视情况继续内科治疗或行内镜下狭窄扩张，有手术指征者应在纠正营养不良后进行确定性手术。

活动期不全性肠梗阻者应努力尝试 EEN，若不耐受则采用 EN ＋ PN，诱导缓解并纠正营养不良后有手术指征者进行择期手术。

纤维化所致梗阻者若无营养不良，应进行手术治疗；合并营养不良时，无急诊手术指征者待纠正营养不良后再手术。

### （二）腹腔脓肿和肠外瘘

腹腔脓肿和肠外瘘是 CD 的严重并发症。治疗分为即刻、早期和后期处理。即刻处理主要指腹腔脓肿充分引流，是治疗的关键。引流方法包括经皮脓肿穿刺置管引流和手术引流，首选前者。合并营养不良者应给予营养支持治疗并控制活动期炎症，营养状况改善后实施确定性手术。如脓肿得到充分引流，EN 改善营养状况的效果优于 PN。

脓肿没有得到引流前实施 EN 可能会加重感染，此时可选择 PN。脓肿得到引流、肠功能恢复并建立 EN 途径后，应进行 EEN。明确瘘管解剖部位对制订 EN 方案至关重要：低位肠外瘘可利用瘘管以上肠管实施 EN；高位高流量（≥ 500ml/24h）肠外瘘可将收集的消化液输入瘘口远端的小肠，同时给予 EEN。PN 能够减少瘘口肠液流出量，若使用得当可能提高瘘口愈合率。某些单纯性小肠瘘经 PN 或 EN 治疗后有可能自愈。

### （三）肠内瘘

高位内瘘（胃 - 结肠内瘘或十二指肠 - 结肠内瘘）可置肠内营养管至瘘口以下空肠进行 EEN；肠 - 膀胱瘘及肠 - 阴道瘘如果症状轻微，也可以尝试 EEN，部分患者瘘口可能自愈，但绝大多数患者最终需要手术治疗。

# 第五节　围手术期预防性应用抗生素

## 一、基本原则

围手术期预防性应用抗生素的目的是使术后感染相关并发症最小化。其中 SSI 是肠道手术后最常见的并发症之一，所以众多的临床医师投入大量精力以减少 SSI 的发生。目前公认的减少 SSI 发生的方法包括在术前适当时机和剂量下预防性应用抗生素等。而术前静脉应用抗生素的有效性已有高等级证据支持。

应在切开皮肤之前，并且多建议在手术前 1h 静脉应用预防性抗生素，若手术部位为清洁 - 污染，则可手术后 24h 内停用。若手术预计超过 2～3h，则术中可加用一次，手术后停用。污染手术必要时延长用药时间至 48h。过度延长用药时间并不能进一步提高预防效果，且预防用药时间超过 48h，耐药菌感染概率增加。

抗生素的抗菌谱应覆盖肠道的常见菌群。常用的方案包括头孢唑林和甲硝唑或二代头孢菌素。每个医院的 CD 患者各有其特点，各医院可结合本院的细菌特征用药，若伴有腹腔脓肿或感染应加用甲硝唑。

## 二、术前预防性应用抗生素的争议

术前口服抗生素制剂的作用一直存在争议。不过最近的研究证据逐渐支持术前应用口服抗生素。一项回顾性研究纳入的 9940 例接受结肠切除术的患者中，那些没有接受肠道准备或机械性肠道准备的患者有 20% 的 SSI 发生率，口服抗生素或接受口服抗生素及机械性肠道准备的只有 9.2%。口服抗生素是 SSI 发生率下降 67% 的独立因素。

此外口服抗生素的益处在系统回顾和荟萃分析中都得到了证实：16 项随机对照试验共纳入 2669 例患者，其中随机接受口服抗生素的患者比未服用抗生素的患者感染并发症发生率低。当然，除了关于抗生素各种用法的争论外，在去除毛发、手术部位皮肤准备所用的消毒剂也极具争议，由于不属于抗生素的应用范围，不在此赘述。

## 三、预防回盲肠切除术后的疾病复发

CD 患者在接受手术后即可认为切除了所有病变组织，并因此提供了一个防止症状再次出现的理想机会。但事实上，接受手术切除术后这一情况本身就是再次复发的危险因素，而且确实有很多患者术后复发。也就是说手术只是治疗中的一部分，但不构成治疗的全部，治疗的目标是预防疾病进展、致残及再次接受外科手术干预。所以预防性治疗应该是大多数患者都需要考虑的。

预防复发的药物种类很多，证据支持的等级从高到低分为生物制剂、抗生素、免疫调节剂、5-ASA、糖皮质激素。所以，抗生素在预防术后复发上也有证据支持是有一定作用的。已有证据表明，细菌在 CD 切除术后的复发中起到了一定作用，所以许多研究将关注点放在探究使用抗生素预防复发的效果上。其中，硝基咪唑类抗生素（如甲硝唑和奥硝唑）是最常见的研究药物。

一项 20mg/（kg·d）的甲硝唑与安慰剂的双盲随机对照试验中，60 例受试者接受甲硝唑治疗。研究发现，在服用 3 个月甲硝唑的患者组复发率从安慰剂组的 75% 减少到 52%（$P=0.09$），术后 6 个月的内镜下严重复发从安慰剂组的 43% 显著下降至干预组的 13%（$P=0.02$）。同时，12 个月时的临床复发也有所降低，甚至 3 年后都有一个保护性趋势。

此外，甲硝唑和 AZA 联合使用时，要比单用 AZA 预防术后复发效果更好。12 个月时的内镜复发率联合治疗组为 44%，单用 AZA 组为 69%（$P=0.048$）。同时，在 12 个月时，联合用药组的患者也更可能维持缓解状态，其中联合用药组 22% 未发生病变，而 AZA 单药治疗组仅有 3.5% 未发生病变。因此建议在患者耐受情况下，术后服用 3 个月硝基咪唑类药物，但剂量不应高于 1g/d，目的是将神经病变的风险减至最小。

除了甲硝唑外，随后又有一些针对奥硝唑的类似研究，发现如果连续服用 1 年的奥硝唑，无论是 3 个月还是 1 年的内镜复查，奥硝唑组在预防末端回肠处的严重内镜复发上都有更高的有效率。

## 四、抗生素的治疗性应用

抗生素除了在 CD 活动期有控制作用外，在 CD 发生感染相关并发症时起到了重要的作用，主要包括 CD 并发肛周脓肿、腹腔脓肿及肛瘘的长期管理和预防回盲肠切除后的复发。对于肠腔内的 CD 病灶，抗生素也可能起到了减少黏膜炎症范围的作用。目前主流的理论解释认为，这可能是因为抗生素对某一种当前还未知的病原微生物发挥作用，而这类病原体可诱导疾病活动。但抗生素的治疗作用不仅仅是因为改善了肠道微生物群发挥作用；还有理论认为，抗生素本身可减少抗原对免疫失调患者的刺激，从而减轻了此类患者的肠道炎症。

在 CD 治疗中最常用的是甲硝唑和环丙沙星，主要用于发生感染、瘘和脓肿的患者，但对不完全性梗阻的患者也有帮助，主要是缓解疼痛，减少肠道内气体产生而减轻腹胀，并缓解狭窄段后的肠道内细菌由于过度生长导致的腹泻。环丙沙星是喹诺酮类抗生素，并且多和甲硝唑联合使用。常用剂量为 250 ～ 500mg，2 次 / 天。左氧氟沙星是另一种喹诺酮类药物，常用剂量为 250 ～ 500mg，1 次 / 天。

最近许多研究发现利福昔明在 CD 治疗上也有一定作用。利福昔明是利福霉素的衍生药物，属于广谱抗生素，并且由于其无法在肠道中吸收，而可以最大化降低全身副作用，并因此提高长期应用的耐受性，最终达到有效抑制肠道内微生物群活性的作用。这些优势使得利福昔明在 CD 治疗上极具前途。

根据众多试验研究结果，利福昔明的主要作用体现在以下几个方面。

（1）针对 CD 疾病活动期的治疗作用方面：在一项非盲试验，旨在探究轻中度活动期 CD 患者应用利福昔明 600mg/d 治疗 16 周后的安全性和有效性，结果发现 59% 的患者达到缓解，即 CDAI 评分 < 150 分，并且与他们基线时的 CDAI 评分均值相比显著下降。

（2）也有一些研究证明利福昔明在维持激素诱导的疾病缓解及肠腔内病灶部位缓解或治疗反应上有一定临床效果。

（3）同时，除了活动期的控制及维持激素诱导的疾病缓解之外，其在减少复发上也有一定效果。在一项抗生素治疗 CD 的荟萃分析中，抗生素这一大类别均优于安慰剂的诱导缓解率，并且利福霉素衍生物如利福昔明似乎是诱导缓解时最有效的药物，同时还发现抗生素也可以减少瘘引流术及疾病静息期的复发。

（4）其预防术后复发的效果也有相关的研究证明。研究纳入 40 例接受 CD 根治性切除术的患者，其中干预组接受 1.8g/d 持续 3 个月的利福昔明治疗后再服用 9 个月的益生菌制剂（6g/d），对照组服用 12 个月的美沙拉嗪（4g/d）。3 个月后，利福昔明组在严重内镜复发率上显著低于美沙拉嗪组，并且这个差异可以一直维持到服用益生菌的治疗结束后，结束时利福昔明联合益生菌组的严重内镜复发率为 20%，仅为美沙拉嗪组的一半。

总体来看，各类研究结果表明利福昔明的主要治疗作用体现在黏膜炎症控制上，且副作用相对较小，而传统的抗生素包括甲硝唑和环丙沙星常需要持续治疗以保持有效性，但同样会时常发生不良反应，从而限制其使用。综合比较之后，利福昔明虽然相比其他抗生素具有一定优势，但优势在短期内不会使其成为世界范围内临床医师的首要选择。

（一）克罗恩病活动期治疗

**1. 甲硝唑与环丙沙星**　自 1978 年以来就有越来越多的临床试验试图探究抗生素对 CD 的治疗效果，很多研究证明甲硝唑和环丙沙星可以缓解 CD 活动。并且一项对照研究中纳入轻中度 CD 活动期受试者，发现两者的有效性类似，使用 6 周后的反应率均为

40%～50%，并且对抗生素和氨基水杨酸药物进行比较后发现，分别应用环丙沙星 1g/d 或美沙拉嗪 4g/d，6 周后两组的效应一样，两组的缓解率均为 55%。由此进一步证明了 CD 活动期的又一项可选的治疗措施。不过众多关于甲硝唑在 CD 活动期治疗效果的研究中，结果并不始终优于安慰剂，而且大部分的研究都是观察性的非对照研究，仍缺乏足够有效的证据支持。

另外，也有一些研究发现，CD 病变部位不同对甲硝唑的治疗反应不同，结肠部位病变的患者使用甲硝唑后症状缓解更有效，这可能和结肠部位的细菌更多有关。一项加拿大的随机对照研究发现，甲硝唑对结肠部位的 CD 和回结肠部位的 CD 有效，而对回肠部位的 CD 无效。

根据 ECCO 在 2010 的治疗指南，抗生素的使用根据患者疾病活动程度来决定。而抗生素在用于维持药物诱导疾病缓解后的治疗尚缺乏有效的证据支持，所以不推荐抗生素用于无感染情况下的维持诱导缓解治疗。

轻度 CD 活动期不推荐使用抗生素；若为中度 CD 活动期，同时怀疑患者并发感染相关的并发症，可加用抗生素。尽管此证据等级不高，但是应用抗生素与外科干预均列为回肠部位的中度 CD 活动期的一线治疗。而在重度 CD 活动期，抗生素不是治疗药物，仅在难以鉴别感染或疾病活动期导致的体温升高时，或病灶部位腹肌紧张、影像学证据支持有脓肿形成时才需要应用。在 CD 活动期，环丙沙星和甲硝唑与激素同时联用优于单独应用激素。

**2. 其他抗生素**　除了上述关于甲硝唑进行了的各种不同研究和对比以外，还有一些关于其他抗生素的类似研究。如一项非盲的关于克拉霉素的试验中，纳入的 25 例活动期 CD 患者，其中大部分患者在之前接受过其他的治疗但都没有缓解，而在克拉霉素治疗 4 周后有 64% 的患者有所改善甚至缓解。此外，还有利福昔明在 CD 活动期治疗效果的研究，以及抗分枝杆菌的治疗，详见上文。

### （二）抗生素与维持克罗恩病诱导缓解治疗

抗生素尤其是抗分枝杆菌的药物用于维持药物诱导的缓解仍缺乏证据支持。澳大利亚的一项临床试验也对该问题进行了详细探究。研究者将 213 例受试者随机分为两组：试验组给予利福布汀 450mg/d、克拉霉素 750mg/d、氯法齐明 50mg/d，对照组给予安慰剂。两组均同时接受为期 16 周逐渐减量的泼尼松龙治疗，如患者在第 16 周获得缓解，将继续服用上述抗生素以维持缓解至完成试验。该研究结果显示，在第 16 周结束时，抗生素组缓解率为 66%，而安慰剂组仅为 50%，共 122 例受试者进入维持阶段；在 16～52 周，抗生素组和安慰剂组 CD 复发率（出现至少一次复发）分别为 39% 和 56%，两组无显著性差异；在第 104 周时，两组患者复发率分别为 26%、43%，两组仍无显著性差异；试验结束后随访的 1 年中，抗生素组复发率为 59%，而安慰剂组为 50%。该研究表明，激素联合使用抗生素在诱导患者缓解阶段具有显著作用，而维持缓解的作用并不显著。

### （三）肛周疾病治疗

肛门部位 CD 需要药物和手术联合干预治疗。有效治疗肛周 CD 的药物包括抗生素（尤其是甲硝唑和环丙沙星）、免疫抑制剂（AZA 和 6-MP）、钙调磷酸酶抑制剂（CsA 和他克莫司）及生物制剂（英夫利西单抗、阿达木单抗和赛妥珠单抗）。其中，抗生素已经成为治疗肛周 CD 相关的瘘和肛门直肠脓肿的主要药物。但是其治疗的限制性在于长期应用后不良反应明显。

**1. 循证医学证据**　尽管甲硝唑和环丙沙星被广泛应用，但还是缺乏足够的证据支持，而大部分已有的研究都是小样本试验，并且对照试验较少。

在一项关于甲硝唑治疗肝周疾病及肛瘘的非盲临床研究中发现，83%（15/18）的患者用甲硝唑治疗出现完全或提前愈合。但只有 28% 的患者可以停止药物治疗而不出现瘘复发；在停用甲硝唑后复发瘘的患者中，再次给予甲硝唑治疗可以观察到瘘再次愈合。与之相似，一项环丙沙星治疗肛周疾病的初步研究显示，患者瘘的愈合情况在数据上有所改善，为 40%（未用者为 12.5%），但是由于样本量较小，故没有显示出有统计学差异。

除了单用抗生素的研究之外，还有研究各种治疗药物和抗生素的组合效果。最近的两项研究显示，抗生素可以提高 TNF 抑制剂的效果从而促进肛瘘愈合。其中一项研究还发现，阿达木单抗联合环丙沙星治疗的患者在第 12 周时临床反应率（临床反应定义为瘘口闭合，50%）和临床缓解率（临床缓解定义为瘘口愈合）均显著增加，但是这一效应在停止抗生素治疗的 24 周后即消失。另一项类似研究发现，应用英夫利西单抗联合环丙沙星，相比于单独应用英夫利西单抗治疗效果有提高的趋势（73% vs. 39%），但是同样由于样本量小而未发现有统计学差异。

总体来说，与抗生素治疗相关的研究主要关注两个方面。一方面在保证药物治疗效果的同时，寻找较为合适的用药方法以减少不良反应；另一方面在探索一种非全身用药的给药方式，如改为 10% 的甲硝唑药膏局部用药，然后评估疗效。一项共纳入 74 例合并肛瘘的 CD 患者的随机对照研究将患者随机分入安慰剂组或甲硝唑药膏组，每天给药 3 次。该研究结果显示，尽管在促进肛瘘愈合上无显著性差异，但是在甲硝唑组中患者的肛周疼痛及不适感有所缓解。

合并肛瘘的 CD 患者，应先排除是否存在肛周脓肿。肛瘘伴有疼痛时，通常提示可能有脓肿形成。如果有脓肿应立即切开引流。若仅是单纯的肛瘘，则按照有无症状分为有症状型和无症状型。无症状时不需要干预，在出现症状时才采用挂线或肛瘘切除等干预措施。除此之外，应同时应用抗生素。依据 ECCO 指南，可联用甲硝唑与环丙沙星，甲硝唑的剂量为 750～1500mg/d、环丙沙星的剂量为 1000mg/d。

对于复杂性肛瘘，在需要手术治疗的患者，首选联用抗生素和 AZA 或 6-MP，但该方案还缺乏高等级的临床试验证据。一项小规模的随机对照试验分别比较了甲硝唑 500mg，2 次/天（8 例受试者），环丙沙星 500mg，2 次/天（10 例受试者），以及安慰剂对照组，2 次/天（7 例受试者）的疗效，在疾病的改善或停止引流上未发现显著性差异。上述结果表明抗生素可以有效缓解疾病的症状，但不能促进病灶愈合。

当然，除了抗生素可以治疗肛周疾病以外，还可以选择抗 TNF-α 单抗等不同的药物，并且最近的一些研究发现阿达木单抗联合环丙沙星相比于单用抗 TNF-α 单抗可以提高瘘的闭合率并改善生活质量。另外，有一些直肠周围脓肿并不表现为有波动感的脓肿，而表现为炎性硬结，对于这类患者的治疗颇具挑战，可能需要长期的抗生素治疗，而对于大部分单纯脓肿的患者则更倾向于不使用抗生素治疗。

**2. 治疗效果的预测**　由于药物的副作用、费用或随着时间推移药物对 CD 的控制能力逐渐失效，越发需要对遗传预测因子进行深入探究。除了对激素治疗反应的预测、抗 TNF 单抗药物反应的预测，在抗生素的使用方面也有相关文献报道，如一项对 55 例 CD 患者的研究发现，*NOD2/CARD15* 突变与肛周疾病感染时抗生素治疗反应不佳有关。

### （四）肠瘘的治疗

一般而言，对于小的症状轻微的瘘只需要抗生素治疗（如甲硝唑和环丙沙星）、营养支持治疗及针对 CD 活动期的药物联合治疗。而对于复杂的、肠液渗出量大、自愈可能性较低的患者，可能还需要应用生物制剂治疗，以及必要的外科干预，一些综合身体情况不适合接受肠瘘切除术的患者可以接受结肠造口术或回肠造口术以避免持续的粪液经过瘘口，而促进瘘口愈合。

另外有研究发现，使用英夫利西单抗联合环丙沙星可以提高肠瘘治疗的反应率。在 12 周的联合治疗后，有 73% 患者的回收肠液量减少超过原来的一半以上，而单用英夫利西单抗组的患者只有 39% 达到了上述效果。和上文中提到的抗生素用于治疗肛周疾病一样，抗生素应用目前的一大问题就是在停药后大部分患者的瘘或肛周疾病都会出现复发的趋势。即使各种支持应用抗生素的结果大部分都来自非对照的研究，证据等级不强，目前临床医师仍将甲硝唑、环丙沙星或两者的联合应用作为合并肛周疾病 CD 患者的一线治疗方案，同时会适时和外科脓肿引流相结合。

### （五）抗生素治疗术后并发症

术后并发症主要可分为早期并发症和晚期并发症，另外还有一类是由术后长期的病理生理反应或疾病本身导致的长期并发症。术后早期并发症包括失血性休克、脓毒症、手术部位感染；术后晚期并发症包括瘘；术后长期并发症包括维生素 $B_{12}$ 缺乏、疾病复发。

当由脓肿形成、伤口感染、导管相关感染、尿路感染导致脓毒症时，需要第一时间清除感染源，如脓肿形成可在 CT 或超声引导下行穿刺引流，必要时需要手术干预。同时应做相应样本的细菌培养和药敏试验，再根据感染源的部位，估计常见致病菌，结合本院的细菌流行病学特点经验性用药。待药敏试验结果出来后，选择针对性的抗生素。对于毒力较强的致病菌，必要时可选择针对该细菌而作用机制不同的两种或多种药物联合治疗。

抗生素也常常用于治疗肠道内细菌过度生长导致的感染并发症。这多发生于各种原因导致肠蠕动减慢的患者（如手术后胃肠功能未完全恢复、低钾、低钠、药物不良反应等）。加之 CD 患者可能存在肠道狭窄或梗阻，食糜通过更加缓慢，如同平静的湖面更容易生长藻类一样，肠道内细菌迅速繁殖。患者可表现为腹泻、腹痛、腹胀及胃肠胀气，此时的症状类似 IBD 的炎症期，需要加以鉴别。但大部分情况下可结合 ESR、生化等检验结果判断后经验性使用抗生素，会有一定缓解作用。

（六）克罗恩病肠外病变的治疗

**1. 皮肤和口腔 CD**　详细的流行病学、病因、发病机制及相应的临床特点可以参考本书的相关章节。此处主要涉及相关的抗生素治疗。而实际上肠外的 CD 治疗比较复杂，不单只有抗生素一种药物和治疗方式，且疗程也比较长。

可以选择的药物包括口服的甲硝唑（剂量 250mg，3 次 / 天）、糖皮质激素（多选择强效的外用局部涂抹或必要时全身静脉滴注）、柳氮磺吡啶、二氨二苯砜（砜片）、AZA 及 TNF-α 单抗（即英夫利西单抗或阿达木单抗等）。而低剂量的抗生素（如青霉素，口服 250mg，2 次 / 天，维持 6 个月）可能在有持续口唇肿胀和口角皲裂的患者中有一定作用，主要是用于预防链球菌所致的感染和淋巴管损伤。

**2. 细菌性胆管炎**　本书的其他章节中已经提到 CD 患者会合并 PSC，有的 PSC 患者也会合并 CD。无论何种情况，当发生梗阻性 PSC 时，由于胆汁的排空障碍、停滞等原因，患者容易发生胆道感染，梗阻的患者还会有黄疸、疲惫、瘙痒等表现，以下即介绍抗生素在此类疾病应用中的部分作用。

发生细菌性胆管炎时，致病菌多是需氧的肠道内细菌如大肠埃希菌、克雷伯杆菌和肠球菌等。但是，短期的抗生素应用很难有效清除这些致病菌，多采取胆道引流联合抗生素治疗，疗效肯定。有复发性胆管炎的患者应当周期性口服长效抗生素如喹诺酮类。

瘙痒在 PSC 患者中比较常见，并且大概有 80%～90% 的患者会对一线治疗药物考来烯胺（消胆胺）有反应。也有研究表明，利福昔明可以作为对消胆胺治疗没有反应的患者的二线药物。一些研究显示胆汁淤积性肝病患者的瘙痒可以通过利福昔明达到有效缓解。虽然主要治病机制并不清楚，但是推测可能是其诱导了肝脏微粒体药物代谢系统使导致瘙痒的内源性物质被代谢，也有可能是在肠腔中的直接抑菌作用导致次级胆酸合成的改变。但是利福昔明有肝毒性，所以对于 PSC 的患者来说不能长期应用。

**3. 肠道相关皮肤关节综合征**　这是一种中性粒细胞相关的皮肤病，根本原因是和肠道内微生物群的过度生长有关。而细菌的过度生长会使免疫复合物沉积，随即触发疾病。有研究者认为大肠埃希菌和其他细菌可以释放肽聚糖导致免疫复合物形成。无论什么原因，这类疾病的表现都是胸背部和四肢的皮肤红斑、紫癜性丘疹、脓疱，同时可伴有非侵蚀性的关节病、游走性多发性关节炎、关节痛及发热等不适。

由于本病是肠道内微生物群过度生长导致的病变，所以口服抗生素被认为是有效的，目的是清除细菌及引发的免疫反应。可以选择的抗生素主要包括四环素、红霉素、克林霉素，复方新诺明或甲硝唑。短期口服糖皮质激素可能使症状缓解。

## 五、抗生素使用的特殊考虑

（一）抗生素在孕产妇中应用的注意事项

**1. 妊娠期**　研究证实，对胎儿较安全的抗生素主要是青霉素类，此外还有林可霉素、红霉素、头孢氨苄等，并且在动物实验中，也未见其对胎仔产生不良影响。妊娠期不宜使用的抗生素有庆大霉素、阿米卡星、四环素、米诺环素等。其中庆大霉素、阿米卡星对胎仔有致畸作用。

而对于育龄期 CD 女性患者来说，用药时更需要注意。柳氮磺吡啶和 5-ASA 的初步报道称具有致畸作用并可导致先天缺陷，幸运的是后来更大型的研究中并不支持这一结果。但使用抗生素仍应谨慎，如常用的甲硝唑、喹诺酮及利福昔明具有低致畸风险。其他的药物在使用时同样要注意，如沙利度胺和 MTX 具有明显致畸性，备孕期的患者应停止使用。

CD 治疗中最常用的抗生素为甲硝唑和环丙沙星。虽然在动物实验中发现长期使用甲硝唑有致癌和致畸作用，但是在人类从未报道过此类不良反应。过去认为，即使在早期妊娠期甲硝唑都是相对安全的药物，但是近期一项研究发现，甲硝唑和早产相关，提示需要谨慎使用，仅在必要时才可选择。

在针对环丙沙星这类喹诺酮类药物的临床试验中，早期妊娠中接受该类药物的受试者没有显示出增加畸胎、自发性流产、早产及低体重儿的风险。阿莫西林或阿莫西林克拉维酸钾似乎也是安全的。不过为了使妊娠期间的风险降至最小，妊娠期间还是需要尽可能减少抗生素的治疗时间。

还有一些毫无疑问需要在妊娠期避免的药物，包括会导致胎儿骨骼发育受阻和牙齿异常的四环素及会导致动物畸胎、死胎和影响叶酸代谢的磺胺类药物。

**2. 哺乳期**　甲硝唑和环丙沙星可以分泌到乳汁，所以哺乳期妇女应尽量避免长期应用。美国儿科学会针对甲硝唑推荐建议是，如果服用单次剂量，哺乳前最好距服药间隔 12 ~ 24h。虽然环丙沙星分泌到乳汁中的量很少，但考虑到儿童会有潜在的关节病变风险，推荐单剂量服用后等 48h 再哺乳。

鉴于抗生素用于 IBD 治疗的循证医学证据有限，应尽量避免对哺乳期妇女使用抗生素治疗。环丙沙星和（或）甲硝唑的短期应用可以用于治疗结肠袋炎，也可以考虑换一种抗生素如阿莫西林克拉维酸（妊娠 B 类）。

### （二）抗生素在儿童中应用的注意事项

**1. 新生儿**　新生儿期，人体重要器官尚未完全发育成熟，并且生长发育迅速变化，在使用药物时要注意。新生儿的抗生素应用特点如下。

（1）避免应用毒性大的抗菌药物：新生儿期肝、肾均未发育成熟，肝酶缺乏或产生不足，肾滤过清除功能较差，应避免应用毒性大的抗菌药物，包括主要经肝代谢的氯霉素，以及主要经肾排泄的氨基糖苷类、万古霉素等。确有应用指征时，需进行血药浓度监测，据此调整给药方案，个体化给药，以使治疗安全有效。

（2）避免应用主要经肾排泄的药物：新生儿期由于肾功能尚不完善，排泄减少时，药物可能在体内蓄积，而新生儿血脑屏障也不完善，药物的蓄积可导致严重中枢神经系统毒性反应，这类药物主要有青霉素类、头孢菌素类等 β- 内酰胺类药物，在使用时需减量应用。

（3）新生儿期避免应用可能发生已知的严重不良反应的抗菌药物：如会影响新生儿生长发育的四环素类、喹诺酮类应避免应用，可导致核黄疸及溶血性贫血的磺胺类药和呋喃类药物也应避免应用。

（4）使用抗菌药物时应按日龄调整给药方案：因为新生儿期生长发育迅速，各织器官日益成熟，药物在新生儿体内的药动学也会随日龄增长而变化。

**2. 儿童**　儿童患者在应用抗菌药物时需要考虑的和新生儿类似，主要为肾功能影响及耳毒性，同时还要考虑儿童的特殊情况，即对生长发育和骨骼发育等方面的影响，主要应注意以下几点。

（1）具有耳毒性及肾毒性的药物：包括氨基糖苷类和糖肽类抗生素。前者具有明显耳毒性、肾毒性，所以只有在临床有明确应用指征但又无其他毒性低的抗菌药物可以代替选用时才可使用该类药物；后者有一定肾毒性、耳毒性，只有明确指征时才能应用。无论是哪类，用药的治疗过程中都需要严密观察不良反应，有条件时应进行血药浓度监测，根据结果个体化给药。

（2）四环素类：已知可导致牙齿黄染及牙釉质发育不良，明确规定不可用于8岁以下小儿。

（3）喹诺酮类：包括环丙沙星、左氧氟沙星、莫西沙星等，因其对骨骼发育可能产生不良影响，所以该类药物避免用于18岁以下未成年人。

### （三）抗生素在肾功能减退患者中应用的注意事项

由于很多抗生素都经过肾脏排泄，肾功能减退的患者在使用药物时需要注意尽可能避免使用肾毒性药物，尽量选用无肾毒性或肾毒性较低的抗菌药物。若根据感染的严重程度、病原菌种类及药敏试验结果等确定必用不可，需要严密监测肾功能情况，使用主要经肾排泄的药物，须根据患者肾功能减退程度及抗菌药物在人体内清除途径调整给药剂量及方法。

根据抗菌药物在体内代谢过程特点及其肾毒性，给药剂量及方法的调整主要如下。

1. 以肝胆系统为主要排泄系统或经肾脏和肝胆系统同时排出的抗菌药物可维持原治疗剂量或略减剂量。

2. 以肾脏为主要排泄系统，但药物本身并无肾毒性，或者仅有轻度的肾毒性，在肾功能减退患者中可以应用，但需要按照肾功能减退程度（以内生肌酐清除率为准）来调整给药方案。

3. 具有肾毒性的抗菌药物需要避免用于肾功能减退患者，如根据感染的严重程度、病原菌种类及药敏试验结果等结合分析后确有指征使用该类药物，宜进行血药浓度监测，以调整给药方案，并且疗程中需严密监测患者肾功能。

4. 若肾功能障碍患者已接受肾脏替代治疗，应根据腹膜透析、血液透析和血液滤过对药物的清除情况来调整给药方案。

在 CD 的常用抗生素中，替硝唑、莫西沙星、利福昔明在肾功能减退时可按原治疗剂量应用；环丙沙星、甲硝唑、利福平在轻、中度肾功能减退时按原治疗剂量应用，重度肾功能减退时需减量应用；大部分头孢类抗生素、左氧氟沙星、美罗培南、厄他培南在轻、中、重度肾功能减退患者中均需减量应用；万古霉素、多黏菌素、阿米卡星等应避免应用，确有指征应用时需在治疗药物浓度监测下或按内生肌酐清除率调整给药剂量后再使用。

## （四）抗生素在肝功能减退患者中应用的注意事项

选择抗菌药物的类型及剂量时，需要考虑该类药物在肝功能减退时对体内代谢过程的影响，以及药物本身及其代谢物发生毒性积累或毒性反应的可能性。由于药物在肝脏中的代谢过程复杂，很多药物的体内代谢过程尚未完全阐明，如硝基咪唑类抗生素的药代学和药动学过程至今仍不清楚。所以根据现在仅有的资料，肝功能减退时抗菌药物的应用有以下几种情况。

1. 主要经肝脏或大部分经肝脏代谢或清除，所以当肝功能减退时，清除或代谢会减少，药物或代谢产物在体内蓄积，即可导致毒性反应的发生，肝功能减退患者应避免使用此类药物，如氯霉素、利福平、红霉素酯化物、磺胺类药物等。

2. 虽然药物主要由肝脏清除，但肝功能减退清除明显减少时，并无明显毒性反应，发生肝病时药物仍可正常应用，但需谨慎，治疗过程中需严密监测肝功能，根据肝功能变化情况减量给药。此类药物包括大环内酯类（不包括酯化物）如红霉素、克林霉素、林可霉素等。

3. 药物可经肝、肾两个系统清除，肝功能减退时药物清除减少，血药浓度升高，但药物本身的毒性不大，同时伴有肾功能减退的患者血药浓度升高更加明显。严重肝病患者，尤其肝功能、肾功能同时减退的患者在使用此类药物时需减量。经肾、肝两途径排出的青霉素类、头孢菌素类等均属此种情况。

4. 药物主要由肾排泄，肝功能减退者不需调整剂量，如氨基糖苷类、糖肽类抗菌药物（万古霉素、替考拉宁）等。

## 六、抗生素应用中的不良反应

### （一）药物引起机体内稳态失衡导致的不良反应

1. **抗生素相关性腹泻**　是应用抗生素后发生的并且与抗生素有关的一种腹泻。同时要排除其他原因后才可诊断。目前其病因和发病机制并不完全清楚，主流的解释有三种，即肠道菌群紊乱、抗生素干扰糖和胆汁酸的代谢及抗生素的直接作用。其中普遍支持的观点是肠道菌群紊乱，即抗生素的使用破坏了肠道正常菌群，导致肠道菌群失调。

抗生素相关性腹泻主要临床表现为腹泻，但是程度不一。轻度者仅表现稀便，2～3次/天，可以在停药后恢复；中度者菌群的紊乱达到病理程度可合并肠道机会感染，粪便常规可见红细胞、白细胞，易被诊断为感染性腹泻或 CD 的活动期，而延误疾病的控制，加重病情发展；至重度时，患者在严重的肠道菌群紊乱基础上多伴有特殊的条件致病菌感染（如艰难梭菌、白念珠菌、金黄色葡萄球菌等），症状上表现为水样便，每天可多达 10～20 次，可发生假膜性肠炎，伴发热、腹痛、腹胀、里急后重。更严重者会发生电解质紊乱、中毒性巨结肠、肠衰竭等。

抗生素相关性腹泻的严重程度主要与应用抗生素的时间、种类密切相关，所以在明确诊断后首先要停用正在应用的抗生素或调整抗生素，其中约有 22% 的患者可在停用抗生素后的 3 天内达到临床症状缓解；越来越多的研究显示补充益生菌，可以调节肠道菌群，恢复肠道稳态，常用益生菌包括双歧杆菌、乳杆菌、嗜热链球菌、酵母菌等制剂，合生元和益生元可能也有相同或类似的作用；此外，腹泻严重时容易发生水电解质紊乱，注意维持水、电解质及酸碱平衡，必要时可输注白蛋白或血浆等。最后可根据粪便常规和细菌培养的结果先针对性选择抗生素，症状缓解后及时调整，改善肠道菌群。

**2. 艰难梭菌感染**　因各种原因（如呼吸道感染、尿路感染等）而应用广谱抗生素后，抗生素的抗菌作用不加选择地抑制肠道内的有益菌和有害菌，破坏了肠黏膜屏障的稳态，使得一些条件致病菌或致病菌得以定植并增殖，进而导致感染。艰难梭菌感染就是一个典型的例子，患者会出现腹痛、过度排气且有腥臭味及频繁腹泻。而针对艰难梭菌感染多用甲硝唑或万古霉素来治疗。

最近利用粪菌移植治疗艰难梭菌感染尤其是复杂性艰难梭菌感染已经受到广泛认可，主要是将益生菌移植到菌群失调的患者肠道内，重新构建肠黏膜屏障的稳态平衡。类似的还有益生菌疗法，主要包括一些含有乳酸杆菌、干酪乳杆菌、双歧杆菌和酵母菌的制剂。

（二）药物本身导致的不良反应

上文已有所提及甲硝唑的应用有限，很大一部分原因是其不良反应的发生率较高。最常见的有恶心、食欲缺乏、消化不良及味觉异常（如感觉有金属异味），这些不良反应都可以随着用药剂量的减少或停药消失。其次还有感觉神经病变，主要是由于长期使用甲硝唑，神经效应累积引起损伤，导致四肢感觉障碍、麻木甚至有刺痛感，虽然报道称这些不良反应可以在停药后恢复，但是也有个别发生永久性损伤的案例。当患者发生类似反应时，应及时停药，并建议避免再次使用甲硝唑。另外，妊娠早期（3个月内）患者应避免应用甲硝唑。而哺乳期患者用药期间应停止哺乳。而肝功能减退可使本类药物在肝脏代谢减慢而导致药物在体内蓄积，因此肝病患者应减量应用。

左氧氟沙星和环丙沙星的不良反应相比甲硝唑患者更能耐受，主要报道的不良反应有恶心、腹泻、头痛、光敏感，偶可引起抽搐、癫痫、意识改变、视力损害等严重中枢神经系统不良反应，在肾功能减退或有中枢神经系统基础疾病的患者中易发生，因此本类药物不宜用于有癫痫或其他中枢神经系统基础疾病的患者。肾功能减退患者应用本类药物时，需根据肾功能减退程度减量用药，以防发生药物在体内蓄积引起的抽搐等中枢神经系统严重不良反应。还有一些罕见的不良反应如皮肤光敏反应、关节病变、肌腱炎、肌腱断裂等。

根据喹诺酮类药物使用指导原则提示，还应注意18岁以下未成年患者及妊娠期和哺乳期患者避免使用本类药物。含钙、铝、镁等金属离子的药物可减少本类药物的吸收，应避免同用。

（三）药物相互作用导致的不良反应

在服用甲硝唑时，应当严格避免饮酒及含酒精饮料，因其会导致严重的胃部不适及产生戒酒硫样反应。

## 七、其他研究方向

目前热议的肠道微生物群在 CD 的发病和治疗方面也有研究。一些研究发现肠道微生物群在 UC、CD 患者及正常人群中有显著的差异。因此，通过多种途径（如抗生素、益生菌、益生元、粪菌移植等）调节或改善肠道微生物群在治疗 IBD 方面可能是新方向。

很多抗生素在 CD 中治疗作用的试验都关注于甲硝唑和环丙沙星。尽管众多试验也都提示甲硝唑和环丙沙星的使用可以缓解症状，但是其由于长期使用出现明显的副作用而限制了应用。而上文中提到的利福昔明，由于口服吸收很少，是广谱抗生素，在 CD 治疗中也受到了关注。在一项为期 12 周的随机对照试验中，纳入受试者均为中度 CD 活动期，相比于安慰剂组，接受 800mg 每天 2 次的患者临床缓解率增加，但在 400mg 每天 2 次或 1200mg 每天 2 次剂量下，没有发现有益处。

研究发现一些特定的细菌在 CD 发病中也会起到一定作用。所以一些针对特定病菌的针对性抗生素治疗的研究相继出现。Chiodini 等从 2 个 CD 患者中分离出鸟分枝杆菌，灌注给小鼠，小鼠则发展为肝脾肉芽肿，灌注给山羊后于远端小肠发生肉芽肿。自此陆续有一些报道称 CD 患者中，有较高的比例可以分离出鸟分枝杆菌。除此之外，还有一些小样本的类似研究。这些研究都是样本量较小的试验，并且抗分枝杆菌的药物副作用也比较明显，因此这些数据并不能成为推荐应用抗分枝杆菌药物的高等级证据，所以还需要更多的深入研究来探究可能存在的致病病原体及药物治疗的效果。

## 八、小结

CD 的药物治疗种类较多，抗生素并不是治疗 CD 的一线药物，但在一些特殊的情况下也是必不可少的，其中最常应用的抗生素为甲硝唑和环丙沙星。在 CD 病程中，抗生素的应用主要分为预防性和治疗性两个方面。

（一）预防性应用

**1. 术前的预防性应用**　主要目的是预防手术部位切口并发症的发生和一些术后感染的发生。

**2. 术后预防疾病复发**　除了其他用于预防术后复发的药物外，可以在患者耐受情况下，选择术后服用 3 个月甲硝唑，剂量不高于 1g/d。

（二）治疗性应用

**1. 活动期的治疗**　中度 CD 活动期患者怀疑有感染相关的并发症时加用抗生素，结合外科干预是回肠部位中度 CD 活动期的一线治疗方案。环丙沙星和甲硝唑与激素联用优于单独应用激素的治疗效果。

**2. 缓解期的治疗**　不推荐抗生素用于维持诱导缓解。

**3. 肛周疾病与肠瘘的治疗**　抗生素是治疗肛周疾病的一线治疗药物。除无症状者，无论有无手术都需要抗生素治疗，其可缓解症状，但停药后会复发。甲硝唑剂量为 750 ～ 1500mg/d，环丙沙星的剂量为 1000mg/d。

**4. CD 并发感染相关疾病的治疗**　治疗方案与相同感染治疗一致。

**5. CD 肠外病变的治疗**　皮肤、口腔 CD 患者可使用甲硝唑，250mg，3 次／天，同时联合 CD 一线药物；合并 PSC 的患者发生细菌性胆管炎时，胆道引流联合针对肠道内需氧菌的抗生素治疗，疗效肯定。有复发性胆管炎的患者应当周期性口服长效抗生素如喹诺酮类。伴有瘙痒者可服用利福昔明；肠道相关皮肤关节综合征者可口服抗生素如四环素、红霉素、克林霉素、复方新诺明或甲硝唑。

在使用抗生素时要考虑一些特殊情况如妊娠、哺乳、肝肾功能障碍及儿童用药等。并且注意抗生素的不良反应。甲硝唑和环丙沙星的副作用发生率较高，如患者耐受差则多无法长期应用而影响治疗，近期利福昔明以较少的并发症为特点逐渐出现在各类研究中。除此之外，还有一些其他的治疗药物。

# 第六节　围手术期护理

围手术期护理是指在围手术期为患者提供全程、整体的护理。其宗旨是使患者在整个治疗期间获得完善且全面的身心护理，通过全面评估，充分做好术前准备，提高手术安全性，降低风险，减少术后并发症，促进患者康复。围手术期包括 3 个阶段，即手术前、手术中、手术后，每个阶段护理工作重点皆不相同。

## 一、手术前护理

（一）护理评估

**1. 患者健康史**

（1）一般资料：姓名、性别、年龄、职业及生活习惯、烟酒嗜好等。

（2）现病史：自患者患病以来健康问题的发生、发展及应对过程，即从保守治疗到不得不选择手术治疗的发生、发展状况。

（3）既往史：如各系统伴随的疾病、过敏史、外科手术史等。

（4）用药史：如抗生素、抗凝药、免疫抑制剂、生物制剂等。

（5）其他：婚育史、家族史等。

**2. 患者身体状况**

（1）全身症状：恶心、发热、疲劳、贫血、体重下降、机体水分和营养成分丢失等状况。

（2）肠道症状：右下腹痛、腹泻、瘘管形成、直肠出血、腹部包块、肠道溃疡、肠梗阻等。

（3）其他症状：杵状指（趾）、关节炎、结节性红斑、坏疽性脓皮病、口腔溃疡、虹膜睫状体炎、葡萄膜炎、小胆管周围炎、硬化性胆管炎、慢性活动性肝炎等。

**3.辅助检查** 包括粪便检查、血液检查、活检、乙状结肠镜检查、钡灌肠 X 线检查、钡餐 X 线检查和 CT 等。

**4.手术耐受力** 耐受是否良好从以下几个方面评估。

（1）全身状况是否良好。

（2）内脏器官有无功能损害。

（3）疾病对全身影响程度。

（4）手术损害大小的判断。

**5. 心理 - 社会状况** CD 患者或多或少存在不同的心理状况，应及时评估所产生心理问题的原因，尽早干预，解决问题；评估患者家庭成员、单位同事对患者的关心和支持程度及患者家庭的经济承受能力等。

## （二）护理诊断 / 问题

**1.腹痛** 与肠内容物通过炎症、狭窄肠段引起的局部肠痉挛有关。

**2.腹泻** 与病变肠段炎症渗出、蠕动增加及继发吸收不良有关。

**3.营养失调：低于机体需要量** 与长期腹泻、吸收障碍有关。

**4.焦虑** 与病情反复、迁延不愈有关。

**5.睡眠形态紊乱** 与机体不适、环境改变和担忧疾病的预后有关。

**6.有体液不足的危险** 与肠道炎症导致长期腹泻有关。

**7.潜在并发症：肠梗阻** 与溃疡局部充血、水肿有关。

## （三）护理目标

1.患者疼痛减轻、胃肠道症状缓解，舒适度增加。

2.患者营养摄入充足、满足机体需要量。

3.患者情绪稳定，配合治疗。

4.患者睡眠良好，休息充分。

5.患者体液得到改善，各组织灌注良好。

6.患者机体耐受力良好，达到手术指征。

## （四）护理措施

**1.共性护理措施**

（1）饮食：加强饮食指导，减少动物脂肪的摄入，多食新鲜水果蔬菜；建立饮食日志，制订个体化饮食方案，观察与记录进食某种食物后症状是否加重，确定肠道的耐受性是否良好；肠道狭窄的患者应减少膳食纤维的摄入，少量多餐，避免过饥过饱；活动期患者，应考虑全肠内营养。

（2）休息：介绍医院及病区环境，减少患者内心的孤独、陌生感；提供良好的睡眠环境，保持病室安静、合适的温湿度，提高睡眠质量，增加身体舒适度；告知患者适当增加白天活动，以保证夜间的睡眠质量；加强疾病相关知识介绍，减少患者内心焦虑；必要时遵医嘱使用镇静催眠药物。

（3）心理护理：加强心理指导，让患者树立对 CD 的正确认识，并针对患者的错误认识及时纠正，同时介绍同种疾病患者康复的成功案例，使其正确对待，保持良好心态。

（4）补液护理：根据患者的实际病情、生化指标选择合适的补液种类及剂量，并依据机体微循环容量是否充足，及时调整补液方案。如患者存在低血压、少尿、低血容量等情况，在肾功能良好的前提下，应积极补液改善微循环。补液量按出入平衡原则，即每天补液量＝每天显性失水量（尿液、胃肠道丢失、出汗等）＋每天非显性失水量（皮肤丢失量、呼吸道丢失量）。同时要注意体温对液体需要量的影响，当体温＞ 37℃时，每升高 1℃代谢上升 13%，补液增加 3 ～ 5ml/kg。补液原则应遵循先快后慢、先晶后胶、先盐后糖、宁酸勿碱的原则。见尿补钾，当尿量＞ 40ml/h 时，补钾较为安全。

**2. 专科护理措施**

（1）腹痛：是 CD 的主要症状，要注意倾听患者的主诉，查看腹部体征情况。评估腹痛程度、持续时间，发生部位、性质，判断有无肠梗阻、肠穿孔、腹腔脓肿等。对急性期患者可采取禁食、胃肠减压、灌肠等方式，以减轻患者痛苦。腹痛间歇期注意休息，保证充足的睡眠，必要时遵医嘱应用镇痛药物。

（2）腹泻：卧床休息减少肠蠕动，注意腹部保暖，鼓励患者饮水，酌情给予清淡流食或半流食，避免油腻、辛辣、高纤维食物；严重者应禁食，及时补充水、电解质等，并注意做好肛周皮肤保护。

（3）肛周护理：每次便后用温水或淡盐水及时清洗，以达到清洁的目的。红外线理疗每天 3 次，充分暴露臀部皮肤，密切观察肛周皮肤颜色、温度，防止烫伤。如果皮肤有潮红、溃烂等状况，应注意消毒，促进愈合。可在潮红处涂抹珍珠层粉，达到消炎、镇痛的目的；溃烂处用艾可欣银离子敷料，达到消毒隔离的作用。会阴部红肿或有湿疹时，每次便后用 0.1% 高锰酸钾溶液 2000ml 坐浴 15 ～ 30min，外涂氟康唑，以达到清洁效果。及时清理患者分泌物，指导患者尽量保持衣裤宽松舒适、床单干燥整洁。指导患者及其家属密切观察肛周皮肤状况，若有不适则立即通知医护人员，避免肛周病变加重。

（4）营养支持：急性期禁饮禁食的患者应静脉补充水、电解质、维生素及复方氨基酸等营养物质，严重者可输注悬浮红细胞、血浆、白蛋白等，但应用静脉全营养的时间不宜太长，一般不宜超过 3 天。

对可经口进食的无肠梗阻的患者应注意给予高热量、优质蛋白质饮食及补充各种维生素，以促进营养物质的代谢。对腹泻、发热者尤其注意补充无机盐、适量矿物质及微量元素，促进组织细胞修复。饮食应低脂、少渣、易消化，避免刺激性、粗纤维等加重胃肠道负担的食物，不可食用如黄豆、洋葱等引起胀气的食物；可根据情况进食如蔬菜汁、果汁、米粥、烂面片汤等流食。经口进食应遵循循序渐进原则，少食多餐，可安排每天进食 4 ～ 6 次，不可过饱，否则会加重胃肠道负担。

**3. 用药护理**　CD 病情复杂，常伴有各种并发症，每个人的药物耐受性及治疗效果各不相同，在治疗过程中，必须做好个性化治疗方案及护理措施。通常依据疾病的不同分期（缓解期、活动期）、不同病变部位，选择适宜的药物并依据各类药物不良反应进行有针对性的观察与护理。

（1）氨基水杨酸类：维持疾病活动期最有效的药物。该药物在肠中被吸收，易引发恶心、呕吐、粒细胞减少及肝肾功能损害等不良反应。此外该药物还可与铁形成螯合物，减少铁的利用，应提醒患者用药期间注意铁和叶酸的补充。在临床护理过程中应加强病情监测及血常规的检查，同时鼓励患者多饮水，以防止尿液结晶。

（2）皮质类固醇：激素是慢性重度活动期控制并发症的主要药物。首次用药要足量，症状控制后遵医嘱逐渐减量，以防止服药过量或停药反应造成不良后果。一般在早上6：00～8：00，激素分泌量最多，在此期间指导患者口服药物以提高疗效，减少副作用；由于空腹服用有很大的刺激性，应选择饭后服用以减少刺激，保护胃黏膜；低盐饮食，避免水钠潴留。

（3）免疫抑制剂：主要通过抑制 T 细胞活性，达到免疫调节和潜在抗炎的作用，如MTX，此药有白细胞和血小板减少、贫血、出血、恶心、厌食等不良反应。因此在临床护理过程中应注意观察病情，指导患者勿到人群聚集的地方，加强室内通风换气，注意个人卫生，预防感染。

（4）抗生素类：若伴有感染发生，应遵医嘱及时准确用药，足量用药。如有皮疹、皮肤瘙痒等不良反应，及时通知医师。

（5）生物制剂：英夫利西单抗适用于传统药物治疗无效的顽固性 CD 及中重度伴瘘管形成的患者，在使用过程中若出现如头痛、头晕、恶心、呕吐、发热寒战等不良反应，需严密监测病情变化，叮嘱患者不要随意外出，以免发生急性不良反应未能及时施救，产生严重后果。同时在药物配制过程中，需严格遵循无菌操作，遵医嘱用药，即配即用，避免震荡，输液时间不得小于 2h 并配有无菌过滤器，防止污染。

### （五）目标性功能锻炼

CD 患者由于自身疾病的消耗，发生了严重的营养不良与机体功能下降，因此术前进行目标性功能锻炼能有效地改善呼吸功能、机体活动度，预防肺栓塞、下肢深静脉血栓形成，减少并发症，加速术后机体康复。

**1. 呼吸功能锻炼**

（1）膈式或腹式呼吸：患者处于仰卧位，双腿屈膝，两手分别放于前胸部和上腹部。用鼻缓慢吸气时，膈肌最大程度下降，腹肌松弛，腹部凸出，手感到腹部向上抬起。呼气时经口呼出，腹肌收缩，膈肌松弛，膈肌随腹内压增加而上抬，推动肺部气体排出，手感到腹部下降（图 16-3）。呼气时经口，吸气时经鼻，吸鼓呼瘪，每次练习时有意识的增加呼气时间，呼气时间是吸气时间的 2 倍，6 次 / 分，3 次 / 天，20 分 / 次。呼吸频率由快至慢，最终至每分钟8 次左右。

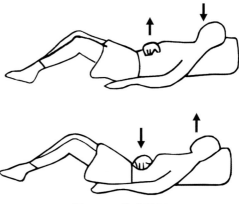

图 16-3 腹式呼吸

（2）缩唇呼吸：缩唇呼吸的技巧是通过缩唇形成的微弱阻力来延长吸气时间，增加气道压力,延缓气道塌陷。患者闭口经鼻吸气,然后通过缩唇(吹口哨状)缓慢呼气,同时收缩腹部(图 16-4)。吸呼比为 1:(2~3)。可与吹蜡烛、火苗结合练习,距蜡烛的距离从 20cm 开始,逐次延长距离至 90cm,并逐渐延长练习时间,从 2 次 / 天、频率 7~8 次 / 分到 5 次 / 天、频率 10~20 次 / 分,1 周后患者肺功能即可得到明显改善。

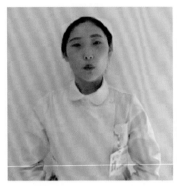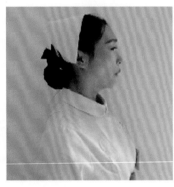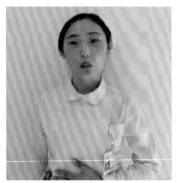

图 16-4 缩唇呼吸

**2. 四肢功能锻炼** 是预防下肢深静脉血栓、防止失用综合征的有效方法,主要通过锻炼四肢关节的活动度,改善患者微循环,提高机体活动力,为术后加速康复,提供良好的基础条件。其主要的操作流程如下。

(1)关节锻炼八步操:肩关节外展内旋上举运动;肘关节伸屈运动;腕关节掌指屈曲运动;手指关节屈曲伸直运动;髋关节屈曲伸直运动;膝关节屈曲伸直运动;内外旋踝关节运动;足趾关节内翻外翻运动。

(2)瑜伽休息术:采用呼吸调节和意境法,使患者的大脑、自主神经系统和肢体得到深度的休息,焦虑情绪得到缓解,神经紧张得到消除,心灵得到平静。

## (六)术前准备

**1. 术前宣教** 医护人员应详细说明治疗计划、手术方式及术中、术后的注意事项。同时应详细阐述促进康复的相关措施和各阶段康复的可能时间等,最重要的是让患者明白其自身在康复过程中所起的至关重要的作用。另外,在对患者进行宣教的同时,不能忽视对其家属及陪护人员的健康宣教;及时沟通了解患者病情的发生、发展,鼓励患者积极配合医护人员治疗,使患者在加速康复的道路上更进一步。

**2. 协助术前检查** 遵医嘱协助患者完成术前必要的身体检查,尽医护人员最大的努力帮助患者提高手术耐受力,改善心、肝、肺、肾功能。

**3. 麻醉师访视** 手术前一天,麻醉师对患者进行访视,了解患者的基本状况即身体状况、有无手术史、手术的一般状况,进行重大疾病及患者目前的手术耐受性评估。同时应明确患者对手术的了解程度、患者的心理状况和辅助检查的结果。如有变化,及时反馈或推迟手术。

**4. 补液与备血准备** 遵医嘱进行血型鉴定和血交叉配血试验,备好血浆和一定量的红细胞。若有水、电解质、酸碱平衡紊乱,在其术前必须予以纠正。

**5. 胃肠道准备**

（1）择期手术前禁食 8 ～ 12h，禁饮 4h，以防麻醉或手术中呕吐。

（2）CD 患者在术前 3 天开始肠道准备，术前一晚行清洁灌肠，使术中肠腔处于空虚状态以减少并发感染的概率。

（3）放置胃管，一则可以及时引流出胃内容物，有效评估胃内液体残余量，减少误吸的发生；二则可以给胃肠道减压以防止恶心、呕吐和急性胃扩张等，并通过降低吻合口张力来减少吻合口瘘的发生。

**6. 术前皮肤准备**

（1）洗浴：在手术前一天上午或傍晚进行洗浴。对于细菌较多的重点部位如手足等进行重点清洗；对于会阴部和面部等不能受强刺激的部位，使用氯己定清洗；对于有胶带印记的地方，使用 75% 乙醇或松节油擦净。

（2）备皮：术前 30min 内使用备皮器进行备皮，对于毛发较少且不影响手术的区域可以不进行备皮。备皮包括手术区域和麻醉区域，备皮范围应超过该区域的 15cm。

**7. 术日晨间准备**

（1）认真检查核实术前准备工作落实情况。

（2）发现有体温升高或女性月经来潮时，通知医师，推迟手术。

（3）在进手术室前应指导患者排尽尿液，若预计手术超过 4h 应留置导尿管。

（4）留置胃管，防止术中误吸。

（5）遵医嘱术前用药。

（6）清除化妆品及一些不宜带进手术室的贵重物品，准备好患者病历、CT 片、X 线检查片及特殊药品等，随患者进入手术室与手术室医师认真仔细核对患者信息及手术部位，最后做好术前麻醉及连接各种仪器的准备工作。

（7）术前使用减压贴，保护骨骼隆突处，避免局部组织长时间受压，导致缺血缺氧，从而发生压疮。

## 二、术中护理

除了术前的各项护理，术中的护理也尤为重要。做好术中护理，可有效预防术后的一些并发症，减少患者的住院时间，促进患者早日康复。以下主要介绍术中保温、液体输入、生命体征、皮肤保护、下肢静脉血栓及无菌操作六个方面的护理。

### （一）保温护理

**1. 室温** 患者进入手术室前 1h 将手术室温度维持在 22 ～ 24℃，湿度维持在 50% ～ 60%，及时通风换气，4 ～ 10 次 / 天，尽量让患者呼吸到经过加湿处理后氧气。

**2. 体温** 患者双上肢、双下肢中下 1/3 处用布包裹，戴脚套，肩颈部用棉垫覆盖，采用加温毛毯铺于患者身下等方法为患者保温，维持患者体温在 36℃以上，防止体温过低、机体有效循环下降。

**3. 腹腔冲洗液温度** 手术中预计使用的液体可提前放入温箱中加温至 38 ～ 40℃使用

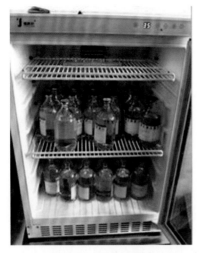

图 16-5　液体保温箱

（图 16-5），防止液体温度过低，冲洗后造成机体刺激，导致术后恢复时间延长。

**4. 静脉入液温度**　可使用输液加温器对输入的液体、血液进行加温，温度设置在 37.5 ～ 38.5℃。

**5. 湿敷料加温**　手术过程中因为特殊原因需要中断手术时可用 38 ～ 40℃的热盐水浸湿的湿敷料覆盖创口以达到为患者保温的目的。

### （二）液体输注护理

术中液体治疗是维持患者在手术期间生命体征和内环境稳定的重要措施，其主要目的是提高患者的心排血量，维持组织循环灌注。而对于围手术期补液的方式，各学者的理念各不相同。研究表明腹部手术因暴露范围大、术前禁食、肠道准备和患者基础疾病的影响，术中易出现电解质丢失和脱水，而在术中限制液体输注对开腹手术患者术后的预后更为有利。因此限制性液体输注的护理显得尤为重要。

**1. 限制性输液**　在确保机体有效循环血量和血流动力学基本稳定及重要器官有效灌注与氧合的前提下适当限制液体输入总量，以降低术后并发症和病死率，一般维持中心静脉压在 5 ～ 7cmH_2O。

（1）优点：此方法在创伤性休克患者中可减少内出血，维持血流动力学稳定，改善局部器官的灌注。另外，其可降低术后肺水肿的发生率，并且在改善心肺功能和氧合方面有明显的优势。

（2）缺点：血容量之间的平衡很难把握，限制性输液很可能引起亚临床的低循环血量和器官功能不全，导致组织低灌注，另外，也会使发生低血压的概率大大增加。

（3）适应证：腹部胃肠道手术，胸部特别是肺部手术，颜面部整形，心脏病患者的非心脏手术等。

**2. 护理措施**

（1）密切注意患者的神志，皮肤的温度、颜色，患者的心率及中心静脉压的情况，及时发现患者生命体征的变化。

（2）准确记录术中的尿量、出血量及输入的晶体液量、胶体液量等。

（3）建立 2 ～ 3 条静脉通路，恢复患者的循环血量。其输液速度为 40 ～ 60 滴 / 分，输液量为 1.5ml/（kg·h）。

（4）密切观察输液是否通畅，输液管路是否有被压迫、扭曲等情况；注意输液滴速是否合适，以免输液速度过快引起急性肺水肿、心力衰竭等情况。

（5）观察患者有无输液反应，如急性肺水肿、发热反应、空气栓塞、静脉炎等情况，如有发生立即处理。

## （三）术中生命体征监测

术中严格监测和记录生命体征，尤其关注患者血压的变化，备好升压药及各类抢救物品，防止发生低血压。同时还要观察患者的面色是否红润，神志是否清楚，瞳孔是否等大正圆，心率、血氧饱和度是否正常，是否有胸闷、呼吸急促的症状。另外还要观察记录尿液的颜色、量、性状等情况。

## （四）术中皮肤护理

**1.预防压疮**　手术时间较长的患者可在受压部位垫海绵垫、聚合物胶冻样减压垫、减压贴等（图16-6）。利用相对"悬浮法"原理保护手术患者的皮肤，缓冲局部受压皮肤的压力、摩擦力及剪切力。

**2.手术区皮肤要严格消毒**

（1）手术患者术前实行皮肤预处理，术前给予手术患者备皮的同时，对患者局部皮肤进行清洗；术中再用酒精或1%碘伏、生理盐水等对患者皮肤进行消毒，最大限度减少皮肤表面的微生物，降低感染发生率。

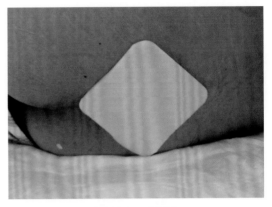

图16-6　减压贴

（2）根据手术的大小选择合适的消毒方式，消毒范围包括切口周围至少20cm的区域。下腹部手术皮肤消毒范围为上至剑突，下至大腿上1/3，两侧至腋中线。

## （五）预防下肢深静脉血栓

**1.麻醉前运动**　麻醉前指导患者做趾屈、背屈和足踝的环转运动；同时抬高双下肢，以促进血液循环；避免膝下垫枕，以免影响小腿深静脉回流；也可鼓励患者深呼吸，增加膈肌运动，促进血液回流。

**2.术中皮肤观察**　密切观察患者双下肢皮肤的颜色、温度及足背动脉搏动情况；同时注意保持床单的清洁、平整。

## （六）遵守无菌原则，预防感染

手术要严格遵守无菌原则，做好环境准备、个人准备、无菌物品准备。环境准备方面，手术室可采用空气洁净技术，对手术室的环境进行消毒以减少空气中的微生物，降低感染的发生率；术中减少人员走动，进一步减少空气污染。个人准备方面，主要包括医务人员的准备和患者的准备。医务人员的准备包括戴口罩、帽子，穿隔离衣，修剪指甲，洗手，戴无菌手套等。术前患者也要做好充分的准备，术前备皮，手术区域做好局部预处理。无菌物品的准备方面，要明确无菌物品与非无菌物品，检查无菌包是否在有效期内，有无潮湿、破损、污染等情况，如有上述情况一律不准使用。

## 三、术后护理

### （一）护理评估

**1. 生命体征**　生命体征的监测项目包括体温、血压、心率、呼吸和疼痛，应在患者离开手术室之前及返回病房后立即监测。常规床旁配备心电监护仪，若监测过程中发现异常，应增加观察次数和延长观察时间，直至生命体征平稳。

**2. 术后切口情况**　病房护士需评估术后患者伤口的位置、大小和深度。CD 术后为外科手术干净整洁缝合的 I 期伤口。伤口愈合的过程常为三期重叠，炎性反应期直到术后第 3 ~ 4 天；肉芽肿期是术后的第 1 ~ 14 天；上皮期是术后的第 3 ~ 4 天到第 21 天。应根据这三期特点进行针对性护理。

**3. 术后疼痛评估**　术后疼痛评估内容包括 7 个部分，分别为部位、时间、性质、程度、表达方式、影响因素及疼痛对患者的影响、有无伴随症状等。主要采用的评估方法分为五指评分法（图 16-7）和数字评分法（图 16-8）两种。

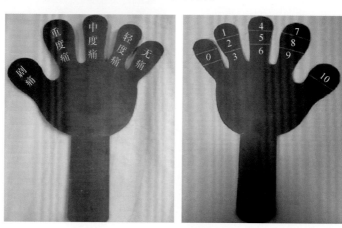

图 16-7　五指评分法

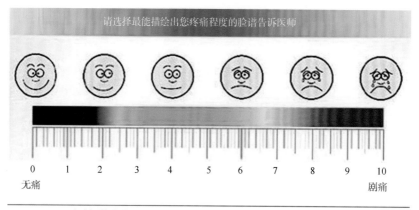

疼痛评估脸谱：0，无痛；1~3，轻度疼痛（睡眠不受影响）；
4~6，中度疼痛（睡眠受影响）；7~10，重度疼痛（严重影响睡眠）

图 16-8　数字评分法

**4. 术后机体不良反应**

（1）发热：是术后最常见的症状。手术后患者体温常升高至 38℃ 左右，是机体对创伤的反应，可给予物理降温，2 ～ 3 天可恢复正常。

（2）恶心、呕吐：术后早期恶心、呕吐的最常见原因是麻醉反应，多在麻醉药物作用消失后自行停止，不做特殊处理。

（3）腹胀：常由术后胃肠蠕动功能受抑制，胃肠积气过多所致，一般术后 2 ～ 3 天随胃肠蠕动恢复、肛门排气后其可以自行缓解。

（4）尿潴留：常见原因为全身麻醉或椎管内麻醉后排尿反射受抑制，切口疼痛引起膀胱括约肌痉挛，以及患者不习惯床上排尿等。

（5）呃逆：常于术后 8 ～ 12h 发生，多由膈神经受刺激引起。

**5. 术后并发症评估**　CD 术后常见并发症为肠梗阻、肠瘘、消化道出血和腹部感染等。应做好切口处的观察、伤口处引流管的观察，观察引流液的颜色、性状和量；做好患者血液、尿液的常规检测。必要时行 B 超和 CT 检查。

**6. 心理 - 社会状况**

（1）CD 患者的心理状况，即产生的心理问题和护理措施后的状态。

（2）患者家庭成员、单位同事对患者的关心及支持程度。

（3）患者家庭的经济承受能力等。

（4）术后患者对手术预后情况的担心。

## （二）护理诊断 / 问题

**1. 疼痛**　与手术创伤、安置引流管和手术麻醉药物作用消失有关。

**2. 营养失调：低于机体需要量**　与术后禁食、营养物质吸收障碍或机体分解代谢增强有关。

**3. 有感染的危险**　如手术切口感染或术后长期卧床引起的坠积性肺炎等。

**4. 体温过高**　与手术后生理性发热或伤口感染有关。

**5. 尿潴留**　与麻醉剂残余作用未完全消失、伤口疼痛、床上排尿不习惯有关。

**6. 焦虑和恐惧**　与患者对手术预后的担心及住院费用高、医院环境陌生等因素有关。

**7. 潜在并发症**　肠梗阻、肠瘘、消化道出血和腹部感染。

## （三）护理目标

1. 患者疼痛缓解或减轻。

2. 患者营养摄入充足、营养状态得到改善。

3. 患者体液得到改善和维持，水电解质紊乱得到纠正，各组织灌注良好。

4. 患者未发生意外危险。

5. 患者无并发症或发生并发症被及时发现和处理。

6. 患者能复述术后饮食、活动、切口护理、导管护理的要点和相关知识且能正确进行功能锻炼和自我保健。

（四）护理措施

**1. 共性护理措施**

（1）生命体征监测：病情较重的患者，术后应送入重症监护病房，24h 监测生命体征。一般术后患者每 15～30 分钟监测生命体征 1 次，至病情平稳改为 1～2h 监测 1 次，并做好记录工作。术后部分患者会出现不同程度的发热，这可能是机体对各种物理、化学、生物刺激的防御反应。术后 24h 内，每 4 小时测体温 1 次，待病情稳定后每 8 小时 1 次，若出现发热，应严密观察，并给予有效的降温措施，体温高于 38℃可采取物理降温，如冰袋、酒精擦浴等；体温高于 39℃可采取药物降温，如丙帕他莫快速静脉滴注等，随后半小时复测体温 1 次，直至降至 39℃以下改为每小时 1 次。

（2）输液护理：一般术后患者的补液量为 2000～3000ml/d，成人的基本生理需要量为 1.5ml/（kg·h），在液体没有特殊丢失的情况下，可根据"4-2-1 规则"补液。即第一个 10kg 体重按 4ml/（kg·h）补充液体，第二个 10kg 体重按 2ml/（kg·h）补充液体，余下的体重按 1ml/（kg·h）补充。CD 患者主要用药为柳氮磺吡啶、甲硝唑、糖皮质激素及免疫抑制剂等，病情多可得到缓解。另外硫唑嘌呤类药物可降低 CD 术后的复发率。输液过程至少每小时巡视 1 次，一级护理至少 30min 巡视 1 次。巡视输液过程中液体输入是否通畅、液体有无外渗、滴数是否符合要求、有无输液反应、有无生活需求。

（3）饮食护理：根据加速康复理念术后 6h 即可给患者经鼻肠管泵入肠内营养液，小剂量开始，随着病情发展，肠内营养液可逐渐增加至全量；若患者出现消化道大出血应立即禁食，通知医师，积极配合医师抢救。后期根据病情的进展情况逐步给予高热量、高蛋白、易于消化的少纤维素的流食，随后再慢慢转化到普通饮食，少食多餐，细嚼慢咽，防止过饥过饱；忌暴饮暴食，禁食辛辣、过酸和纤维素丰富的食品。戒烟禁酒，指导患者建立合理的饮食结构。

（4）目标性功能锻炼：包括四肢功能锻炼和呼吸功能锻炼。

CD 患者术后可进行适当轻度的四肢功能锻炼，在锻炼的同时要注意伤口的情况，有无出血及伤口撕裂。不能下床的患者，可每天在床上进行足泵运动（图 16-9），其可促进下肢血液循环和淋巴回流；也可使用下肢压力梯度治疗仪（图 16-10），预防下肢深静脉血栓。长期卧床的患者为防止骶尾部压疮还可在床上进行搭桥运动（图 16-11），即双

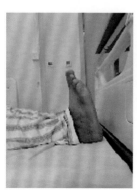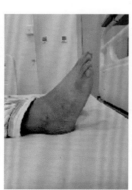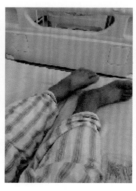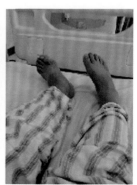

图 16-9　足泵运动

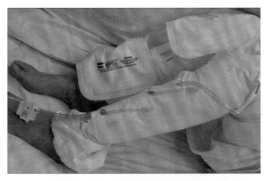

图 16-10　压力梯度治疗仪

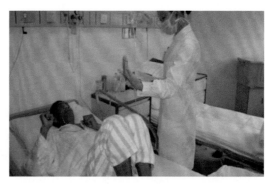

图 16-11　搭桥运动

腿弯曲，依靠小腿和肘部力量使腰、背、臀部离开床面，患者可根据个人情况，量力而行。可以下床的患者，可选择散步等轻度运动活动肢体。

肺部并发症是腹部外科手术中常见的并发症。术后由于手术创伤及病变部位的刺激，对于呼吸功能的锻炼应适时、适度、适量。对此护士应做好病情观察，正确指导，防止活动度过大给患者增加不必要的痛苦。

腹式呼吸锻炼：患者取平卧位，放松所有的辅助呼吸肌群，胸部尽量保持不动，先呼气后吸气，吸呼比为 1 :（2～3）。其具体的实施方法在术前护理中已做详细的阐述。而在术后的护理中，由于呼吸功能减弱及手术创伤，护士应正确指导患者，吸气与呼气时避免增加太大的胸腔压力，造成患者不适。锻炼的时间与频次，应由短到长，由多到少，循序渐进，依次进行，使呼吸功能得到很好锻炼。

有效咳嗽训练：患者术后 3～4 天后取端坐位，咳嗽前先深吸气，吸气后稍屏气片刻。身体稍前倾，用手扶住切口部位，咳嗽时腹肌用力收缩，将痰液排出。在咳嗽时，也可指导患者用手指按压胸骨上窝处，刺激支气管，引起反射性咳嗽。也可采取有效叩背，两手手指并拢，手背隆起，手指关节微屈，呈 120°，指腹与大小鱼际着落，利用腕关节用力，由下至上，由外向内，每个部位 1～3min，每分钟 120～130 次，振动支气管内分泌物，以增加咳嗽排痰的力度。有条件的医院还可使用机械辅助排痰仪震背。若在护理的过程中发现痰液黏稠，不易咳出，应遵医嘱给予雾化吸入，常用雾化药有吸入用盐酸氨溴索、吸入用布地奈德混悬液等，可起到稀释痰液的作用，利于患者咳出。

（5）心理护理：CD 患者往往合并抑郁症，因此术后心理护理也是非常重要的。正确指导患者在情绪烦躁、焦虑时，学习并掌握放松训练，进行闭目养神，自然平躺，两手掌自然平放在躯干两侧，注意力集中在声音、呼吸、运动、想象等细节上，平稳均匀地呼吸 3～4min，放松肌肉，并扩展延伸到全身上下，缓慢睁开双眼，重复以上动作 3～4 个循环。

鼓励患者的家属多关爱患者，增进家属和患者的情感交流，鼓励患者家属从生理上、心理上、生活上多安慰患者，让患者体验到温暖，让患者表达出内心的想法，并尽最大努力帮助患者解决其主要的实际性问题，尽量满足患者的实际需要，增强患者安慰感和安全感，指导其主动参与并支持护理活动，不断增强和培养患者对社会支持的主观感受性，保持稳定的心理状态，减轻生活和心理压力。

护士应让患者对 CD 的主要病症及治疗效果产生正确的认识，并针对患者的错误认识及时纠正。告知患者有关 CD 的相关知识，介绍同种疾病康复患者的案例，使其正确对待疾病，保持良好心态，战胜疾病。

**2. 专科护理措施**

（1）疼痛护理：患者术后的疼痛程度一般通过视觉模拟量表、数字评定量表、面部表情法来评估。护士应根据患者主诉，对疼痛做出正确评估，并找出疼痛的原因，对症处理。术后患者疼痛可能与咳嗽排痰、翻身及手术切口的牵拉有关。可在术后为患者提供安静舒适的环境，采取合适的体位，腹部手术后患者可采取半坐卧位，放松腹部肌肉，减轻腹部切口缝合张力，缓解疼痛，有利于引流，更有利于伤口的愈合；也可提供报纸杂志、电视以分散患者的注意力。在护理操作时，动作尽量轻柔，减少患者疼痛。若患者无法忍受，应通知医师，给予适量的镇痛药。CD 患者也会出现不同程度的口腔黏膜损害，程度较重的口腔溃疡会引起患者疼痛，影响进食。因此在给此类患者进行口腔护理时，可采用复方漱口水（含利多卡因、庆大霉素、酮康唑、维生素 B）漱口，可起到镇痛、消炎、抗菌、促进溃疡愈合的作用。

（2）切口护理：观察手术切口有无出血、渗血、渗液，敷料有无脱落及伤口周围皮肤有无红肿热痛等现象。若伤口敷料污染应及时更换，防止切口感染。若伤口裂开，应立即通知医师。

**3. 腹腔双套管护理**　CD 患者若出现病情进一步恶化，如肠壁溃疡逐渐加重，造成肠穿孔、肠内瘘或外瘘、腹腔脓肿或消化道出血，必须给予引流，减少坏死组织继续腐蚀。临床上常用腹腔双套管（又称黎氏双套管）对坏死组织进行冲洗吸引。其套管护理主要包括以下几点。

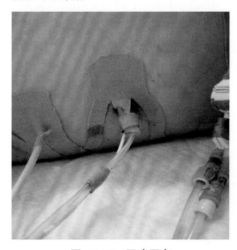

图 16-12　正确固定

（1）正确固定：用 3M 胶布螺旋法固定双套管，以防患者翻身活动时脱出、压迫、扭曲、移动导管，造成吸引不畅（图 16-12）。

（2）保持负压：一般压力为 -20 ～ -10kPa，以能顺利吸出引流物为宜；引流液黏稠时可加大冲洗水滴水速度，负压可增加至 20kPa。但值得注意的是负压过大容易吸扁内吸管引起堵塞，过小导致引流无效。

（3）调节滴速：冲洗水一般以 40 ～ 60 滴 / 分顺利滴入为宜。

（4）冲洗体位：生命体征平稳后，一般取斜坡卧位（30°～ 45°）或半坐卧位，每 1 ～ 1.5 小时变换体位 1 次，以利于引流。根据腹腔双套管放置的不同部位，选择左侧或右侧不同卧位，并经常更换卧位，以利于充分引流。

（5）防止打折、堵塞：及时检查连接管是否通畅，活动时防止导管打折（图 16-13）。双套管容易被脓液、血块或坏死组织等堵塞，应经常检查管道，定时挤压，及时清除内管的堵塞物，保持引流通畅（图 16-14）。

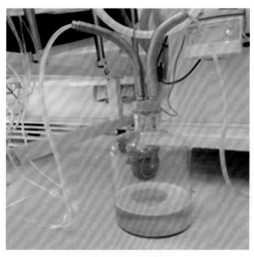
图 16-13　正确连接

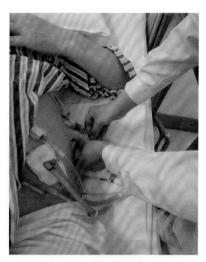
图 16-14　定时挤捏

（6）观察引流液颜色、性状：观察并记录 24h 引流液的颜色、性状及量。腹腔管引流在术后 24h 内分泌量不多，一般为 20～30ml，无色透明，术后 3 天开始增加，每天可达 50～100ml。正常引流开始为暗红色混浊液体，内含有血块及坏死组织，2～3 天颜色渐淡、清亮。

（7）听吸引声：正常的吸引声为"呼呼"声，若发现吸引声异常或消失应及时检查，解决问题。

（8）保护皮肤：注意观察引流管周围皮肤有无红肿、损伤。使用减压贴、减压床垫保护，按需翻身。

（9）健康宣教：告知患者及其家属双套管冲洗的原因、目的及护理措施，鼓励家属在照顾患者的同时协助护士做好的护理工作（图 16-15）。

（10）其他管道护理：妥善固定，保持引流通畅。注意观察引流管有无受压打折脱出，引流袋的位置不能高于患者插管的平面。及时倾倒引流液，防止逆行性感染，定时更换引流袋。注意观察引流液颜色、性状和量，及时记录。

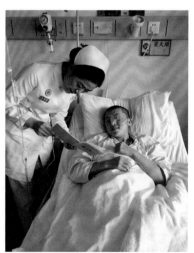
图 16-15　健康宣教

4. 营养支持　绝大部分患者会出现体重下降、营养不良，而手术后的高分解代谢使营养不良状况进一步恶化，营养支持成为 CD 患者平稳度过围手术期必不可少的一环。因此必须做好营养支持，减少并发症的发生，加速患者康复。

（1）全胃肠外营养（TPN）的护理：TPN 又称静脉高营养，指不经口或鼻胃管、鼻肠管、胃肠造口，而是经静脉输注营养物质，满足患者术后营养需求（图 16-16）。TPN 理想的输注途径是深静脉置管，包括锁骨下静脉、颈内静脉等，因为其可降低营养液对血管壁损伤和减少静脉穿刺给患者造成的痛苦。相比颈内静脉,一般情况多选择锁骨下静脉,以减少导管相关性血流感染的发生。因此在护理深静脉置管时,无菌操作与妥善固定显得至关重要,接触患者前后、操作前后应洗手,以减少感染概率。一般选择 3M 敷贴固定导管,防止脱落、打折。护士应每 8 小时冲管 1 次,预防堵管。应用 TPN 时应注意营养液24h 匀速滴入,最好用输液泵控制滴速,如无输液泵,护士要经常巡视,及时调整滴速。对患者及其家属做好宣教,告知其不能自行调节滴速。

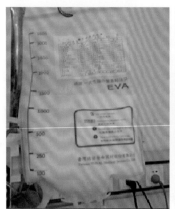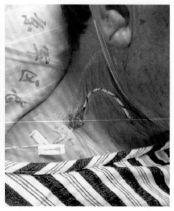

图 16-16　全胃肠外营养

（2）EN 的护理:术后患者的营养支持采用 PN- 联合营养 -EN 的过渡模式。EN 是经胃肠道提供代谢所需营养物质、营养素的营养支持方式（图 16-17）。其输注途径有口服和经导管输入两种,其中输入导管包括鼻胃管、鼻十二指肠管、鼻空肠管和胃空肠造瘘管。相较于 PN 支持,EN 的优越性除营养素直接被肠道吸收、利用外,更有助于维持肠黏膜结构和屏障功能的完整性。CD 患者的肠内营养液多是连续性鼻饲。在众多肠内营养制剂中,要素型肠内营养制剂营养全面,无须消化直接或接近直接吸收,成分明确,不含残渣,不含乳糖,刺激性小,临床上应用广泛。但营养液渗透压高可引起高血糖,因此长期使用肠内营养制剂的患者需要持续监测血糖;对于有糖尿病的患者,肠内营养制剂可选择瑞代,

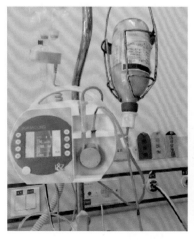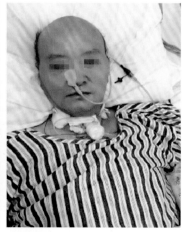

图 16-17　肠内营养

因其处方中糖类主要来源于木薯淀粉和谷物淀粉；因此能减少糖尿病患者与糖耐受不良患者的葡萄糖负荷。另外高渗营养液易在胃内潴留，应循序渐进，逐渐加量至全量，开始先低浓度、缓慢输入要素膳或非要素膳，逐渐增加直至 EN 能满足代谢需要。冬天给患者鼻饲肠内营养制剂时，可使用加温器，预防输入液体过冷导致患者腹泻。长期鼻饲的患者，有发生误吸的危险，鼻饲时应抬高床头 30° 左右，定时评估肠内营养制剂的耐受性；定时更换鼻饲泵管，护士每班交接时应检查插管长度，定时脉冲式冲管，防堵管。

## 四、术后并发症护理

### （一）出血

**1. 病因**　CD 患者术后出血原因多样，除了有手术操作导致的出血外，患者高龄、肠道自身病变、合并营养不良状态及术后应激性溃疡均会导致术后出血。CD 术后出血以急性下消化道出血为主，患者的主要临床表现为发热、鲜血便、柏油便。当病变一旦累及结肠，尤其是左侧结肠，术后出血率会明显升高。必须加强病情观察，及时发现病变部位是否蔓延。

**2. 护理措施**

（1）出血量评估：护士在护理术后患者时要严密观察患者的出血量，正确评估出血量。若少量出血（< 100ml），通知医师同时加大冲洗液的速度，继续观察出血情况；若大出血（短时间内血红蛋白下降至少 2g/dl 或 24h 输注红细胞悬液 2U）则应立即通知医师，积极预防失血性休克。

（2）止血方法：少量出血可加大冲洗液的量和速度，继续观察出血量。大量出血时应立即找出出血点。若为静脉出血可通过窦道填充止血海绵或喷洒云南白药等止血；若为动脉出血应立即进行手术探查止血。保守治疗常用的药物有生长抑素、糖皮质激素、英夫利西单抗、免疫抑制剂及氨甲环酸、血管加压素等。药物治疗无效时应考虑外科干预，决定再次进行手术时一定要当机立断，否则即便最后出血被制止，患者也有可能由于长时间处于低血压甚至休克的状态而出现多器官功能衰竭导致死亡。

（3）出血护理：患者术后应绝对卧床休息，去枕平卧，或将下肢适当抬高，可有效避免患者脑缺血、缺氧。此外还需保证呼吸道畅通，必要情况下，加强吸氧，改善患者缺氧状态。

出血期间必须禁食。立即建立 2 条静脉通道，给予输液、配血、输血，预防出血性休克的发生。若患者一旦因消化道大出血而发生失血性休克，应立即补充血容量，恢复有效循环血容量，有效压迫止血，合理补液，恢复组织灌注，改善微循环障碍。同时严密观察病情，观察患者的皮肤弹性，有无脱水表现，注意监测患者的体温、脉搏、心率、血压的变化。

（4）用药护理：对于术后出血量较小的患者，使用生长抑素能提高救治率且止血效果较好，但使用时应严格控制速度，用药初期或滴速过快时，患者易出现恶心、上腹不适、头晕等症状，应密切观察。临床上使用微量泵匀速静脉注射可大大减少不良反应，且效果较好。护士在护理患者过程中应注意观察穿刺点局部皮肤有无肿胀、针头有无阻塞等情况，连续使用超过24h应重新穿刺以提高药物治疗效果。

糖皮质激素可有效止血，但长期使用激素类药物会使患者出现满月脸、水牛背、多毛症、骨质疏松等副作用，停药后会逐渐自然消失。使用前应向患者详细说明这些不良反应，并告知不可突然停药，解释逐渐减量的重要性，指导患者预防受凉感冒、外伤及感染。使之配合治疗，提高依从性。使用中密切观察患者体温，预防感染发生。

免疫抑制剂如AZA或6-MP的应用，可减少CD患者并发下消化道大出血的风险，可能与AZA或6-MP促进病变黏膜愈合有关。但长期使用易引起周围血象减少、脱发、肝炎、食欲缺乏等严重不良反应。使用时护士应严密观察上述不良反应，及时发现，通知医师。

氨甲环酸是一种人工合成的赖氨酸类似物，与纤溶酶原或纤溶酶的赖氨酸结合区有高度的亲和力，故能竞争性抑制纤维蛋白的赖氨酸与纤溶酶结合，从而抑制纤维蛋白裂解，起到止血的作用。但氨甲环酸可引起严重的消化道反应，患者会出现恶心、呕吐等症状；另外氨甲环酸会随着循环进入脑脊液，注射后会出现中枢神经系统症状，如头晕、头痛、视物模糊等，不良反应的严重程度与注射速度有关，注射速度越快，中枢神经系统症状越重。故在使用时应严密监测上述不良反应，严格控制滴速，必要时可使用输液泵。

血管升压素可引起肠系膜动脉和肠壁平滑肌收缩，减少出血部位的血流、降低灌注压，有利于血凝块的形成，从而制止出血。血管加压素经静脉或动脉给药后可出现心律失常，经末梢血管注射可致皮肤坏疽，故在使用时应严密监测监护仪心电图特征，经常变换注射部位。

（5）心理护理：如患者术后发生出血，护士应及时安慰患者，解除患者紧张焦急的情绪。平时护理过程中建立良好的护患关系，积极权威的解释和暗示是心理治疗及支持的有效方法。正确向患者解释出血原因，提高患者依从性。因CD的病因不明，反复发作，迁延难愈，且目前症状加上术后出血，患者易出现抑郁等情绪，此时医护人员要及时发现并合理给予患者倾诉的机会，了解和注意其言行举止，把握其心理动态，及时发现患者的消极心理，并采取适当的护理措施，减轻患者心理症状，提高生活质量。

## （二）腹腔感染

### 1.病因

（1）营养不良：CD的临床表现主要以消化系统病变为主，大多数患者出现腹痛、腹泻等现象。患者长期营养摄入不足，再加上腹泻导致营养进一步丢失，最终发生营养不良，使得患者免疫功能、胃肠功能、呼吸功能进一步下降，同时肌肉也伴有不同程度的萎缩，再者手术给患者机体带来的创伤使得患者术后更加难以恢复，从而导致术后易发生感染。

（2）糖皮质激素的长期使用：在欧美地区已将糖皮质激素作为治疗CD的首选药。糖皮质激素能有效迅速地控制活动期CD患者的症状，使病情得到缓解。但长期使用糖皮质激素会导致机体菌群失调，同时糖皮质激素还可抑制机体的免疫功能，长期使用会诱发感染或加重感染。此外，糖皮质激素还会抑制蛋白质合成，不利于术后患者伤口愈合。

（3）疾病活动度（CDAI评分＞150分）：根据CD患者分期选择最合适的手术时机，不仅可以降低手术中的风险，更能降低术后并发症的发生率。研究表明，术前处于疾病活动期的患者，术后复发率远高于术前疾病处于缓解期的患者。

（4）引流管的逆行性感染：由于腹腔感染的患者大多数都会行腹腔引流，从而引流管的护理至关重要。腹腔双套管的冲洗液滴速过快会造成液体不能完全被吸出，滞留在腹腔中；双套管的负压如果过小，将起不到负压吸引的作用，冲洗液也会留在腹腔中，长时间便会加重感染。另外腹腔引流袋的高度不可高于穿刺点，防止引流液逆流（图16-18）。

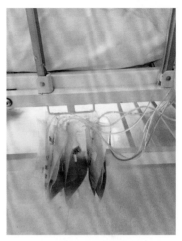

图16-18 正确引流

**2. 护理措施**

（1）常规护理：严格采取无菌操作，接触患者前后要洗手，严格遵循手卫生的要求。

严密监测患者的生命体征，尤其关注体温的变化，若发现体温突然升高，应考虑腹腔脓肿，并及时采取相应措施。

准确记录患者的液体出入量，观察患者大便的颜色、性状和量。由于大部分患者会出现腹泻等症状，从而要及时做好皮肤护理，特别是肛周皮肤护理。嘱患者卧床休息，加强翻身以防止压疮发生。腹泻次数多者，及时清洁肛周，给予凡士林或红霉素软膏涂抹，保证肛周皮肤清洁干燥完整。

做好口腔护理，每天2次，避免发生口腔溃疡。

（2）腹腔引流管护理：患者发生腹腔脓肿后，首选经皮脓肿穿刺引流，此方法创伤小，利于患者恢复。患者放入腹腔双套管后首先要妥善正确固定，选择合适的负压吸引及冲洗速度，冲洗速度过快会造成液体不能完全被吸出，滞留在腹腔中从而加重感染；速度过慢会造成干吸而导致出血。在日常的护理工作中，要注意观察引流液的颜色和性状，引流出大量血性液体提示为腹腔内出血，应及时通知医师。引流出金黄色或墨绿色液体提示为胆汁漏。若引流出淡黄色液体，则为腹水。对于普通腹腔引流管防感染的护理，要做到以下几点：妥善固定，管道周围渗液应及时更换胶布，观察引流管周围皮肤有无红肿、损伤。每天更换引流袋，记录引流液的颜色、性状和量。

（3）用药护理：现阶段出现的新型生物学疗法，如应用单抗英夫利西单抗。未使用的英夫利西单抗冻干粉需在2～8℃低温环境下避光干燥保存，不可冷冻，一旦溶解，药液必须立即使用，未用完的液体不能再储存使用。药品不含抗菌防腐剂，必须在配好后3h内使用，以减少污染，保证患者的用药安全。因此要现配现用，同时配制过程中严格遵循无菌操作，严格控制药物输注速度。

（三）肠梗阻

**1. 病因** 肠梗阻是CD较为常见的并发症，多见于纤维性狭窄形成时，也可由急性炎症水肿所致，少数由脓肿或粘连包块压迫引起。晚期CD患者肠壁由于水肿和纤维化，肠壁僵硬和显著增厚，造成管腔狭窄。最主要的临床症状是腹痛、呕吐、腹胀、停止排气排便。同时伴有水、电解质和酸碱平衡紊乱，若发生绞窄性梗阻、肠坏死，可出现休克、腹膜炎和胃肠出血等表现。

**2. 护理措施**

（1）禁食：CD 并发肠梗阻者早期应禁食，待肠蠕动恢复即梗阻解除后，并不急于迅速恢复经口进食，而是进行肠内营养。选用对胃肠道负担比较小的易消化的肠内营养液，可采用 24h 持续匀速鼻饲，待肠道功能恢复后再逐渐增量。对于实施全胃肠内营养的患者，当营养不良得到基本改善后，可恢复经口进食。

（2）胃肠减压：利用负压吸收的原理，将胃肠道积聚的气体和液体吸出，以降低胃肠道内压力，改善胃肠壁血液循环，其是促进伤口和胃肠功能恢复的一种治疗方式。

（3）管道护理：定时挤捏胃管，防止胃内容物堵塞管道，必要时酌情调整胃管位置或用生理盐水脉压式冲洗管道；防止管道扭曲、折叠、受压，嘱其不能自行拔除管道；保持胃肠减压器呈负压状态，以确保有效减压；妥善固定胃管及胃肠减压器，检查胃管插入长度是否符合要求，每天更换固定胃管的胶布，如有污染或脱落及时更换，确保胃管在位。

准确记录胃液颜色、性状、量及引流速度。引流液若超过负压吸引器体积的 2/3 则应及时倾倒，以免影响引流效果。倾倒时应注意闭合胃管接口端，以免空气进入胃内导致腹胀。做好记录，如有异常及时通知医师。

（4）拔管指征：术后 4~5 天，胃液引流减少，腹胀缓解、肛门排气、肠蠕动恢复，肠鸣音正常，可通知医师遵医嘱停止胃肠减压、拔管。

### （四）肠瘘

**1. 病因** 因为 CD 患者术前往往存在营养不良、低蛋白血症、贫血、脏器功能障碍及长期使用糖皮质激素等影响吻合口愈合的情况，所以术后易发生肠瘘。如果吻合口附近仍有感染或炎症病变，吻合不满意，肠瘘的发生率会更高。

**2. 护理措施**

（1）疼痛护理：多由术后创伤、情绪紧张、坏死组织等刺激神经引起。当患者疼痛时，应判断患者有无睡眠障碍，监测心率是否加快，及时进行疼痛评分。若疼痛程度较轻，可通过听音乐、看电视、交谈、读书看报等方法分散患者的注意力；若疼痛剧烈，遵医嘱按三阶梯镇痛原则给予镇痛药。

（2）营养支持：CD 患者术后营养支持通常选择联合营养，即肠外营养 + 肠内营养，前者虽可在改善营养状态的基础上减轻肠道炎症，但也增加了感染的概率和肝功能的损害，故不可长期使用。后期可更改为肠内营养。为此，必须做好营养支持的临床护理，及时观察病情，为进一步治疗提供保障。输注营养液应遵循浓度由稀到浓、容量由少到多、速度由慢到快的原则，先遵医嘱给予糖盐水 1000ml，若患者无不良反应再给予肠内营养液。经肠内营养管给药时，先将药物碾碎溶解后注入，再用 20ml 温开水脉冲式冲管。因病情需要须暂停输注营养液时，应先用 20ml 温开水将管内营养液冲洗干净后待用，以防堵管。

（3）瘘口周围皮肤护理：观察瘘口处有无液体渗漏，保持局部切口干燥，避免伤口感染。必要时可在患处涂抹溃疡粉，起到保护皮肤的作用。

（4）功能锻炼：在病情允许的情况下，对不限制运动的部位要保持活动，进行锻炼。活动可促进血液循环，是保持关节生理功能的基本因素，是预防关节发生退行性变的有效方法。

（5）心理护理：了解患者的病史，向患者及其家属介绍肠瘘知识，进行健康宣教。及时解决患者目前存在的不适。鼓励患者倾诉心理困惑，保持良好心态。

（洪之武 郭 坤 任华建 陈 军 王革非 黄 骞

张东明 吴 婕 吴秀文 吴莉莉）

## 参 考 文 献

顾国胜，任建安，陈军，等，2011. 经腹腔穿刺器置双套管引流治疗腹腔脓肿. 中华胃肠外科杂志，11（7）：509-510.

郭坤，王革非，吴秀文，2018. 克罗恩病外科围手术期优化策略. 肠外与肠内营养，25（3）：180-183.

康维明，丛雪晶，2011. 围手术期营养治疗. 中华临床医师杂志（电子版），5（12）：3409-3413.

黎介寿，2008. 克罗恩病的营养支持. 肠外与肠内营养，15（3）：129-130.

黎介寿，2013. 认识克罗恩病的特性. 中国实用外科杂志，33（7）：535-537.

黎沽良，2003. 合理应用抗生素预防胃肠外科手术部位感染. 中华胃肠外科杂志，1：9-11.

任建安，2009. 腹腔开放治疗肠瘘并严重腹腔感染 73 例分析. 中国实用外科杂志，29（6）：481-484.

任建安，2011. 复杂腹腔感染诊断与治疗策略. 中国实用外科杂志，31（9）：871-873.

任建安，2012. 胃肠外科围手术期手术部位感染的预防与治疗策略. 中华胃肠外科杂志，6：532-536.

任建安，2015. 外科病人液体治疗争论与共识. 中国实用外科杂志，2：125-128.

任建安，黎介寿，2001. 外科危重病人的感染与抗生素的选择. 中国实用外科杂志，21（4）：204-206.

任建安，黎介寿，2007. 严重腹腔感染的综合治疗. 中国实用外科杂志，27（12）：940-942.

唐琴，胥梅，彭清海，等，2016. 克罗恩病手术治疗时机探讨. 中国实用内科杂志，36（2）：155-158.

王革非，任建安，黎介寿，2014. 围手术期复杂性腹腔感染及其规范化治疗. 中国实用外科杂志，137-140.

王革非，任建安，张文波，等，2008. 腹腔负压填塞在腹腔感染合并腹腔大出血中的应用. 医学研究生学报，21（10）：1053-1055.

王革非，任建安，赵允召，等，2009. 严重腹腔感染的损伤控制性外科治疗. 肠外与肠内营养，16（6）：361-363.

吴国豪，2015. 胃肠手术患者围手术期营养支持治疗. 中华胃肠外科杂志，18（7）：638-641.

吴在德，1984. 外科学. 7 版. 北京：人民卫生出版社.

郑涛，2018. 克罗恩病并发肠瘘的营养支持. 肠外与肠内营养杂志，25（3）：132-135.

中华医学会消化病学分会炎症性肠病学组，2015. 炎症性肠病营养支持治疗专家共识（2013•深圳）. 胃肠病学，52（2）：97-105.

中华医学会消化病学分会炎症性肠病学组，中华医学会肠外肠内营养学分会胃肠病与营养协作组，2018. 炎症性肠病营养支持治疗专家共识. 2 版. 中华炎性肠病杂志（中英文），2（3）：154-172.

American academy of pediatrics committee on drugs, 2001. Transfer of drugs and other chemicals into human milk. Pediatrics, 108（3）：776-789.

Baker AW, Dicks KV, Durkin MJ, et al, 2016. Epidemiology of surgical site infection in a community hospital network. Infect Control Hosp Epidemiol, 37（5）：519-526.

Bellows CF, Mills KT, Kelly TN, 2011. Combination of oral non-absorbable and intravenousantibiotics versus intravenous antibiotics alone in theprevention of surgical site infections after colorectalsurgery：a meta-analysis of randomized controlled trials. Tech Coloproctol, 15（4）：385-395.

Blot S, De Waele JJ, Vogelaers D. Essentials for selecting antimicrobial therapy for intra-abdominal infections. Drugs, 72（6）：e17-32.

Cannon JA，Altom LK，Deierhoi RJ，et al，2012. Preoperative oral antibioticsreduce surgical site infection following electivecolorectal resections. Dis Colon Rectum，55（11）：1160-1166.

D'Haens GR，Vermeire S，Van Assche G，et al，2008. Therapy of metronidazolewith azathioprine to prevent postoperative recurrenceof Crohn's disease：a controlled randomizedtrial. Gastroenterol，135：1123-1129.

Dellinger RP，Levy MM，Carlet JM，et al，2008. Surviving sepsis campaign：international guidelines for management of severe sepsis and septic shock：2008. Intensive Care Med，39（2）：165-228.

Dellinger RP，Levy MM，Rhodes A，et al，2008. Surviving sepsis campaign：international guidelines for management of severe sepsis and septic shock，2012. Intensive Care Med，34（1）：17-60.

Dellinger RP，Levy MM，Rhodes A，et al，2013. Surviving sepsis campaign：international guidelines for management of severe sepsis and septic shock，2012. Crit Care Med，41（2）：580-637.

Forbes A，Escher J，Hébuterne X，et al，2017. ESPEN guideline：clinical nutrition in inflammatory bowel disease. Clin Nutr，36（2）：321-347.

Horan TC，Andrus M，Dudeck MA，2008. CDC/NHSN surveillance definition of health care-associated infection and criteria for specific types of infections in the acute care setting. Am J Infect Control，36（5）：309-332.

Krantz SB，2008. Sabiston Textbook of Surgery. 19th.Amsterdam：Elsevier chapter 13.

Loebstein R，Addis A，Ho E，et al，1998. Pregnancy outcome followinggestational exposure to fluoroquinolones：a multicenterprospective controlled study. Antimicrob Agents Chemother，42：1336-1339.

Mortensen K，Nilsson M，Slim K，et al，2014. Consensus guidelines for enhanced recovery after gastrectomy：enhanced recovery after surgery（ERAS®）society recommendations. Br J S，101（10）：1209-1229.

Rutgeerts P，Van Assche G，Vermeire S，et al，2005. Ornidazole for prophylaxis of postoperative Crohn's disease recurrence：a randomized，double-blind，placebo-controlled trial.Gastroenterol，128：856-861.

Sartelli M，Viale P，Catena F，et al，2013. 2013 WSES guidelines for management of intra-abdominal infections. World J Emerg Surg，8（1）：3.

Schwartz E，2016. Perioperative parenteral nutrition in adults with inflammatory bowel disease：a review of the literature. Nutr Clin Pract，31（2）：159-170.

Selby W，Pavli P，Cortty B，et al，2007. Crotty B Two-year combination antibiotictherapy with clarithromycin，rifabutin，and clofazimine forCrohn's disease. Gastroenterol，132：2313-2319.

Solomkin JS，Mazuki JE，Bradley JS，et al，2010. Diagnosis and management of complicated intra-abdominal infection in adults and children：guidelines by the surgical infection society and the infectious diseases society of America. Clin Infect Dis，50（2）：133-164.

Solomkin JS，Mazuski JE，Bradly JS，et al，2010. Diagnosis and management of complicated intra-abdominal infection in adults and children：guidelines by the surgical infection society and the infectious diseases. Soci Am Clin Infect Dis，50（2）：133-164.

Spinelli A，Allocca M，Jovani M，et al，2014. Review article：optimal preparation for surgery in Crohn's disease. Aliment Pharmacol Ther，40（9）：1009-1022.

Wu L，Ren JA，Liu QJ，et al，2016. Risk factor and outcome for intra-abdominal bleeding in patients with enterocutaneous fistula. Medicine（Baltimore），95：e5369.

# 第（十）（七）章 克罗恩病并发免疫功能障碍

CD 是一种病因不明的非特异性肠道炎症性疾病，是一种多基因参与的作用于免疫系统和靶器官的疾病。因此，CD 并发的免疫功能障碍既有疾病本身伴随的免疫异常，也有机体营养不良、CD 治疗用药导致的异常。本章将按照致使 CD 免疫功能障碍的不同原因分别介绍。

## 第一节　自身免疫功能障碍

### 一、先天性免疫

#### （一）中性粒细胞

中性粒细胞在机体先天性细胞免疫系统中起着十分重要的作用，它处于机体抵御微生物病原体，特别是化脓性细菌入侵的第一线，当发生炎症时，中性粒细胞可被趋化性物质吸引到炎症部位发挥作用。在肠道上皮屏障受损时，中性粒细胞在早期的急性炎症反应中起到了主要的作用。早在 20 世纪 70 年代，就有学者通过皮肤窗实验证实了 CD 存在创伤部位的中性粒细胞迁移功能的受损，而进一步的体外实验发现中性粒细胞的自身趋化性是正常的，这提示炎症部位的急性炎症反应出现了异常。后来的研究发现，CD 患者血液中存在一种抑制中性粒细胞趋化的抑制因子。

在 CD 的小肠及结肠，通过连续取检的方式来诱导肠道上皮受损，同样可以观察到局部中性粒细胞迁移减少。而中性粒细胞迁移功能的受损和巨噬细胞趋化因子 IL-8 分泌水平低下有关。在皮肤窗试验中，局部使用外源性的 IL-8 能够逆转中性粒细胞迁移的异常。给予 CD 患者前臂皮下注射热杀死的大肠埃希菌后急性炎症反应同样下调，表现为 24h 后血流增加仅 2 ～ 4 倍，而正常人血流可以增加将近 9 倍。

#### （二）巨噬细胞

巨噬细胞是机体内重要的吞噬细胞和抗原提呈细胞，具有多方面的生物学功能：①非特异性免疫防御，外来病原体进入机体后，在诱发特异性免疫应答前就可被巨噬细胞所吞噬清除；②清除外来细胞；③非特异性免疫监视；④提呈抗原，即当外来抗原进入机体后，首先由单核巨噬细胞吞噬、消化，将有效的抗原决定簇和 MHC Ⅱ类分子结合成复合体，这种复合体被 T 淋巴细胞识别，从而激发特异性免疫应答；⑤分泌炎症介质、干扰素、补体等。巨噬细胞按其表型及分泌的细胞因子可分为两种极化类型，分别为 M1 型巨噬细胞和 M2 型巨噬细胞。巨噬细胞在脂多糖（LPS）等作用下可分化为 M1 型巨噬细胞，主要发挥促炎作用，分泌 IL-1、IL-6、TNF-α 和其他趋化因子；IL-4、IL-13 等可促进巨噬细胞分化为 M2 型巨噬细胞，发挥抗炎作用。

正常肠道中巨噬细胞处于无活性状态，不产生促炎因子，但仍然可以起到吞噬和杀菌作用。而在 CD 的肠道中，CD14$^+$ 巨噬细胞既可表达巨噬细胞的标志物（CD14、CD33、CD68），又可表达树突状细胞的标志物（CD205、CD209），并分泌大量的促炎因子（IL-6、IL-23 和 TNF-α）。而 CD 患者外周血来源的巨噬细胞则对大肠埃希菌和 TLR 配体刺激的反应性降低，促炎因子分泌减少。促炎因子分泌减少和巨噬细胞胞内的溶酶体通路过分激活、细胞因子过早被降解有关。CD 巨噬细胞急性炎症反应受损可以导致细菌清除功能受损和肉芽肿形成。

### （三）树突状细胞

树突状细胞是机体功能最强的专职抗原提呈细胞（APC），能高效摄取、加工处理和提呈抗原。未成熟的树突状细胞具有较强的迁移能力，而成熟的树突状细胞能有效激活初始 T 淋巴细胞，处于启动、调控并维持免疫应答的中心环节。树突状细胞的异质性明显，具有多种细胞亚型，既能诱导免疫耐受，又能诱导炎症反应。正常情况下，肠道上皮细胞和树突状细胞之间处于稳态平衡。肠道上皮细胞来源的胸腺基质淋巴生成素可以诱使树突状细胞趋向于 Th2 样的非炎症表型。而在 CD 中，肠道上皮细胞无法分泌或分泌极低水平的胸腺基质淋巴生成素，使得树突状细胞发挥了诱导炎症的效应。与正常人相比，CD 患者肠道黏膜的树突状细胞表面的 TLR2 和 TLR4 受体明显上调，表面标记 CD40 表达增多，细胞分泌更多的 IL-12 和 IL-6，同时细胞表达趋化因子受体 CCR7，可以结合趋化因子 CCL19、CCL21，最终导致树突状细胞趋向并滞留在炎症黏膜部位，促进肠炎进一步发展。

## 二、适应性免疫

### （一）B 淋巴细胞

B 淋巴细胞主要介导机体的体液免疫。在 T 淋巴细胞的辅助下，B 淋巴细胞受到抗原刺激后可以产生效应性 B 细胞和记忆性 B 细胞。效应性 B 细胞产生具有专一性的免疫球蛋白（抗体），可与相应的抗原特异性地结合。记忆性 B 细胞由一部分活化的 B 淋巴细胞分化而成，可存活数月至数年的时间，当其再次接触同一抗原时，可以很快地被活化并产生抗体，且抗体水平高、维持时间长。CD 患者的 B 淋巴细胞是起到抗炎还是促炎作用，目前尚未有定论。但可以确定的是，B 淋巴细胞可以产生针对细菌抗原和非细菌抗原的多种抗体，这提示 CD 中存在黏膜耐受功能受损。

IBD 可出现针对结肠上皮细胞的抗体，这种现象多见于 UC 而不是 CD。而另外一种 pANCA 同样在 CD 中少见。事实上，CD 患者更容易出现针对微生物抗原的多种抗体，包括 ASCA、抗 I2 抗体、抗 OmpC 抗体和抗细菌抗原鞭毛蛋白 CBir1 抗体等。据报道，78%

的 CD 可以出现至少一种针对微生物抗原的抗体，57% 可出现两种，26% 的患者可以出现三种，提示 CD 可出现对肠道菌群的失耐受。而且抗微生物抗原的抗体越多、滴度越高，疾病就越严重。

（二）T 淋巴细胞

CD 存在多种 T 淋巴细胞的功能异常，包括 Th1/Th17 细胞反应增强、T 淋巴细胞凋亡缺陷及调节性 T 细胞（Treg）功能异常。

**1. Th1/Th17 细胞反应增强** Th 细胞具有多个细胞亚群，能够随着机体不同的环境变化如年龄、饮食、外源性物质（如微生物）等而进行自身调节。在 CD 中，IL-12 和 IFN-γ 的水平明显上调，表现出增强的 Th1 细胞反应，而 UC 则出现 IL-5、IL-13 水平升高而 IL-4 水平降低，表现为 Th2 反应的增强。IL-23 细胞因子既可以参与调节 IL-12 的分泌，还可以调节 IL-17 的分泌，提示 Th1 和 Th17 细胞反应之间存在相互作用。有研究证实了 CD 患者肠道黏膜的 T 淋巴细胞既可以产生高水平的 IFN-γ，也可以产生 IL-17，这也意味着 CD 患者同时存在 Th1/Th17 细胞反应异常。

除了 IL-17，Th17 细胞还能够产生多种细胞因子，包括 IL-21 和 IL-22。CD 患者肠道局部 IL-21 的水平远比 UC 患者及正常人高，而这一细胞因子能够进一步增强 Th1 细胞反应，促进 IFN-γ 产生。IL-22 在 CD 的病变部位水平升高，而在 UC 中的水平降低，这一细胞因子可能对肠道炎症反而起到了一个保护作用。

**2. T 淋巴细胞凋亡缺陷** 正常情况下，抗原激活的 T 淋巴细胞可通过细胞凋亡的方式来避免自身过度免疫反应对组织造成损害，而肠道黏膜局部的 T 淋巴细胞与外周血中的 T 淋巴细胞相比，其凋亡更快。在 CD 中，肠道黏膜局部的 T 淋巴细胞存在凋亡缺陷，使得 T 淋巴细胞抵抗自身凋亡，而这其中涉及的机制可能包括：①细胞内凋亡调控物失衡；②对细胞外死亡信号 Fas 介导的凋亡产生抵抗；③激活了 IL-6 介导的信号通路；④上调了热休克蛋白 90，保护凋亡抑制物存活素 survivin 不被降解。英夫利西单抗及阿达木单抗等免疫抑制剂治疗 CD 的部分机制就是诱导了 T 淋巴细胞凋亡而降低肠道炎症。

**3. Treg 功能异常** Treg 多为 CD4$^+$CD25$^+$FoxP3$^+$ T 淋巴细胞，是机体对自身抗原及外源性抗原产生免疫耐受的重要机制之一。正常小鼠肠道中可以检测到 Treg，且对肠道菌群的数量及活性非常敏感。在活动期 CD 的外周血中，CD4$^+$CD25$^+$FoxP3$^+$ Treg 的数量明显减少，而在肠道黏膜固有层中其仍然属于数量扩增的状态，不过其数量相比其他类型的肠道炎性病变仍然较低，因此在 CD 中，Treg 发挥的抑炎作用欠缺，不足以控制炎症的发展。抗 TNF 单抗能够抑制 Treg 凋亡、增加 Treg 数量及恢复 Treg 的抑制炎症效应，提示通过增强 Treg 的功能或许有助于治疗 CD。

# 第二节 营养不良所致免疫功能障碍

CD 患者的营养不良表现为蛋白质 – 热量营养不良及维生素和微量元素等一些特殊营养成分缺乏。不同类型的营养不良会进一步影响机体免疫功能，从而影响患者的预后和转归。

## 一、蛋白质－热量营养不良

### （一）细胞免疫

**1. T 淋巴细胞改变** T 淋巴细胞是机体细胞免疫的主要执行者，具备激活 T 淋巴细胞和 B 淋巴细胞的辅助功能、直接杀死靶细胞的细胞毒作用，还能够释放多种淋巴因子诱导和激活周围细胞及组织发挥免疫效应及调节机体免疫。在中度、重度营养不良时，机体可出现淋巴细胞减少症，而且淋巴细胞数量减少的程度和机体营养不良的严重程度之间存在明显的相关性。在蛋白质－热量营养不良时，T 淋巴细胞减少的机制可能包括：①机体的胸腺组织出现萎缩、功能减退，导致胸腺激素分泌减少且活性降低。②前 T 淋巴细胞在骨髓中产生后迁移至胸腺中分化成熟。在营养不良时，前 T 淋巴细胞出现成熟障碍，裸露细胞数量增多。③T 淋巴细胞起源于骨髓的多能干细胞，机体营养状况差可以导致染色质的生成减少，进一步导致骨髓的多能干细胞减少，细胞代谢障碍而致细胞的寿命缩短。④在能量缺乏时，机体可以出现多种代谢紊乱，包括多种氨基酸缺乏、血糖降低而糖皮质激素水平升高、电解质内环境失衡，这些均可使 T 淋巴细胞受到影响而出现数量降低。

玫瑰花环试验是体外评价人和动物细胞免疫功能的一种检测手段。E- 玫瑰花环试验是 T 淋巴细胞计数的一种重要的方法。由于人和动物的 T 淋巴细胞表面有红细胞受体，因此红细胞可以黏附到 T 淋巴细胞的周围而形成玫瑰花样的细胞团。在免疫缺陷病或应用免疫抑制剂时，E- 玫瑰花环的值可以降低。而在营养不良时，机体血液可能存在某些可以抑制该反应的物质，使得 T 淋巴细胞 E- 玫瑰花环的形成能力明显下降。此外，血液中 C 反应蛋白升高、循环复合物存在均可以进一步抑制 E- 玫瑰花环的形成。由于 T 淋巴细胞数量减少及功能下降，多种免疫调节信号均可受到影响。T 淋巴细胞对丝裂原（如植物血凝素、刀豆蛋白等）的增殖反应性降低，与增殖反应有关的调节因子出现失调。

Th 细胞是淋巴细胞的一个亚群，其细胞表面均表达 CD4。通常所称的 CD4⁺ T 淋巴细胞即指 Th 细胞。Th 细胞对于免疫系统的建立及功能的完善非常重要。这种细胞的特殊之处在于，它没有溶解细胞或吞噬细胞的作用，但却可以激活并调节其他的免疫细胞。在一些专职抗原提呈细胞如树突状细胞、巨噬细胞及 B 淋巴细胞的激活下，抗原特异性的 CD4⁺ T 淋巴细胞会依据其细胞膜表达或分泌的细胞因子和效应分子及它们各自的效应功能，分化为效应性 T 细胞。表达 CD8 的淋巴细胞包括抑制性 T 细胞（Ts 细胞）和细胞毒性 T 细胞（Tc 细胞）。其中 Ts 细胞能抑制 Th 细胞活性，从而间接抑制 B 细胞分化和 Tc 细胞的杀伤功能，是一种对体液免疫和细胞免疫起到负向调节作用的 T 淋巴细胞亚群。一般情况下，外周血中 T 淋巴细胞亚群的比例，特别是 CD4/CD8 阳性细胞的比值，可以反映机体免疫系统的内环境稳态。在营养不良时，T 淋巴细胞数量减少及细胞表面抗原分子密度降低，使得 Th 细胞和 Ts 细胞的数量均明显减少。其中以 Th 细胞下降得更为明显，从而导致 CD4/CD8 阳性细胞比例下降，机体出现细胞免疫功能受损。

**2. 淋巴因子减少** 淋巴因子属于细胞因子的一类，是由活化的淋巴细胞产生的激素样多肽物质，其不具有抗体的结构，也不能与抗原相结合。不同的淋巴因子能表现出多种生物学活性，可作用于相应的靶细胞，使靶细胞发生特征性或功能性变化。淋巴细胞通过分泌淋巴因子而对邻近或远隔的靶细胞产生作用，这与抗体的作用相平行，是实现免疫效应和免疫调节功能的一条十分重要的途径。淋巴因子缺乏可导致机体出现免疫功能障碍。在营养不良时，单核巨噬细胞分泌的 IL-1 减少且活性降低，使得促进 T 淋巴细胞成熟的信号减弱，导致 T 淋巴细胞的增殖和分化出现障碍。而 IL-2 是调节 Th 细胞功能、促进 B 淋巴细胞产生抗体及 Tc 细胞 /NK 细胞增殖分化的重要的淋巴因子。在营养不良时，免疫细胞表面的 IL-2 受体可出现缺乏，从而阻断了 IL-2 的功能。除此之外，外周血中干扰素水平减少，NK 细胞对干扰素的反应性下降，可导致其溶解靶细胞的能力减弱。单核巨噬细胞移动抑制因子及白细胞移动抑制因子均可减少，导致机体炎症等部位的巨噬细胞及白细胞数量下降。

**3. 其他免疫细胞** Tc 细胞能够直接攻击带异源性抗原的肿瘤细胞、病毒感染细胞和异体细胞。Tc 细胞和靶细胞接触后能释放穿孔素，其嵌入靶细胞膜内形成多聚体穿膜管状结构，细胞外液便可通过此管状结构进入靶细胞，导致靶细胞溶解。Tc 细胞还能够分泌颗粒酶，其从小孔中进入靶细胞，诱发靶细胞发生凋亡。在蛋白质 – 热量营养不良时，Tc 细胞的功能受损，其细胞增殖分化反应减弱。NK 细胞是机体重要的免疫细胞，不仅与抗肿瘤、抗病毒感染和免疫调节有关，而且在某些情况下参与超敏反应和自身免疫性疾病的发生。在营养不良的情况下，机体 NK 细胞的活性降低，其介导的细胞毒作用减弱。

## （二）体液免疫

体液免疫即以 B 淋巴细胞产生抗体来达到保护目的的免疫机制。负责体液免疫的细胞是 B 淋巴细胞。体液免疫的抗原多为相对分子质量在 10 000 以上的蛋白质和多糖大分子，病毒颗粒和细菌表面都带有不同的抗原，所以它们都能引起机体的体液免疫反应。部分营养不良的患者可以出现高免疫球蛋白血症，IgG、IgM、IgA 水平正常或增高，而此时 B 淋巴细胞可以不发生明显改变。这其中的原因可能和 T 细胞抑制 B 细胞抗体产生的能力下降有关。但对于中重度营养不良的患者，特别是严重消瘦的幼儿，可能会出现抗体水平明显降低。除此之外，抗体对白喉杆菌、伤寒杆菌、流感病毒等抗原的反应性降低，这可能是与合成抗体需要的氨基酸减少、Th 细胞促进抗体产生的能力下降有关。

免疫球蛋白 IgE 是正常人血清中含量最少的免疫球蛋白。IgE 能够与肥大细胞和嗜碱性粒细胞结合，引起 I 型超敏反应。营养不良时，肠道寄生虫感染、胃肠道通透性增加及 T 淋巴细胞功能受损会导致血液中 IgE 水平升高。IgA 在正常人血清中的含量仅次于 IgG，占血清免疫球蛋白含量的 10%～20%。按免疫功能其又可分为血清型和分泌型两种。血清型 IgA 存在于血清中，其含量占总 IgA 的 85% 左右，在血清中并不显示出重要的免疫功能。分泌型 IgA 存在于分泌液中，是机体黏膜局部抗感染免疫的主要抗体。在营养不良时，机体分泌型 IgA 的水平减少，可以导致呼吸道、胃肠道清除抗原的反应减弱，局部感染风险升高。在分泌型 IgA 表达减少的患者中，血液中的 IgG、IgM 的滴度也明显下降。

## （三）其他免疫

补体是存在于血清与组织液中的一组经活化后具有酶活性的蛋白质，可介导溶菌、溶血作用，调理吞噬细胞的吞噬功能，参与免疫黏附和炎症反应。在营养不良的情况下，血清中多种补体的合成减少、分解消耗增加及活性降低。中性粒细胞、巨噬细胞等吞噬细胞同样参与机体非特异性细胞免疫反应，机体营养不良可以导致中性粒细胞功能降低，趋化性减弱，杀死细菌能力下降，伴有胞内氧化、糖酵解途径改变。除此之外，巨噬细胞的溶菌酶的产生也受到了影响。

红细胞在血液中的主要功能包括运输 $O_2$ 和 $CO_2$，并对血液中的酸碱物质起到一定的缓冲作用。在免疫方面，红细胞能增强吞噬细胞的吞噬功能，且其自身还有吞噬细胞样功能，在其细胞膜表面具有过氧化物酶，该酶是典型的溶酶体酶，可发挥巨噬细胞样的杀伤作用。红细胞表面具有 C3b 受体，因而红细胞还具有免疫黏附作用。该受体为糖蛋白，相对分子质量为 205 000。红细胞上的 C3b 受体占血液循环中 C3b 受体总数的 95% 以上。因此，血液循环中的抗原 - 抗体复合物遇到红细胞比遇到白细胞的机会多 500 ～ 1000 倍。所以红细胞清除免疫复合物的特性是白细胞和淋巴细胞所不能比拟的。红细胞与细菌、病毒等微生物免疫黏附后，不仅可以通过过氧化物酶对它们产生直接杀伤作用，而且还可以促进吞噬细胞对它们的吞噬作用。因此，红细胞的免疫功能可以看作是机体抗感染免疫的因素之一。在营养不良患者身上，往往由于贫血导致红细胞水平明显降低，上述的免疫功能均受到影响。

# 二、维生素缺乏

## （一）维生素 D

维生素 D 是机体维持生命所必需的营养素，是钙代谢最重要的调节因子之一，参与了机体钙磷代谢和骨质钙化等过程。内源性和外源性的维生素 D 在体内转化为 1, 25- 二羟维生素 $D_3$[1, 25-$(OH)_2D_3$]，经血液循环输送到各靶器官中发挥作用。1, 25-$(OH)_2D_3$ 的生物学效应由维生素 D 受体（vitamin D receptor，VDR）介导。VDR 分为膜受体（mVDR）和核受体（nVDR）。mVDR 主要参与钙磷代谢的调节，而 nVDR 主要通过影响基因表达来控制相应蛋白质的合成。1, 25-$(OH)_2D_3$ 与 nVDR 结合后激活该受体，nVDR 与视黄酸 X 受体（RXR）发生异二聚化，随后引起启动子的构象发生改变，从而影响基因表达。多种免疫细胞如单核细胞、淋巴细胞等均有 VDR 的表达，因此 1, 25-$(OH)_2D_3$ 对机体免疫系统有重要的调节作用。CD 患者可出现维生素 D 缺乏，原因可能包括摄入不足、小肠病变影响吸收等。维生素 D 的缺乏可导致其对机体免疫的调节作用受到损害。

**1. 对免疫细胞的作用**　静止期的 T 淋巴细胞和 B 淋巴细胞均无 VDR 表达，在被促分裂原活化（T 淋巴细胞）或被 EB 病毒活化（B 淋巴细胞）后均可表达 VDR。1, 25-$(OH)_2D_3$ 可以抑制表达 VDR 的 T 淋巴细胞增殖，而对静息 T 淋巴细胞无作用。还有研究显示，1, 25-$(OH)_2D_3$ 通过活性 T 淋巴细胞的核因子来介导免疫调节作用。在 1, 25-$(OH)_2D_3$ 缺乏的情况下，外周血 T 淋巴细胞总数及 Th 细胞百分比下降，CD4/CD8 比值下降。而 Th 细胞可诱导和增强 T 淋巴细胞的免疫应答，其数量降低可直接导致细胞免疫功能发生障碍；而对于 1,25-(OH)$_2$D$_3$ 能否影响 B 淋巴细胞介导的体液免疫，目前尚未有所定论。有研究发现 1,25-(OH)$_2$D$_3$ 可直接抑制 B 淋巴细胞的免疫球蛋白产生，还可通过抑制 Th 细胞来间接抑制体液免疫；但也有学者认为，1,25-(OH)$_2$D$_3$ 对 B 淋巴细胞可能没有直接的调控作用。

1,25-(OH)$_2$D$_3$ 可诱导单核巨噬细胞对细菌微生物的杀伤作用，从而保护细胞及加快应激后细胞正常组织蛋白的合成，对巨噬细胞在高温下的存活及功能具有重要意义。维生素 D 还可以抑制单核细胞的细胞黏附活性，减少免疫细胞（淋巴细胞、单核巨噬细胞）和非免疫细胞（角质细胞、黑色素细胞）的抗原表达。未活化的单核细胞可表达 VDR，在 1,25-(OH)$_2$D$_3$ 的作用下可促进其对分枝杆菌的杀伤作用。在维生素 D 缺乏的情况下，单核巨噬细胞对病原微生物及肿瘤细胞的杀伤力降低。

**2. 对细胞因子的作用**　1,25-(OH)$_2$D$_3$ 对 IL、IFN、粒细胞 – 巨噬细胞集落刺激因子、T 淋巴细胞生长因子及其他细胞因子的分泌及活性均具有抑制作用。1,25-(OH)$_2$D$_3$ 可选择性抑制 Th1 细胞的功能从而下调 IL-2、IFN-γ 的表达，而对 Th2 细胞没有明显作用。在维生素 D 缺乏的情况下，机体多种细胞因子系统可出现失衡，导致炎症因子表达失控。

## （二）维生素 A

维生素 A 又称视黄醇，属于脂溶性维生素中的一种，是一个具有脂环的不饱和一元醇。视黄醇磷酸醛、视黄醛、视黄酸都是其活性衍生物。维生素 A 包括动物性食物来源的维生素 A$_1$、维生素 A$_2$ 两种。维生素 A$_1$ 多存在于哺乳动物及咸水鱼的肝脏中，而维生素 A$_2$ 则常存在于淡水鱼的肝脏中。由于维生素 A$_2$ 的活性比较低，所以通常所说的维生素 A 是指维生素 A$_1$。植物来源的 β- 胡萝卜素及其他胡萝卜素也可以在人体内合成维生素 A。β- 胡萝卜素的转换效率最高，在体内经 β- 胡萝卜素 -15, 15'- 双氧酶（双加氧酶）催化，其可转变为两分子的视黄醛，视黄醛在视黄醛还原酶的作用下进一步还原为视黄醇。维生素 A 是人体正常生长发育、骨骼形成、维持正常视觉及免疫系统的必需营养元素。CD 患者可出现维生素 A 缺乏，从而进一步加重机体的免疫功能障碍。

**1. 对免疫器官和细胞的影响**　维生素 A 参与机体免疫器官的生长发育，其缺乏将造成脾、胸腺等免疫器官萎缩退化，且免疫器官退化的程度和维生素 A 缺乏持续的时间呈正相关。在维生素 A 缺乏的临床症状出现之前，脾的细胞数量即可出现减少，而此时脾的重量尚无明显的变化，说明脾的细胞数量对维生素 A 缺乏比脾的重量更为敏感。

当机体缺乏维生素 A 时，CD4$^+$ 和 CD8$^+$ 的 T 淋巴细胞亚群的数目和比例均可发生改变。Th 亚群的细胞数目减少，且表现为 Th1 细胞增多，而 Th2 细胞不足。研究还发现，维生素 A 参与了人胸腺内 T 淋巴细胞的激活，对 T 淋巴细胞活化诱导的细胞凋亡具有抑制作用。维生素 A 缺乏时，T 淋巴细胞调控的抗原抗体反应明显减弱，提示维生素 A 可以通过 T 淋巴细胞影响 B 淋巴细胞体液免疫，抑制 IgA、IgG$_1$ 和 IgE 的反应。但维生素 A 是否可以直接影响 B 淋巴细胞目前还无定论。而在吞噬细胞（单核细胞、中性粒细胞）方面，维生素 A 缺乏时吞噬细胞数目可增多，但其吞噬细菌的能力明显下降。

维生素 A 缺乏时，肠道和上呼吸道黏膜中的杯状细胞及黏液分泌减少，在受到感染时患者可发生严重的局部损伤，使得机体对病原微生物的易感性增高。此外，维生素 A 缺乏还可能对黏膜特异性免疫造成影响。维生素 A 缺乏可以影响上皮细胞 IgA 二聚体受体和分泌片的表达，使得肠道黏膜 IgA 水平下降，而血清中的 IgA 积聚。

**2. 对细胞因子的影响**  维生素 A 可以降低 $CD4^+$ T 淋巴细胞分泌 IFN-γ 的水平，在维生素 A 缺乏时，$CD4^+$ T 淋巴细胞分泌的 IFN-γ 异常增多，可进一步抑制 IL-4 刺激的 B 淋巴细胞扩增，使得 $IgG_1$ 分泌减少。除此之外，维生素 A 还可影响 IL-10 的分泌。当维生素 A 缺乏时，T 淋巴细胞在刺激下也很少分泌 IL-10。总而言之，维生素 A 缺乏可导致细胞因子间稳态失衡（IFN-γ 的水平增加，而 IL-10 水平降低），使得机体出现免疫功能紊乱。

### （三）维生素 $B_6$

维生素 $B_6$ 又称吡哆醛，是一种核苷酸和蛋白合成及细胞增殖所必需的维生素。因此维生素 $B_6$ 缺乏可以损害机体免疫系统，进一步使得 CD 患者出现免疫功能障碍。小样本的研究报道，CD 患者出现维生素 $B_6$ 缺乏的比例为 10% ～ 13%，且活动期患者出现维生素 $B_6$ 缺乏的风险较缓解期患者更高。维生素 $B_6$ 缺乏的患者可以出现面部、颈部和肢体的皮炎，口腔病变包括唇干裂、舌炎和口腔炎，这些部位可以继发细菌或真菌感染。

在淋巴组织方面，在维生素 $B_6$ 缺乏的小鼠中可以观察到胸腺组织重量减轻，以及脾脏发育不全。循环血液中的淋巴细胞数目减少，而嗜酸性细胞则呈增多趋势。维生素 $B_6$ 缺乏还可以影响机体的细胞免疫。部分实验研究通过饮食去除维生素 $B_6$ 或使用拮抗剂脱氧吡哆醇，结果发现动物对预致敏抗原的皮肤免疫反应明显受到破坏，如表现为对结核菌素试验的延迟皮肤超敏反应降低。除此之外，维生素 $B_6$ 缺乏的大鼠同种异体移植的皮肤存活时间明显延长，胸导管分离淋巴细胞体外的混合淋巴细胞反应受到抑制。维生素 $B_6$ 缺乏患者的混合淋巴细胞反应同样降低，而口服补充这一维生素可以改善淋巴细胞的异常。维生素 $B_6$ 缺乏还使得机体的抗原抗体反应受到抑制。维生素 $B_6$ 缺乏的大鼠对羊或人红细胞免疫接种、白喉毒素及流感病毒产生的抗体反应均不同程度减弱。在维生素 $B_6$ 缺乏的患者身上，机体对破伤风和伤寒疫苗产生的体液抗体反应同样受到了抑制。

## 三、微量元素缺乏

### （一）铁

铁元素是构成人体组织的必不可少的元素之一，成人体内铁的总量为 4 ～ 5g，其中 72% 以血红蛋白、3% 以肌红蛋白、0.2% 以其他化合物的形式存在；其余则为储备铁，以铁蛋白的形式储存于肝、脾和骨髓的网状内皮系统中，约占总铁量的 25%。铁缺乏是世界范围内最常见的营养不良形式，大多数 CD 患者存在铁缺乏，其中有一部分患者会出现缺铁性贫血。CD 患者出现铁缺乏可能与肠道黏膜出血、饮食限制和吸收不良有关。铁元素是血红蛋白、肌红蛋白、脑红蛋白的组成成分，参与了氧的运输和存储；构成了人体细胞内氧化呼吸链中的大多数酶，直接参与了人体的能量代谢。除此之外，CD 患者铁缺乏还可以进一步影响到机体免疫系统，导致免疫功能障碍。

吞噬细胞主要包括血液中的中性粒细胞和淋巴细胞，以及组织中的巨噬细胞。吞噬细胞在吞噬细菌时表现为突然氧耗增加，并导致活性氧的产生。氯化硝基四氮唑蓝（NBT）染色可以反映活性氧的产生，从而用来判断吞噬细胞杀灭细菌的能力。铁缺乏的患者可以出现 NBT 染色的异常，而在补充铁剂 4～7 天后这种异常可以得到逆转。还有学者通过检测磷酸己糖支路活性来定量机体活性氧的产生，同样证实铁缺乏可以导致吞噬细胞吞噬能力明显下降。而髓过氧化物酶的活性也可呈现受抑制的表现。研究还发现，在机体存在铁缺乏时，中性粒细胞对金黄色葡萄球菌、白色葡萄球菌及大肠埃希菌的杀灭能力明显下降，而在应用铁剂治疗一段时间后此情况可以得到改善。

在细胞免疫方面，有研究报道在铁缺乏时 T 淋巴细胞的数目明显下降，且细胞数目下降的程度和铁缺乏的严重程度呈比例关系。针对假丝酵母菌、腮腺炎病毒、白喉杆菌、毛癣菌和双链酶等多种免疫抗原的皮试反应在铁缺乏时同样明显减轻，而针对结核杆菌的反应则并不会受到影响。尽管大多数研究未能证实铁缺乏对淋巴细胞增殖的影响，但仍有一些报道发现铁缺乏患者可以出现淋巴细胞增殖的抑制，原因可能与核糖核苷酸还原酶的缺乏有关。核糖核苷酸还原酶是一种含铁酶，需要外界持续供给铁才能维持酶活性，主要参与了细胞 DNA 的合成和细胞的分裂，因此铁缺乏可导致该酶的缺乏从而影响淋巴细胞增殖。

铁缺乏患者的体液免疫功能似乎并没有受到太大的影响，其血液中的抗体 IgG、IgA、IgM 的水平呈现正常或升高趋势，对特异性抗原如破伤风类毒素、白喉杆菌及伤寒杆菌的抗原抗体反应同样没有明显变化。但有研究报道严重缺铁性贫血患者出现血液中 B 淋巴细胞百分比的明显下降，而且在铁缺乏大鼠中同样观察到了类似的现象。

（二）锌

锌是一种对机体非常重要的微量元素，目前已知大约有 100 种酶需要锌元素才能发挥催化活性。除此之外，锌还参与了蛋白质的合成和氨基酸的代谢、胶原的分泌、伤口愈合、味觉及维持机体正常的免疫功能等。食物中的锌在小肠部位首先被消化、分解为锌离子，然后再通过小肠上皮细胞吸收进入血液。如果进食含有过多的植酸、鞣酸等有机弱酸的食物，可结合锌离子而造成锌无法正常吸收。锌还可以经消化道及胰腺的分泌液进行排泄。锌缺乏多见于慢性腹泻、吸收障碍和高代谢状态（如脓毒症）及烧伤患者。已有数项研究报道，CD 患者血浆中锌离子的浓度较正常人明显降低。但是需要注意的是，检测血液中锌离子浓度这一方法难以非常准确地反映机体锌的状况，而且 CD 患者一般情况下较少出现明显的锌缺乏症的临床症状，如味觉异常和肢端皮炎等。CD 患者出现锌缺乏的原因可能和长期慢性腹泻、食欲缺乏或饮食限制有关。考虑到锌元素在机体发挥免疫功能中的重要作用，锌缺乏将进一步加重 CD 患者自身的免疫功能异常。

在先天性免疫方面，锌离子调控了若干个重要的生理过程。首先，锌离子可以作为某些免疫细胞的化学趋化因子，因此在锌缺乏时多形核白细胞的趋化作用降低。锌缺乏还可以导致细胞的吞噬作用减弱，而补充锌离子可以纠正这一异常。锌离子对吞噬细胞的吞噬作用的影响可能是由参与这一生理过程的锌蛋白介导，如早期内体抗原 1（early endosome antigen 1，EEA1）。EEA1 可以直接结合磷脂酰肌醇 3- 激酶（phosphoinositide 3-kinase，PI3K）的 C 端，通过 N 端锌指结构域结合 Rab5，使得细胞膜发生锚定和融合，促进吞噬体和核内体的成熟。在清除病原体方面，锌缺乏能够抑制烟酰胺腺嘌呤二核苷酸（nicotinamide adenine dinucleotide，NAPDH）的活性，使得超氧化物阴离子的产生减少，进而使得吞噬后病原微生物的清除受到影响。锌离子还能促进单核细胞在血管内皮细胞上的黏附，对多种促炎因子的产生至关重要，包括 IL-1β、IL-6 和 TNF-α。在一项外周血单核细胞体外培养的实验中，锌离子的缺乏并没有明显影响单核细胞的吞噬功能和氧化暴发（oxidative burst），而是只抑制了 IL-6 和 TNF-α 的表达。锌元素还参与调节了 NK 细胞反应。锌缺乏时 NK 细胞的细胞溶解活性下降，而补锌可以促进 CD34$^+$ 细胞向 NK 细胞迁移和增强其杀细胞活性。锌离子还能够影响树突状细胞的成熟。在 LPS 诱导树突状细胞成熟的过程中，细胞表面锌转运蛋白（Zinc Transporter，ZIP）的表达发生明显改变，表现为 ZIP6 蛋白和 ZIP10 蛋白表达被抑制，而锌转运体表达上调。除此之外，LPS 刺激还可以减少树突状细胞内游离锌离子的浓度。有趣的是，使用螯合剂抑制树突状细胞的锌离子可以诱导出类似 LPS 刺激的作用，而补充锌元素反而抑制了 MHC Ⅱ 分子和共刺激分子的上调。这结果提示，树突状细胞中锌离子浓度的降低对树突状细胞成熟和随后适应性免疫的激活非常重要。

在适应性免疫方面，锌缺乏同样可以带来显著的影响。T 淋巴细胞的发育成熟和细胞功能均对锌缺乏非常敏感。锌缺乏时，机体可以出现胸腺萎缩，造成 T 淋巴细胞减少症。T 淋巴细胞成熟阶段如果发生锌离子缺乏，前 T 淋巴细胞和效应性 T 细胞的数量均可以明显减少，前 T 淋巴细胞的细胞凋亡增加。在不同 T 淋巴细胞亚群之间，锌离子对维持 T 淋巴细胞亚群的平衡同样非常重要。如果锌离子缺乏，Th1 细胞分泌的细胞因子减少（IFN-γ、IL-2 和 TNF-α），而 Th2 细胞分泌的细胞因子受影响的程度明显较轻（IL-4、IL-6 和 IL-10），最终造成 Th1 细胞和 Th2 细胞之间失衡，而补充锌元素至正常生理水平后，这种 T 淋巴细胞亚群失衡可以得到纠正。

锌缺乏还可以影响促进炎症的 Th17 细胞产生。慢性炎症时，Th17 细胞的产生受到 IL-6 诱导的 STAT3 激活的调控，而锌离子可以通过减少 IL-6/STAT3 的激活而抑制 Th17 细胞的产生。如在胶原诱导型关节炎（类风湿关节炎的动物模型）中，补锌治疗可以抑制体内 Th17 细胞产生。轻度营养性锌缺乏还能够使得细胞毒性 T 淋巴细胞在总 T 淋巴细胞中的比例，以及记忆性 T 淋巴细胞在初始幼稚性 T 淋巴细胞中的比例升高，导致免疫系统和自身免疫反应功能紊乱。除此之外，锌离子还能作用于 CD4 和 CD8 的胞质尾区，激活蛋白激酶 Lck 的自磷酸化，从而调节 T 淋巴细胞的活化。锌还可以与金属硫蛋白相结合，调节 T 淋巴细胞的多种重要功能。T 淋巴细胞的存活及扩增需要金属硫蛋白对转录因子 STAT1 和 STAT3 的磷酸化水平进行调节，而锌结合金属硫蛋白可以抑制这一磷酸化过程，诱导一类特殊的不表达 Foxp3 的 Treg（Tr1）的产生，促进 IL-10 水平升高，而 IL-10 可以调控自身免疫、抑制某些自身免疫过程。

B 淋巴细胞的产生及其细胞功能受到锌浓度改变的影响相比 T 淋巴细胞要小得多。但是锌缺乏仍然可以导致 B 淋巴细胞水平降低，影响非成熟 B 淋巴细胞和成熟前 B 淋巴细胞的扩增发育，从而影响免疫球蛋白的产生。因此有研究报道了在锌缺乏个体接种疫苗时同时接受补锌的治疗。

　　锌缺乏时细胞因子的失衡还可以导致炎症的发生。锌缺乏时巨噬细胞溶酶体结构遭到破坏，促使NOD样受体家族3（NOD-like receptors，NLRP3）炎症小体激活，诱导IL-1β分泌。在IL-1β介导的炎症性疾病中，补锌可能可以起到抑炎作用。有研究发现，血清中锌浓度降低和炎性因子（IL-6、IL-8和TNF-α）水平升高之间存在相关性，且细胞因子的信号通路可受到机体锌状况的影响。例如，在锌缺乏时，IL-6和IL-2刺激的T、B淋巴细胞的增殖反应增强，而IL-4的信号通路则受到抑制，导致机体出现免疫系统功能障碍。总而言之，锌元素对于机体免疫系统的正常发育及功能都具有重要的作用，因此CD如合并锌缺乏则可以使得机体细胞免疫和体液免疫系统的各个方面均受到不同程度的影响，最终诱发或加重自身的免疫功能障碍。

## 第三节　药物治疗所致免疫功能障碍

　　CD是一种自身免疫性肠道疾病，在免疫功能调节紊乱的情况下，机体可以对肠道的共生菌产生免疫杀伤，进一步诱发肠道屏障功能受损和细菌易位，导致肠炎迁延发展。因而在CD的治疗中，免疫抑制剂和针对炎性因子靶向抑制的生物制剂起了重要的作用。然而这些药物在抑制肠道炎症的同时，可能会进一步导致机体的免疫功能障碍。

### 一、糖皮质激素

　　糖皮质激素口服后循环血液中淋巴细胞数目减少，在口服后的4～6h最为明显。考虑到糖皮质激素并不会促进人体内淋巴细胞的死亡，因此其中的机制可能和诱导淋巴细胞离开循环池，向其他淋巴组织迁移有关。糖皮质激素主要引起T淋巴细胞数量减少，而对B淋巴细胞的影响相比之下则小得多。而在T淋巴细胞的亚群中，以具有IgM Fc受体的T淋巴细胞亚群受影响最甚。在口服糖皮质激素4～6h之后，血液中单核细胞同样也出现明显下降，下降的比例比淋巴细胞更高，其中的机制可能也和细胞迁移有关。中性粒细胞是另外一类先天性免疫中的吞噬细胞，与上述细胞不同，在糖皮质激素给药后血液中中性粒细胞水平是升高的，原因可能是骨髓释放了更多的成熟中性粒细胞及中性粒细胞半衰期延长。在机体炎症发生之后，糖皮质激素可以抑制炎性细胞的黏附作用，减少了炎症部位中性粒细胞和单核巨噬细胞的聚集，其中以单核巨噬细胞更为敏感。虽然血液中中性粒细胞水平升高，但由于糖皮质激素可以抑制其与血管内皮细胞黏附，因此炎症灶的中性粒细胞仍然处于下调水平。对于长期服用糖皮质激素的患者而言，机体的宿主免疫防御功能可以直接被削弱。

　　在细胞功能方面，糖皮质激素可以抑制抗原刺激下的淋巴细胞增殖，而对丝裂原刺激的淋巴细胞增殖的作用则弱了许多，可能只对部分丝裂原的刺激起了抑制作用。除此之外，药理浓度下的糖皮质激素可以抑制同种异体的混合淋巴细胞反应，而生理浓度下的糖皮质激素则只能抑制自身 T 淋巴细胞和 B 淋巴细胞之间的混合淋巴细胞反应。糖皮质激素还能抑制 T 淋巴细胞介导的细胞毒作用，但对抗体依赖的细胞介导的细胞毒性作用则无明显影响。对于单核巨噬细胞，糖皮质激素或许可以抑制其细胞表面 Fc 受体的结合和功能，并降低单核巨噬细胞的杀菌活性。而对于中性粒细胞，激素的应用并不会影响其吞噬及杀菌的能力，但可能会减少细胞溶酶体的释放。在体液免疫方面，高剂量的糖皮质激素可能会使得血液中免疫球蛋白的水平轻微下降，这可能是免疫球蛋白分解增多和合成减少所致，但激素的使用不影响特定抗体的产生及补体系统的功能。

## 二、生物制剂

目前临床上 CD 患者使用的生物制剂包括英夫利西单抗、阿达木单抗和赛妥珠单抗。这几种单抗均能特异性地拮抗促炎因子 TNF-α，从而达到减轻肠道炎症的目的。TNF-α 在机体免疫和炎症反应中起了极其重要的作用：直接杀伤抑制肿瘤细胞及促进 T 淋巴细胞和其他杀伤细胞对肿瘤细胞的杀伤；提高中性粒细胞的吞噬能力，增加过氧化物阴离子的产生，刺激细胞脱颗粒和分泌髓过氧化物酶；抗感染及抗病毒；促进髓系细胞向单核巨噬细胞分化，促进 T 淋巴细胞 MHC Ⅰ 类抗原表达，增强 T 淋巴细胞增殖和有丝分裂原或外来抗原刺激的 B 淋巴细胞的增殖。因此，CD 患者在使用生物制剂时可出现药物相关的免疫功能障碍。

一般观点认为，使用抗 TNF 单抗的患者可由免疫功能障碍导致细菌感染，如肺部感染和软组织感染的风险升高。尽管如此，部分纳入了类风湿关节炎、强直性脊柱炎和炎症性肠病等自身免疫疾病的大型荟萃分析并未能证实类似的结论。除此之外还有研究发现，使用抗 TNF-α 单抗后的 6 个月内细菌感染风险最高，而后随着时间的推迟而逐渐降低。抗 TNF-α 单抗还能抑制机体对细胞内微生物如分枝杆菌的杀伤作用，并且抑制肉芽肿的形成，从而使得分枝杆菌发生扩散，因此使用抗 TNF-α 单抗生物制剂的患者在之前必须进行潜伏性结核的筛查。除了分枝杆菌，其他胞内感染的风险同样升高，如耶氏肺孢子虫、利斯特氏菌和军团菌等。有荟萃分析证实使用抗 TNF-α 单抗生物制剂的患者，发生机会性感染的风险明显增加。

（李冠炜）

参 考 文 献

Beisel WR，1982. Single nutrients and immunity. Am J Clin Nutr，35：417-468.

Bonaventura P，Benedetti G，Albarède F，et al，2015. Zinc and its role in immunity and inflammation. Autoimmun Rev，14：277-285.

Brown SJ，Mayer L，2007. The immune response in inflammatory bowel disease. Am J Gastroentero，102：2058-2069.

Chandra RK，1997. Nutrition and the immune system：an introduction. Am J Clin Nutr，66：460S-463S.

Dallman PR，1987. Iron deficiency and the immune response. Am J Clin Nutr，46：329-334.

Dowd PS，Heatley RV，1984. The influence of undernutrition on immunity. Clin Sci，66：241-248.

Her M，Kavanaugh A，2016. Alterations in immune function with biologic therapies for autoimmune disease. J Allergy Clin Immunol，137：19-27.

Hwang C，Ross V，Mahadevan U，2012. Micronutrient deficiencies in inflammatory bowel disease：From a to zinc. Inflamm Bowel Dis，18：1961-1981.

Marks DJ，2011. Defective innate immunity in inflammatory bowel disease：a Crohn's disease exclusivity? Curr Opin Gastroenterol，27：328-334.

Marks DJ，Segal AW，2008. Innate immunity in inflammatory bowel disease：a disease hypothesis. J Pathol，214：260-266.

Parrillo JE，Fauci AS，1979. Mechanisms of glucocorticoid action on immune processes. Pharmacol Toxicol，19：179-201.

Rahman FZ，Marks DJ，Hayee BH，et al，2008. Phagocyte dysfunction and inflammatory bowel disease. Inflamm Bowel Dis，14：1443-1452.

Souza HS，Fiocchi C，2016. Immunopathogenesis of IBD：current state of the art. Nat Rev Gastroenterol Hepatol，13：13-27.

# 第十八章　克罗恩病术后随访与手术并发症防治

在 CD 的漫长病程中，肠道切除手术几乎是无法避免的。约有 80% 的 CD 患者在一生中需要接受至少一次的肠道切除手术。不幸的是，手术并不能根治 CD。对于很多患者来说，术后复发抑或再发都难以避免。CD 患者在接受外科手术后，术后复发与再发都是一个必须引起高度重视的问题。因此，CD 患者术后的长期随访显得尤为重要。

根据临床表现、内镜下表现、影像学表现、手术与否等不同方式的定义，CD 的术后再发率不尽相同。若以重复手术作为再发的标准，则再发率最低，其次为临床表现。若以内镜下表现为标准，再发率最高。根据术后随访 CD 患者的内镜检查结果，在维持治疗的情况下，术后 12 个月内的再发率为 65% ~ 90%，术后 3 年内的再发率为 80% ~ 100%。

利用内镜下病变的严重程度来评价术后 CD 的病程是最佳手段。临床症状只会在病变严重时才会出现。然而，内镜下可见进展性再发病变，但无症状表现的患者在临床上并不少见。因此，临床相关指标，如 CDAI 评分等对于评价 CD 患者术后再发的敏感度较低。目前的研究旨在抑制或延迟术后再发，然而现有的几种药物治疗的效果大多不尽人意。CD 患者术后需要长期严密的随访，并严格控制、预防病情复发或再发，同时还需警惕多种并发症的出现。对于 CD 来说，手术并不是疾病的终点，术后的长期随访依然需要引起医师与患者的高度重视。

## 第一节　术后随访

### 一、生活质量

理解和评估 CD 患者的生活质量是十分困难的，因为这种疾病是慢性的、长期的，其临床表现、分型和发病部位是多样化的，并且疾病活动度也会随着时间不断改变。因此，评估生活质量的时间不同，疾病活动度也会相应变化，最终生活质量的结果也会因人而异。

尽管部分研究结果显示，即使疾病处于非活动期，患者的生活质量仍在下降，但不可否认疾病活动度是影响生活质量最重要的因素之一。处于疾病缓解期的患者生活质量较低的原因可能是出于对疾病进展的不确定性的担忧，特别是对手术和造口的担忧。此外，部分患者抱怨有慢性疲劳，这也会影响患者整体的良好状态与生活质量。

（一）生活质量的概念

生活质量是 CD 患者术后的重要预后指标之一。然而，关于生活质量的定义及其评价标准却一直没有共识。

1947 年，WHO 将广义上的"健康"定义为一个人在身体、精神、社交方面都处于良好的状态，无疾病表现，这一定义目前已被广泛接受。因此，身体、精神、社交的良好状态也被纳入生活质量的概念中。躯体感觉（如有无疼痛）有时也被考虑在内。

也有一些人提出还应该考虑经济上的良好状态（有能力谋生或完成工作），但有人认为这会暗示工作的酬劳水平与生活质量相关，因此反对将其纳入生活质量的概念中。此外，生活质量的评估还应考虑患者主观的感受，且生活质量还会随时间延长而改变，并因文化不同而不同。

### （二）生活质量的评估

目前评估生活质量主要有两种方法，即心理学评估法和效用评估法。以上两种方法都各有优缺点。

**1. 心理学评估法** 主要通过一系列问题来评估生活质量。目前主要有两种心理学评估方法，即通用法和特定疾病法。

通用法主要适用于患有多种疾病并接受多种治疗的患者。通用法已被广泛应用。其优点是有效性与可靠性已在多个群体中验证，因此不同群体间的生活质量可以被比较，其可被用于成本－效益研究和卫生政策分析。其缺点为，在某些特定患者群体中，对于一些微小但临床上重要的区别缺乏敏感性。常用的通用法包括 SF-36 评定量表、疾病影响量表和诺丁汉健康量表。

特定疾病法主要用于评定特定患者群体的生活质量。通常该方法包含特定群体的重要指标，因此会对一些微小但临床上重要的改变较为敏感，更好地区分群体中的个体差异。该方法也更加贴近临床实践。然而，特定疾病法的有效性与可靠性不及通用法。Drossman 等根据特定疾病法发明了针对炎症性肠病的量表，该量表包含 25 个项目，主要从疾病影响、性亲密度、疾病并发症和身体自卑 4 个方面进行评估。结果记录在 10cm 的视觉模拟评分上。研究人员利用该量表评估溃疡性结肠炎和 CD 患者的生活质量。研究发现患者的担心主要集中于手术、精力水平和身体意象。同样，他们的担心程度也与精神状态和日常功能相关。相较于疾病活动度评分，担心程度与卫生服务利用的关系更为密切。

Irvine 等发明了炎症性肠病问卷（inflammatory bowel disease questionnaire，IBDQ）。该问卷共有 32 个问题，分为 4 类，分别是肠道症状（10 个问题）、全身症状（5 个问题）、情绪功能（12 个问题）、社交功能（5 个问题）。根据各项的发生频率使用一个满分为 7 分的李克特量表评分，问卷总分为 32 ～ 224 分。最近，也有简化版的问卷出现。IBDQ 在多组人群及随机对照研究中均有验证。然而，IBDQ 虽然广泛应用于 CD 患者，并被认作是评定 CD 患者生活质量的金标准，但还未正式用于评估 CD 患者术后的生活质量。

**2. 效用评估法** 效用是指个体对与死亡或完全健康相关的特定状态的倾向。完全健康的效用值为 1，死亡则为 0。不完全健康状态的效用值则为 0 ～ 1。效用值的评估可以使用分散法或整体法。分散法是指个体对一系列健康方面问题分别评估自身的功能。整体法是指个体根据自身健康状态，考虑生活质量的各个方面做出的评估。

以上两种评估效用值的方法为标准博弈法或时间权衡法。标准博弈法中，效用值的计算是基于患者希望获得普通健康而不是现有健康状态的意愿。而时间权衡法中效用值的计算是基于患者愿意放弃的生命年数。效用评估法在区别差异或改变方面的敏感度低于心理学评估法。同样，如果使用整体法评估效用值，是无法区分哪部分的健康问题受到影响。效用评估法主要应用于健康经济学和成本 – 效用研究的政策制定。

（三）克罗恩病患者术后的生活质量

早在 50 年前，30% ～ 50% 的 CD 患者死于中毒性巨结肠时，患病率和死亡率就被作为评估 CD 结局的指标。然而现在 CD 相关的死亡在大幅度减少，急诊手术也不再多见。更重要的是，手术几乎很少作为挽救 CD 患者生命的手段。

CD 患者的最常见的手术指征即药物治疗失败或低生活质量。因此，如果想评估手术是否成功，则生活质量的评估是十分必要的。由于 CD 是慢性疾病且高发于年轻人，而手术又非治愈手段，因此选择利大于弊的手术至关重要。

一些研究发现，CD 患者的生活质量可在术后显著改善。因此，不管患者是因药物治疗还是手术治疗达到缓解状态，生活质量都会明显优于处于活动状态的患者。而且，术后的高生活质量可长期维持在缓解期。相反，一旦疾病复发，生活质量就会恶化。这一现象已被多个研究使用多种量表验证，如 IBDQ、克利夫兰总体生活质量量表、心理总体幸福感指数量表及欧洲生存质量测定量表。利用时间权衡法与直接客观问卷的效用研究也有应用。

多项研究结果表明，CD 患者术后的生活质量明显改善，再发是唯一与生活质量下降相关的因素。对于长期随访的 CD 患者来说，只要疾病不复发或再发，就可以拥有良好的生活质量。

此外，还有研究发现，腹腔镜手术较开腹手术可改善术后短期并发症。而对于远期生活质量，腹腔镜手术并无明显优势。

尽管患者对造口表现出担忧和恐惧，但很多研究仍表示拥有造口的患者可以具备良好的生活质量。这可能是由于疾病活动度的控制使得身体状态明显改善。也有研究发现，一些接受造口手术的患者在术后出现了造口相关的焦虑及抑郁。

## 二、饮食与营养支持注意事项

尽管尚不明确饮食和营养支持对于 CD 术后维持缓解有治疗性作用，但它们对于 CD 患者的症状控制及整体健康状态至关重要。营养支持并不能替代药物治疗或手术，但可作为治疗的补充部分。营养不良或需要寻求饮食与营养支持教育的患者，可以向专业的营养师咨询，获取营养状态评估及个体化治疗方案。目前尚无研究为饮食与 CD 之间的关系提供有价值的信息或证实某种特定的饮食可以持续地控制病情。

（一）克罗恩病患者术后营养状态的评估

CD 患者，特别是 CD 术后患者常有营养不良的风险。因此，术后定期监测与评估营养状态十分必要。目前有效的营养监测工具，如 SGA、NRS 2002、MUST 及 NRI 等，都是由医师通过询问一系列问题来判定患者当前是否有营养不良的风险。营养不良的风险主要包括体重减轻、食欲下降、恶心引起的无法经口进食、吞咽困难、疲劳、腹泻等。单独计算体重指数不能准确区分营养状态良好和营养不良，因此经常会误导判断。如果患者被定义为有营养不良的风险，则需由专业营养师进行一次完整的营养评估，回顾饮食史并制订个体化方案。

实验室检查对于评估铁、锌等微量元素和维生素的缺乏很有必要，但对于蛋白质 - 热量营养不良则不是特别有效。血清白蛋白水平曾被认为是评估蛋白质 - 热量营养不良的金标准。但在慢性炎症时，利用白蛋白水平作为蛋白质状况的指标是无效的。炎症时，机体诱发肝脏减少负性急性期蛋白（如白蛋白、前白蛋白和转铁蛋白）的生成，从而有利于正性急性期蛋白如 C 反应蛋白的生成来帮助对抗炎症。因此白蛋白水平偏低并不总是提示营养不良或蛋白质摄入不足，同样白蛋白水平正常也不能提示患者营养状况良好。

CD 患者术后的蛋白质需求是升高的，因此在术后随访期中需要全面回顾饮食史，如果发现摄入不足，则需补充高蛋白食物、蛋白粉或营养补充饮品。某些情况可能还需要实施肠内营养或全胃肠外营养治疗，但只有当患者经口饮食无法满足营养需求时才可以实施。单一的白蛋白水平偏低无法作为开始全胃肠外营养的指征。

### （二）克罗恩病患者术后的饮食风险

**1. 食物过敏或食物不耐受**　现有的研究表明，饮食中的抗原在一定程度上与 CD 发生发展相关，包括饮食与共生菌（个体之间有差异，健康与 CD 患者之间也有差异）之间的相互作用，饮食与遗传学（特别是有单核苷酸多态性表现时）之间的相关作用。异常细菌和（或）异常饮食营养成分都是 CD 发生发展的危险因素。而且，饮食还可影响细菌定殖，而细菌定殖在一定程度上是由遗传学决定的。事实上，饮食对 CD 的影响尚未明确，甚至在近年来还经常被忽视。然而，即使基因表达可能因营养 - 基因相关作用而间接地被修改，饮食依旧可能在 CD 的发病机制上占有非常重要的角色。肠道对肠道菌群的免疫反应可能在一定程度上受饮食调节。营养基因组学和营养遗传学在不断发展，但在预防或治疗 CD 上，可能最终都要归结于"个体化"。另外，饮食风险评估对 CD 发展的影响主要基于大规模流行病学研究的结果，尽管人群中饮食的影响可能在个体间有很大的差异性。

最容易引起不耐受的食物依次为小麦、乳制品和油菜，这些食物均为含硫食物。蛋类和红肉不耐受也很常见。值得注意的是，这些食物可能引起一些与 CD 相关的症状，但这些症状并非 CD 相关的临床表现。例如，乳糖不耐受的患者由于缺乏乳糖酶，在摄入乳制品后，可能会出现排气、腹胀和腹泻；麦麸是一种有效的粪便膨胀剂，服用后可能导致排便增多。尽管如此，特定饮食成分在 CD 复发或维持缓解中存在潜在作用。

**2. 草酸钙结石**　小肠切除术后的成年 CD 患者的肾结石发生率高达 18%。一般而言，钙离子与草酸盐结合后排出体外，但当脂肪吸收不良时，钙离子会与脂肪结合。于是循环中的草酸盐在肾脏吸收后沉积，形成结石。高浓度的尿液更容易形成结石，因此失水也是形成结石的原因之一。

饮食治疗包括低草酸、低脂饮食，以及适量液体摄入以降低尿液浓度。减少钠盐的摄入（＜3000mg/d）可促进钙离子进入循环与草酸盐结合。避免摄入维生素 C 补充剂可减少尿液中的草酸盐水平。推荐摄入钙补充剂，可在肠道内与草酸盐结合。其他因素，如低枸橼酸尿症、低镁尿症和尿酸结石，也被认为与肾结石形成有关。

**3. 肥胖**  有研究提示，CD 与肥胖关系密切，尽管尚不清楚这一发现是否验证了脂肪和脂肪因子可以产生炎性因子，但这也可能是 CD 发病机制之一。此外，CD 患者的肥胖是否与全社会肥胖率增加有关，也尚不明确。

### （三）不同手术后克罗恩病患者的饮食注意事项

**1. 怀疑有术后狭窄或梗阻患者的饮食注意事项**  怀疑有术后狭窄或梗阻的患者一般推荐低纤维饮食。果蔬的皮和纤维、坚果、玉米和大块的粗纤维肉食都可能由于体积过大，无法通过，而积聚于狭窄肠管处。为了防止狭窄或梗阻恶化，推荐松软的食物或流食，直到肠道炎症消退，狭窄或梗阻消失。由于狭窄或梗阻的存在，患者常会腹痛，影响患者食欲。必要时可口服营养制剂或采用肠内营养、全胃肠外营养等措施。

**2. 肠造口术后的饮食注意事项**  多数营养吸收发生于小肠上段，因此，行远端回肠造口术和结肠造口术的患者能够维持良好的营养吸收。而近端回肠造口和空肠造口的患者由于吸收能力下降，通常需要额外的营养支持和维生素补充。因此，其治疗策略与短肠综合征相似。

肠造口术后饮食并没有标准化的方案。一般而言，推荐低纤维饮食 4～6 周后，回到正常饮食。由于个体差异的存在，患者通常需要经历一个饮食适应期，来确定哪些食物会引起不适或影响粪便排出量。

术后患者可采用营养补充剂，能够有效补充额外所需的能量、蛋白质和营养物质，特别是在术后的前几周。很多商品化产品含糖量很高，由于渗透负荷可能增加粪便排出量，特别是有回肠造口的患者。然而，营养补充剂最好能够在配方上呈现多样化，这样会有更好的耐受性。例如，高蛋白质低糖类的配方更适合糖尿病患者，增加耐受性。应该鼓励患者小口慢服并试验不同配方营养补充剂，直到他们找出最能满足他们需求的一种。

结肠造口术一般在结肠末端，因此更可能保留吸收水分、钠和钾的功能，患者粪便接近正常黏稠度，故预防便秘十分必要。接受回肠造口术的患者缺乏结肠吸收水分和电解质的能力。由于功能性结肠的缺失，钠和钾大量丢失，因此，盐的摄入量应该放宽标准。富含钾的食物包括香蕉、哈密瓜、牛奶、酸奶和烹调过的蔬菜，这些食物在耐受的情况下应该多食用。该类患者还倾向处于脱水状态，可能还需要额外的水分以弥补丢失。然而，饮用纯水可能会导致粪便排出量的增加。这些粪便排出量大的患者最好能够服用一些低渗性的 ORS，ORS 含有电解质可以促进水分在回肠吸收。这些患者还应限制其一次性摄入大量水分及饭前饭后 30min 内摄入水分，特别是在术后初期。

小肠水分吸收能力下降引起液体粪便增多，而黏稠的粪便会减慢其移动速度，从而使得营养物质更好地吸收。对于接受回肠造口术的患者来说，一些食物可以使粪便黏稠，如土豆、白米饭、燕麦、苹果酱、花生酱、香蕉、白面包、低纤维饼干和棉花糖。

食物若消化不完全可能会引起造口梗阻。梗阻更易发生于回肠造口，结肠造口也可出现。爆米花、蘑菇、玉米、豆类、富含纤维的蔬菜（如芹菜、豆芽）和干果可能引起肠梗阻。而将果蔬削皮、充分烹煮食物并咀嚼完全可以最大限度减少肠梗阻的发生。

另外，气味同样是困扰造口患者的问题之一，因此应减少特定食物的摄入，如大蒜、洋葱、鸡蛋、豆类和芦笋。

**3. 短肠综合征的饮食注意事项**　许多短肠综合征患者最初都需要全胃肠外营养。然而，即使患者只剩余 50～60cm 小肠，经口饮食依然可以在一定程度上满足营养需求。短肠综合征的患者回归正常饮食受多种因素的限制，如剩余小肠的长度、剩余小肠的分段、是否还有完整的回盲瓣、小肠适应及吸收的能力。小肠切除超过 60cm 的患者易有营养物质吸收不良，特别是维生素 $B_{12}$ 的吸收。完整结肠的存在有助于预防脱水和丢失电解质。饮食的选择和组成都可能会影响粪便的排出和营养吸收。糖类和发酵性纤维可在结肠生成短链脂肪酸，后者是重要的能量来源。

短肠综合征患者的饮食治疗根据类型不同可分为有完整结肠的患者和没有完整结肠的患者。拥有完整结肠的患者推荐低脂、高糖类、高蛋白质饮食以满足个体需求。没有完整结肠的患者推荐高脂、低糖类、适量蛋白质饮食以满足营养需求。其他有关短肠综合征患者饮食的建议包括：限制摄入饮食中的水分以减缓粪便移动速度，减少摄入高渗性液体，推荐摄入等渗性液体如 OBS。

患者应咨询注册营养师，协助管理饮食。营养师应建议患者最大限度地增加营养物质摄入，并减少肠外营养的需要量。不要低估全胃肠外营养小幅下降的好处。减少全胃肠外营养的输注，哪怕是几小时，都能够给患者更多的自由进行短途旅行及少量工作、减少在浴室的时间及减轻肝脏负担。

### （四）克罗恩病患者术后饮食推荐

**1. 推荐低纤维、低渣饮食或流食**　长期腹痛的 CD 患者多伴有肠梗阻，可尝试少渣饮食，以期缓解腹痛等相关症状。少渣饮食主要包括精制谷物类、瘦肉、蛋类、过滤蔬菜汁或嫩叶菜、过滤果汁、动植物油等。既往研究结果显示，对于肠梗阻患者，少渣饮食可显著降低食物残渣的摄入量，对缓解腹痛有明显优势。

**2. 保证充足的能量供给**　营养支持对于 CD 患者来说至关重要。一方面是由于 CD 患者容易产生营养不良，具体原因如下：CD 患者食欲下降；CD 患者术后对能量的需求增大；CD 患者对三大营养物质、水、维生素及矿物质的吸收及消化能力下降。另一方面是因为良好的营养状态有利于术后机体的恢复。因此，术后保证充足的能量供给，恢复和保持良好的营养状态是 CD 患者术后治疗的一个重要方面。正常成年人每天需经口摄入能量 25～35kcal/kg 和蛋白质 1.0～1.5g/kg，来满足日常营养需求，CD 术后患者则需要更高的摄入量。

**3. 避免高硫饮食**　主要的含硫和硫酸盐饮食包括牛奶、奶酪、蛋类、红肉（牛肉、羊肉和香肠）、猪肉、鲑鱼、鲱鱼、贝类、十字花科蔬菜、白豆、黄豆、扁豆、玉米、米饭、果蔬干、番茄汁、坚果、亚硫酸化的葡萄酒、干果和甜酒等。以上有很多食物与 CD 症状相关。

硫的结肠毒性作用已在由右旋葡聚糖硫酸钠诱发的啮齿类动物急性结肠炎模型中得到验证。硫化合物的毒性作用在离体的结肠细胞上表现得最为明显。硫酸盐还原菌产生硫化氢，硫化氢是一种 pH 为 6.0 的酸，接着被结肠的碳酸氢盐转化为阴离子形式的硫化物。

阴离子形式的硫化物会降低结肠细胞对丁酸盐这一结肠细胞首选代谢燃料的利用。健康人在食用红肉后，粪便中硫化物的浓度会升高。体外研究大鼠和人类结肠组织发现，灌注硫化物可引起上皮细胞凋亡、杯状细胞耗竭及细胞增殖增加。硫化氢可被结肠细胞快速吸收，并被氧化成硫酸盐或被硫醇甲基转移酶甲基化。以上是硫化氢的解毒过程，但只有它被结肠细胞吸收后才能进行。另外，5-ASA 可抑制结肠细菌生成硫化物。事实上，这也可能是 5-ASA 的作用机制之一。

此外，还有另一种可能是高硫饮食促进内皮炎症的机制。高甲硫氨酸饮食（ > 4.5 ～ 6g/d ）可导致血浆和血清中高半胱氨酸浓度升高。细胞内高半胱氨酸含量增加，可促进单核细胞向内皮细胞黏附，并与尿液中新蝶呤（一种炎症标志物）含量增多相关。VCAM-1 表面表达激活，促进单核细胞化学吸附蛋白分泌。现已发现 CD 患者中血浆和结肠黏膜中高半胱氨酸含量增加。因此 CD 患者在术后应尽量避免含硫饮食，以预防 CD 的复发与再发。

**4. 避免高草酸盐饮食**　末端回肠切除或残余结肠与小肠吻合后有明显脂肪吸收不良的患者，可能需要低草酸盐饮食。这些患者容易形成草酸盐肾结石。富含草酸盐的食物包括豆类、动物内脏、海产品、茶叶、坚果、芹菜、青椒、香菜、菠菜、甜菜、甘蓝菜科的蔬菜等。

**5. 乳糖摄入不受影响**　研究发现，乳糖不耐受在人群中并不少见，其原因是小肠上皮缺少乳糖酶。富含乳糖的食物是饮食中钙的主要来源。乳糖不耐受会导致腹痛、腹胀、腹泻、排气增多等症状。由于乳糖不耐受的症状和炎症性肠病的症状十分相似，从而区别两者很困难。

一般而言，乳糖不耐受与 CD 无关，目前也没有流行病学数据表明，乳制品是 CD 发病的病因之一。除非乳糖不耐受先于 CD 症状出现或 CD 病变位于近端空肠（乳糖酶所在位置）。如果食用乳制品后出现腹泻、腹胀，则说明可能存在乳糖不耐受。此时需通过氢呼气试验验证，如证实确有乳糖不耐受，则需限制饮食中乳糖的摄入。

**6. 推荐低可发酵的寡聚糖、二糖、单糖、多元醇（fermentable oligosaccharides, disaccharides, monosaccharides and polyols, FODMAP）饮食**　最经典的控制食物不耐受的方法是进行敏感食物排除法，以判断哪种食物移除饮食后，症状会有改善。FODMAP 饮食主要包括常见的糖类和淀粉。存在排气、腹胀、腹泻甚至便秘，特别是在术后处于疾病缓解期的患者，减少摄入可发酵的糖类可能是有效的。在过去的十年中，大量的研究发现减少可发酵的糖类摄入可有效减轻上述症状。FODMAP 饮食（表 18-1）包括牛奶、水果、蜂蜜、玉米糖浆来源的糖类，以及小麦、洋葱、蔬菜、豆类来源的纤维。这些 FODMAP 饮食很难在小肠内被吸收，当进入结肠后，结肠内细菌可以此为食，并产生二氧化碳、氢气和甲烷。这种吸收障碍可引起多余气体的产生、腹胀型腹痛、腹泻或便秘。饮食治疗方案包括消除饮食中所有来源的 FODMAP 的排除饮食，并观察患者的症状是否有改善。在经过排除饮食期后，应进行 FODMAP 激发饮食，即重新摄入这些特殊的糖类与纤维，观察患者症状是否有反复。专业营养师应帮助患者理解并遵守饮食方案，不强加过多额外的限制，并防止进一步营养不良的风险。

表 18-1　富含 FODMAP 饮食的糖类

| 果糖 | 蜂蜜，多种糖浆，苹果、梨、西瓜等水果 |
| --- | --- |
| 果聚糖 | 小麦、大麦、黄豆等谷物，洋葱、芦笋、卷心菜、大蒜、韭菜等蔬菜 |
| 乳糖 | 各种乳制品 |
| 多元醇 | 多种人造甜味剂（山梨糖醇、甘露醇、麦芽糖醇、木糖醇等），苹果、梨、油桃、杏、梅子等水果，蘑菇 |
| 半乳糖寡糖 | 坚果、豆类等 |

## （五）克罗恩病患者术后的营养支持

CD 患者由于常存在摄入不足、吸收不良、能量消耗及丢失增加，从而存在营养不良。有超过 80% 的患者受到体重下降的困扰。营养支持治疗不仅可以提高机体的营养需要，改善患者的营养状态，又可调节其炎症反应，故营养支持与药物、手术治疗具有同等重要的作用，为 CD 的重要治疗手段。

**1. PN**　一般作为维持营养储备的支持性治疗而非首选治疗方案。处于急性期的 CD 患者，文献中一直建议联合完全肠道休息和使用 PN 可有效缓解病情。荟萃分析结果提示，禁食并使用全胃肠外营养 3～6 周可使急性期 CD 临床缓解率高达 64%。然而大多数研究中，泼尼松与 PN 联合用药，使得难以区分究竟是肠道休息联合 PN 的效果还是泼尼松的疗效。有约 10% 的患者可能出现 PN 相关并发症，包括中心静脉置管引发的气胸、导管性脓毒症及多种代谢性并发症，因此，在采用一种疗效不明确的治疗手段前，应考虑到其潜在风险。

**2. EN**　EN 的使用可选择经口给予或经放置在胃或小肠的饲管给予，由于疗效明显，其可作为 CD 患者的首选治疗方案。荟萃分析结果提示，使用要素型肽类营养制剂或非要素型营养制剂 3～6 周，可使临床缓解率达到 68%，这与肠道休息联合 PN 的缓解率相似，并与激素类药物的缓解率相当。

要素型或半要素型营养制剂较含有整蛋白的非要素型营养制剂并无明显优势，且通常价格更高。非要素型 EN 制剂明显改善处于活动期的 CD 患者的病情，而非定期经口饮食的原因尚不明确。这可能与 EN 制剂的液态组成或无菌性有关。添加有长链甘油三酯和 PUFA 的营养制剂可能增加 CD 的复发风险，也有研究得出相反的结论。关于 EN 应用于 CD 患者的系统评价不易开展，因为对照试验有限（仅 2 项），且研究设计多有不同。

此外，EN 可以维持肠道黏膜免疫屏障，并对稳定肠道菌群有着重要作用。EN 对 CD 患者具有诱导缓解作用，同时对维持缓解也有一定作用，同时能改善患者的营养状态，为任何其他药物均不具备的优点，尤其适用于青少年及儿童患者，在英国等欧洲国家，EN 为儿童 CD 新发病例的一线治疗方案。

EN 主要包括由结晶氨基酸为氮源组成的要素型营养制剂（如维沃、爱伦多），不需要消化过程即可吸收；由蛋白质水解产物（如百普力）；以完整蛋白为氮源组成的非要素型营养制剂（如能全力、能全素）。

**3. 鱼油与谷氨酰胺**　以往研究显示 $\omega$-3 PUFA 如 EPA 和 DHA 有抗炎作用，而 $\omega$-6 PUFA 有促炎作用。富含 $\omega$-6 PUFA 的饮食与 CD 高发相关。而富含 EPA 和 DHA 的鱼油添加剂则可降低某些炎症因子的产生。然而，大型随机对照试验结果显示，CD 患者服用鱼油补剂（$\omega$-3 PUFA）并不能改善疾病活动度。但是仍鼓励 CD 患者减少 $\omega$-6 PUFA 的摄入，增加 $\omega$-3 PUFA 的摄入。富含 $\omega$-3 PUFA 的食物包括三文鱼、金枪鱼、亚麻油、亚麻籽粉等。

与之相似的是，服用谷氨酰胺补剂对于 CD 患者也无益处。在动物实验中，甚至提示谷氨酰胺的使用可能加重 CD。

## 三、预防性药物治疗

CD 术后一般推荐进行预防性治疗。巯嘌呤类药物较单一的美沙拉嗪或甲硝唑在预防临床再发和内镜下再发都有显著优势。伴有术后早期再发风险的患者，建议选择 AZA 或 6-MP。大剂量的美沙拉嗪也可作为接受单一回肠切除术的患者的选择之一。甲硝唑对回结肠切除术后有效，但接受度不高。预防性治疗开始的最佳时间是术后 2 周内，尽管已有研究证实早期预防性治疗并不优于晚期预防性治疗。预防性治疗应持续至少 2 年时间。

### （一）美沙拉嗪

美沙拉嗪是一种安全性较好的药物，但在预防术后再发的效果上，仍有争议。在 20 世纪 90 年代，几项随机对照试验研究证实，术后早期口服美沙拉嗪可减少再发并减轻其严重程度。1997 年的一项荟萃分析显示，美沙拉嗪对预防术后再发优于术后对照组。该荟萃分析分别在 2000 年和 2003 年经历过两次更新。2000 年更新后，依然倾向于术后使用美沙拉嗪。2003 年二次更新后认为，由于美沙拉嗪的效果有限，对于一些无症状低再发风险的患者，也可考虑不进行预防性治疗。最新的荟萃分析显示，美沙拉嗪与安慰剂相比，在预防术后复发方面效果一般，只有在免疫抑制治疗无法实施或患者有相关禁忌证时才考虑应用。因此，目前并不推荐术后预防性使用美沙拉嗪。

### （二）抗生素

**1. 甲硝唑**　推荐的甲硝唑使用方案是：术后服用甲硝唑 [20mg/（kg·d）] 3 个月。该方案可显著减少 1 年随访期内的内镜下严重再发，尽管这种效果无法持续至 12 个月以上。临床再发也会相应地延迟，这也是最重要的影响。如果在术后 3 个月后停止服用甲硝唑，则 2～3 年后在降低临床再发率上则不再具有优势。

**2. 奥硝唑**　一种硝基咪唑类抗生素。推荐的奥硝唑使用方案如下：术后服用奥硝唑（1g/d）1 年。在 1 年的随访期中，其也可有效预防 CD 患者的术后再发。与甲硝唑类似，临床再发率只在 1 年内降低，在 2～3 年则不会降低。同样和甲硝唑类似，在治疗中断后，良好的疗效无法持续，因此这一方案也不被广泛接受。由此可见，咪唑类抗生素对预防术后再发有明确疗效，但由于其长期服用的副作用，在临床实践中甚少使用。

### （三）巯嘌呤类药物

AZA 或 6-MP 广泛应用于预防 CD 术后再发，特别是高危 CD 患者。推荐的 AZA 使用方案：术后服用 AZA 2mg/（kg·d），共 12 个月。AZA 可显著预防术后临床再发，特别是对曾接受过肠道切除术的患者有良好的效果。

## （四）抗 TNF 单抗

英夫利西单抗等抗 TNF 单抗是预防术后再发的有效治疗药物之一，被推荐作为高危的再发患者、AZA/6-MP 治疗失败患者、不能耐受 AZA/6-MP 患者的预防性治疗药物。已有多个小规模随机对照和前瞻性开放标签试验发现，英夫利西单抗与阿达木单抗对预防术后再发的疗效优于安慰剂、美沙拉嗪和 AZA。

推荐的英夫利西单抗的使用方案：术后 4 周内接受静脉注射英夫利西单抗（5mg/kg），术后 1 年内每 8 周注射 1 次。英夫利西单抗组 1 年内内镜下再发率显著降低，但临床缓解率并无明显优势。目前还没有数据证实其他抗 TNF 单抗治疗预防术后再发的效果。

有关术后自然病史的研究显示，尽管多数患者会疾病复发，但并非所有患者都是如此。因而，如在术后对所有 CD 患者都予以抗 TNF 单抗治疗，则属过度治疗。另外还需要注意的是，抗 TNF 单抗治疗的花费不菲，且可增加感染风险。有研究证实，使用生物制剂治疗的患者体内可产生抗药抗体，进而减弱治疗应答，还可能造成严重的过敏反应导致最后无药可用。

## （五）其他

临床上还可见其他预防性治疗手段，如益生菌、合生元、IL-10 等。但现有研究中，尚无对照试验可证实这些治疗手段对预防 CD 术后再发有效。

## 四、定期检查

术后规范长期的药物治疗可使 CD 患者维持在缓解状态，但同时也可能带来一些副作用。因此，CD 患者术后需要长期密切监测，以预防可能出现的药物治疗引发的并发症。目前尚无单一的金标准可以明确判断患者的症状，因此大多数时候，临床上都需要结合多项检查手段综合判断。

### （一）影像学检查

影像学检查依然是目前监测 CD 术后的一项重要手段，主要包括 CT、MRI 和超声，但应用时应注意一些检查限制。如 CT 检查的应用也存在一些限制，某些患者对造影剂过敏，既往患有慢性肾病的患者可能在静脉注射造影剂后病情恶化，以及一些患者对接受累积辐射的担忧。而对于 MRI 检查的应用，同样存在一些限制，包括幽闭恐惧症、金属植入物史，以及患有慢性肾病的患者静脉注射钆后可能发生严重的肾源性系统性纤维化。

**1. CT** CT 技术的应用十分广泛，得益于其快速检查的优势。CT 技术可迅速评估患者，并可对脓肿、肠梗阻、肠穿孔及其他腹部异常做出准确诊断。这些都有助于监测 CD 患者术后是否有再发与复发。然而，长期反复暴露于 CT 检查的电离辐射中，可能会增加恶性肿瘤的患病风险。

**2. MRI** 是评估疑似或确诊有瘘的 CD 患者的关键检查手段。此外，合并有 PSC 的患者，MRCP 可评估胆管狭窄并指导其处理。

**3. CTE/MRE**　总体上都是安全有效的。这些横断面成像技术与内镜检查在评估、监测 CD 患者术后再发、复发上相互补充，形成一套完整的方案。CTE/MRE 都可以方便地诊断病变范围，特别是针对小肠病变。在观察治疗效果上，两者没有明显的差异。MRE 的优势在于，避免患者暴露于电离辐射，而 CTE 应用更为广泛。

**4. 小肠钡剂造影( small bowel follow through, SBFT )**　随着 CTE 与 MRE 的广泛应用，SBFT 的使用逐渐减少。相应地，熟练操作 SBFT 的放射学家也在逐渐减少。然而，由于地区条件限制，SBFT 在某些地区依然是评估小肠 CD 黏膜病变的检查手段之一。SBFT 可显示小肠肠腔内病变、小肠狭窄和小肠动力。然而 SBFT 对于检查除肠瘘外的肠腔外并发症效果有限。

## （二）内镜检查

确诊 CD 术后再发或复发的金标准为内镜检查。此外，内镜检查还可在内镜下病变部位获取病变黏膜组织。黏膜愈合也逐渐作为 CD 长期随访时的重要终指标之一，被广泛接受。

黏膜愈合与长期临床缓解、并发症的预防、手术风险的降低均相关。有很多评估 CD 患者的评分系统都将内镜下发现纳入，包括 Mayo 评分和 SESCD。这些评分系统主要用于临床试验中，在日常临床实践中应用较少。然而，这些评分系统强化了内镜在病因不明时评估症状（如腹痛、腹泻）的重要性，并决定治疗效果是否合适。

胶囊内镜是监控 CD 术后长期随访的另外一项方式。尽管它更像是一种影像学成像技术，但它却是众多胃肠病学专家的诊断工具。胶囊内镜对诊断 CD 早期和晚期病变都很敏感，特别是在初次诊断时，可为小肠镜检查获取小肠型 CD 患者的病变组织提供目标病变部位的位置。胶囊内镜代替 CTE 或 MRE 可作为评估小肠病变的替代手段。约有 1% 的患者在接受胶囊内镜检查时，可能在肠道梗阻或狭窄部位发生嵌顿，CD 术后患者发生嵌顿的风险更高。如果肠道梗阻或狭窄阻碍了胶囊内镜通过，就可能要借助内镜或手术回收胶囊内镜。吞服胶囊内镜几周后，若医师不能确定胶囊内镜是否通过肠道，则需进行 X 线检查以明确其位置。

Patency® 胶囊内镜是一种新型的可溶性胶囊内镜，可作为一项非侵入性检查手段，评估消化道病变。已有临床试验发现，Patency® 胶囊内镜是评估小肠病变的有效手段，即使临床和影像学检查发现小肠梗阻，Patency® 胶囊内镜也可安全地用于这些患者的检查中。横断面成像技术可与 Patency® 胶囊内镜联合应用，安全地应用于 CD 术后患者的胶囊内镜检查中。

内镜不仅可以作为 CD 术后的一项检查评估手段，还可以作为 CD 术后相关狭窄的治疗手段。EBD 可安全有效地治疗狭窄、缓解症状，并可避免手术切除受累部位。

内镜是检查结肠和末端回肠的最有效的检查手段。对于结肠型 CD 患者，患有结肠癌的风险较高，结肠癌的患病风险随病程时间的增长而升高。Meta 分析提示，结肠型 CD 患者患病 10 年的结肠癌风险为 2%，病程到 20 年时，风险增长为 8%，而病程到 30 年时，风险高达 18%。因此 AGA 指南推荐，CD 患者患病 8 年后，应至少进行 1 次结肠镜检查，之后每 1 ~ 2 年 1 次。

（三）实验室检查

CD 患者术后常用的实验室检查包括全血细胞计数、粪便钙卫蛋白、C 反应蛋白和粪便检测（如粪便培养、粪便寄生虫检测，特别是粪便艰难梭菌毒素 A 和 B 的检测）。

**1. 全血细胞计数**　可用于评估患者整体健康状况，并发现某些异常。血红蛋白的急性或进行性下降预示存在失血，则考虑有肠道炎症。白细胞计数上升，也应考虑有活跃的炎症（可能由于肠道炎症，甚至脓肿的存在）。血小板增多也可预示感染的存在，然而特异性不高。接受药物治疗的 CD 患者的白细胞计数参考意义不大。例如，使用激素时，可出现白细胞增多，而使用免疫抑制类药物，如 AZA 和 6-MP 时，可出现白细胞减少。

**2. 粪便钙卫蛋白**　粪便钙卫蛋白水平已经作为检测 CD 活动性的常用指标。已有研究证明，粪便钙卫蛋白的上升水平与临床疾病活动度和内镜下炎症活动度评分水平上升呈正相关，且预测性具有高度的敏感性与特异性。此外，粪便钙卫蛋白水平的上升还可以作为术后复发先于临床症状出现的指征之一。大多数严重的疾病表型（与不良预后相关），如梗阻，与高水平的粪便钙卫蛋白相关。

**3. C 反应蛋白**　已有很多研究显示，C 反应蛋白与临床和内镜下活动度指数均相关。然而，并不是所有处于活动期的 CD 患者都表现为 C 反应蛋白升高。此外，C 反应蛋白并不是 CD 的特异性指标，在其他炎症状况下，C 反应蛋白也可能升高。因此，C 反应蛋白仅可作为评估 CD 活动性及复发的参考指标之一，还需要借助其他手段综合评估。

**4. 服用维持缓解药物后的实验室检查**　美沙拉嗪是 CD 的常用药物之一，可能会导致间质性肾炎，引起严重的肾功能损害。虽然间质性肾炎非常少见，也没有指南要求监测服用美沙拉嗪的患者的肾功能，但由于该副作用的潜在严重性，通常要求在服用美沙拉嗪之前及服用后的每 6 ～ 12 个月进行 1 次肾功能检测。

免疫调节类药物，如 AZA 或 6-MP，常与骨髓抑制相关，已证实可引起白细胞计数下降和肝酶升高。一般来说，在服用免疫调节类药物之前及服用后的每 2 ～ 3 个月，需要严密定期监测全血细胞计数。肝酶水平的检测一般在服用药物之前及之后的每 3 ～ 6 个月进行 1 次。同样地，MTX 也有骨髓抑制与肝脏毒性的特点，因此服用 MTX 的患者也需要定期检测全血细胞计数及肝酶水平，在服用 MTX 初期，需频繁进行血液学检测（每 1 ～ 2 周 1 次），待药物剂量稳定后，还需要长期定期（每 1 ～ 3 个月）地进行血液监测。

尚无明确的研究结果建议定期对接受生物治疗，如抗 TNF 单抗（英夫利西单抗、阿达木单抗、戈利木单抗和赛妥珠单抗）和抗整合素药物（那他珠单抗和维多珠单抗）的患者，进行实验室检查。但如果每 6 个月定期进行血液学检查，包括代谢功能全套试验和全血细胞计数，对接受生物治疗的患者来说，仍有益处。服用那他珠单抗的患者，还需每 6 个月监测 JC 病毒抗体水平，因为其进行性多灶性白质脑病（与 JC 病毒相关）风险增加。而该检测对于服用维多珠单抗的患者来说，并不必要。

对于接受生物治疗（抗 TNF 单抗，如阿达木单抗和英夫利西单抗）及免疫调节药物的 CD 患者，我们能够通过定期的实验室检查找到合适患者的个体化治疗方案，这一手段称作治疗药物监控，在近年来越来越受到重视。

检测 AZA 和 6-MP 的代谢产物 6-TGN 和 6-MMPR 可以避免药物不良反应，调节合适的药物剂量。服用阿达木单抗或英夫利西单抗的患者，药物水平检测和抗体检测可以帮助临床医师判断患者对该药物的耐受情况和该次治疗成功与否，并为患者所处的疾病状态提供线索。这些检测结果可以指导更为合理的用药方案，及时改用其他药物。尽管频繁的血液学检查似乎有些不便与不适，但主动医疗总是会比被动医疗更为有效，特别是对 CD 患者来说。

目前几乎没有关于 CD 患者术后定期血液学检查的研究。然而，绝大多数的药物治疗都有潜在的副作用，需要定期进行血液学检查。

## 五、复发、再发及其处理

### （一）复发

过去观点认为，复发是指确诊 CD 的患者在处于临床缓解期时，短期内出现一系列症状。目前的观点更倾向于利用实验室检验指标、影像学检查、内镜等手段定义复发。临床试验中，CDAI 评分也常作为复发的诊断指标之一。当 CDAI 评分超过 150 分，且较前升高超过 70 分时，可定义为复发。但 CDAI 评分在评价复发时仍有争议，也有观点认为应将评分标准定义为超过 250 分。

复发可被分为罕见型（≤ 1 次 / 年）、常见型（≥ 2 次 / 年）和持续型（一直处于活动期，无缓解状态）。这样的分型方式似乎有些不够严谨，但在临床上是具有一定意义的。

### （二）再发

再发是指 CD 患者外科切除术后再次出现病变。与复发不同，再发则更强调症状的再次出现。

形态学的再发是指在完全切除病变部位后，新出现 CD 病变，常在内镜、影像学检查或术中发现，见于"新"回肠末端和（或）吻合口处。目前内镜下再发根据 Rutgeerts 等制定的标准进行评估和分级：0 级，无病变；1 级，少于 5 处口疮样病变；2 级，超过 5 处口疮样病变，且病变间有正常黏膜组织，或较大的跳跃性病变，或存在回结肠吻合口处的病变（< 1cm）；3 级，弥漫性回肠炎症伴有弥漫性炎性黏膜；4 级，弥漫性回肠炎症伴有较大溃疡、结节或狭窄。仅有肠道充血或水肿并不被认为是再发的表现。同样地，所有超声或 CT/MRI 发现的术后改变都不能作为疾病再发的特异性指标。

据研究报道，术后 1 年，手术吻合口及其邻近部位的内镜下再发率为 70% ～ 90%。超过 50% 的患者会在 5 年内因为再发接受二次手术，这一数字会在术后 20 年内增长到 70%。预防术后再发对于预防疾病复发和再次不良结局（如手术）都至关重要。然而 CD 术后合理的监控与治疗措施仍具有争议。

### （三）克罗恩病术后再发危险因素

现有研究显示，吸烟、既往肠道手术史（包括阑尾切除术）、穿孔表现、肛周病变、大范围的小肠切除术都是 CD 术后再发的危险因素。若缺乏预防性治疗，CD 术后再发的风险会明显升高。

也有一些研究显示，疾病初发的年龄、性别、病程长短，手术切缘、手术类型也与 CD 术后再发相关，但这些指标的相关性仍有争议。多项随机对照试验与 Meta 分析验证，预防性的药物治疗对预防 CD 术后再发有效。然而，目前尚缺乏特异性的预测 CD 术后再发的指标。

### （四）预防克罗恩病术后再发的药物治疗

**1. 低度优势组：益生菌、5-ASA、激素**　益生菌可预防疾病再发，这可能与其改变菌群，从而预防再发有关。然而，尚无研究能够证明术后使用益生菌类药物对预防再发有效。5-ASA 类药物由于其副作用较小、价格低的优势，也被考虑用于预防再发，然而研究结果时好时坏，其预防临床和内镜下再发的效果并不确定。激素类药物（全身性应用和布地奈德）在预防术后再发上几乎无效。

**2. 中度优势组：抗生素、免疫调节药物**　有研究结果表明，细菌是 CD 术后再发的重要原因之一，因此不少研究开始关注抗生素在预防再发的应用。硝基咪唑类抗生素（甲硝唑和奥硝唑）是研究最为广泛的药物。如果患者可以耐受，最好在术后服用 3 个月的甲硝唑。为尽可能降低神经病变风险，每天用量不应超过 1g。

免疫调节药物单一疗法在减少术后再发上也有一定效果。服用巯基嘌呤可有效预防 1 年内的严重内镜下再发（2～4 级），但预防更为严重的病变（3～4 级）则效果有限。此外，服用巯基嘌呤还可有效预防术后 2 年内的临床再发。

**3. 高度优势组：生物治疗**　现有研究发现，生物治疗对减少 CD 术后再发最为有效。接受英夫利西单抗治疗可显著降低 1 年内内镜下再发（2～4 级）。在之后的随访期中，持续使用英夫利西单抗的患者可在术后 2 年内维持缓解状态。此外，术后 1 年未接受抗 TNF 单抗治疗，并导致术后内镜下再发的 CD 患者，在使用英夫利西单抗 1 年后，内镜下病变明显缓解，之后由于无再发而停用药物，于第 2 年再次出现内镜下再发。这意味着对于高危患者来说，早期和连续的药物治疗十分必要。

阿达木单抗对预防术后再发也是有效的。Savarino 等通过研究 51 名 CD 患者发现，使用阿达木单抗的患者，术后 2 年再发率仅为 6.3%，而使用单一服用 AZA 和美沙拉嗪的患者，复发率高达 64.7% 和 83.3%。

### （五）克罗恩病术后再发的监控

CD 术后治疗应遵循个体化原则。早期评估并确定预防疾病再发相关治疗的好处在 POCER 的初步研究结果中已经得到体现。该研究发现，术后立即接受治疗的患者，如果出现再发，则加强药物治疗，并在术后 6 个月接受结肠镜检查随访，这样的患者结局明显要优于术后立即接受合理药物治疗但没有进行早期结肠镜评估的患者。

低风险患者是指接受首次手术超过 10 年，且仅有一处小纤维化病变（＜10cm）。这些患者疾病进展缓慢，因此最初并不需要长期治疗。而对于高风险患者，如抽烟、有穿透性病变或肛周病变、曾有肠道切除术史的患者，应考虑在术后开始或持续使用抗 TNF 单抗联合免疫调节药物治疗。不符合上述两种分类的患者被归类为中度风险患者，这些患者在术后需接受单一免疫调节药物治疗。

关于患者术后的监控措施，尚无标准的流程。由于术后前 2 个月，钙卫蛋白水平维持在高水平，且出现再发的 CD 患者的钙卫蛋白水平也较高，因此一般在术后 3 个月时检测粪便钙卫蛋白含量。由于粪便钙卫蛋白＜ 100mg/kg 可以高特异性地预测无黏膜病变，因此对于粪便钙卫蛋白＜ 100mg/kg 的患者，需持续检测或再次检测粪便钙卫蛋白水平，或在 6 个月时行结肠镜检查。若在 6 个月时结肠镜检查提示病变程度为 i0 ～ 1 级，或仍低于 100mg/kg，则维持患者当前的治疗方案。

有研究表明，钙卫蛋白水平高于 100mg/kg 的患者需要在术后 6 个月时接受一次结肠镜检查。然而评估患者再发风险主要还是根据钙卫蛋白水平。Sorrentino 等研究显示，术后无再发的患者粪便钙卫蛋白水平低于 200mg/kg。因此，如果患者的粪便钙卫蛋白水平高于 200mg/kg，则建议在术后 3 个月时优化或增加药物治疗，并在 6 个月时行结肠镜检查。对于粪便钙卫蛋白水平在 100 ～ 200mg/kg 的患者，建议维持当前药物治疗，并在 6 个月时行结肠镜检查。

结肠镜检查时，病变等级 i0 ～ 1 级时，当前药物治疗可以考虑继续。当病变等级达到 i2 级或更高时，应考虑开始、优化或增加药物治疗。此时可以考虑开始使用免疫调节药物或抗 TNF 药物治疗，或优化当前免疫调节药物或抗 TNF 单抗的剂量。为了确认免疫调节药物的剂量足够，当需要增加剂量时，需进行代谢分析，或考虑改用别嘌醇。

关于抗 TNF 单抗时的监控，取决于抗 TNF 单抗水平和是否使用抗体，包括增加剂量，减少剂量间隔，改用其他同类药物治疗，或改用别类药物治疗。使用何种治疗方案取决于对患者病史、检查、药物治疗监控的仔细评估。一旦患者的药物治疗方案被优化，并且每 6 ～ 12 个月利用粪便钙卫蛋白水平或结肠镜检查评估术后再发是否稳定。如果出现再发的客观证据，则推荐利用上述流程优化药物治疗方案。

### （六）克罗恩病术后再发的诊断

结肠镜检查可明确是否有形态学再发及其严重程度，并可预测其临床病程，因此结肠镜检查是诊断 CD 术后再发的金标准。术后 1 年内行结肠镜检查是必要的，这可能影响药物治疗方案的调整。

CD 术后再发的诊断主要依靠临床症状或内镜下表现。但有时临床症状很难与其他术后表现相区别，如粘连性肠梗阻引起的腹痛，结石或肠动力障碍、胆盐吸收障碍引起的腹泻或肠内细菌过度繁殖等。CDAI 评分并不能作为术后再发预测的特异性指标，但有研究显示 CDAI 评分预测术后再发的敏感度为 30%，特异度达 89%。临床上常用一些血清和粪便内的标志物作为预测指标，如乳铁蛋白和钙卫蛋白。

多项研究显示，肠镜是预测术后再发的最敏感的手段。病理学或内镜下再发最早可在术后几周至几个月内出现。内镜下再发常出现于临床再发之前，严重的内镜下再发提示不良预后。

超声、MRE、小肠胶囊内镜作为侵入性较小的临床检查，可作为诊断 CD 术后再发的替代手段。影像学检查（超声、MR、CT）正逐渐成为 CD 术后再发的一项独立评价手段。

小肠胶囊内镜在术后 6 ～ 12 个月时诊断术后再发的敏感度与特异度和结肠镜相当，可作为一项替代诊断手段。但影像学手段在 CD 术后再发中尚无系统性研究。

# 第二节 术后并发症防治

CD 患者术后并发症的发生通常可以作为疾病复发或再发的表现。当病情控制不佳或处于活动期时，术后并发症则会出现。

## 一、肠道狭窄与肠梗阻

### （一）概述

肠道狭窄是 CD 最为常见的并发症之一。反复发生的炎性病变与溃疡在其修复后，并发的纤维化和瘢痕化是肠道狭窄发生的主要原因。纤维化是由活化的肌成纤维细胞产生的细胞外基质蛋白异常沉积引起的。

肠道狭窄主要分为两类：炎性狭窄和纤维瘢痕化狭窄。明确狭窄类型可以更好地指导治疗。严重的肠道狭窄可致肠梗阻发生。肠道狭窄常见于 CD 患者的末端回肠与回结肠吻合口。其中，手术吻合口的狭窄和梗阻是 CD 患者术后最为常见的病变部位。

### （二）处理

**1. 非手术治疗** 针对 CD 术后并发的肠梗阻，可先尝试非手术治疗。非手术治疗是以活动性炎症为主要表现的炎性狭窄的一线治疗手段，主要为营养支持疗法，包括 EN 和（或）PN 支持疗法。

非手术治疗的首要步骤是禁食联合胃肠减压、TPN 及生长抑素的综合应用。缓解肠道梗阻后，优先考虑应用 EN，而选择预消化的 EN 制剂（如百普力）可减轻胃肠道负担。EN 的最佳应用方式为 24h 持续鼻饲，并逐步增量至全量（每天 1500 ～ 2000kcal）。全量应用 EN，且改善营养状态后，才可恢复经口进食。

**2. 手术治疗** 非手术疗法无效的患者，可以考虑内镜下治疗。狭窄的治疗手段的选择还要根据狭窄的范围和位置决定。病变范围较小（＜ 5cm）且内镜可以达到的狭窄，建议采用 EBD。内镜治疗无效或病变范围＞ 5cm 的狭窄可能需要手术治疗。

恢复经口进食后反复梗阻的患者，可考虑行手术切除梗阻肠段。为避免发生短肠综合征，应尽可能地保留无明显梗阻的肠段。对无明显炎症且较短的梗阻肠段，可考虑梗阻肠段切开成形术。

## 二、营养不良

### （一）概述

营养不良在 CD 中常见，特别是处于活动期的住院患者，高达 70 ～ 80%，处于活动期的门诊患者达 20% ~ 40%。CD 术后营养不良的原因主要包括摄入不足、消耗丢失过多及药物治疗期间不良反应。CD 患者常因腹痛腹胀、恶心呕吐等胃肠道症状而自行减少饮食。此外很多药物会降低患者的食欲，如常用于术后维持病情缓解的 5-ASA 类药物，会造成患者食欲缺乏、恶心呕吐，进而引起营养不良。另一种常用药物——糖皮质激素对患者营养状况的影响最大。糖皮质激素可导致多种代谢并发症，影响 CD 患者的预后，应尽量避免长期应用糖皮质激素。经历肠道切除术的 CD 患者，肠管长度明显减少，肠道吸收面积显著不足，严重者可进展为短肠综合征，继而形成或加重营养不良。

营养不良与 CD 患者的预后显著相关。营养不良引发的低蛋白血症是 CD 术后并发症的高危因素之一，可致切口延迟愈合及切口疝的发生，还可延迟肠吻合口愈合，继而形成肠瘘。营养不良还会降低术后机体的免疫功能，增加多种感染并发症的发生率，延长住院时间，增加死亡率。

（二）处理

营养支持疗法是 CD 术后营养不良的主要治疗手段。人体能量的每天需要量为 126 ~ 146kJ/kg，蛋白质的每天需要量为 1.5 ~ 1.7g/kg。当患者机体内能量供给不足时，蛋白质将被作为能量来源为机体利用。所以给予充足非蛋白质来源的能量（如葡萄糖和脂肪），有助于术后机体蛋白质的合成，改善患者预后。

## 三、穿孔或再瘘

（一）概述

CD 患者术后再瘘可引起脓毒症、营养不良、水电解质紊乱等，因此死亡率较高，是 CD 术后较为棘手的并发症之一。术后再瘘可发生于原手术吻合口处，也可发生于新发部位。

吻合口破裂可能会引起肠内容物漏出并发展为通往腹壁切口或引流口的肠瘘。术后再瘘对于患者来说，是极为痛苦的，还需控制因肠瘘引起的脓毒症、体液丢失，并行营养支持及局部创面皮肤护理。

此外，术后再瘘还可出现在腹腔内脓肿引流后。通过手术或经皮穿刺引流腹腔内脓肿后，可引起肠瘘。这种肠瘘比吻合口瘘更易处理，因为脓肿引流后的瘘出现时间短，也更为直接。

（二）处理

CD 患者的急性穿孔的治疗方式多以手术为主。手术方式包括腹腔冲洗、穿孔肠段的切除，术后采用双套管持续冲洗引流。对于肠壁炎症水肿较重或一般情况较差的患者，可先行造口术。待患者感染控制、营养状态改善、肠粘连松解后，再行肠道重建手术。

一旦再瘘形成，几乎很难自愈或通过非手术疗法治愈，通常需要借助手术治疗。但在手术之前，通常需要控制并缓解病情，改善患者炎症和营养状态后，再予以手术处理。

在各种再瘘中，以回结肠吻合口瘘的复发率最高。因此，对于行回结肠吻合术的 CD

患者，应定期复查内镜及进行 CDAI 评分。如有复发指征，应立即给予药物治疗诱导缓解。如再瘘已经发生，可在改善一般状况后再次手术重建回结肠吻合口。

## 四、消化道出血

### （一）概述

CD 常发生消化道出血，约 40% 的 CD 患者可发生消化道出血，主要发生于病变范围较广的 CD 患者，其中多数患者仅表现为粪便隐血阳性。大量黑便、便血及消化道大出血并不多见。国外文献报道 CD 并发下消化道大出血的发生率仅为 1.2% ～ 4.0%。而国内文献报道略高，5.3% ～ 5.6%。

回肠是 CD 患者的主要受累器官，而回肠又是机体吸收维生素 K 的主要部位，所以 CD 患者多有维生素 K 的吸收障碍，继发肝脏凝血因子 II、VII、IX、X 的合成障碍，最终引发凝血机制障碍，表现为 PT 延长和 INR 增高。因此，CD 患者的出血特点为出血易止血难、出血量大、出血时间长。

### （二）处理

对于 CD 并发消化道出血，首先应恢复其凝血机制，尽早输注冷沉淀、注射维生素 K 等。对于出血量较大的患者，应注意避免单独输注浓缩红细胞，尽量补充全血液成分。若出血仍无改善，可行 DSA 栓塞止血或手术止血。

## 五、腹腔感染

### （一）概述

腹腔感染是 CD 术后并发症中处理起来最为复杂的一类并发症，是 CD 再次手术的主要原因之一。腹腔感染可发现于自发瘘与再瘘的患者中。腹腔脓肿是腹腔感染最常见的表现形式，弥漫性腹膜炎次之。腹腔感染如未得到有效控制，可导致短时间内大量细菌与毒素入血，继而引发全身炎症反应综合征、休克甚至 MODS。

早期诊断和有效治疗是降低 CD 术后并发腹腔感染死亡率的关键。腹部 CT 是明确有无腹腔感染及感染部位的首选诊断方法。结合腹膜炎体征、病史及微生物检查即可早期诊断 CD 术后腹腔感染。

### （二）处理

针对 CD 术后腹腔感染的治疗措施包括感染源控制、抗菌药物的合理使用与免疫综合治疗。

腹腔感染的治疗以手术和抗感染治疗为主，其基本原则为控制感染源、清除细菌和毒素、保护器官功能及中止炎症反应。约 83% 的腹腔感染患者的症状可以通过手术得到有效缓解。

随着微创外科手段的推广，CT 导引 PAD 治疗腹腔感染已在临床中广泛应用。CT 导引 PAD 通过引流脓液和坏死组织以降低腹腔内炎症反应，还可以根据引流液的细菌培养及药敏试验结果来指导抗感染治疗用药。

## 六、腹腔脓肿

### （一）概述

腹腔脓肿是 CD 最严重的并发症之一。7% ～ 28% 的 CD 患者在一生中会出现一次腹腔脓肿。脓肿可发生于腹腔内的任何部位，包括腹膜腔、腹膜后腔、直肠周围间隙、膈下间隙、腹膜内间隙、肌肉或腹壁。

传统观念认为，CD 并发腹腔脓肿一般需要手术处理，特别是脓肿合并瘘或梗阻的情况。最近，一些非手术疗法如 PAD 也开始逐渐应用。研究发现，手术疗法与非手术疗法处理腹腔脓肿的有效率与复发率没有统计学差异。此外，非手术疗法的中位住院时间明显短于手术疗法。

怀疑有腹腔脓肿时，主要依据影像学手段确诊。有急腹症的患者，一般采用简便易行的增强 CT 明确诊断。然而对于儿童患者，则建议采用非放射性检查手段，如超声或 MRI。

使用抗生素、纠正液体和电解质平衡及使用合适的补剂（如 EN 或 PN）纠正营养状态从而治疗潜在的脓毒症，也是控制腹腔内脓肿的重要措施之一。

### （二）处理

腹腔脓肿的病灶大小和形成部位不同，处理的方法也不同。CD 患者术后腹腔内脓肿的处理包括药物治疗、药物治疗联合 PAD 和手术治疗。以下患者可以考虑药物治疗：临床情况稳定且可控的活动性感染；处于疾病早期；无严重狭窄或复杂性肠瘘；近期内不需要接受手术；以及需要在确定性手术前降低肠道炎症水平的患者。

PAD 的短期效果非常好，但长期结局稍差，可能出现肠穿孔、肠瘘等并发症，甚至可进展为腰大肌脓肿。尚缺乏生物制剂治疗效果的相关数据。

而对于以下患者，应考虑尽早实施手术治疗：出现梗阻症状；存在狭窄性病变；腹腔内多处脓肿；因存在感染或脓毒症而病情危重；疾病持续时间较长；以及药物治疗效果不佳者。

CD 术后腹腔脓肿的整体处理策略应为：首先给予抗生素治疗、必要时可联合 PAD 并密切观察，辅以影像学检查。每 2 ～ 3 周接受 1 次 B 超复查。若脓肿持续存在，则需考虑手术治疗。

## 七、短肠综合征

### （一）概述

CD 患者由于一次性广泛肠道切除或多次肠道切除，可发生短肠综合征。最初表现为水样腹泻，腹泻量最多可达 5 ～ 10L/d，继而引发进行性脱水，血容量降低，水、电解质紊乱和酸碱失衡。几天后腹泻量可逐渐减少，生命体征逐步稳定，但开始出现各种营养不良表现。

（二）处理

**1. 急性期的处理**　术后前几天，应依据生命体征及实验室检查结果，及时补充液体及电解质。TPN 是早期首选的治疗方案。TPN 不仅可有效减少腹泻量，还可纠正水电解质紊乱和营养不良。还可联合应用 $H_2$ 受体拮抗剂抑制胃酸分泌，有效减少肠液量。根据情况可应用抑制肠动力药物，减少腹泻次数。

**2. 营养支持**　首选要素型 EN 制剂。要素制剂不含残渣或残渣极少，且营养较为全面，适合短肠综合征患者。但要素型肠内营养制剂渗透压较高，因此需要注意患者的耐受性。

**3. 小肠移植**　由于小肠移植长期生存率逐渐升高，从而小肠移植开始作为 CD 术后短肠综合征的治疗选择之一。

## 八、中毒性巨结肠

（一）概述

一般而言，中毒性巨结肠多见于溃疡性结肠炎，但 CD 患者中也可见。其临床特征是严重的全身性中毒症状、急性结肠炎及节段性或全结肠扩张，且肠道扩张直径超过 6cm，腹部明显胀气。最明显的扩张部位在横结肠。约有 2.3% 的 CD 患者可能出现中毒性巨结肠。

严重的结肠壁炎症和损伤是中毒性结肠炎发生的主要原因。因此，之前常会出现腹泻带血、发热和腹部疼挛等症状。影像学检查对该并发症的诊断至关重要。内镜检查也可在病情尚不明确时辅助评价。然而，内镜检查有恶化病情的风险。因此，临床医师的决定至关重要。

（二）处理

中毒性巨结肠一般处理包括肠道休息和减压。目前使用糖皮质激素尚有争议。但对于 CD 患者而言，使用糖皮质激素可抑制潜在的发病机制，可以考虑在必要时使用。

另外，延迟手术治疗可能会导致结肠穿孔，外科医师在处理中毒性巨结肠方面必须谨慎。

（李　原）

参 考 文 献

中华医学会消化病学分会炎症性肠病学组，2012. 炎症性肠病诊断与治疗的共识意见（2012.广州）. 胃肠病学，32（12）：796-813.

Danese S，Fiorino G，Mary JY，et al，2015. Development of red flags index for early referral of adults with symptoms and signs suggestive of Crohn's disease：an IOIBD initiative. J Crohns Colitis，9：601-606.

Germer CT，Isbert C，2014. Operative therapy of chronic inflammatory bowel diseases. Indications and importance. Internist，55：918-924.

Kroesen AJ，2011. Surgical therapy of inflammatory bowel diseases actual concepts. Endoskopie Heute，24：229-239.

Langholz E，2010. Current trends in inflammatory bowel disease：the natural history. Therap Adv Gastroenterol，3：77-86.

Molodecky NA，Soon IS，Rabi DM，et al，2012. Increasing incidence and prevalence of the inflammatory bowel diseases with time，based on systematic review. Gastroenterol，142：46-54.

Moran GW，Dubeau MF，Kaplan GG，et al，2014. Phenotypic features of Crohn's disease associated with failure of medical treatment. Clin Gastroenterol Hepatol，12（3）：434-442.

Peyrin-Biroulet L，Loftus EV，Colombel JF，et al，2010. The natural history of adult Crohn's disease in population-based Cohorts. Am J Gastroenterol，105：289-297.

Sandborn WJ，2012. The future of inflammatory bowel disease therapy：where do we go from here. Dig Dis，30：140-144.

# 第三部分 克罗恩病的特殊问题

# 第十九章 儿童及青少年克罗恩病

据目前文献报道，儿童和青少年中克罗恩病（CD）发病率为 3（1～8）/ 100 000，且近十年内发病率有所上升，其中 20% 在 18 岁前发病，甚至有年幼时期（< 2 岁）即发生 CD 的病例。针对疑似儿童 CD 的鉴别诊断有别于成人患者，有其特殊性，如要考虑对原发性免疫缺陷疾病的鉴别。

此外，成人与儿童 / 青少年 CD 在疾病自然史上也有显著差异，对患者及治疗策略的选择都有一定影响。例如，与成年 CD 患者不同，近 1/3 的儿童 / 青少年 CD 患者，在其确诊前 2 年的疾病范围更大。儿童 CD 的另一个显著特征即生长迟滞，在确诊患者中 10%～40% 会出现这一表现。更重要的是，在儿童和青少年时期发病的这一慢性疾病可能与其显著的心理精神问题有关，这将对患儿的教育、人际交往、性心理发展及治疗依从性都产生严重影响。因此，针对这一类特殊类别的 CD 患者，更加需要科学的治疗和管理。

## 第一节 病因及发病机制

### 一、病因

儿童 / 青少年 CD 至今病因仍不清楚，目前多认为 CD 是由多种原因引起。主要包括遗传、免疫、过敏、细菌、环境、神经内分泌、饮食及精神等在内的因素均可能影响本病的发生，其中遗传因素及自身免疫因素近年来日益受到重视。

### 二、发病机制

由于儿童 / 青少年 CD 病因未明，对其发病机制也有不同描述。总体而言，儿童 / 青少年 CD 与成人的发病机制基本一致，相同之处也可以参考本书的相关内容，但儿童 / 青少年 CD 的发病机制又具有年龄特殊性，主要体现在患儿先天性免疫和适应性免疫的特殊之处。

黏膜免疫系统的成熟是一个逐步进行的连续性过程，没有特定标记来明确"成熟"与"不成熟"状态。发展中（新生儿）与已建立的免疫系统间最显著的差异是适应性免疫。适应性免疫应答具有抗原特异性，因此需要胎儿出生后暴露于饮食和微生物抗原中以建立免疫记忆。而固有免疫系统多为中枢特异性，主要通过病原体识别受体识别微生物等外源性物质。与成人相比，婴幼儿的黏膜免疫系统主要表现为以下三个方面的异质。

**1. 新生儿于出生时即有体液免疫和细胞免疫应答**　在胎儿离开产道时，产道与周围环境中的微生物即定植于消化道。几小时内，其胃肠道中就有各类厌氧菌的克隆定植。出生后的第 1 周内就会产生针对特定微生物（如大肠埃希菌）的分泌型 IgA。婴幼儿均存在所有种类的功能性 T 细胞（Th1 细胞、Th2 细胞等）和 T 细胞依赖的 B 细胞的免疫应答。然而，之后几年，非 T 细胞依赖性 B 细胞的免疫应答则未能发育完全。这可能是由于 B 细胞对非 T 细胞依赖性抗原（如多糖）应答受到影响，从而婴幼儿易感染荚膜细菌（如流感嗜血杆菌 B 型）。

**2. 小儿黏膜免疫系统对经口的抗原有产生全身系统性免疫应答的倾向**　这一证据源于一项新生儿蛋白不耐受的流行病学研究，以及动物研究中发现抗原喂养可诱导全身抗体反应的数据。

**3. 新生儿 Th 细胞具有优先向 Th2 极化的倾向**　这一发现的临床意义尚不清楚，推测这一通路旨在婴幼儿阶段具有抑制 Th1 过度极化导致持续的炎症反应的作用。新生儿适应性免疫特征与 IBD 的发生机制还有待深入探索。

# 第二节　流行病学

## 一、发病率

虽然只有近 1/4 的 IBD 患者是儿童/青少年，但对其流行病学的不断研究是非常重要的。一方面是因为在童年时期发病的机制和因素更"单纯"，没有在长期复杂的环境中暴露后产生的效应，所以对儿童/青少年 CD 的流行病学研究将更可能为 IBD 的发展和预测提供更有价值的线索。另一方面，重要的婴幼儿相关的环境因素，如饮食、母乳喂养、使用药品、社会经济状态等与全世界迅速升高的 IBD 发病率的趋势有关。

全球各地区 CD 发病率略有不同，但趋势基本一致。IBD 患病率约为 0.4%，其中 1 ～ 17 岁儿童 CD 发病率约为 4.5/10 万，约 30% 的 CD 患者在 20 岁前即发病，其中 20% 的患儿在 10 岁之前发病，仅 4% 的 IBD 患儿在 5 岁前发病。10 岁左右是青春期 CD 发病的高峰。英国和爱尔兰 1998 ～ 1999 年小于 16 岁的儿童 IBD 发病率为每年 5.2/10 万，其中 4% 是在 5 岁前发病，而 17% 在 5 ～ 10 岁发病。瑞典的一项数据显示，< 15 岁的儿童发病率为 5.8/10 万，且 IBD 发病率从 1984 ～ 1986 年的 4.6/10 万增加到 1993 ～ 1995 年的 7.0/10 万。事实上，IBD 已成为美国最为常见的慢性胃肠道疾病之一。

由于中国的人口流动性极大，尤其是在经济、文化、医疗发达的省会城市，三级检诊制度不够完善，尚无代表国内地区的 IBD 流行病学的数据。但有部分地区报道了详细流行病学数据，如对上海近 10 年 IBD 患者的统计发现 IBD 的发病率存在显著增高，从 2001 年的 5/10 万上升至 2010 年的 60/10 万，并且年龄越小，病情越重。香港地区报道，1981 ～ 2014 年 CD 患病率为 18.63/10 万，其中男性患病率显著高于女性。男性为 27/10 万，女性为 12/10 万。IBD 发病率从 1985 年的 0.1/10 万升高到 2014 年的 3.12/10 万。18 ～ 34 岁为 CD 高发年龄段，而 UC 发病在 35 ～ 64 岁年龄段最多；43.1% 的 CD 患者累及回结肠，只有 8.4% 的 CD 患者累及上消化道，而 24.5% 存在肛周病变。同时，考虑到香港 IBD 诊疗水平近 20 年已较完善，因此发病率的升高并非因为诊断率的提高，而是确有升高。

总之，目前世界范围内，包括中国，儿童 CD 发病率为（2.5 ～ 11.4）/10 万，估计患病率为 58/10 万，且具有逐年上升的发展趋势。

## 二、流行病学特征及趋势

目前学术界认为，相比于成人 CD，儿童 / 青少年 CD 主要在时间、地域、人种、性别四个方面表现有一定特殊性。

**1. 时间**　大量文献证实，儿童 / 青少年 CD 及 UC 的发病率呈增加趋势，如一项苏格兰的队列研究发现，1968 ～ 1983 年的住院 CD 患儿增加了 3 倍；同时芬兰 1987 ～ 2003 年数据显示小儿 IBD 发病率几乎增加了 1 倍；捷克也有类似的结果，1990 ～ 2001 年的 < 15 岁的 CD 患儿发病率从 0.25/10 万增加到 1.25/10 万。

**2. 地域**　一些研究注意到纬度靠北的地区比南部地区有更高的 IBD 发病率倾向。甚至在同一国家内也存在梯度差。发病率和患病率最高的研究人群均来自北纬地区的报道。儿童 / 青少年 IBD 也有一些相关的研究，苏格兰报道指出 CD 在苏格兰北部发病率比南部地区高。一项美国所有住院患者（包括成人）的两年回顾性分析（1986 ～ 1987 年）注意到，CD 和 UC 的住院率在北部地区和城市较高。

**3. 人种**　研究发现犹太人对 IBD 更有易感性。患病的非犹太母亲的后代患 CD 和 UC 风险分别为 5% 和 2%；但若母亲为犹太人，则后代患 CD 和 UC 风险分别增加至 8% 和 5%。此外，如果父母双方都患有 IBD，则后代在 28 岁时发生 IBD 的风险增加至 33%，说明 CD 具有一定的家族聚集性，这可能与遗传及生活习惯有关。

**4. 性别**　以往研究没有发现性别与 IBD 的发病率、患病率或预后有关，但最近的流行病学数据表明总的 CD 发病率和患病率成年女性略超过成年男性。但美国、加拿大和英国关于儿童 / 青少年发病的 CD 研究表明，男女性的发病率比约为 1.5：1。这种现象原因依然不明。此外，儿童 / 青少年 CD 与成人的流行病学特征有一定程度的类似，如环境因素和遗传因素等，可参考本书的其他相关章节。

## 第三节　病理表现

儿童 CD 患者中部分表现较为特异，主要区别为病变范围与分布形态。儿童 CD 患者发病的前十年内更多表现为结肠炎，回肠炎较少。重度 CD 患儿结肠镜活检，包括直肠黏膜检查，都可表现为慢性炎症（伴有或不伴有急性炎症），因而很难在 CD 与 UC 之间鉴别。此时多需要结肠多点活检，由于 CD 具有局部病变特点，所以多部位活检显示炎症程度不一致，间隔有轻度炎症甚至无炎症区域时，CD 可能性更大。

另外，非干酪样肉芽肿在成人 CD 中具有可逆性，但在儿童中并不明显。有报道称发病初期的结肠镜检中可发现 66% 的成人患者和 67% 的儿童患者都可观察到非干酪样肉芽肿的镜下表现，但是随后的随访结肠镜活检中发现仅有18%的成人患者仍有非干酪样肉芽肿，而儿童患者中仍有54%的患者有此表现。说明表现为结肠炎的CD患者在不同的疾病病程中表现也可不同。

尽管非干酪样肉芽肿性变是CD的一个典型表现，并且下消化道和末端回肠的病理组织活检可发现42%的具有非干酪样肉芽肿性变的患者，但是鉴于CD的跳跃性病变特点，不乏结肠组织活检阴性的患者，此类患者也应当进行疾病评估。

由于多项研究发现CD的疾病表现可能受到年龄梯度的影响，即CD表现为结肠炎型与年龄呈负性线性相关，发病年龄越早，患者结肠受累的可能性越大。并且，儿童患者上消化道更易受到影响，更有可能表现为食管、胃、十二指肠的局部炎症。因此，儿童在IBD发病初期，应当常规行上消化道组织检查，并且需要包括无肉眼病变的部分。

综上所述，儿童及青少年发病的CD基本病理表现与成人类似，即主要表现为肠壁全层受侵，具有远心性、节段性，常呈跳跃式的透壁性损害，并且受影响的肠壁具有肠壁水肿、全层肥厚、纤维化、僵直、黏膜发生裂隙、溃疡、黏膜下层明显加厚的表现。组织学改变表现为受累肠段早期充血水肿、出血、肥厚，继之可出现溃疡、非干酪性肉芽肿，内含多核巨细胞和上皮细胞。晚期浆膜和系膜上脂肪增多，肠管间粘连、狭窄，肠壁可穿孔、粘连，可形成内瘘。

儿童期发病的CD与成人的表现又有所不同。儿童CD发病初期更多地表现为结肠部位的病变，而回肠炎的表现较少，并且儿童中的非干酪样肉芽肿改变比成人更多见。位于上消化道的局部病变有助儿童IBD中CD和UC的鉴别。

对于儿童CD患者来说，肠道的病变只是一方面，随之而来的一系列病理生理影响尤为重要。由于全消化道中任何部位都可发病引起炎症反应，并影响生长发育。因此，发病年龄越小，生长发育所受影响就越大，具体表现如下。

**1. 水电解质紊乱和营养吸收不良**　由于长期、大量腹泻，致使水、电解质丢失过多，造成各种类型的水电解质紊乱。腹泻使肠道内大量胆盐丢失，胆酸和胆色素肝肠循环减少，引起脂肪吸收不良、脂肪泻。

**2. 营养不良**　黏膜的病变不仅引起出血，也会影响消化道上皮细胞的功能，而影响营养物质吸收，导致蛋白质、维生素、脂肪、微量元素等吸收减少，同时黏膜的炎症导致营养物质丢失增加，引起贫血及低蛋白血症。

**3. 腹痛、腹泻严重**　肠道内炎症发展、炎性介质浓度增加导致肠道通透性增加，而运动加快使肠祥挛缩更加明显，造成患儿腹痛、腹泻等临床症状。

**4. 黏膜病损进一步加重**　随着病程的进展，瘘管及脓肿的形成可能诱发腹腔感染，继之突破性菌血症，导致脓毒症的发生等；而且炎症易使肠壁局部纤维化，肠壁全层炎症更加明显，局部肠腔梗阻导致近端肠腔扩张，肠道致病菌过度繁殖，进而促使黏膜病损进一步加重。

**5. 生长发育迟缓**　此为病情长期慢性发展的结果，是各种病理生理过程综合积累的作用，患儿表现为体重、身高、性成熟和智力发育等诸多方面明显落后于同年龄正常儿童，并且很多患儿在确诊时已经表现为生长速率低于正常同龄儿童，这是本病在儿童/青少年人群中面临的重要问题。

# 第四节　疾病自然史

CD 疾病自然史所要考虑的因素包括疾病活动期随时间推移的表现、并发症的发生率和类型、外科手术干预及内科治疗诱导缓解 / 手术诱导缓解后疾病复发的风险。在儿童 / 青少年中，疾病自然史的特殊评估还必须包括 CD 对生长发育和生活质量的影响。实际上，CD 真正的疾病自然史仍然未知，主要由于几乎没有任何关于对长期未进行治疗的儿童或成年 CD 的数据描述。

## 一、疾病活动性

CD 在未特别治疗的情况下也可以出现自发缓解。在 NCCDS 和 ECCDS 的两项成人试验中，135 例受试者在纳入时处于疾病活动期，26%～42% 受试者在 3～4 个月的安慰剂治疗后达到临床缓解。同时，两项研究均有 18% 受试者可以在 1 年内维持临床缓解。

目前仍缺乏儿童 / 青少年的研究数据。在中重度的儿童活动期 CD 中，经过泼尼松治疗后，在无任何治疗的情况下，维持持续缓解的可能性比成人更低。一项多中心研究中将确诊的儿童随机分入接受泼尼松以达到诱导缓解对照组中，随后用安慰剂维持，1 年后只有 43% 受试者仍然在缓解期。

总体来说，通过众多的大型成年发病的观察性研究结果可以发现，每个患者随时间变化的疾病活动性模式都不太一样，有的会频繁复发，有的只是偶尔复发，有的却可以维持较长的缓解期。但可以明确的是，确诊后的第 1 年的复发率与之后 5～7 年的复发率具有相关性。

## 二、疾病表型的演化

在疾病最初诊断的时候，大部分患儿表现为消化道炎症，随着时间进展，逐步转变为以梗阻或穿孔为特征的疾病表型。此改变可能和特殊等位基因变体的表达有关。例如，有 NOD2/CARD15 变异的患者纤维化 / 梗阻类的并发症发生率更高；而有 IBD5 基因异常的患者更有可能发展为肛瘘。另外，有梗阻或肠穿孔并发症的儿童很可能由微生物抗原过度免疫反应所致，主要以 OmpC 和 I2 抗体高表达为特征。

## 三、生长发育

对生长发育的影响是儿童 / 青少年 IBD 患者中最为严重的并发症。虽在 UC 和 CD 中都表现有体重的急剧下降，但在 CD 中，患儿生长发育迟滞更为显著。在确诊时，已有 1/3 的 CD 患儿已经表现为生长发育水平降低。其中，88% 的患儿在诊断时已有身高增长速率延缓。60% 的儿童 / 青少年有显著生长发育迟滞。虽然生长问题也可能在疾病治疗中得到解决，但仍有 7%～35% 的 CD 患儿最终身高显著低于预期值。即便在随后的治疗中生长发育得到改善，也大多处于正常值最低值。甚至有报道称，在儿童时期即诊断为 CD

的年轻 CD 患者中，约有 50% 患者成年后最终体重低于正常人群的 10%，更有 25% 的患者低于正常人群的 5%。

## 四、激素依赖

与成人 CD 类似，儿童 CD 的一个重要特征即激素依赖倾向。这已在众多地区中有类似报道，如美国明密苏达州、丹麦哥本哈根等，成人 CD 患者中，对糖皮质激素短期内都有较好的反应性，总缓解率达 48%～58%，而无反应者仅 12%～20%。但是对糖皮质激素治疗的长期反应并不乐观，1 年时有 28%～36% 的患者发生激素依赖。在儿童 CD 患者中，激素依赖的发生风险与成人 CD 患者类似。

激素首次治疗疗程快速反应率较高，一项北美多中心研究数据显示，新发的中重度活动期 CD 患儿中，有 60% 的患儿达完全缓解，24% 的患儿在最初治疗的 3 个月时可以达到部分缓解。此外，大部分患儿除了激素治疗外，还同时接受免疫抑制剂治疗，仍有 31% 的患儿在 1 年时发生激素依赖。未服用英夫利西单抗的患儿中，只有 46% 在初始激素治疗结束后的 1 年内维持在疾病缓解状态。

## 五、手术干预

在 CD 患儿的自然病程中，需要手术是另一个很重要的方面。每个研究中，国家地域不同，报道的手术率不尽相同。丹麦每年平均手术率约为 13%，而其系统评价研究中报道的手术率约为 47%。美国一项多中心研究中报道的累积手术率在确诊后第 1 年时为 6%，第 5 年时为 17%，第 10 年时为 28%。并且 CD 相关基因 NOD2/CARD15 的突变可能与增加的手术风险相关，这可能与该基因异常导致回肠病变向纤维性梗阻发展有关。并且，ASCA 的存在似乎也和增加的手术风险相关。

根据临床经验，CD 患儿接受手术后，有内镜下复发或症状复发的特点。但这类数据在文献中报道较少。一项成人 CD 的回顾性研究中提到，CD 患者接受根治性病变肠管切除、肠吻合术后的第 1 年内，20%～30% 的患者出现症状复发，并且在随后的儿年，复发的风险似乎每年都有所增加。在接受手术后的 3 年内，15%～45% 的患者仍需要 1 次以上的再次手术治疗，10 年时 26%～65% 的患者需要再次手术，15 年时 33%～82% 的患者需要再次手术。同时，术后若患者未接受预防性治疗，或仅接受安慰剂治疗，则术后 1 年时 43%～79% 的患者发生内镜下复发，术后 2 年时，内镜下复发率为 42%～85%。

在儿童 CD 患者中，在首次接受肠切除术后的第 5 年时，总的临床复发率可达 50%。其中手术前疾病部位和病变范围是影响患者复发时间的主要因素之一。50% 术前表现为广泛的回结肠病变的 CD 患儿，在手术 1 年内即复发；而术前表现为回盲部病变的患儿术后 5 年时的复发率为 50%；另外，术前表现为小肠病变的患儿 6 年时的复发率仅为 50%。若术前表现为上消化道或肛周病变，复发的可能性更大。

除此之外，还有一些因素也可能会影响术后复发时间。包括：①手术指征，肠梗阻、肠瘘等行小肠切除者术后 6 年可复发，而因药物治疗无效行手术者，术后 1.7 年内即可能复发；②术前病程长短，＜1年者，术后至少8年才可能复发，而术前病程＞1年者，术后3～4年即可能复发；③使用6-MP，术前未使用者，术后复发时间约4.45年，反之，则1年内复发，而其中术前即使用6-MP的患儿，若术后停用6-MP，则有5/6的患儿在8个月内复发，若术后继续使用6-MP，则有1/3的患儿在2.5年时复发。

目前为止，未发现年龄、种族、性别、术前病理特点与术后复发之间的相关性。

## 六、肿瘤风险

CD患儿是否有恶性肿瘤风险仍未明确。未报道过儿童时期发病的CD患者发生恶性肿瘤的相关数据。但成人CD患者研究表明，恶性肿瘤发生率确实高于普通健康人群。

**1. 结直肠癌**　有研究报道，CD患者发生结直肠肿瘤风险为正常人的2.5倍。且疾病病程长短及性别并不会影响肿瘤发病风险，但结肠病变的CD患者相比于只有小肠病变的患者而言，发生结直肠肿瘤的风险更高。在发生结肠病变的CD患者中，30岁前即出现病变者的结直癌风险增加20.9倍。但CD患者结直肠肿瘤发生率的统计结果在不同研究及地区中的报道水平不尽相同，如丹麦及美国研究统计结果显示，相比正常人群，CD患者发生结直肠癌的风险为1.1～1.9。

**2. 小肠癌**　已有大量文献证实，CD会增加小肠癌的患病风险。部分原因是小肠癌本身在人群中的发病率非常低，因而比较之下，CD患者发生小肠癌的风险显著增加，相对危险度为40.6（95% CI 4.4～118）。实际上，在CD诊断第5年时小肠癌发病率仅有0.005%，25年时小肠癌发病率约为0.03%。CD病程长短及发病年龄对发展为小肠癌的风险没有影响。

**3. 其他肿瘤**　除肠道肿瘤外，也有少量报道称CD与腺癌、类癌、平滑肌肉瘤和原发性小肠恶性淋巴瘤相关。一项评估接受硫唑嘌呤或6-MP的IBD患者发生淋巴瘤的风险的荟萃分析提示，接受免疫抑制剂治疗的IBD患者患淋巴瘤的风险增加4倍（RR 4.18；95% CI 2.07～7.51）。此外，英夫利西单抗可能增加儿童或年轻CD患者发展为肝脾型T细胞淋巴瘤的可能。但是，这些风险是儿童期发病还是生物治疗或两者兼有所致不得而知。

## 七、生活质量

CD常导致患者生理及生长发育损害，且随着CD病程的延长，患儿社会心理负担也随之加重。健康相关生活质量评分（health related quality of life，HRQOL）与医师对疾病严重程度的整体评价相关，即中重度活动性CD患儿，其HRQOL评分更低。诊断后的第2年，年龄可能作为影响HRQOL评分的独立因素，随着年龄增加，评分也越差。并且，患儿多因自己患有慢性疾病、必须接受各种检查及常伴随的疲惫感而苦恼，随后多会因为觉得自己患此病而感到不公，且面临必须对他人隐瞒患病的问题，但疾病的有效治疗可以显著改善评分。

另外，一些研究注意到，CD患儿在校期间常需要频繁请假，以及需要家教课程辅导，并且基本无法参与学校的体育训练。随之而来的是，患儿心理上对同龄人之间的娱乐活动、学校课程及寻找工作的恐惧。约有57%的患儿2个月内需要至少请假1次，并且有8%的

CD 患者无法工作。社会角色缺失问题在成人患者中也很普遍。在丹麦，至少有 25% 的 CD 患者没有工作能力，而在确诊的前几年甚至有 50% 的患者无法正常工作。

# 第五节　临 床 表 现

## 一、起病特点

IBD 可发生于任何年龄段，包括婴儿时期。而儿童时期发病患者，5 个月后才得到确诊的情况很常见，甚至有超过 2 年才得以确诊的病例。事实上，确诊时间与发病年龄之间有显著的负相关性，这也意味着年龄越小，越难以诊断出 IBD 的发生。有报道称 2.7% 的小儿患者在 1 岁前既有典型的 IBD 表现。最常见的是腹痛、腹泻、体重减轻及发热，且儿童 / 青少年 CD 有明显的生长迟缓甚至是生长障碍，这也是 CD 与 UC 的一个重要区别。而长期的发热也是 CD 患儿一大特征，这在 UC 或其他类型的 IBD 中并不常见。

在起病初期，常用的实验室指标如 ESR 和 CRP 都可表现为正常水平，白蛋白可能正常或降低。相比于成人 CD 患者或较大年龄的 CD 患儿，年龄较小的患儿在生物标志物上很少出现异常，除非是更为严重的快速进展的小儿患者，其 ASCA 可能对诊断有所帮助。

## 二、临床特点

事实上，有 CD 典型表现（腹痛、腹泻、体重减轻）的患儿仅占 1/4，大部分早期症状不典型，缺乏特异性，而肠道外症状则可能更为突出。

CD 患儿主要区别于成人的特征如下：①患儿生长发育迟缓或肠外表现多发生在典型肠道症状之前，容易漏诊、误诊，因而确诊时，患儿多有营养不良、生长发育迟滞、贫血、青春期延迟甚至继发性闭经。且青春期前男性患儿出现生长发育迟缓的可能性更大。② CD 患儿同时患有硬化性胆管炎的概率很低。③儿童及青少年 CD 患儿眼部病变多表现为青光眼或白内障，葡萄膜炎和视神经炎等较为少见。④ CD 患儿多伴有骨骼发育障碍，因此相比于成人患者，更容易出现骨折等骨骼系统问题。⑤儿童及青少年 CD 患者心理还不成熟，也处于发育期，容易出现自卑、焦虑、抑郁等心理疾病。

## 三、消化道局部表现

典型的 CD 患儿的临床表现为"三联征"，即腹痛、腹泻、体重减轻。若患儿出现腹痛、腹泻、便血及体重减轻等可疑症状持续 4 周及以上，或 6 个月内反复出现类似症状 2 次以上，则高度怀疑 IBD。CD 患儿也可能仅表现为腹部不适、恶心或呕吐等。

## 四、肠道外表现

约有 30% 的儿童 / 青少年 CD 患者会发生肠外表现，其中常见的肠外表现依次为生长发育障碍、关节炎、骨质疏松、阿弗他溃疡、PSC、肉芽肿样皮肤病损、结节性红斑、坏疽性脓皮病、葡萄膜 / 巩膜炎、强直性脊柱炎。

# 第六节　特殊并发症

## 一、生长发育迟缓及青春期发育延迟

**1. 正常的生长发育与青春期发育**　对于正常的青少年及儿童来说，常用生长曲线或生长速率曲线来衡量生长发育水平，其中身高可体现累积生长效应，但会受到父母的遗传因素影响，而生长速率可反映特定时间点的生长状态，并排除父母身高的混杂因素，是衡量生长发育受损的最敏感指标。

生长发育可人为地分为婴幼儿期、儿童期和青春期，三者有相互重叠的部分。婴儿期为快速生长期，随后生长速率曲线有所下降，但 6 岁至进入青春期前均会保持在 4 ～ 6cm/ 年的速度。进入青春期后无论是身高、体型还是身体组分上都有很大改变，同时生长速率曲线会有 1 年以上增高为之前 2 倍的时期，称为青少年发育急速期，此阶段在青春期中期时会达到高峰。男孩的青春期启动会比女孩延迟 2 年，所以高峰也会延迟 2 年左右。女孩的初潮一般意味着生长曲线接近完全，通常在随后的 2 年再增加 5 ～ 8cm。

**2. CD 患儿的生长发育**　儿童及青少年 CD 患儿很容易出现生长迟滞、青春期延迟及骨质疏松，并且都对患儿的生理和心理发育产生不利影响。诊断时间越长，其对患儿的生长发育影响越大。50 年前对于 CD 患儿正常发育受损的统计中发现，近半数的患儿会出现生长发育速率的标准积分曲线低于正常同龄同性儿童。随着对 CD 的深入认识和治疗措施的改善，近 20 年 CD 患儿生长发育迟滞发生率下降至 10% ～ 20%。因此，对于儿童 CD 患者，越早进行干预治疗，越有可能逆转疾病对生长发育的不利影响。对青春期后发病的患者来说，生长发育并不会受影响。

**3. CD 致生长发育受损的病理生理机制**　导致 CD 患儿生长障碍的原因很多，最常见原因是厌食所致的营养摄取量过低。此外，疾病致促炎因子释放会增加能量和蛋白质过度消耗、小肠缺乏营养素难以维持正常吸收功能、营养不良继发垂体功能减退加之糖皮质激素治疗的副作用均是 CD 患者生长发育受损的主要因素。

（1）慢性热量不足：多重因素导致患儿慢性营养不良，最主要的就是摄取过少、丢失过多、热量需求增加。生长发育受损的患儿，平均日摄取量仅为正常同龄身高儿童的一半，而疾病本身也会导致厌食，如炎症反应时释放的细胞因子如 TNF-α 可作用于下丘脑的食欲相关通路；病程中小肠脂肪吸收和蛋白质渗漏常导致营养物质流失，虽然疾病非活动期患者的基础代谢率和正常人一致，且神经性厌食症患者会有代偿性的基础代谢率降低，但事实上，CD 患儿在厌食情况下仍保持和正常人一致的代谢率，相对而言即超出代偿范围，甚至当出现感染和高热时，会超过正常人群的基础代谢率。

（2）细胞因子直接作用：肝脏在生长激素（GH）的促进下产生的 IGF-1 是促进骨骺板发育的重要因子。CD 患儿虽然 GH 的产生正常，但其 IGF-1 水平较低，即出现"GH 抵抗"。

主要包括生长激素受体（growth hormone receptor，GHR）减少、受体后抑制蛋白上调、IGF-1 蛋白合成减少及降解增加 4 个方面。

TNF-α 可以减少 GHR 表达，并且可以上调 GHR 的受体后信号通路抑制蛋白（suppressors of cytokine signaling，SOCS）表达，从而阻断 STAT5 的磷酸化，减少 IGF-1 转录表达。IL-6 除了可以上调 SOCS-3 表达（GHR 受体后信号通路抑制剂），还可导致 IGF-1 减少 IGFBP-3 水平，从而使 IGF 不稳定清除增多。生长迟滞是营养不良和炎症反应共同作用的结果。

另外，IBD 患儿长期服用糖皮质激素会通过中枢性抑制 GH 释放、减少肝脏表达 GHR 等导致 IGF-1 产生减少、软骨处 IGH-1 绑定减少。最终产生 GH 功能缺陷的效应。

（3）其他因素：除上述营养不良、炎症及糖皮质激素的副作用导致生长障碍之外，内分泌和遗传因素也有一定影响。IBD 时，GH 水平是正常的，并且 GH 激发试验也是正常的。另外，甲状腺功能也正常。而炎症反应可以影响各器官对循环中睾酮的反应，因而推测会在青春期时产生生长发育迟滞。

现已明确 NOD2/CARD15 多态性与 CD 相关，尤其是与发病的部位相关，但是研究均未发现其与 CD 相关的生长迟滞有关。因而推测与炎症因子相关的基因位点可能在生长发育中发挥重要作用。一项针对以色列患者的研究发现，TNF-α 的启动子区域变异可能是生长障碍的独立影响因素。类似地，IL-6 启动子区域变异及 IL-6 表达会影响疾病活动期生长曲线。

**4. CD 对性成熟的影响**　IBD 患儿尤其是 CD 患儿，其性成熟延迟较为普遍，并且多同时伴有生长发育不良的问题。性成熟延迟可分为性成熟启动延迟和性发育过程延迟。性成熟的经典评估方法为女孩的乳腺发育、男孩的外生殖器发育及两者的阴毛发育，根据 Tanner 分期可以划分为 5 个阶段（表 19-1）。对于 CD 患儿可以通过曲线趋势或描述而进行自我评估。除上述的外观性描述外，女生的初潮和男生的夜间遗精都是评估的一部分。需要注意的是，性发育的开始时间和性成熟过程在人种之间具有一定差异。

表 19-1　Tanner 分期

| | 女孩乳腺发育 | 男孩外阴发育 | 阴毛发育 |
| --- | --- | --- | --- |
| 1 期 | 发育前期，婴儿型，仅有乳房突出 | 青春前期，婴儿型，睾丸和阴茎仍是儿童早期的大小比例 | 青春期前期，无阴毛 |
| 2 期 | 乳腺萌出期，乳腺隆起，乳房和乳晕呈单个小丘状隆起，伴乳晕增大 | 阴茎和睾丸增大，阴囊皮肤颜色变红，纹理改变，阴茎无变化或变化很小 | 轻微着色的稀疏长细毛，或直或轻微卷曲，主要是在阴茎根部 |
| 3 期 | 乳房和乳晕进一步增大，但两者仍在同一个丘状水平面上，乳晕色素加深 | 阴茎长度增加，睾丸和阴囊进一步增大 | 阴毛较黑、粗，更加卷曲。稀疏的阴毛超过耻骨联合。能清楚识别此阶段及以后阶段 |
| 4 期 | 乳头和乳晕突出于乳房丘面上，形成第二个小丘 | 阴茎头增粗、发育，阴茎进一步增大，龟头露出，睾丸和阴囊继续增大，阴囊皮肤颜色加深 | 阴毛呈成年型，但面积较大多数成年人仍小得多。阴毛尚未扩散到大腿内侧 |
| 5 期 | 成熟期，成人型，乳房增大，但乳房和乳晕又在同一个丘面上 | 生殖器大小、形状达成人期水平 | 成人型 |

## 二、克罗恩病对骨骼健康的影响

骨骼作为软组织的支架，是体内最大的钙储存处，骨髓内则定居着大量造血细胞。此外，儿童及青少年的骨组织代谢活跃，对局部和全身的信号调节极为敏感。因此，骨细胞功能易受疾病和治疗等因素影响，导致骨骼完整性受损。

儿童骨骼生长特点即骨细胞和骨骺板代谢增殖活跃，综合效应即骨骼大小和宽度上都迅速增长。骨塑形期骨组织扩张，在骨表面的成骨细胞参与骨形成、破骨细胞参与骨再吸收，两类细胞同时进行各自程序，最终净效益为骨量增加。IBD患儿骨塑形和骨骺板功能对疾病本身及治疗措施都很敏感，使得骨形成和线性生长曲线都受到影响。骨塑形在儿童和成人中都可以发生，同时是一个缓慢的过程。骨塑形的目的是维持目前的骨量和骨骼结构，整个过程中涉及破骨细胞和成骨细胞的连续性活动。破骨细胞的吸收作用在成骨细胞的骨形成之前，破骨细胞首先溶解小部分骨质或造成微骨折，随后成骨细胞开始形成骨基质。在IBD成人患者中可观察到骨吸收增加。骨形成和骨重塑两个过程在疾病中均会受到多种因素影响，包括营养不良、炎症、缺乏活动、性腺功能减退及药物。

### 1. 骨塑形与骨重塑

（1）骨塑形：儿童时期是骨骼生长和成熟的阶段。事实上，从孕妇的晚期妊娠开始，到新生儿早期至青春期为止，生长发育非常迅速。性成熟和骨骼纵向加速生长密切相关，并在骨骺板融合时停止纵向生长。在青春期这一阶段内，骨量迅速增加。女性在20岁后达到高峰，男性则在30岁左右达高峰。因此，骨量的获得可能是在骨骺闭合生长曲线停止之后发生。随后将维持一个相对稳定的骨量约20年，女性进入更年期后，骨量开始流失。骨质的流失伴随而来的是骨骼微结构的退化，随着年龄增加，骨折的可能性增大，此时即为骨质疏松症。

对于IBD患者而言，上述的骨退化过程可能会提前或加速，而小儿患者的骨骼影响与成人IBD又有不同。

虽然骨组织的总量与个体生长相关，但在儿童期的骨密度维持着相对恒定量，直到性成熟后期，骨密度仍缓慢上升。真正的体积骨密度测量在临床上并不常用。双能X线吸收测定法（DXA）将三维骨骼投影处理为二维，所以较大的骨骼和较小的骨骼具有相同骨密度时，较大的骨骼可能显示骨密度结果会更高。因此，理解了小儿的骨量之后就明白DXA的测量结果是需要根据患者的骨骼大小、性成熟情况、性别来校正的。

（2）骨重塑：骨量靠骨重塑来维持，是以由成骨细胞和破骨细胞组成的功能单位形成为特征，也称为骨重塑单位。在损伤或存在机械张力的情况下，破骨细胞重吸收骨质，并形成重吸收的陷凹，随后成骨细胞被招募并填充进来，不断产生骨质的蛋白质基质，主要是Ⅰ型胶原构成的前骨质。之后，前骨质内沉积羟磷灰石而变硬。一些成骨细胞走向凋亡，还有一些会嵌入新生的骨基质中分化成成骨细胞。成骨细胞间会相互沟通，并对机械张力敏感。

骨重塑整个过程会花费几个月的时间，并产生一定量的骨质。在骨重塑的过程中，成骨细胞和破骨细胞的活化都按照一定的顺序相互协调。全身只有20%骨表面进行着这种过程。

（3）骨塑形和骨重塑区别：成人和儿童都会发生骨重塑，微观上，骨皮质或骨小梁中也都可以发生。但是，儿童期骨质的获得很大程度上是骨骺板的活跃及骨塑形过程同时作用的结果，这是儿童独有的特点。骨塑形可以比作摩天大楼的构建，是由中心向两端的发生过程。而骨重塑类似偶尔的维修维护过程，目的是随着时间的推移仍维持建筑物的结构完整性。

在儿童中，骨量的积累在很大程度上是线性生长的结果。骨骼纵向生长是由于骨骺板产生的软骨支架被钙化、重塑最终转化为骨小梁。骨小梁即充当支柱钢筋的作用，将机械力负荷从骨骺分散到密质骨骨干上。线性生长和骨塑形同时发生，成骨细胞填充在骨膜表面新生的骨基质中，而破骨细胞在骨内膜和干骺端进行骨吸收。骨塑形必定发生于骨表面并且是成骨细胞和破骨细胞同时活化的结果。

综上所述，成人与小儿 IBD 患者在骨骼生理上的显著区别导致了疾病和治疗因素对不同人群的影响也存在差异，对于儿科患者，会影响骨塑形和骨重塑，但主要是对骨骺板细胞和骨骼形成的损害，这是生长过程中最活跃的过程。

**2. 肠道炎症对骨的影响**　一些临床研究也关注到 IBD 患儿的骨密度（bone mineral density，BMD）存在问题，但大部分研究是横断面研究，且利用 DXA 测定 BMD。研究提示，CD 患儿在确诊时即存在 BMD 降低的现象非常常见，尤其是在那些生长发育和性成熟延迟的儿童中，多合并有瘦体组织质量降低，并且疾病因素和治疗均可对骨质量产生影响。CD 患儿体重指数过低是 BMD 降低的风险因素，所以这类患儿常需要 DXA 筛查。身体组成分析也可以帮助指导营养治疗决策。

越来越多研究发现，全身性因素和一些炎性因子对骨细胞功能上都有直接或间接的作用。例如，骨形成时一个重要的刺激因素就是机械力，这取决于青春期肌肉力量的增长，而肌肉容积的增加和性成熟相关。但 CD 患儿多处于营养不良的状态，典型的表现是脂肪和瘦体组织减少。虽然治疗可改善临床症状，患儿体重也会恢复，但是瘦体组织仍然缺乏，则可能导致机械力负荷不足，从而骨形成减少。并且，CD 患儿活动也较同龄儿童少，这也会影响肌肉和骨骼质量发育。

营养因素也会对骨量产生负性影响。其中维生素 D 缺乏越来越多地引起关注。它是矿物沉积的关键，并且对免疫系统有重要作用。很多 IBD 患儿，尤其 CD 患儿会发生维生素 D 缺乏，这与户外活动量少、继发性乳糖不耐受和饮食受限有关。

虽然 IBD 患儿骨质有损伤，但是患儿是否有骨折风险增加并不清楚。仅少量研究表明，CD 患者有较高的无症状性椎骨骨折表现。总体来说，骨折只是反映骨质减少的一个临床症状，但影响因素众多，同时也受年龄影响，因此建议 CD 患儿定期评估骨折风险。

**3. 骨质疏松的治疗**

（1）体育活动：对于儿童和青少年来说，体育活动是促进骨量增加的关键且方便有效的方法。在健康儿童中，简单的负重锻炼就可以显著促进骨量增加。而持续的锻炼可以预防骨量流失。因此，需要鼓励 CD 患儿在可耐受的范围内坚持体能锻炼促进骨量累积。

（2）维生素和矿物质：在正常的儿童和青少年中，补充钙剂可以促进骨量累积，并且在青少年时期推荐每天钙摄取量为 1300 ～ 1500mg，尤其是在青春期的快速发育期，更需要提供充足的钙以维持骨骼迅速生长需求。

CD 患者病变累积小肠时肾脏草酸钙结石增加，主要是由于脂肪吸收不良使得脂肪酸与钙皂化增加，而可溶性的草酸本该和钙结合经粪便排出，但此时却更多地被小肠吸收，在肾脏中形成草酸钙结晶导致肾结石。所以对 CD 患者而言，补充钙剂不仅可以为骨骼生长发育提供营养，也可以减少肾结石的发病率。

另外，维生素 D 是骨盐沉积时维持充足钙水平的关键物质。几乎所有的 IBD 患者都有维生素 D 缺乏的风险，尤其和季节及地域相关（如冬季和光照较少的地区）。实际上，CD 患儿因为身体、心理等多种因素导致户外活动减少，也是维生素 D 缺乏的重要原因。在成人 CD 并发骨质疏松时需要常规应用 800 ～ 1000IU/d 的维生素 D，但在儿童中用量还不明确。可通过口服 100IU 维生素 $D_3$ 使血清中 25-（OH）D 在 2 ～ 3 天增加 0.7ng/ml，然后维持稳定值。在补充时，也可以测定血清中 25-（OH）D 水平以帮助决定补充量。

（3）双膦酸盐：临床上主要针对绝经后妇女和皮质激素相关骨质疏松患者使用双膦酸盐。但现在也有其在儿童应用的相关研究。在一项观察性研究中发现帕米膦酸二钠可有效增加成骨不全儿童的骨密度和骨大小，且骨折发生率降低。还有一些研究比较了高或低于推荐剂量的帕米膦酸二钠对生长期儿童的安全性，未观察到并发症发生。

此外，在患有其他类型的慢性炎症疾病儿童中也有类似研究，但随机对照试验较少，且疾病异质性较高，包含了狼疮、IBD、皮肌炎、自身免疫性贫血、囊性纤维化、白塞综合征等，选择的检测部位也有所不同，均会影响到 DXA 的结果判断。因此，对双膦酸盐的使用还需要更充足和科学的试验进行验证。

# 第七节　检　　查

## 一、病史及体格检查

1. 病史　病史和体格检查是医师诊断的关键，但对儿科患者来说，获得一个完整的病史有一定困难，首先患儿可能因为年龄太小或害羞而无法提供完整信息，而家长或护理人员可能无法提供足够的细节信息，鉴别诊断时格外复杂。在进行治疗之前，需要完备的检查并确定疾病的严重程度及部位和病变范围。因此所有怀疑 IBD 的患者都应该有充分详细的病史，包括腹部和肠外症状、发热情况、粪便性质和性状、过去几年的生长发育速度及 IBD 的家族史。

目前也有一些病史相关的经典评估标准，如欧洲儿童胃肠肝病与营养协会（European Society of Pediatric Gastroenterology Hepatology and Nutrition，ESPGHAN）建议当患儿出现持续（即≥ 4 周）或复发的（即半年内复发 2 次）腹痛、腹泻、便血、体重减轻的症状时，需要考虑 IBD 可能，不过 CD 患儿更常发生体重减轻及生长发育障碍，而 UC 更多发生便血。和成人一样，腹痛的不同部位、性质等特征可以提供一些疾病部位、帮助诊断的重要信息。相关内容在本书相应章节也有所提及。但儿童和青少年 CD 的腹痛症状可能不明显，或不被患儿注意，同时年龄越小越难以详细描述或定位疼痛部位。

　　粪便的性状在疾病诊断鉴别上也可提供关键信息，但儿童及青少年很少关注这些信息，需要父母常常询问相关情况。除了便次之外，粪便量也需要记录，因为患儿对腹泻的定义往往有误。如果存在夜间排便，高度提示结肠炎症。

　　一个高度提示患儿有 CD 的症状是生长发育迟滞和青春期延迟。如前文所述，CD 患儿中近一半在确诊前已发生青春期延迟和生长发育迟滞。并有可能误诊为神经性厌食症。另外，不明原因的发热超过 3 周，有 5% 的患儿最终会诊断为 IBD，且 2% 的 IBD 患者在诊断时只有发热这一表现。部分 CD 患者会发生肠皮肤瘘或肠膀胱瘘，但一般不特别询问时患者不会提及。除此之外肠外表现有时也是诊断提示，包括皮肤病、关节炎、肛周脓肿等。

　　**2. 体格检查**　可以快速为医师诊断提供一些信息。检查内容必须包括口腔和肛周视诊、关节检查和青春期发育评估。

　　CD 患者多消瘦，呈慢性病容，苍白面容提示显著贫血。患儿生长障碍和青春期延迟，要比同龄儿童发育更晚，看起来年龄更小。获得既往的生长数据并绘制生长和身高速率曲线非常有参考价值。但由于现代高脂、高热量及高营养饮食，体重正常甚至肥胖也不能排除 IBD 可能。不能忽略生命体征测量，除发热、心动过速外，还可能有贫血、低白蛋白血症或脱水表现。

　　眼部检查除了诊断时偶有葡萄膜炎和巩膜外层炎提示可能有 IBD 外，在治疗过程也需要定期检查，因为激素治疗有可能导致白内障和青光眼。口咽部主要检查是否有阿弗他溃疡。对于 CD 患儿来说心肺功能多表现正常，而腹部检查很有可能也表现正常或只有一些非特异性肌紧张。严重腹胀提示可能有肠梗阻、肠穿孔或中毒性巨结肠；严重炎症时肠鸣音可以反而减弱。CD 患儿腹部右下象限饱满提示可能存在回盲部肠管增厚。

　　虽然肛周视诊和直肠指诊对患儿而言有不适感，但这是检查中很重要的部分。小儿痔疮很少见，慢性便秘多在 12 点方向有小于 0.5cm 的皮赘，而更大的或其他部位的皮赘则提示 CD。深的肛周裂纹或肛周脓肿高度提示 CD，并且肛周 CD 有时可能不会引起疼痛而不被察觉。如果有典型的肛周病变，很难进行直肠指诊，需要判断肛管是否狭窄、是否有血便等重要信息。

　　在怀疑患儿有 IBD 的可能时，需要详细询问病史和进行检查，包括生长速度和青春期的评估。不能因为实验室检查结果正常而排除 IBD 诊断。粪便中表示肠道炎症的标志物如粪钙卫蛋白或乳铁蛋白水平正常者，可以排除下消化道的活动性病灶，但需要进行进一步侵入性检查。

## 二、辅助检查

　　**1. 实验室检查**　应包括急性和（或）慢性的炎症指标，如 CRP、ESR、血小板，还需要评估贫血、低蛋白血症和营养不良的情况。

　　血液检查是最常规的项目，虽不能确诊，但有所帮助，如全血细胞计数可发现贫血及潜在的其他贫血原因，其中肠道铁吸收障碍、食欲下降等多容易导致患儿发生缺铁性贫血，患者也可发生叶酸缺乏性贫血；ESR 和 CRP 可以判断疾病活动性；ASCA 是 IBD 的特异性血液检查；此外，儿童 CD 患者中 OmpC 和 I2 抗体与并发症发生独立相关。儿童免疫系统发育尚未完善，因为在中国结核发病率较高，所以患儿要特别注意与结核鉴别。

粪便检查也是不可忽视的一项，可为疾病诊断提供一些参考，其中较为特异的包括粪钙卫蛋白和粪乳铁蛋白。其中粪便钙卫蛋白是肠道炎症的独特指标，可以作为疾病活动性和复发的监测指标，且作为一项非侵入性操作在儿童中更容易实施。粪便的细菌培养需要包括艰难梭菌毒素试验，同时需要显微镜下排除寄生虫感染及了解是否有旅游相关病史。

尿液是常容易被忽视的检查，因为 CD 主要考虑的情况是肠道的病变，但部分发生瘘的患儿可能会出现小肠膀胱瘘等特殊情况。此时患儿表现为尿路刺激征、尿路感染，尿液检查中可发现白细胞及红细胞增多，甚至尿中有粪渣样物质。但由于儿童 / 青少年多不注意观察自身大小便情况而忽视这些现象，从而在问诊和检查时医师需要考虑到这些。

特别需要注意的是，缺乏典型的症状如腹部疼痛和腹泻或没有炎症的表现不能排除CD 诊断。一项前瞻性多中心研究中纳入了 392 例新发的 CD 患儿，结果显示 21% 的轻度CD 患儿最常用的 4 个指标（血红蛋白、血小板、白蛋白和 ESR）均正常。诊断时可能仅表现为生长迟滞，因此儿童 / 青少年患者怀疑 CD 时，不仅需要评估身高、体重、体重指数是否符合同龄同性别的发育百分比，还需要尽可能地评估过去几年的生长速率。

总体来说，儿童及青少年 CD 的诊断与成人没有特别差异，需要特别注意的是儿童病史和疾病症状可能有所不同，在内镜检查时护理方面的注意事项要比成人多，但诊断原则一致，更详细的诊断可以参考本书相应章节。

**2. 影像学检查**

（1）X 线平片：腹平片多用于怀疑肠梗阻或肠穿孔时，并不作为 CD 患儿常规检查。

（2）CT：可用于针对患儿疾病严重程度和有无并发症的评估。在 CD 的诊断方面，CT 发现肠壁增厚超过 3mm 或肠腔狭窄即考虑为异常。同时其可提供肠系膜、肝胆系统、泌尿系统和肌肉骨骼系统等受累情况的信息，也可以发现有无并发症，包括瘘、脓肿等。但由于患儿接受 CT 检查会受到大量射线辐射，从而非紧急情况不建议多次检查，可选择其他替代方式。

（3）MRI：最大的优点即对患儿无辐射，可以用于随访和长期检查使用。MRI 的动态对比增强可以可靠地显示出 CD 大部分的病灶且没有辐射，近年有结合灌肠以增加对比剂而更有利于肠道显像的方法，但由于需要插鼻肠管，并不利于在儿童人群中操作，所以在广泛应用前仍有需要改进的方面。

CD 活动期，MRI 检查可发现黏膜强化明显、肠壁增厚、扩散受限、肠系膜血管增多，表现为梳齿样，肠系膜淋巴结反应性肿大。其也可发现肠梗阻、窦道、瘘管及脓肿等并发症形成，MRI 在肛周疾病的检查中已成为一项重要的影像学检查手段。

（4）EUS：优势在于非侵入性、不需要肠道准备或静脉造影剂、无电离辐射，多用于评估并发症，主要为脓肿和肠外疾病。其并可用于预测疾病活动度，评估患儿治疗反应性。如回肠肠壁增厚 > 2.5mm 则疾病活动性的可能为 88%，结肠 > 3mm 时为 82%。在 EUS 观察下，肠道结构可垂直表现为 5 层结构。CD 可表现为肠壁和黏膜下层增厚，或黏膜下层小血管扩张，浆膜层回声增强及不规则增厚即纤维化，垂直切面可观察到纵深溃疡或息肉，或出现瘘管时可见低回声条带内有高回声气体。

**3. 内镜组织学检查**　对于 CD 患儿，首选检查是结肠镜检查（包括末端回肠的评估）和上消化道内镜检查，同时需要多点活检。但小肠检查取决于每个医院的诊疗水平。

在决定是否需要内镜检查时，粪便中提示小肠炎症的标志物可能比血清学的检查更有价值。但是，大部分研究都是针对结肠炎症的观察，而这些指标是否在 CD 的小肠病变中也会出现则没有进行过系统的探究。如果粪便标志物水平持续升高，但是结肠镜正常，则病灶部位应当位于小肠。然而，这些标志物缺乏特异性，不足以确诊或排除诊断，其中粪钙卫蛋白和粪乳铁蛋白在儿童中的意义与成人患者相同。

在内镜检查方面，众多回顾性队列研究证实需要结肠镜检查并查看回肠末端，而非简单的乙状结肠镜检查。另外，还有一些研究提示，上消化道的检查也可能证实 CD 的诊断，若省略上消化道检查，可能会漏诊 11%～29% 的病例。但是儿科内镜需要有专业的内镜医师实施，为了患儿的安全并避免对儿童／青少年时期的患儿产生心理影响，最好在进行内镜检查时由麻醉医师采取深度镇静或麻醉的方式。

小肠镜检查的目的是在患者确诊后指导治疗方案制订并发现是否有狭窄等可能导致外科并发症而需要手术切除的情况，并且即使结肠镜检查中发现末端回肠正常，也需要执行此项检查。在儿童患者中推荐应用无辐射的全小肠检查，如口服或灌肠高渗溶液后行增强MRI，并且 MRI 也可以用于盆腔瘘和脓肿的检测。超声不能用于小肠病变组织初次检查，但可以用于症状评估和随访期间的并发症观察。

此外，小肠内镜胶囊也可以作为辅助诊断的一种选择，在怀疑小肠 CD，但内镜检查中回肠末端正常或无法行内镜检查的儿童患者中尤为适用。但是因为不能吞咽胶囊内镜或年龄过小的儿童使用胶囊有嵌顿风险，故推荐用内镜代替胶囊检查。

**4. 骨骼健康的评估**　如前文所述，已广泛应用于临床的 DXA 是定量检测骨骼状态的主要方式，但主要应用于成年人的骨量评估。对骨质疏松的诊断标准主要基于 T 评分，T评分是将测量的骨量与处于骨量高峰期的年轻成年人的骨量的均值进行对比，若 T≤2.5倍的平均骨量标准差则可考虑为骨质疏松。儿童的骨量评估需要根据其年龄和身材进行校正。CD 患儿由于生长受限而骨骼发育低于实际年龄，但就骨骼大小而言骨量为正常，因为多建议进行校正后再参考。

**5. 生长发育情况与营养状态的评估**　患儿的生长情况主要根据生长速率曲线、生长曲线评估，都需要与发病前对比。此外还要根据女孩月经与男孩遗精情况来评估。营养状态则可根据肱二头肌、肩胛下角处及脐旁皮下脂肪厚度评估，结合生化检查中的白蛋白与前白蛋白、视黄醇结合蛋白、肌酐升高值等也可评估患儿营养情况。

# 第八节　诊断与治疗

小儿的 CD 诊断需要和儿科一些特殊的疾病相鉴别，这一点与成人 CD 不太相同，如原发性免疫缺陷病，并且疾病自然史及其治疗策略在成人和小儿 CD 间有很大差别。例如，儿童时期发病的 CD 与成年时期发病表型不同，发病年龄较小患者中约 1/3 发病时病变范围更广，且在诊断后 2 年内病情多会延长。其他小儿 CD 特点还包括：10%～40% 患儿在诊断时即发生生长迟滞；同时儿童/青少年时期发病和显著的心理疾病发病率相关，并由此影响到教育、社会交往、人际关系、性心理发育和治疗依从性。上述特点致使儿童青少年 CD 患者治疗模式也有所不同，尤其需要关注对生长发育、青春期发育及心理健康的改善。

# 一、诊断

儿童/青少年 CD 的诊断过去借鉴于成人患者诊断方式，但儿童又有其自身的一些特点，故近年来制定了关于儿童 CD 诊断的指南和共识。较为认可的一项共识为 2004 年由 ESPGHAN 发布的青少年儿童 IBD 诊断指南，简称为波尔图标准（Porto Criteria）。该标准在 2014 年时进行了修改。在确诊 IBD 前需要先排除感染因素，并进行内镜检查，包括回结肠内镜检查和上消化道内镜检查，检查过程中需要对不同部位活检，确诊后需要对疾病进行分型。除了内镜及组织学即可确诊的 UC，其他情况都需要小肠影像学检查。

**1. 诊断流程**　根据中华医学会儿科学分会消化学组发布的我国儿童 CD 诊断规范的专家共识要求，若要诊断 CD，首先需行粪便检查除外细菌性痢疾、肠结核等感染性疾病，同时检测粪钙卫蛋白和乳铁蛋白以了解炎症活动性。通过胸部 X 线片、OT、PPD 及血清抗结核抗体测定等尽量排除结核感染。血液检查白细胞计数、ESR、CRP 和血浆蛋白、ASCA、pANCA、肝肾功能及凝血功能、电解质水平可评估疾病严重程度。通过维生素 $D_3$、叶酸、维生素 $B_{12}$ 等的水平评估营养情况。需要行内镜及组织病理学检查并行抗酸染色，其中结肠镜检查必须达回肠末端，可同时辅以胃肠钡剂造影、腹部 B 超以明确肠道病变情况。条件允许下行胶囊内镜或小肠镜、CT、MRI 检查可有助于确定肠道病变情况。若难以确诊可随访 3～6 个月，若仍难以鉴别结核，则可采取诊断性抗结核治疗观察。

**2. 诊断标准**

（1）诊断依据：根据 WHO 推荐的 6 项诊断要点进行诊断。①非连续性节段性病变；②铺路石样表现或纵行溃疡；③全壁炎症改变；④非干酪样肉芽肿、裂隙溃疡；⑤瘘管；⑥肛门部病变。符合前三项为拟诊，再加后三项中任意一项即可确诊。若具备第四项，则加前三项中任意两项也可确诊。

诊断主要结合临床表现、影像学检查发现肠道病变、内镜及病理表现的诊断要点，在排除感染及肿瘤后方可确诊。

（2）诊断内容：确诊后诊断内容需包括病变范围及疾病严重程度。根据影像学检查及内镜结果可确定病变范围，包括小肠型、结肠型、回肠型；根据儿童 CD 活动指数（pediatric crohn disease activity index，PCDAI）评分分为 0～10 分为不活动、11～30 分为轻度及 ≥31 分为中重度。另外，CD 也可以推荐 Harvey-Bradshaw 评分（表 19-2），该评分相对 PCDAI 评分而言较为简单，可以大致评价 CD 的严重程度，总分小于 4 分为缓解，6～7 分为中度，8～9 分为重度。

表 19-2 Harvey-Bradshaw 评分

| 症状 | 严重程度 | 分数 |
| --- | --- | --- |
| 一般健康状况 | 良好 | 0 |
| | 较差 | 1 |
| | 差 | 2 |
| | 很差 | 3 |
| | 极差 | 4 |
| 腹痛 | 无 | 0 |
| | 轻度 | 1 |
| | 中度 | 2 |
| | 重度 | 3 |
| 腹泻 | | 1 次 / 天水样便为 1 分 |
| 腹部包块 | 无 | 0 |
| | 可疑 | 1 |
| | 明确 | 2 |
| | 明确且有触痛 | 3 |
| 并发症 | 关节痛、阿弗他溃疡、肛裂、新发瘘管或脓肿、结节性红斑、坏疽性脓皮病、眼葡萄膜炎 | 每项 1 分 |

## 二、鉴别诊断

儿童和青少年 CD 缺乏典型症状，腹部症状往往呈非特异性，需要和一些儿科疾病相鉴别。在急性发病时其需要和一些感染性疾病及过敏相鉴别，长期反复发作时需要和致病性大肠埃希菌感染或凝集型大肠埃希菌感染所致肠炎、嗜酸性粒细胞胃肠病、血管炎、淋巴瘤或免疫缺陷症相鉴别。

过敏儿童可以选择皮肤斑贴试验鉴别常见食源性蛋白抗原。有过发展中国家或居住地卫生较差旅游史可能会导致大肠埃希菌感染。长期服用抗生素的儿童可能会有艰难梭菌感染。与 CD 较难鉴别较为关键的是肠结核，因 CD 治疗药物会加重结核，并且两者之间的症状非常相似，包括腹泻、腹痛、体重减轻、发热、右髂窝的腹部包块。同时，结核的诊断较为困难，细菌培养缺乏灵敏度，活检组织 PCR 会有假阳性诊断，且对儿童来说获取活检组织较为困难。

在与免疫缺陷综合征的鉴别上需要对血中性粒细胞、T 细胞及 B 细胞计数、抗体、补体进行相应检查，区别是否有主要抗体缺乏导致的 IgA 缺陷等，免疫细胞缺乏导致的各类免疫缺陷综合征或吞噬细胞功能缺陷导致的先天性中性粒细胞减少或慢性肉芽肿性病等。

当 CD 患儿同时有肠外表现或仅有肠外表现时还需要和一些血管炎相鉴别，如结节性动脉周围炎，可通过皮肤肌肉活检或血管造影鉴别，Wegener 肉芽肿可行胸部 CT 和血 cANCA 监测，白塞综合征患者 HLA-B5 阳性率较高，狼疮性血管炎患者抗核抗体和抗 DNA 抗体阳性等。CD 最终的确诊还需要内镜检查。

## 三、治疗

CD 患儿的药物治疗方案越来越倾向于在疾病发生时采取更积极措施。免疫调节剂如 AZA 应当在早期即应用，以预防一些患者的疾病进展，但是儿童 CD 的临床试验证据很少，治疗决策大部分来源于成人的试验数据。近十多年也有一些质量较高的临床试验提供的依据，并且发现 CD 患儿最初的治疗方案取决于疾病的严重程度和分布部位。

**1. 诱导治疗**

（1）EN：与成人不同，CD 患儿对 EN 反应更佳，因为其副作用相比激素小很多，并且 EN 可以促进生长发育，减少黏膜炎症。同时，在结肠、回肠都有病变的患儿中，EN 诱导结肠缓解效能更好。EN 和糖皮质激素都可以有效诱导缓解，无论疾病活动度或部位如何。其中，EN 对儿童来说是个更好的选择，不仅可以促进生长，减轻黏膜炎症，且相比激素副作用更小，且患者接受治疗依从性高。

在治疗过程中，可以选择经口、鼻肠管或胃造瘘并在 3 天左右时间内逐渐加量至每天推荐量的 120% 维持 8 周（4 ～ 12 周）。稳定后每 3 ～ 4 天增加一餐直至过渡为普通膳食。

（2）激素：针对激素，也有不同的药物选择。虽然大部分 CD 患儿在疾病初期使用激素都有效，但是是否真正达到组织学缓解还不明确。确诊后 1 年内，发生激素治疗抵抗的患者有 11% ～ 17%，另外还有 30% 的患儿呈激素依赖。布地奈德相比泼尼松来说，对轻中度活动性回盲部 CD 更有效，主要因为其首过代谢率为 90%，生物利用度低，从而减少了副作用而提高了患者的依从性。但布地奈德在治疗严重或广泛 CD 中的作用还不确定。

需要注意的是，布地奈德治疗后 1 周内可能会发生肾上腺抑制，尤其是在 < 12 岁的儿童患者中，最早可在用药 1 周时即发生。同时，服药期间需要补充钙和维生素 D，并使用质子泵抑制剂以保护胃黏膜。严重者可静脉应用氢化可的松 2mg/kg，每天 4 次，每次最大剂量不超过 100mg，或甲泼尼龙 2mg/（kg·d），最大量不超过 60mg/d。

（3）其他药物：在儿童 / 青少年 CD 活动期的诱导缓解中，其他药物如美沙拉嗪、抗生素、益生菌制剂等的作用尚不清楚。不过抗生素在治疗 CD 病程中发生的脓毒症、瘘、脓肿和细菌过度生长等感染相关的疾病时仍然是必需的，尤其在肛周疾病中首选硝基咪唑类药物，且不少于 6 周。服用美沙拉嗪及柳氮磺吡啶者需要每周检测肝肾功能。

**2. 维持治疗** 成功达到诱导缓解后，CD 的维持治疗也是防止复发的关键一步，但是在儿童 / 青少年患者中，无论是哪种激素都不推荐在维持治疗时应用。

一项 Cochrane 系统评价报道，布地奈德在维持儿童 CD 缓解中没有益处。同时，成人试验中也证实，长期使用激素并不能维持缓解，而且激素的应用也会对儿童 / 青少年的生长发育和骨质钙化有所影响。

除激素之外，美沙拉嗪和益生菌制剂在儿童 CD 中维持缓解作用尚未明确，主要是因为缺乏儿童的数据。成人数据显示美沙拉嗪的优势和安慰剂无差异。但因美沙拉嗪已知副作用很少，所以很多轻度 CD 患儿仍在经常使用。

在维持缓解中，已证实有效药物是 AZA、6-MP 及 MTX。在新发的重度或广泛病变的儿童 CD 患者中，治疗达到缓解时，即应当早期使用 AZA 和 6-MP，并且可以辅以激素或肠内营养治疗。对 AZA/6-MP 耐药或不耐受的患儿可以选择甲氨蝶呤。

目前认为维持缓解最有效的药物是硫嘌呤类如 AZA 和 6-MP。对于 6 个月内即复发或初治有效，但 1 年内复发 2 次及以上，或术后、激素依赖、瘘管形成，病变广泛均是首选硫嘌呤类药物的指征。在达到缓解的早期，应用硫嘌呤类药物可延长缓解的维持时间。

AZA 或 6-MP 的替代药物也可以选择 MTX，其在 AZA、6-MP 无效或不耐受时使用。但需注意的是，每次使用 1 天后补充叶酸 5mg，可以减少胃肠道反应，并定期检测血细胞、肝功能。

**3. 难治性 CD**　在青春期前或青春期早期阶段发生生长迟滞但病灶局限的患儿，或患儿药物治疗无效时，需要考虑行择期手术治疗。当生长速率显著受到影响，且患儿有局部狭窄或药物治疗无效的回盲部病变时，也需要手术治疗干预，并且越早干预越好，因为一旦青春期开始，可能错过生长发育的治疗窗。

若患儿不需要紧急手术，则可考虑应用免疫调节剂，包括 AZA、MTX 及英夫利西单抗。其中，AZA 剂量为 1 ~ 2.5mg/（kg·d），若不耐受可考虑 6-MP 1 ~ 1.25mg/（kg·d）。MTX 以 $15mg/m^2$，每周 1 次的方法口服或皮下注射，可在 4 周内缓解，16 周明显改善。当中重度 CD 患儿对标准诱导治疗耐受或复发时，英夫利西单抗可以作为有效诱导缓解的治疗药物，并且对于初始治疗有效的患者，可以通过调整用量作为维持缓解治疗，并可有效关闭瘘口。

一些研究证据认为英夫利西单抗合用免疫抑制剂时可以减少英夫利西单抗的免疫原性，提高英夫利西单抗的血清浓度，但是会显著增加机会性感染。也有报道有肝脾 T 细胞淋巴瘤的发生，所以联合用药需要征得患者及其家人的知情同意。

**4. 益生菌疗法**　目前各研究领域中较为火热的即为肠道菌群，鉴于粪菌移植在艰难梭菌感染治疗方面的有效性，众多研究着眼于肠道菌群与自身免疫性疾病的关系。但是，益生菌疗法的效果在 IBD 的治疗方面未能独占鳌头。对于 CD 患儿，益生菌治疗无论是在诱导缓解、维持治疗或术后预防复发方面，都无法经受住循证医学验证。但对于抗生素相关肠道菌群紊乱导致的肠道症状，益生菌可起到一定作用，但这并非对 CD 的直接治疗作用。在使用益生菌作为 CD 治疗方案时由于未经证实，还需谨慎使用。

**5. 外科治疗**　随着药物治疗的不断改善和进步，虽然不可避免的需要手术干预，但是从诊断到手术的时间已从 3.5 年延长至 11.5 年，但儿童 / 青春期 CD 患者需要手术治疗的可能性仍高于成人 CD。患儿确诊后 5 年累积手术率为 17%，10 年累积手术率为 28%，并且年龄越小需要手术干预的风险越大。同时，*NOD2/CARD15* 基因突变与增加的手术风险相关，主要是因为其最终效应表型表现为梗阻或瘘。CD 主要的手术方式在本书的其他相关章节已提及，这里主要介绍儿童 / 青少年 CD 相关的手术注意事项和特殊要点。

（1）手术适应证：当患儿出现危及生命的并发症时需要行急诊手术，如肠穿孔、肠梗阻。若出现药物治疗无效或药物治疗不耐受，或出现肠瘘时需行择期手术。无论是急诊或择期手术，CD 患儿手术的目的都是控制由肠道炎症导致的机械性并发症，更多的是缓解而非治愈。

需手术干预的最常见并发症包括梗阻、脓肿、瘘、药物治疗无效或耐受。除此之外，当出现穿孔、出血、蜂窝织炎、肛周疾病、泌尿系统并发症、疾病进展、生长发育迟滞时都需要及时采取手术干预。

患儿与成人需要接受手术干预的指征中很大的不同点是生长发育影响。药物治疗会引起生长发育、骨骼发育方面的副作用，尤其是生长受限、骨质疏松、体型改变及心理/情绪变化等，但经手术切除局部病灶即可避免这些不良反应。

在手术干预时必须重点注意生长发育的改善情况。在接受手术的儿科患者中，约50%是由于药物治疗无效伴有生长发育迟缓，而非梗阻或其他机械性并发症。对青少年的发育而言，手术时机也很关键。外科干预必须在骨骺板闭合前进行，以便在术后有充足的时间来恢复生长发育情况。

事实上，目前的手术已发展的较为成熟，可以达到较安全且损伤最小的水平，同时会辅以合适的药物治疗。现今的CD手术已从早年的面对威胁生命的并发症治疗的最后手段，发展为与药物联合治疗以提高生活质量的优选方式。

（2）急诊手术：极少数患者发生弥漫性腹膜炎或肠梗阻，此时需行急诊手术，但手术目标是控制感染和胃肠减压。此时腹腔中的情况较为复杂，可表现为炎性粘连、瘘、腹腔感染等，开腹处理病灶是不明智的选择。应当选择最稳妥的方法，即近端肠造口。肠切除吻合术最好在明确肠道活性的情况下进行。

患儿中很少会有永久性的回肠造口，一般在急诊造口后6～8周腹腔感染得以控制，炎症性粘连也可以解决时，行确定性造口还纳术。虽患儿及其家长往往并不想接受回肠造口，甚至在面对严重炎症时希望扩大切除范围接受肠吻合术，但是医师需要清楚地意识到这些决定对患儿的长期预后而言是不利的。

也有一些患儿会出现完全性肠梗阻而需要手术干预，但没有腹腔感染或肠道损害表现时，手术前应尝试药物治疗来解决梗阻问题。因为在一些部位如十二指肠，难以进行手术处理，采用避免手术的药物等治疗方案是更理想的解决方式。当出现肠道坏死或腹腔感染时，必须进行手术干预，此时无法为肠吻合做充足准备，肠道组织脆弱，初次吻合后多需要再次行确定性手术吻合，所以一般需要建立临时造口来避免吻合后再瘘的发生，从而尽可能减少继之的更严重的并发症。

对于CD患者，很多都有多次手术史，由于先前的粘连和瘢痕组织加大了再次手术的难度，超过半数的患者接受再次手术时需要造口。需要明确的是，当认为任何行吻合术不够安全时都需要行临时造口。

（3）择期手术：相比于急诊手术，更多的患者接受的是确定性手术，且手术时机需要经过深思熟虑和充分准备。确定性手术指征包括药物治疗失败、狭窄部位近乎完全梗阻、瘘及出现药物相关副作用。未出现梗阻症状的狭窄不是手术指征。

出现反复的尿路感染提示患儿可能出现泌尿系统部位的瘘，尽管不是急诊手术的指征，但是长期感染会导致肾功能进展性损害，且绝大部分患儿对药物治疗不敏感。因此，这类患儿需要尽快手术干预。若为肠膀胱瘘，则切除瘘口、缝合膀胱即可；若为肠输尿管瘘，则可能需要输尿管切除吻合术或输尿管再植术。

无论何种手术都需要根据患儿的自身的情况来进行个体化治疗，达到保留最多有效肠管及最大减轻疾病痛苦的目的。对于发生梗阻或瘘相关的并发症的患者，外科干预是最佳解决方式，可以有效缓解症状并促进患儿最快恢复回归学校。

**6. 辅助治疗**　患儿多伴有生长发育受限或迟缓，所以当出现手术指征而接受手术干预后，还需要一些辅助治疗改善营养状态和生长发育情况。儿科患者多伴有营养相关并发症，除了疾病本身的因素之外，还因其处于快速的生长发育期，营养需要增加。青春期延迟、身材矮小及骨骼脱矿质化都是需要营养支持的指征。对于一些严重的患者，外科辅助措施如胃造口后 EN 或长期 PN 是重要的治疗方案。对进展性狭窄的患者，多需要给予低渣饮食。同时，家庭鼻胃管营养可以解决需要接受经皮或腹腔镜下胃造口营养患者的社会影响问题。

当患儿不能耐受足够热量的 EN 时，多需要 PN 同时辅助。手术中放置中心静脉装置可以显著提高生活质量并提供足够的热量。

**7. CD 合并生长发育迟滞的治疗**

（1）促进正常的生长发育

1）早期识别 CD：儿童及青少年 CD 表现多样且缺乏特异性，很多患儿在发病前即出现生长发育迟滞。因此，促进早期诊断的敏感性和特异性可以避免由诊断延误导致的生长迟滞。越早发现和诊断，患儿的生长发育问题越容易纠正。

2）监测生长发育情况：监测身高增长速率可以评估当前 1 年内的生长情况，并评估患儿是否有生长发育迟滞。在监测过程中存在评估时间间隔不能少于 6 个月的问题，因生长速率有一定季节性，如低于 6 个月则评估结果不准确，个体差异较大，所以仍需探求一种可以短期内重复评价的方式及时调整治疗方案。

3）生长发育迟缓对社会心理的影响：生长发育受损及伴随而来的青春期延迟对患儿的社会心理影响很大，主要是由于与周围正常同龄人群的生理差异日益明显。随着疾病的发展，患儿对自己的身高、体重、体型越来越担忧，随之也会影响到生活和治疗。

（2）一般治疗原则：CD 所致的肠道炎症及营养不良会影响患儿生长发育。采取不同的治疗方式对患儿生长发育影响也不同，并且患儿之间的个体差异对同一治疗的反应也不同。一些患儿在单独应用 EN 早期即出现炎症因子水平降低及 IGF-1 水平升高，但也存在并不能改善营养状态、持续存在慢性炎症活动的病例。

1）抗感染治疗对生长的影响：在治疗儿童和青少年 CD 时，尤其需要注意避免长期糖皮质激素使用，尽量使用 EN，并以 EN 作为首选治疗方案。此外，儿童 / 青少年 CD 患者应考虑早期局部病变肠管切除术，旨在促进生长发育恢复正常，完成青春期发育。生物制剂如抗 TNF-α 抗体为应用免疫抑制剂后仍有持续炎症状态的患儿提供了治疗希望，但其在儿童中应用的长期安全性及对生长发育和生活质量的影响还需继续观察。

2）EN：已被证明可以促进内镜下愈合并减少肠黏膜细胞因子产生，并且这在患儿中更适用，因其对生长发育毫无副作用，还有促进生长发育的作用，并且儿童可以更快速地适应鼻胃管给药，并在上学前移除鼻胃管。需要注意的是，保证 EN 促进生长的前提是维持疾病在缓解期。

3）糖皮质激素：传统使用的糖皮质激素现在仍然是常规药物，用于控制疾病急性发作。一旦炎症控制即逐步停药，长期应用在患儿会对生长发育产生不良影响。隔日服用方法可以控制 CD 炎性反应而不抑制 IGF-1，但此方案一般情况下相较于周期性 EN 略差。若患儿有激素依赖性，可以在密切监测生长发育情况下小剂量隔日服用。

4）AZA 和 6-MP：免疫抑制剂在儿童及青少年 CD 维持缓解中的使用越来越多，患儿体重增加也反映了此种治疗的有效性和安全性。研究证实，对于中重度 CD 患儿，最初泼尼松治疗后，合用 6-MP 可以减少激素用量并改善肠道炎症。

5）手术：对年轻 IBD 患者来说，较好的治疗方案是在适时适度情况下考虑病灶肠管切除。对于 CD 患儿，切除术后会有无症状期，无论是生长发育还是青春期发育都可以恢复正常，但手术后疾病仍有复发可能。术后复发的时间与术前疾病部位相关，也与手术指征有关。在青春期前或早期青春期手术可以显著改善生长速率。

# 第九节　预后与特殊考虑要点

儿童 CD 与其他儿童慢性病类似，可以认为是一种终生的疾病，以反复发作与缓解交替为主要特征。患儿的治疗依从性及疾病对治疗的反应性与疾病的预后密切相关。结肠部位的 CD 患儿，病程越长，癌变的概率随之越高。

## 一、患儿的心理健康

CD 是慢性疾病，并且疾病及药物治疗中产生的副作用和不良影响都会对患儿产生社会、心理功能等众多方面影响。因此，社会及精神支持是很重要的辅助治疗部分。患儿会表现为情绪低落、抑郁、焦虑、自我评价下降甚至行为困难、社交障碍、生活质量下降。这些负性情绪不仅降低患者治疗依从性，也可能导致疾病复发或加重，使治疗效果较差。因此，家长、学校及心理健康教育相关机构都需要给予患儿帮助。

1. 行为 / 情绪功能　评价行为 / 情绪功能有两种方法，即谈话与问卷。有一些已被证实过的访谈结构可以诊断心理疾病。而问卷可以用来测定一些典型症状，如抑郁症，并且可以完全由儿童自己执行。考评后获得分数需要经年龄和性别校正后转化为标准分。

研究发现，IBD 患者抑郁症的终生患病率为 25%，原发抑郁和焦虑发生率为 59% ～ 73%，该发病率显著高于正常人群，但与其他慢性病比例相似。IBD 患儿有显著的行为和情绪症状，并且抑郁症的发生率显著高于正常儿童。

家庭作用和应激应对策略可以更好地预测行为 / 情绪障碍。也就是说，患儿的家庭可以很好地支持患儿，而良好地教育患儿应对的心理方式，可以很大程度降低情绪障碍的发生。其他一些和行为 / 情绪症状相关的因素还有应激生活事件、母亲抑郁症病史、家庭不和谐及激素治疗。

2. 社会功能　IBD 除疾病本身导致的一系列症状会影响患儿的社会功能外，治疗过程中一些措施也会影响患儿社交活动。而在青春期，与群体的活动交流及被同伴接受都是青少年形成自我认同的重要部分。在对家长问卷调查中发现，22% 的 IBD 患儿有显著社会功能问题，其中 31% ～ 50% 患儿认为是疾病本身限制其社会活动和降低其生活质量，导致拥有的亲密朋友和参与的组织活动数量都少于正常的儿童。值得注意的是，在青春期诊断的患儿社会功能问题相比在儿童期诊断的患儿更多，也更严重，青春期患儿中有 35% 会发生社会功能问题，而儿童中仅有 5%。

**3. 家庭功能**　疾病不仅对患儿本身有影响，对整个家庭来说都会有着重要的影响，包括患儿父母和兄弟姐妹。家庭问题与疾病严重程度、患儿疼痛和疲劳程度、腹泻及患儿行为/情绪症状密切相关。IBD患儿的母亲患有抑郁症的比例在确诊时为10%，而终生的发生率为51%。同样CD患儿的正常兄弟姐妹的行为/情绪问题也更多见。

**4. 饮食问题**　在很多慢性病患儿中都存在饮食障碍问题，如1型糖尿病及IBD。而IBD患儿的饮食行为问题在性别上有一些差异。对于女孩而言，体像与饮食行为显著相关；而对于男孩而言，体重与饮食问题显著相关，而与体像无关。

**5. 教育问题**　上课出勤与学习成绩是孩子心理社会功能的重要影响因素，并且也是针对慢性患儿常常需要考虑的方面。60%中重度IBD患儿平均在1年内缺勤达3个月，虽然缺勤高于正常儿童，但是平均成绩、留级率及特殊教育服务与正常儿童没有差异。

**6. 压力与应对**　目前关于应激性生活事件和日常琐事与症状加重的相关性还存在争议。但是问题解决型应对策略及社会支持与更少的精神疾病和更好的预后相关。而逃避型应对策略患者的健康状况更糟，并且解决策略更被动和消极的患儿生活质量也更差。

**7. 精神治疗**　针对部分发生抑郁的IBD患儿的认知行为治疗在初步的研究中就获得了较好的效果。每个患儿接受至少12次的一对一治疗及3次家庭随访，以帮助解决疾病问题、疼痛管理、识别及改变负性认知、解决社会问题、提高社会活跃性和自我承认度。治疗结束后，抑郁症状显著减轻，社会功能和健康观念显著改善，并且这些效应可以在治疗结束后维持半年到一年的时间。

对于任何一个患有慢性病的儿童来说，其都是行为或情绪问题的高危人群，会影响患儿社会功能和家庭关系的正常发展。当发生严重的缺勤、对社会活动失去兴趣、缺乏娱乐活动、和家人争吵增多的情况时，应采取心理疏导帮助患儿解决问题，而且疼痛管理、针对压力和应激的药物应用等是必要的。同时，鼓励患儿参加IBD的社团及进行更多的交流也可以明显提高生活质量。

## 二、从儿童到成人的过渡

在慢性疾病患儿中，从儿童到成人的过渡也是治疗的关键部分。并且这个过渡时期不仅仅是从儿童护理向成人护理的过渡，还包括生理上从青春期向生长发育完全、性发育成熟的过渡，心理上从依赖向独立的过渡。整个过程不仅需要患儿的自我管理，还需要家庭、社区、卫生管理系统的协调形成。并且从儿科的治疗向成人治疗过渡的医疗上也会有一定差异，若不能适应，那么在随后的治疗衔接上将会遇到困难。

在过渡时期，不仅是患者，而且与患者生活密切相关的每个人都需要接受相关的指导和教育。这个过程中，医生及护士需要明确适当的过渡时机并促进患者去主动准备，而家庭成员需要支持过渡过程的进行，并帮助患者建立适当的自我管理目标以避免始终依赖。

基本原则主要来自青少年医学协会建议，包括：①提供的服务应当符合年龄的发展；②患有慢性病的青少年与年轻的成年人需要互相分享相同的健康问题并关注同类群体的生长发育、性发育、情绪和精神健康及药物滥用问题；③很多慢性病青少年容易发生过度依赖、心理成熟延迟；④帮助患儿过渡的过程应当灵活并个体化；⑤带动患者家属及患儿的主动参与可促进整个过程的成功。

过渡时期最佳开始年龄为 12 ~ 14 岁，这样可以提供充足的时间让患儿逐步承担照顾自己的责任。整个过程包括了解知识、基于获得的知识锻炼自我管理能力、明确疾病对生活决策和未来健康幸福的影响。

需要了解的知识内容主要是患儿对疾病充分认识，可以自己初步判断疾病的活动性及可能需要的治疗方式和检查方式。随后建立成熟的自我管理，如药物的服用，自我健康的管理能够明确药物的不良反应。明确自身在长时间内都需要定期的检查和随访。另外，患儿及其家属都需要知道如何紧急就医，如何检测自己的身体状况等。进一步需要掌握一般的自我管理技巧，包括如何自己去联系医师获取处方、整理自己的健康档案、理解医疗保险的概念等问题。最后，患儿可以自己进行生活决策，理解健康管理的重要性，提高长期治疗的依从性。

整个过程中，医务工作者应当定期检测患儿过渡阶段的进展情况。成功过渡之后，患儿应当能回答一些经典应对问题，包括正确描述自己的疾病、疾病症状、病程中需要避免的情况、何种情况下需要就医、如何可以联系到对自己疾病了解的医师、是否清楚自己当前的治疗方式及病例资料的完整性。

成功过渡是长期治疗疗效满意的基础，但这常常被医务工作者、家长及患儿本人所忽视。

（吴　婕）

参 考 文 献

Auvin S, Molinié F, Gower-Rousseau C, et al, 2005. Incidence, clinical presentation and location at diagnosis of pediatric inflammatory bowel disease: a prospective population-based study in northern France (1988–1999). J Pediatr Gastroenterol Nutr, 41 (1): 49-55.

Benchimol EI, Fortinsky KJ, Gozdyra P, et al, 2011. Epidemiology of pediatric inflammatory bowel disease: a systematic review of international trends. Imflamm Bowel Dis, 17 (1): 423-439.

Cannioto Z, Berti I, Martelossi S, et al, 2009. IBD and IBD mimicking enterocolitis in children younger than 2 years of age. Eur J Pediatr, 168 (2): 149-155.

Castro M, Papadatou B, Baldassare M, et al, 2008. Inflammatory bowel disease in children and adolescents in Italy: data from the pediatric national IBD register (1996–2003). Inflamm Bowel Dis, 14 (9): 1246-1252.

Ebach DR, Vanderheyden AD, Ellison JM, et al, 2011. Lymphocytic esophagitis: a possible manifestation of pediatric upper gastrointestinal Crohn's disease. Inflamm Bowel Dis, 17: 45-49.

Kappelman MD, Rifas Shiman SL, Kleinman K, et al, 2007. The prevalence and geographic distribution of Crohn's disease and ulcerative colitis in the United States. Clin Gastroenterol Hepatol, 5 (12): 1424-1429.

Malchow H, Ewe K, Brandes JW, et al, 1984. European cooperative Crohn's disease study (ECCDS): results of drug treatment. Gastroenterol, 86 (2): 249-266.

Otley A, Griffiths AM, Hyams J, et al, 2006. Health-related quality of life in the first year following a diagnosis of pediatric inflammatory bowel disease. Inflamm Bowel Dis, 12 (8): 684-691.

Sawczenko A, Sandhu BK, Logan RF, et al, 2001. Prospective survey of childhood inflammatory bowel disease in the British Isles. Lancet, 357 (9262): 1093-1094.

Summers RW, Switz DM, Sessions JT Jr, et al, 1979. National cooperative Crohn's disease study: results of drug treatment.

Gastroenterol，77（4Pt2）：847-869.

Tanner JM，1962. Growth at Adolescence. 2nd ed. Oxford：Blackwell Scientific Publication.

Wang XQ，Zhang Y，Xu CD，et al，2013．Inflammatory bowel disease in Chinese children：a multicenter analysis over a decade from Shanghai．Inflamm Bowel Dis，19（2）：423-428.

Wine E，Reif SS，Leshinsky-Silver E，et al，2004. Pediatric Crohn disease and growth retardation：the role of genotype，phenotype，and disease severity. Pediatrics，114：1281-1286.

# 第二十章 克罗恩病与生殖功能

　　近几年 CD 在国内的发病率逐年增加，多数 IBD 患者起病时较年轻，50% 的初诊患者年龄小于 35 岁，其中有 25% 患者诊断 IBD 后首次面临生育的挑战。这类 IBD 患者在育龄期常担心自身病情进展会影响生育，对药物治疗的安全性产生疑虑。因此，临床医师对患者病情的了解和控制程度、用药的选择等对妊娠是否成功起关键作用，医师的建议在很大程度上也影响了患者的态度和选择。

　　影响 IBD 患者生育的主要因素包括营养状况、年龄、手术操作、疾病活动度等。患者对疾病和药物的担心将会对生育功能造成一定程度的影响。研究证实 IBD 患者缓解期的生育能力与正常人无差别，但活动期患者的生育能力显著下降，尤其是经过外科手术的患者，或者并发盆腔脓肿或肛周病变者等。此外，IBD 具有一定的遗传倾向，家族 IBD 病史是预测 IBD 发病最重要的因素。

## 第一节　克罗恩病与男性生殖功能

### 一、克罗恩病对于男性勃起功能障碍的影响

　　勃起功能障碍（erectile dysfunction，ED）是指阴茎不能持续勃起或阴茎不能维持足够硬度进行性交，是男性性功能障碍常见的症状之一。ED 严重影响患者的生活质量及夫妻感情，导致生活自信降低，甚至会产生不同程度的抑郁、焦虑，导致家庭分裂。近期研究显示，CD 患者的性功能严重受到临床症状及心理因素的影响，尤其表现在男性 CD 患者的 ED。由于腹泻、腹部疼痛、抑郁及疲劳等因素，CD 男性患者在勃起功能上受到较大的影响，严重影响了夫妻生活。

（一）勃起功能障碍的病因及分类

ED 依据病因可分为以下几种。

**1. 心理性**　比例为 39%。

**2. 器质性**　比例为 15.8%。

**3. 混合性**　为器质性和生理性共同导致，比例约为 45.2%，占比最大。

（二）勃起功能障碍的研究进展

**1. 阴茎勃起的生理**　阴茎勃起生理过程：神经系统产生反射，诱导阴茎海绵体内的血流动力学改变，海绵体窦扩大，小梁平滑肌舒张，静脉受压于白膜下，海绵体内血流流阻

增加，阴茎勃起。

**2. 阴茎勃起的功能调节**　研究证实，神经调节与阴茎静脉回流的阻闭密切相关。Steers 等发现，非肾上腺素能非胆碱能（non-adrenergic non-cholinergic，NANC）神经递质在此过程中起决定性作用。

其中包括：①一氧化氮（NO），是引起阴茎勃起的主要机制，可调节海绵体平滑肌及螺旋动脉的张力；②血管活性肠肽（VIP），与其受体结合后，激活鸟苷酸环化酶和腺苷酸环化酶，诱导血管舒张，研究发现，NOS 和 VIP 共同表达于大鼠盆腔神经丛和阴茎海绵体组织，两者发挥协同作用促进阴茎勃起；③降钙素基因相关肽（CGRP），神经密度在生殖系统中显著超过其他神经，阴茎中 CGRP 及其受体表达程度在全身组织中仅次于甲状腺和神经系统，可推测阴茎勃起过程与 CGRP 有关；④ P 物质，是阴茎组织神经纤维中存在的一种肽类物质，首先被 Ahr 等发现，P 物质结合受体后，通过磷酸肌醇作为第二信使，促进血管舒张；⑤催产素，生殖系统中存在催产素，大量研究证实，男性的性活动和生殖功能与催产素息息相关，如前列腺及睾丸白膜平滑肌的收缩与催产素密切相关。

近来学者的研究证实，平滑肌细胞表面 $K^+$ 通道可调节海绵体平滑肌张力。海绵体平滑肌中 Kca 通道是最重要的 $K^+$ 通道，Kca 通道的病变可能是 ED 的病理生理基础之一。

### （三）勃起功能障碍的治疗

除了明确 ED 诊断，其治疗尚需考虑其他一系列因素。研究发现，ED 患者伴有严重的心理精神障碍，故心理精神分析及行为治疗是首先考虑的治疗方案，再根据不同病因施行药物、物理及手术等综合性治疗。

**1. 心理精神治疗**　建议进行精神心理综合性分析，去除心理及精神压力，增强性保健、性知识的学习等。

**2. 行为治疗**　大致方案包含爱抚非性敏感区、爱抚性敏感区、控制勃起功能、训练控制射精。研究证实，在选择性的病例中，经过约 4 周的强化训练，ED 治疗改善率可达 60% ～ 80%；其中在非选择性的患者中，治疗改善率达 30% ～ 55%。

**3. 第一线治疗**　包括真空吸引装置（vacuum device，VCD）和口服药物治疗，各类型 ED 患者均可采用 VCD，并有一定效果。

西地那非（sildenafil，viagra）是主要的口服治疗药物，对器质性、心理性及混合性 ED 疗效基本一致，研究报道西地那非治疗 ED 的疗效为 75% ～ 79%。因此，西地那非被认为是 ED 治疗最有效的口服药。

研究发现，在无器质性疾病所致 ED 中，阿扑吗啡（apomorphine）具有一定疗效。研究分别采用口服 2mg、4mg、6mg 阿扑吗啡并与对照组比较，对照组阴茎勃起率为 32% ～ 35%，口服 4mg 阿扑吗啡组勃起率增高明显。研究表明，舌下给药或鼻用制剂药效作用更快，其疗效明显优于西地那非口服给药。此外，研究证实鼻用制剂不仅药物起效更快，且不良反应更少。

哌唑嗪（prazosin）是 α 受体阻滞剂，通常用来治疗高血压，研究发现也可治疗心理性 ED，成功率高达 70.9%，此药主要用于非器质性 ED 的治疗；此外，近年来一线药物育亨宾（yohimbine，aphrodine）也用于治疗 ED。国内报道，200 例患者应用育亨宾（安慰乐得），有效率为 50% ～ 86%，治愈率为 22% ～ 73%。

**4. 第二线治疗**　经尿道内注射激动剂。一项研究报道了 43 例 ED 患者，单次经尿道口给前列腺素 E 乳膏药量为 300mg，受试者其阴茎勃起有效率占 70.73%，若以性交次数计算，成功率可达 86.41%。分析结果总体疗效为 73.17%。阴茎海绵体内注射激动剂已广泛应用于治疗 ED。激动剂的常规用药有罂粟碱（PAP）、酚妥拉明（PHEN）、前列腺素 $E_1$（$PGE_1$）。

**5. 第三线治疗**　手术治疗。手术方式根据不同病因选择，包括阴茎假体植入术、阴茎血管重建术等。

**6. 其他治疗**　对于激素水平低下导致的 ED 患者，可采取内分泌治疗，根据患者的病情严重程度采用睾酮或绒毛膜促性腺激素补充或替代治疗。最新研究通过动物实验来开展 ED 基因治疗，但仅限于动物、细胞层面研究，处于起步阶段。

现代中医针对 ED 发病机制的研究已逐渐深入，治疗思路也在逐步拓大。临床实践证实，中医药治疗阳痿有一定的疗效，且副作用小，展现 ED 中医药治疗的广阔未来。

### （四）克罗恩病对于勃起功能的影响

CD 和 ED 之间联系的机制尚不清楚。部分认为血管病变是 ED 的最主要原因。血管内皮功能失调可导致 ED。ED 和 IBD 有着相似的病理生理学机制，包括内皮功能紊乱及系统性炎症。IBD 与 ED 的发生有着重要的联系。ED 在 IBD 中的研究较少，近期的研究发现 CD 中发生 ED 的人数是非 IBD 患者的 1.5 倍。

CD 活动期能够通过降低 NO，引起内皮功能紊乱，进一步导致灌注降低、损伤修复减弱及慢性炎症。NO 主要作用包括：①抑制血小板和白细胞在血管壁黏附以维持血管的效能；②促进血管平滑肌增殖，达到防止形成动脉粥样硬化。NO 水平及活性的下降将会导致内皮功能的改变，引起阴茎血管功能变化，诱发 ED 产生。对于 CD 与性功能及 ED 的研究甚少，本部分主要介绍影响男性 CD 患者的因素，有利于更好地进行临床管理和促进患者对 ED 的认识。

**1. 临床因素**

（1）手术：导致 CD 患者出现性功能障碍的结论目前尚存争议，其机制也未阐明。研究发现直肠切除术能够引起 CD 患者 ED 的发生。Lindsey 等通过荟萃分析发现，IBD 患者接受结直肠切除术后，勃起功能障碍发生率为 0 ～ 25%。但近一半研究表明，IBD 患者接受手术后并不会导致性功能下降，因此需要更多的大型临床试验来进一步证实。

（2）临床症状：CD 急性期患者出现严重的腹痛、腹泻、腹部肿块甚至肠梗阻及肠瘘的症状，急性的临床症状严重导致性功能下降，勃起功能受到严重影响。

**2. 心理因素**　引起男性性功能降低的心理因素主要包括抑郁和疲劳。近期研究发现焦虑是引起男性性功能降低的最重要原因。虽然 CD 活动期患者往往同时还存在严重的疲劳感，导致更差的生活及婚姻质量，但是对于活动期影响性功能的最大因素仍是抑郁。长期焦虑将会导致男性的性幻想明显降低，引起 ED。性功能和抑郁的关系十分密切，沮丧和抑郁是性功能重要的影响因素。抑郁主要是通过性消极的想法来影响性功能和男性 ED，至于是通过认知能力、神经生物、人际关系还是内心的想法需要更多的研究证实。抑郁评分见表 20-1。

表 20-1 焦虑抑郁量表

情绪在大多数疾病中起着重要作用，如果医师了解您的情绪变化，他们就能给您更多的帮助，请您阅读以下各个项目，在其中最符合你过去 1 个月的情绪评分上画一个圈。对这些问题的回答不要做过多的考虑，立即做出的回答往往更符合实际情况

| | |
|---|---|
| （1）我感到紧张（或痛苦）（A）<br>根本没有——0 分<br>有时候——1 分<br>大多时候——2 分<br>几乎所有时候——3 分 | （8）我对自己的仪容失去兴趣（D）<br>我仍然像以往一样关心——0 分<br>我可能不是非常关心——1 分<br>并不像我应该做的那样关心——2 分<br>肯定——3 分 |
| （2）我对以往感兴趣的事情还是有兴趣（D）<br>肯定一样——0 分<br>不像以前那样多——1 分<br>只有一点——2 分<br>基本上没有了——3 分 | （9）我有点坐立不安，好像感到非要活动不可（A）<br>根本没有——0 分<br>并不很少——1 分<br>不少——2 分<br>非常多——3 分 |
| （3）我感到有点害怕，好像预感到什么可怕的事情要发生（A）<br>根本没有——0 分<br>有一点，但并不使我苦恼——1 分<br>有，不太严重——2 分<br>非常肯定和十分严重——3 分 | （10）我对一切都是乐观地向前看（D）<br>差不多是这样——0 分<br>并不完全是这样——1 分<br>很少这样——2 分<br>几乎从不这样——3 分 |
| （4）我能够哈哈大笑，并看到事物好的一面（D）<br>我经常这样——0 分<br>现在已经不太这样了——1 分<br>现在肯定是不太多了——2 分<br>根本没有——3 分 | （11）我突然发现有恐慌感（A）<br>根本没有——0 分<br>并不经常——1 分<br>非常肯定，十分严重——2 分<br>确实很经常——3 分 |
| （5）我心中充满烦恼（A）<br>偶然如此——0 分<br>有时，但并不轻松——1 分<br>时常如此——2 分<br>大多数时间——3 分 | （12）我好像感到情绪在渐渐低落（D）<br>根本没有——0 分<br>有时——1 分<br>很经常——2 分<br>几乎所有时间——3 分 |
| （6）我感到愉快（D）<br>大多数时间——0 分<br>有时——1 分<br>并不经常——2 分<br>根本没有——3 分 | （13）我感到有点害怕，好像某个内脏器官变化了（A）<br>根本没有——0 分<br>有时——1 分<br>经常——2 分<br>非常经常——3 分 |
| （7）我能够安闲而轻松地坐着（A）<br>肯定——0 分<br>经常——1 分<br>并不经常——2 分<br>根本没有——3 分 | （14）我能欣赏一本好书或意向好的广播、电视节目（D）<br>常常如此——0 分<br>有时——1 分<br>并不经常——2 分<br>很少——3 分 |

评分标准：本表包括焦虑和抑郁 2 个亚量表，分别针对焦虑（A）和抑郁（D）问题各 7 题。焦虑和抑郁亚量表的分值区分为：0～7 分属无症状；8～10 分属可疑存在；11～21 分属肯定存在；在评分时，以 8 分为起点，即包括可疑及有症状者均为阳性

疲劳也被认为是影响 ED 的另一项重要的因素。大量的研究通过疲劳量表测量表明，CD 患者的疲劳程度要远高于普通人。过度的疲劳使 CD 患者性幻想减少，对于异性无法

表现更强的欲望。因此需要关注 CD 所致疲劳对于 ED 的影响（表 20-2）。

**表 20-2　疲劳评分表**

以下是一些与您患有同样疾病的人所认为重要的陈述。请在每行圈选或标出一个数字来表明适用于您过去 7 天情况的回答

| 项目 | 一点也不 | 有一点 | 有些 | 相当 | 非常 |
|---|---|---|---|---|---|
| **生理状况** | | | | | |
| 我精神不好 | 0 | 1 | 2 | 3 | 4 |
| 我感到恶心 | 0 | 1 | 2 | 3 | 4 |
| 因为我身体不好，我满足家庭的需要有困难 | 0 | 1 | 2 | 3 | 4 |
| 我感到疼痛 | 0 | 1 | 2 | 3 | 4 |
| 治疗的副作用使我感到烦恼 | 0 | 1 | 2 | 3 | 4 |
| 我觉得病了 | 0 | 1 | 2 | 3 | 4 |
| 我因病被迫要卧床休息 | 0 | 1 | 2 | 3 | 4 |
| **社会/家庭状况** | | | | | |
| 我和朋友很亲近 | 0 | 1 | 2 | 3 | 4 |
| 我在感情上得到家人的支持 | 0 | 1 | 2 | 3 | 4 |
| 我得到朋友的支持 | 0 | 1 | 2 | 3 | 4 |
| 我的家人已能正视我患病这一事实 | 0 | 1 | 2 | 3 | 4 |
| 我满意家人间对我疾病的沟通方式 | 0 | 1 | 2 | 3 | 4 |
| 我与自己的配偶（或给我主要支持的人）很亲近 | 0 | 1 | 2 | 3 | 4 |
| 不管你近期的性生活的程度，请回答下面的问题，<br>　　如果你不愿回答，请在这里注明□，然后回答下一组问题 | | | | | |
| 　我对自己的性生活感到满意 | 0 | 1 | 2 | 3 | 4 |
| **情感状况** | | | | | |
| 我感到悲伤 | 0 | 1 | 2 | 3 | 4 |
| 我满意自己处理疾病的方式 | 0 | 1 | 2 | 3 | 4 |
| 在与疾病的抗争中，我越来越感到失望 | 0 | 1 | 2 | 3 | 4 |
| 我感到紧张 | 0 | 1 | 2 | 3 | 4 |
| 我担心我可能会去世 | 0 | 1 | 2 | 3 | 4 |
| 我担心自己的病情会恶化 | 0 | 1 | 2 | 3 | 4 |
| **功能状况** | | | | | |
| 能够工作（包括在家里工作） | 0 | 1 | 2 | 3 | 4 |
| 我的工作（包括在家的工作）令我有成就感 | 0 | 1 | 2 | 3 | 4 |
| 我能够享受生活 | 0 | 1 | 2 | 3 | 4 |
| 我已能面对自己的疾病 | 0 | 1 | 2 | 3 | 4 |
| 我睡得很好 | 0 | 1 | 2 | 3 | 4 |
| 我在享受我常做的娱乐活动 | 0 | 1 | 2 | 3 | 4 |
| 我对现在的生活质量感到满意 | 0 | 1 | 2 | 3 | 4 |

续表

| 项目 | 一点也不 | 有一点 | 有些 | 相当 | 非常 |
|---|---|---|---|---|---|
| 附加关注 | | | | | |
| 我觉得特别疲劳 | 0 | 1 | 2 | 3 | 4 |
| 我觉得全身虚弱无力 | 0 | 1 | 2 | 3 | 4 |
| 我感到无精打采（提不起精神） | 0 | 1 | 2 | 3 | 4 |
| 我感到累 | 0 | 1 | 2 | 3 | 4 |
| 因为我累，所以开始做什么事都感到困难 | 0 | 1 | 2 | 3 | 4 |
| 因为我累，所以完成什么事都感到困难 | 0 | 1 | 2 | 3 | 4 |
| 我有精力 | 0 | 1 | 2 | 3 | 4 |
| 我能够做我平常做的事 | 0 | 1 | 2 | 3 | 4 |
| 我白天也需要睡觉 | 0 | 1 | 2 | 3 | 4 |
| 因为太累，我无法吃东西 | 0 | 1 | 2 | 3 | 4 |
| 我需要（别人）帮助去做我平常做的事 | 0 | 1 | 2 | 3 | 4 |
| 我因为太累不能做我想做的事而恼怒和灰心 | 0 | 1 | 2 | 3 | 4 |
| 因为累，我不得不限制我的社交活动 | 0 | 1 | 2 | 3 | 4 |

## 二、克罗恩病男性精子质量、数量与生殖功能

男性不育通常与精子质量降低和数量减少有密切联系。一项 CD 调查中发现，46% 的 CD 患者存在精子减少的问题。随后进一步证实，患者精子活力和形态也受到严重影响。既往研究已证实，CD 男性患者的精子活力、数量、形态受到影响主要归因于 CD 治疗药物的使用及一些微量元素的减少。本部分将着重介绍 CD 常用药物对精子数量和形态的影响。

### （一）克罗恩病男性患者精液质量

**1. 男性精液质量评价**　精液分析是评价男子生育能力的重要方法，同时是男科疗效观察和疾病诊断的指标依据。精液分析包括常规精液分析及精子功能测定，精液常规分析中的重要参数包括精子总数、精子浓度、精子活力等。精液分析是评价男性生育能力的直接方法及金标准。

精液常规检查易受多种因素影响，包括采集方式、温度、射精频度、实验条件、检验人员的技术和主观判断能力等。分析结果容易出现偏差，因此精液的采集和分析应该按照标准化程序严格进行。这样的操作才能体现受检者真实临床状况。

（1）精子浓度和精子总数：精液分析中重要的组成部分是精子浓度及总数。随着年龄增长，精子浓度有可能不发生变化，但精子总数出现降低，目前认为在评估生育能力方面，单次射精的精子总数比单纯精液的浓度更具有价值。精子总数和生殖结局息息相关。

实际操作中，精子浓度测定差异较大，主要取决于检验人员技术手段、对精子的识别

能力及评估所采用的仪器。目前精子浓度参考值的下限已更改成 $15×10^6$/ml。

（2）精子活力：评估男性生育能力的一项重要项目是精子活力测定。妊娠率与精子活力密切相关。精子的快速前向运动能力是体外受精 – 胚胎移植及人工授精等辅助生殖技术成功的重要条件。反映男性生育能力异常的原因可直接体现在对精子活力的分析。

（3）精子形态：精子形态是通过取卵子透明带表面的精子及回收性交后宫颈黏液中的精子来评估。对于男性生育能力的判断，精子形态评估至关重要。畸形精子，尤其是头部畸形精子受孕潜能极低，研究认为精子畸形与精子 DNA 异常相关。

评估精子形态的方式主要分为自由标准（liberal approach）和严格标准（tygerberg criteria）。自由标准即描述明显异常，对于不能确定是否异常的精子形态归为正常精子；而严格标准是将所有不能确定为正常的精子归为异常精子。

常见的精子形态缺陷类型见表 20-3。

**表 20-3 常见精子形态缺陷类型**

| 缺陷类型 | 缺陷形态 |
| --- | --- |
| 头部缺陷 | 大头、小头、锥形头、梨形头、圆头、无定形头、有空泡的头（未染色的空泡占头部区域 20% 以上）、顶体过小头（＜头部 40%）、双头及上述缺陷的任何组合 |
| 颈部和中段的缺陷 | 颈部"弯曲"（颈和尾形成的角度＞头部长轴的 90%）、中段非对称地接在头部、粗的或不规则的中段、异常细的中段（即无线粒体鞘）和上述缺陷的任何组合 |
| 尾部缺陷 | 短尾、多尾、发卡形尾、尾部弯曲（＞90°）、尾部宽度不规则、尾部卷曲或上述缺陷的任何组合 |
| 其他 | 胞质小滴大于正常精子头部 50% |

只有带有尾部的可确认精子才考虑进行不同形态精子计数，未成熟精子细胞包括圆形精子细胞阶段不能作为精子进行计数。精子头脱落或无精子头的不作为精子计数，但应分开记录。卷尾的精子可能与精子活力低相关或提示精子已暴露于低渗透压。偶尔，许多精子可能有特异的结构缺陷，如顶体不发育，其导致"小圆头缺陷"或"球形精子症"。

**2. 精子功能检查** 精液的常规检查难以直接体现生育能力，同时也不能代表精子的受精功能，精子的功能评估具有重要的意义。

随着辅助生殖技术的快速发展，理论上仅需一个精子便可解决生育难题，这看上去似乎精子功能的评估没有意义，但是事实并非如此。精子功能检测能了解影响生育能力的精子缺陷，对不孕夫妇的有效临床评估也有重要意义。精卵结合对生育的影响极为重要，胚胎学专家发现 IVF 失败的原因与精子未能结合透明带有关，也有研究发现使用结合于透明带的精子用于 ICSI 时，受精及胚胎发育有显著的改善。

常用的精子功能检查包含精子 DNA 损伤检测、精子蛋白质组学等。虽然临床上精子功能检查应用较少，但是对于生育能力的评估，尤其是对于精子参数正常但精子功能缺陷而造成 IVF 失败的男性患者非常重要。此外，精子功能检查对推动精子的病理生理学研究、治疗方法的优化及对患者治疗方法的设计极具意义。

（1）DNA 损伤检测：染色质包装质量和精子 DNA 完整性是两个重要参数，其异常导致精子功能严重障碍。染色质损伤可能影响受精或受精后的早期发育，从而影响男性生育能力，其原因为组蛋白剩余过多或鱼精蛋白缺乏造成精子染色质过早凝聚。

测定染色质包装质量和精子 DNA 完整性可以评估精子染色质结构，精子 DNA 严重损伤可以区分正常生育能力和不育男性。此外，精液常规参数与精子 DNA 损伤存在一定的相关性。精子完整性和 DNA 致密化对精子功能有重要作用，并且 DNA 的完整性与组装和生育能力相关。但是否需要评估男性不育患者精子 DNA 损伤与否，现在还存在争议。还需要更多的对照试验探寻 DNA 损伤的临床意义和分子机制及改善 DNA 损伤的治疗方法。

（2）精子蛋白质组学：是指精子完整基因组所对应的全套蛋白质。蛋白质作为生命活动的执行体，其结构和相互作用是生物功能表现的基础。由于基因和蛋白质表达不存在严格的线性关系，mRNA 水平并非与蛋白质表达水平相对应，以及蛋白质的翻译后修饰、同工蛋白质、蛋白质间的相互作用等无法在基因水平认识，随着后基因组时代的来临，有必要开展精子蛋白质组学的研究。精子是终末分化细胞，不再合成蛋白质，因此精子是研究蛋白质组学的最好对象。

**3. 精浆生化分析**　精浆主要由附性腺的分泌液组成，构成了精子生存的外环境，为精子提供能量及稳态环境。精浆生化分析主要包括酶、糖类、金属离子等测定。可以通过精浆生化检测评估附属性腺的功能及生殖道的通畅性。

精浆锌、酸性磷酸酶反映了前列腺的分泌功能，前列腺分泌的蛋白酶使精液液化，前列腺功能障碍将影响精液的液化。一项近期进行的研究认为精液酸性磷酸酶下降与精子浓度和精子活力呈负相关，并认为其可以作为男性不育的一项实验室诊断指标。

精浆果糖、前列腺素反映了精囊腺的功能，精囊腺分泌的凝胶蛋白使精液射出后呈正常胶冻状，分泌的前列腺素对精子在女性生殖道中的生存和转移非常重要。果糖是精子活动的主要糖类能源，精浆果糖浓度降低影响精子活力及受精率，因此果糖可以作为男性不育症的一项筛查指标。

**4. 常规精液参考分析**　精液量 $\geq$ 1.5ml；pH $\geq$ 7.2；精子浓度 $\geq 15\times10^6$/ml；精子总数 $\geq 39\times10^6$/ 次射精；精子前向运动百分率 $\geq$ 32%；正常形态率 $\geq$ 4%；精子存活率 $\geq$ 58%；白细胞 $< 1\times10^6$/ml。

对所有异常形态精子进行分类，注明精子缺陷的类型并计算不同缺陷精子的百分比，可有助于临床应用和研究。游离的精子头部或尾部不作为精子计数，也不作为异常精子进行计数。如果所有精子都呈现一种特定的结构缺陷，如小圆头精子、无尾精子头或大头针状精子，应予以正确报告。

精液质量的各项参数与男性生育能力水平有着显著联系。一方面应正确认识精液质量检测对评估男性生育能力的重要性，综合利用精液质量评估的各指标并结合临床，对男性生育能力低下或不育患者做出合理诊断和提供正确治疗方案。另一方面，认识到精液质量用于评估男性生育能力的局限性，借助生物学技术的突飞猛进开发出新的检测技术，寻找精子功能障碍生物学机制和男性生育能力低下或不育的病因，为评估男性生育能力做出更准确的判断。

## （二）药物及微量元素对克罗恩病男性患者生殖功能的改变

**1. 柳氮磺吡啶和美沙拉嗪**　柳氮磺吡啶用于治疗 CD 的时间已经长达 60 余年，它是磺胺吡啶和 5- 氨基水杨酸以偶氮键相结合的产物，口服后大部分以原型通过小肠，到达结肠后在细菌还原酶的作用下，偶氮键裂解，柳氮磺吡啶生成磺胺吡啶和 5- 氨基水杨酸，前者仅起载体作用，而 5- 氨基水杨酸大部分滞留于结肠内与结肠黏膜直接接触发挥治疗作用，直到随粪便完全排出体外。有研究发现，使用柳氮磺吡啶的患者中，超过 80% 会出现精子数量和质量的异常，但这一作用是可逆的。副作用的出现主要由于其代谢物磺胺吡啶的作用。停用该药后精子的数目、运动能力和形态都可以恢复正常。

美沙拉嗪是不含磺胺的水杨酸制剂，主要有两种：一种含肠溶包膜，可使药物延迟释放，如艾迪莎；另一种为缓释剂型，如颇得斯安。由于不含磺胺吡啶，因此避免了对精子产生的不良影响。

**2. 甲氨蝶呤** 是二氢叶酸还原酶的抑制剂，用于治疗多种自身免疫性疾病，具有致畸性和致突变性。动物实验发现，甲氨蝶呤可以使精母细胞、支持细胞和睾丸间质细胞退化，影响精子形成，但这一副作用在停药之后可以逆转。在人体研究方面，一项银屑病患者使用甲氨蝶呤的研究指出，甲氨蝶呤可以损伤生殖上皮，影响精子形成，而对间质细胞及睾酮的产生没有作用。女性使用甲氨蝶呤后，妊娠结局明显变差，但在男性患者中，使用该药并不会和配偶妊娠不良结局相关。

**3. 巯嘌呤类药物** 使用 AZA 或 6-MP 的男性患者并不会出现与精子密度、运动性及射精量等相关的异常。但动物实验发现，巯嘌呤虽然不会影响精子的产生和形态变化，但胚胎吸收和自发流产的风险变大。这提示，精子可能存在隐性损伤并出现基因异常。一项回顾性研究分析了 130 例女性妊娠的结局，男性配偶在备育时均正在使用巯嘌呤类药物，未发现明显的妊娠不良结局。而另外一项研究则发现，备育的 3 个月内使用巯嘌呤药物出现流产或先天异常的风险增大。荟萃分析结果发现备育时使用巯嘌呤药物不会增加胎儿先天性异常的风险。鉴于目前的证据缺乏，这一观点并不能下定论。

**4. 环孢素 A（CsA）** 是一种抑制 T 细胞的真菌代谢产物。事实上，目前的指南中并不推荐将 CsA 用于治疗 CD。而关于其对男性患者精子功能的影响也缺乏人类学的数据。动物研究结果发现，环孢素可导致精子数目减少、精力运动能力降低、睾丸重量及睾酮水平降低，但动物实验采取的剂量要高于临床剂量很多，因此结论尚待验证。

**5. 激素** 可以导致精子浓度和运动能力可逆性下降。激素的使用并不会使男性的生育能力下降。而且使用 AZA 的患者加用激素相比未加用激素的患者，不会进一步影响生育能力。

**6. IFX** 目前并没有专门的研究去探索 IFX 对 CD 男性患者精子的影响。但有研究注意到，IFX 可以降低精子运动能力和影响精子形态，而且这一影响随着 IFX 的注射次数增多会进一步加大。但另外两项基于脊椎关节炎男性患者的研究发现，与正常人相比，使用 IFX 并不会影响睾丸功能和精子质量。一项系统综述分析了 60 个在备育前使用 TNF 单抗的男性患者，最终并未发现 TNF 单抗和先天异常及流产有关。

**7. 环丙沙星和甲硝唑** 可用于治疗瘘管型 CD 和肛周 CD。甲硝唑对男性精子并无毒性。环丙沙星在动物实验中可使大鼠生殖能力出现下降，其可以使生殖上皮出现变化，血液中多种激素包括睾酮水平下降，从而影响精子形成，精子数目、活力和运动能力也显著降低，但缺乏相关的临床数据，所以药物对男性患者的影响仍然未知。

**8. CD 男性患者锌缺乏**　既往研究发现，CD 患者血浆中的锌含量显著降低。锌作为金属酶的重要组成成分，主要功能是维持有机成分及细胞膜结构。临床上，锌缺乏时患者主要表现为生长迟缓、性腺功能减退、维生素 A 代谢紊乱等；同时，线粒体内锌含量对于男性精子活性有着重要的影响，精子中锌浓度与精子细胞的质量呈正相关。锌在人体内的吸收部位主要是小肠，然而 CD 患者的小肠功能、锌吸收能力存在严重障碍，导致 CD 患者体内锌含量明显降低。此外锌缺乏的男性患者睾丸功能也有明显障碍，需要临床补充锌含量。

总而言之，对于备育时出现精子功能障碍的男性 CD 患者，首先应该促进疾病缓解及改善营养状况，必要时调整用药。如果存在锌缺乏，补锌可以改善睾丸功能从而增加精子数量，同时应该戒烟、戒酒。如果在营养改善及药物调整后仍然存在生育障碍，则患者应进一步咨询男科或泌尿科医生。

# 第二节　克罗恩病与女性生殖功能

近几年 IBD 发病率迅速上升，女性患者的妊娠和分娩往往需要临床医师的准确处理和指导。另外，IBD 女性患者在妊娠期和分娩期常常出现疾病活动加强或暴发性加剧，病情复杂导致临床治疗难度增大。如何正确认识和规范诊治这一类特殊的 IBD 患者，关系着胎儿和孕妇的安全。

## 一、妊娠对于炎症性肠病患者的影响

疾病的复发率大多不会因为妊娠而增加，如果 IBD 患者在疾病活动期妊娠，其中 1/3 的患者疾病加重，1/3 的患者病情减轻，1/3 的患者病情不发生改变。妊娠对 CD 的影响主要依赖于妊娠前 CD 是否处于疾病活动期。研究发现，妊娠前处于静止期的患者有 75% 妊娠期间将会一直处于静止期；妊娠前活动期患者则有 51% 患者仍维持中重度活动性。即便积极治疗，妊娠过程中多数 CD 患者仍会处于活动期。

未见报道因 IBD 病史而进行终止妊娠的依据，同时未有研究证明妊娠对 CD 疾病进程有长期不利影响。对于接受 MTX 或沙利度胺治疗的特殊的 IBD 患者，因为这些药物对胎儿有不利影响，因此通过药物手段终止妊娠。研究证实，妊娠过程并不会影响 CD 病程，反而，妊娠可诱导疾病缓解，降低疾病复发。研究发现，IBD 女性患者经产后，其妊娠后 3 年的疾病复发率较妊娠之前降低。此外研究发现，CD 手术治疗危险性与分娩次数增加呈负相关。同时妊娠后免疫功能的变化也参与 CD 发病的机制。

## 二、炎症性肠病对妊娠的影响

成功的妊娠需要育龄期女性有正常的生育能力。手术史、生殖器官炎症、疾病活动度及心理因素均能影响生育功能。疾病缓解期的育龄女性与普通人生育能力相似，不孕不育率为 8% ～ 10%，但 CD 患者处于疾病活动期时，生育能力则明显下降。另外，接受手术治疗的患者，手术产生粘连、瘢痕及输卵管受累均可导致不孕。建议育龄期 IBD 患者在疾病缓解期妊娠。

## 三、克罗恩病女性生育功能及备孕期间用药

有研究发现，静止期 CD 患者相比正常人，生育能力并没有下降，但部分患者会因为自身误解及害怕疾病影响而成为"丁克"一族。而活动期疾病则可能会导致女性生育能力下降，其中可能的原因包括营养状况差、抑郁、性欲下降等。累及盆腔的手术如结肠切除术也可能会因为引起术后粘连而增加女性不孕的风险。对于 CD 妇女来说，尽管 CD 增加了产程出血、早产、新生儿体重低等风险，但既往研究发现这些风险的发生率较低。因此 CD 妇女备孕时应消除对妊娠期间并发症及新生儿不良预后的焦虑和恐惧，积极进行孕前咨询，控制病情，达到生理和心理的最佳条件。

### （一）疾病是否会影响妊娠结局

CD 母亲发生早产和胎儿低体重的风险要较一般人高，若受孕时疾病处于活动期会进一步增加风险；妊娠期间发生疾病复发则会使得胎儿低体重发生风险增加近 3 倍。大部分受孕时疾病处于活动期的 CD 女性在整个妊娠期疾病都会处于活动状态，而受孕时疾病处于缓解期多数能够在妊娠期间维持疾病缓解。因此，对于育龄期女性而言，药物治疗最重要的原则及首要目标是在受孕前诱导疾病缓解并在妊娠过程阻止疾病复发。

**1. 5-ASA 类药物（美沙拉嗪、柳氮磺吡啶）**　有研究发现，妊娠前服用 5-ASA 类药物能够获得疾病缓解，妊娠期继续使用该药物，疾病出现复发的风险只有 26.5%，而降低药物剂量或停用药物，疾病复发的风险可高达 56.3%。在药物不良反应方面，荟萃分析纳入 2200 个 IBD 妊娠女性发现，5-ASA 并不会增加早产、自发流产、胎儿先天畸形和死胎的风险。

近期研究结论仍存在争议，但大多数研究并没有排除疾病活动度的干扰，所以很难去评价药物的真正风险。因此，考虑到疾病活动对妊娠期的影响，如果患者口服 5-ASA 能够维持疾病缓解，则妊娠期应该继续使用该药物。至于通过灌肠形式应用 5-ASA 治疗，则没有研究发现其对胎儿和母体的影响。

Norgard 等研究发现，孕妇在服用柳氮磺胺嘧啶后，胎儿发生先天性畸形概率并未比对照组升高。由于磺胺嘧啶药理上可抑制机体对叶酸吸收，有可能引起心血管和泌尿系统的畸形、神经损伤或唇腭裂发生。因此，服用柳氮磺吡啶的 IBD 妊娠女性应及时补充叶酸。建议使用柳氮磺胺嘧啶治疗的妊娠女性叶酸服用量增至 2mg/d。由于恶心、呕吐、发热、腹泻等不良反应发生概率较高，推荐初始使用剂量为 0.5g/d，逐渐增至 4 ～ 6g/d。如哺乳期妇女服用柳氮磺胺嘧啶，在其乳汁中可检测到柳氮磺胺嘧啶的表达，但在泌乳的胎儿血清中柳氮磺胺嘧啶含量极低，因此哺乳期的妇女通常可以使用柳氮磺胺嘧啶。

美沙拉嗪是 5-ASA 被膜剂。常规使用美沙拉嗪在妊娠期是安全的。目前大家公认的 5-ASA 的常规剂量，活动期使用 2.0 ～ 4.8g/d，维持治疗至少 2g/d。但研究发现，高剂量使用美沙拉嗪会引起新生儿间质性肾炎，因此应谨慎使用高剂量 5-ASA 治疗妊娠期妇女。

**2. 巯嘌呤类药物（AZA、6-MP）**　荟萃分析发现巯嘌呤类药物可能会增加早产风险，但不会导致胎儿畸形或低体重；同时，相比不使用巯嘌呤药物的 CD 妊娠患者，使用该类药物并不会增加胎儿先天性畸形的风险。2014 年瑞典一项大型研究发现，使用巯嘌呤类药物可能会使胎儿早产风险加大，但这一风险在静止期 CD 患者身上只是轻微升高，而在活动期患者则是明显升高，提示早产的风险其实是源自疾病活动本身，而不是药物的影响。目前正在进行的一项多中心研究招募超过 1475 名 IBD 的妊娠女性进行随访观察，其中有 337 名使用巯嘌呤类药物的女性并没有出现妊娠并发症、胎儿畸形风险的增加。

因此，如果患者口服巯嘌呤类药物能够维持疾病缓解，则妊娠期应该继续使用该类药物以防止疾病复发。此外，不建议在妊娠期间才开始使用该类药物，因该类药物一般需连续口服 3 个月才能发挥疗效，且可能会产生骨髓抑制和肝毒性。

**3. MTX**　是一种抑制胸腺嘧啶核苷合成的抗代谢物，具有明显致流产和致畸作用，并且该药物半衰期长。对于育龄期女性，只有在了解相关风险且自身正在采取避孕措施的情况下才考虑使用 MTX 来控制 CD。对于正在服用 MTX 且在备孕的女性患者，应至少提前 3 个月停用 MTX 以减少胎儿致畸风险，而对于正在服用 MTX 且已妊娠的患者而言，应立即停用 MTX。

**4. CsA 和他克莫司**　使用 CsA 的肾移植患者妊娠后可能会出现早产、胎儿与胎龄不符、妊娠期糖尿病及妊娠高血压的风险增加。荟萃研究发现，使用环孢素后出现早产的发生率为 56%，胎儿先天性畸形的发生率为 4.1%，但是否存在自身疾病影响尚未确定。

他克莫司是另一种免疫抑制药物，使用该药物的肝移植患者妊娠后可能会出现早产和胎儿低体重，而胎儿先天异常的发生率约为 5%。与 CsA 相比，使用他克莫司出现妊娠高血压的风险较低，但出现新生儿高血糖的风险较高。目前指南中不推荐将 CsA 用于治疗 CD，而他克莫司也仅尝试用于治疗瘘管型 CD。妊娠期使用这些药物必须衡量利弊，目前妊娠并发 IBD 患者能否服用 CsA 和他克莫司还需要更多的临床实践与观察。

**5. 激素**　关于激素是否会增加胎儿先天性畸形的风险，目前说法不一。一项荟萃分析发现，妊娠期使用激素会导致胎儿出现唇腭裂的风险增加，而近期另外一篇系统综述则认为，妊娠早期使用激素和分娩儿的先天异常及唇腭裂没有关系。队列研究也发现，妊娠期间使用激素并不会影响胎儿的生长发育。

激素种类繁多，所有激素都可以通过胎盘，但会被迅速代谢灭活。短效的泼尼松、泼尼松龙及甲泼尼龙，相比长效的地塞米松和倍他米松更容易被胎盘代谢。静脉用布地奈德具有很强的首过代谢效应，因而有学者将其用于治疗妊娠期轻中度 CD 患者。北美地区指南推荐：对于使用 5-ASA 或巯嘌呤药物后疾病出现复发的妊娠女性，可使用激素或抗 TNF 单抗来诱导症状缓解，虽然激素起效快，但不建议作为维持缓解的药物，而抗 TNF 单抗则可用于维持疾病缓解。

**6. 抗 TNF 单抗**　一项荟萃分析和两项系统综述均得出相同结果，即妊娠期使用抗 TNF 单抗并不会导致不良妊娠结局，如流产、早产、胎儿低体重和先天性畸形。近期的一些病例报道和队列研究也得出类似的结论。因此，抗 TNF 单抗可以用于妊娠期女性 CD 的维持缓解，对于正在使用抗 TNF 单抗维持治疗的患者而言，妊娠期应该继续使用抗 TNF 单抗；而对于使用 5-ASA 或巯嘌呤类药物后疾病出现复发且激素治疗无效的妊娠女性，也可以开始使用抗 TNF 单抗。

抗 TNF 单抗在妊娠早期基本不通过胎盘，在妊娠中晚期则可通过胎盘进入胎儿血液，其浓度可以比母体外周血高将近 4 倍。对于某些处于疾病静止期且自身停药意愿强烈的患者，可在妊娠第 22 ～ 24 周时停用。一项前瞻性研究发现，在妊娠第 25 周停用抗 TNF 单抗与持续使用到 30 周后相比，疾病复发率并没有明显差异。对于某些患者希望在妊娠早期就停用抗 TNF 单抗的患者需要慎重考虑，有研究发现，整个妊娠期持续使用抗 TNF 单抗的患者相比在妊娠早期停用抗 TNF 单抗的患者，妊娠结局和疾病活动度明显更优。而且妊娠早期停用药物，可能会影响机体抗体产生和治疗失效。因此，只有那些疾病复发概率很小的患者，如受孕前持续缓解达 12 个月、内镜检查无活动病变等，才可考虑妊娠早期停用抗 TNF 单抗。

**7. 抗生素** 目前治疗 CD 应用最多的抗生素是甲硝唑和环丙沙星，尽管动物实验研究发现，甲硝唑有致畸的风险，但是前瞻性对照研究和荟萃分析发现在治疗组致畸率并未提高。环丙沙星也类似，有研究发现胚胎期使用喹诺酮类药物的前 3 个月，先天致畸率与对照组相比差别无统计学意义。环丙沙星和甲硝唑都可经母乳分泌，但母乳喂养婴儿的安全性需要进一步研究才能得以证实。

**8. EN** IBD 患者在疾病缓解期和活动期均可能出现营养不良。导致营养不良的因素包括摄入不足、能量消耗、消化吸收不良、摄入丢失增加及药理作用等。研究发现，20% ～ 40% 的 CD 患者发生体重降低。随着妊娠不断进展，营养消耗将会诱发胎儿出现风险。妊娠并发 IBD 活动期患者需要营养支持，平均体重应至少增加 11kg。

营养支持主要包括 PN 和 EN，EN 可分为全胃肠内营养（TEN）与部分胃肠内营养（PEN）。EN 可改善营养状况、降低炎症、促进生长发育、改善肠黏膜修复、优化并改善肠道菌群，无严重 IBD 并发症者建议长期使用。研究发现，PN 可抑制胃肠道及胰腺分泌功能，降低肠蠕动、减轻食物对炎性黏膜的损伤及激惹作用，对妊娠并发 IBD 需要肠道休息的患者应该尽早使用 PN。

EN 是国际公认的儿童 CD 的首选治疗方法，但由于其难耐受性和对社交行为的影响，在美国和欧洲很少将 EN 特别是 TEN 用于成人 CD，因此国外关于 CD 女性妊娠的指南并没有提及 EN。国内任建安主任团队的多项研究已证实，TEN 在成人 CD 方面同样疗效显著，可明显诱导疾病缓解、改善营养状况，且没有明显不良反应。因此笔者认为，育龄女性在备孕、妊娠期间，根据疾病不同情况使用 EN 甚至 TEN，将有助于改善妊娠结局。

**9. 手术治疗** 妊娠期间的紧急手术与胎儿死亡风险密切相关。对暴发性结肠炎患者行全结肠切除术，50% ～ 60% 的胎儿将会死亡，在可行的情况下，尽量提前分娩或选择静脉使用 CsA。若潜在的疾病风险较大，风险程度超过手术对胎儿的影响，若有手术指征（难以控制的出血、肠穿孔、肠梗阻等情况），无论妊娠早期、中期、晚期均需要采取手术治疗。妊娠早期进行手术治疗风险较中期更高。妊娠晚期因为有胎儿早期娩出风险，手术技术层面挑战更高，其择期手术应推迟到分娩后。

**10. 粪菌移植（FMT）** 随着 IBD 诊疗技术的快速进展，FMT 已经成为关注的热点。FMT 将健康人肠道中的功能菌群分离后移植到患者肠腔内，重建患者肠道菌群构成从而达到治疗疾病的目的。

近来研究发现，IBD 患者肠腔内菌群丰度及多样性下降 30% ～ 50%。然而，目前 FMT 用于治疗 IBD 患者的研究有限，FMT 用于妊娠并发 IBD 患者的治疗就更少之又少。在病理机制上来讲，FMT 适用于妊娠并发 IBD 的患者，但其作用有效性需通过进一步研究证实。

依据 FDA 提出的妊娠期使用药物的等级及药物对胎儿的危险性选择用药。CD 患者妊娠期在对应适应证的条件下可安全服用的药物有胃肠外营养制剂、柳氮磺吡啶、美沙拉嗪、巴柳氮、洛哌丁胺、皮质类固醇；禁忌使用的药物有 MTX、沙利度胺。灵活采用药物，积极控制病情维持在静止期，及时地处理并发症，是妊娠期治疗 CD 的重要条件。

### （二）妊娠期间肠镜或影像学检查

**1. 肠镜**　关于妊娠女性行内镜检查的安全性和有效性的数据大多来自小样本、非对照、回顾性的研究，结果指出，内镜检查可能会导致妊娠女性和胎儿缺氧，使用的药物（包括镇静剂、抗生素和肠道清洁剂）可能会有致畸性，还可能诱发早产。但这些担忧有待验证。另外一项系统综述和近期一项前瞻性研究均证实，在妊娠早期、中期、晚期进行低位的肠镜检查是非常安全的。因此，在必要的情况下（如检查的结果会影响药物治疗方案），可以考虑行软式乙状结肠镜或结肠镜检查。另有指南建议尽可能将肠镜检查推迟到妊娠中期。

**2. 影像学检查**　对于怀疑疾病复发的 CD 妊娠女性，应限制使用放射性检查，而使用超声检查或磁共振检查。但磁共振检查过程中的高磁场、射频脉冲的组织加热作用及强噪声是否对胎儿存在影响有待确认，但尚未发现磁共振检查对胎儿存在不良反应。

### （三）顺产或剖宫产选择

IBD 的妊娠妇女相比正常妊娠妇女行剖宫产的比例明显升高。而事实上，在无活动肛周病变的患者身上，选择剖宫产还是顺产对肛周及肠道的疾病活动度不会有影响，因此这一类患者选择什么样的生产方式应该由其产科医师讨论。而对于有活动性肛周病变的患者，可考虑行剖宫产以减少肛周损伤。

### （四）产后哺乳

母乳喂养对胎儿生长发育具有良好益处，在 CD 女性中同样推荐产后进行母乳喂养。使用 5-ASA、巯嘌呤药物及激素的患者仍然可以进行正常哺乳。另有学者认为，口服巯嘌呤药物及激素患者应服用 4h 后再进行哺乳，但这一观点依据不足。使用抗 TNF 单抗的患者进行哺乳也被认为是安全可行的，在母乳和胎血中均检测不到或仅可检测到微量的药物浓度，但使用 MTX、CsA 及他克莫司的患者均不应该进行母乳喂养。

### （五）胎儿产后疫苗接种

对于妊娠期间使用抗 TNF 单抗的妇女所分娩的新生儿，前 6 个月不推荐接种活疫苗。

备孕期的 CD 女性患者应明确疾病缓解对围生期及妊娠结局的重大意义；在妊娠前应该与医师密切沟通，对疾病进行准确评价，调整必要的治疗方案以诱导并维持疾病缓解；妊娠期间不能自行停用或改用药物；任何妊娠及产后问题，均应在消化科医师、产科医师甚至儿科医师的配合下解决。

## 四、小结

关于 CD 孕妇的资料，大多数来源于病例资料及病例对照研究，认为 CD 孕妇可以成功受孕、完成妊娠过程并分娩健康婴儿。妊娠期间药物的治疗与非妊娠期相同，在妊娠期应继续采取药物治疗以维持疾病在静止期。由于治疗的用药方式不同，区分治疗是针对疾病的突发还是静止维持期尤为重要，在妊娠期通过药物维持疾病静止期比疾病暴发后再通过药物治疗更有利于孕妇及胎儿。疾病活动期的治疗药物相比于静止期药物对孕妇及胎儿的危险更大。

上述用药资料大多数是根据经验或依照前瞻性或回顾性资料的观察而制订的，还有一些结论是通过其他疾病条件下进行的推论，缺乏很好的随机对照的试验设计，而且大多数研究资料来自国外。因此需要国内临床医师进行大量的临床试验性研究，以完善 CD 孕妇的治疗原则，更好地指导临床。

（胡琼源）

参 考 文 献

吴小平，姚雪洁，2012. 炎症性肠病及其治疗药物对生育、妊娠和哺乳的影响. 胃肠病学，17（12）：750-755.

Bel LGJ，Vollebregt AM，Van Der Meulen-de Jong AE，et al，2015. Sexual dysfunctions in men and women with inflammatory bowel disease：the influence of IBD-related clinical factors and depression on sexual function. J Sex Med，12：1557-1567.

Blain A，Cattan S，Beaugerie L，et al，2002. Crohn's disease clinical course and severity in obese patients. Clin Nutr，21：51-57.

Cohen RD，2004. Sperm，sex，and 6-MP：the perception on conception. Gastroenterol，127：1263-1264.

Fiocchi C，2015. Inflammatory bowel disease pathogenesis：where are we? J Gastroenterol Hepatol，30：12-18.

Kao CC，Lin CL，Huang WY，et al，2016. Association between inflammatory bowel disease and erectile dysfunction：a nationwide population-based study. Inflamm Bowel Dis，22：1065-1070.

Lankarani KB，Sivandzadeh GR，Hassanpour S，2013. Oral manifestation in inflammatory bowel disease：a review. World J Gastroenterol，19：8571-8579.

Lystad RP，Pollard H，Graham PL，2009. Epidemiology of injuries in competition taekwondo：a meta-analysis of observational studies. J Sci Med Sport，12：614-621.

Mahadevan U，Terdiman JP，Aron J，et al，2005. Infliximab and semen quality in men with inflammatory bowel disease. Inflamm Bowel Dis，11：395-399.

Mantzouranis G，Fafliora E，Glanztounis G，et al，2015. Inflammatory bowel disease and sexual function in male and female patients：an update on evidence in the past ten years. J Crohns Colitis，9：1160-1168.

O'Toole A，Winter D，Friedman S，2014. Review article：the psychosexual impact of inflammatory bowel disease in male patients. Aliment Pharmacol Ther，39：1085-1094.

Sanders JN，Gawron LM，Friedman S，2016. Sexual satisfaction and inflammatory bowel diseases：an interdisciplinary clinical challenge. Am J Obstet Gynecol，215：58-62.

Shin T，Kobori Y，Suzuki K，et al，2014. Inflammatory bowel disease in subfertile men and the effect of mesalazine on fertility. Syst Biol Reprod Med，60：373-376.

Timmer A，Bauer A，Dignass A，et al，2007. Sexual function in persons with inflammatory bowel disease：a survey with matched controls. Clin Gastroenterol Hepatol，5：87-94.

# 第二十一章 心理因素与克罗恩病

CD 是一种反复发作，以肠道不适为主要表现的全身性慢性疾病，患者一旦发病，其经济、工作、生活、家庭等方面都会受到一定的影响，生活质量会随着疾病的进展而下降，导致患者心理情绪发生变化。总体而言，患者精神状态的改变往往发生在疾病出现之后，且与疾病的严重程度有一定的关系，从社会、工作单位、家庭、医院等全方位给予患者关怀与精神支持是改善 CD 患者精神失常的重要措施，而精神状态改变本身是否促进 CD 发生与发展仍然存在一些争议。

## 一、克罗恩病患者常见的精神心理问题

常见的精神心理症状包括感知觉障碍、思维障碍、注意力障碍、记忆力障碍、智力障碍、定向力障碍、自知力障碍等。CD 患者无论是在疾病的活动期还是缓解期，都有可能因为疾病或社会心理因素产生不同的精神症状，影响患者的生活质量及疾病的转归。

感知觉又分为感觉和知觉，是大脑对直接作用于神经感受器的客观事物个别属性的反映，如某物体的颜色、音调、气味、冷热、软硬等个体属性。知觉则是客观事物的各种属性作为一个整体的综合映象在头脑中的反映。感知觉障碍在临床上可以表现为感知觉过敏、感知觉减退、感知觉综合障碍、错觉及幻觉。CD 患者由于心理和情绪的变化，可能表现出对疾病过度紧张或冷漠，而错误地预估了病情，在临床诊疗中需要引起注意。

思维障碍是指思维联想活动量和速度方面发生异常。思维障碍的临床表现比较多样化，主要有思维奔逸、思维迟缓、思维贫乏、思维破裂、思维散漫、思维中断、思维不连贯、病理性赘述。从心理学的角度上，一般把思维障碍分为四类，即概括过程障碍、思维动力障碍、思维动机成分障碍、思维内容障碍。CD 患者的思维障碍比较少见，值得一提的是，少数青少年 CD 患者，由于胃肠道吸收障碍导致的生长发育减慢，智力水平低于正常同龄儿童，表现出与思维迟缓相类似的表现，在诊疗过程中需加以区分。

记忆力障碍是指处于一种无法记住或回忆信息或技能的状态，可能是病理生理性的或情境性的原因引起的长久性或暂时性的记忆力障碍。记忆包括识记、保持、再现，与神经心理功能有密切联系。根据神经生理和生化研究将记忆分为瞬时记忆（分、秒之内）、短时记忆（几天）和长时记忆（数月至数年）。记忆和遗忘是相伴随的，遗忘有时间规律和选择性。新近识记的材料遗忘最快，逐渐发展到远事遗忘，曾经引起高度注意的事情较难忘记。老年 CD 患者可能会出现不同程度的记忆力障碍，但这与 CD 之间的关系目前尚不明确。

智力障碍一般指由于大脑受到器质性的损害或由于脑发育不完全从而造成认识活动的持续障碍及整个心理活动的障碍。遗传变异、感染、中毒、头部受伤、颅脑畸形或内分泌异常等有害因素造成胎儿或婴幼儿的大脑不能正常发育或发育不完全，使智力活动的发育停留在某个比较低的阶段中，称为智力迟滞。大脑受到物理、化学或病毒、细菌等因素的损伤使原来正常的智力受到损害，造成缺陷，则称痴呆。多数CD患者的智力情况是良好的，如果出现智力下降或发育迟缓，临床要关注患者的营养问题。

定向力指一个人对时间、地点、人物及自身状态的认识能力。前者称为对周围环境的定向力，后者称为自我定向力。定向力障碍通常表现为对时间、地点、环境或自身情况失去理解和认知的功能。定向力障碍多见于症状性精神病及脑器质性精神病伴有意识障碍时，CD患者极少会出现定向力障碍。

自知力指患者对其自身精神状态的认识和批判能力。神经症患者通常能认识到自己的不适，主动叙述自己的病情，要求治疗，医学上称为自知力完整。精神病患者随着病情进展，可能会丧失对精神病态的认识和批判能力，否认自己有精神疾病，有时还会拒绝治疗，这称为自知力完全丧失或无自知力。对于丧失自知力的患者，临床上要仔细鉴别，及早干预。另外，部分CD患者出于某些性格或社会原因，不愿意承认自己患病，这类患者虽然自知力完好，但也需要加以指导和干预，早日开始正规治疗。

CD患者心理精神状态的改变，往往都有一定的个体差异性，表现为不同的心理精神症状，多数患者会因为CD长期反复的关系，开始对生活失去信心，表现为一种低落的情绪，甚至逐渐出现焦虑症或抑郁症。这时临床除了需要胃肠病专家对CD进行控制和治疗外，还需要精神科专家对患者的精神心理状态进行评估，及时干预，缓解患者的精神心理问题，使得治疗的疗效最大化。

## 二、克罗恩病患者并发精神心理问题的流行病学

流行病学调查显示，与其他慢性疾病或溃疡性结肠炎相比，CD并发精神失常的比例稍高，达50%以上，且生活质量较低，其原因可能是CD较其他慢性疾病的病情更重，多系统受累更加明显，治疗药物的毒性反应大及发生率较高的内外科并发症。这些原因会对患者社会角色的扮演产生影响，如患者产生自卑甚至自我放弃的思想，不愿意参与社会或集体活动，长此以往，患者性格孤僻、精神发生异常。有一部分活动期CD患者因为疾病原因，无法参加工作，甚至因此失去了工作机会，对其个人产生巨大的精神打击，从而造成精神失常。因为疾病对家庭造成经济负担，丧失承担家庭责任的能力或升级为家庭矛盾无疑对患者而言是疾病以外的又一次重大打击，这会使患者处于自责、埋怨、痛苦的情绪中，如果长时间得不到家人的关心和支持，就会产生心理和行为改变。因此，临床医师要高度重视CD患者的情绪与心理变化，及时并准确地给予相应的干预和治疗，看到患者疾病背后的社会心理因素，是临床上综合治疗CD中不可或缺的一部分。

### 三、克罗恩病与精神心理问题的相互作用

主流观点认为，精神失常是 CD 长期影响患者生活质量而产生的严重心理问题，精神失常与 CD 患者的疾病严重程度呈正相关。研究人员利用 IBDQ 及 RFIPC 问卷的方法对 CD 患者的生活质量进行调查发现，其与患者的精神失常状态有一定的关系，而对这部分患者进行心理治疗能有效改善患者的生活质量。

虽然现有的研究提示精神失常并不是 CD 的主要始动因素，但是通过对缓解期 CD 患者长期随访发现，患者持续存在的精神心理压力是 CD 复发的一个重要危险因素。此外有研究显示，生活中的一些急性事件或变故可能会导致 CD 复发，且患者主观的精神压力也会对疾病造成消极影响。

除了心理精神因素与疾病复发可能存在一定的关系外，有部分研究提示这与 CD 的活动期的病程及疾病活动度有一定的关系，但目前的研究还不能完全阐明两者之间的相关性及相互作用的机制，因此有待进一步研究。

总之，CD 患者由于疾病的反复和不良预后，其社会、生活、心理等方面受到影响，长此以往其精神状态也会发生改变，由此带来的患者生活质量进一步下降的问题，需要临床医师引起关注，及早加以干预，以提高患者生活质量。

基础医学研究揭示，长期焦虑和（或）抑郁可使患者血清 $CD8^+$ T 细胞、NK 细胞等免疫细胞异常。此外，焦虑、抑郁作为应激源可刺激肥大细胞，使肥大细胞脱颗粒释放细胞因子，如 IL-1、IL-6、IFN-γ、TNF-α 等，致使促炎因子和抗炎因子失衡，免疫调节性细胞因子功能异常，肠稳态失衡，肠道上皮通透性增加，细菌和毒素侵犯肠道黏膜下层而加重肠道炎症。同时，抑郁可通过影响下丘脑 – 垂体 – 肾上腺轴（hypothalamus-pituitary-adrenal axis）、下丘脑 – 自主神经系统轴（hypothalamus-autonomic nervous system axis）和肠道神经系统（enteric nervous system），促进炎性因子释放，使肠道黏膜受损，引起肠道功能障碍，导致疾病复发、病情加重及治疗困难。这些结果能够解释在 CD 患者的疾病缓解期，生活负性事件能够通过使患者产生焦虑或抑郁等情绪，从而影响患者的肠道免疫功能，导致疾病复发。

### 四、克罗恩病并发精神心理问题的诊疗特点

对于 CD 并发精神失常的治疗，不仅仅要关注如何控制 CD 所导致的炎症反应，同时也要做好对 CD 患者心理行为变化的观察、生活质量的评估，早期及时地进行 CD 的自我管理的指导，才能让患者全方位受益。

对于 CD 并发精神失常的诊断，可用一般情况调查表、ZUNG 焦虑自评量表（self-rating anxiety scale，SAS）（表 21-1）、ZUNG 抑郁自评量表（self-rating depression scale，SDS）（表 21-2）、生活事件量表（life event scale）及社会支持评定量表（social support rating scale）等评价，记录评分的高低，通过前后比较，反映患者在此期间的精神状态的改变，从而决定治疗方案。

表 21-1　ZUNG 焦虑自评量表

| 项目 | 偶/无 | 有时 | 经常 | 持续 |
|---|---|---|---|---|
| 1. 我觉得比平时容易紧张和着急 | | | | |
| 2. 我无缘无故地感到害怕 | | | | |
| 3. 我容易心里烦乱或觉得惊恐 | | | | |
| 4. 我觉得我可能将要发疯 | | | | |
| 5. 我觉得一切都很好，也不会发生什么不幸 | | | | |
| 6. 我手脚发抖打颤 | | | | |
| 7. 我因为头痛、颈痛和背痛而苦恼 | | | | |
| 8. 我感觉容易衰弱和疲乏 | | | | |
| 9. 我觉得心平气和，并且容易安静坐着 | | | | |
| 10. 我觉得心跳得很快 | | | | |
| 11. 我因为一阵阵头晕而苦恼 | | | | |
| 12. 我有过晕倒发作，或觉得要晕倒似的 | | | | |
| 13. 我呼气、吸气都感到很容易 | | | | |
| 14. 我手足麻木和刺痛 | | | | |
| 15. 我因胃痛和消化不良而苦恼 | | | | |
| 16. 我常常要小便 | | | | |
| 17. 我的手常常是干燥温暖的 | | | | |
| 18. 我脸红发热 | | | | |
| 19. 我容易入睡并且一夜睡得很好 | | | | |
| 20. 我做噩梦 | | | | |
| 粗分 | | | | |
| 标准分（粗分乘 1.25 取整数部分） | | | | |

注：①标准分的分数越高，表示这方面的症状越严重。一般来说，焦虑总分低于 50 分者为正常，50～60 者为轻度，61～70 者为中度，70 以上者为重度焦虑；②总粗分：20 个项目各项得分相加

表 21-2　ZUNG 抑郁自评量表

| 项目 | 偶/无 | 有时 | 经常 | 持续 |
|---|---|---|---|---|
| 1. 我感到情绪沮丧、郁闷 | | | | |
| 2. 我感到早晨心情最好 * | | | | |
| 3. 我要哭或想哭 | | | | |
| 4. 我夜间睡眠不好 | | | | |
| 5. 我吃饭像平时一样多 * | | | | |
| 6. 我性功能正常 * | | | | |
| 7. 我感到体重减轻 | | | | |
| 8. 我为便秘烦恼 | | | | |
| 9. 我的心跳比平时快 | | | | |

续表

| 项目 | 偶/无 | 有时 | 经常 | 持续 |
|---|---|---|---|---|
| 10. 我无故感到疲劳 | | | | |
| 11. 我的头脑像往常一样清楚 * | | | | |
| 12. 我做事情像平时一样不感到困难 * | | | | |
| 13. 我坐卧不安，难以保持平静 | | | | |
| 14. 我对未来感到有希望 * | | | | |
| 15. 我比平时更容易激怒 | | | | |
| 16. 我觉得决定什么事很容易 * | | | | |
| 17. 我感到自己是有用和不可缺少的人 * | | | | |
| 18. 我的生活很有意义 * | | | | |
| 19. 假若我死了别人会过得更好 | | | | |
| 20. 我仍旧喜爱自己平时喜爱的东西 * | | | | |
| 粗分 | | | | |
| 标准分（粗分乘 1.25 取整数部分） | | | | |

* 反向评分项目

注：①标准分（中国常模）。轻度抑郁，53 ～ 62 分；中度抑郁，63 ～ 72 分；重度抑郁，> 72 分；分界值为 53 分。② SDS 总粗分的正常上限为 41 分，分值越低状态越好。标准分为总粗分乘以 1.25 后所得的整数部分。我国以 SDS 标准分 ≥ 50 分为有抑郁症状

目前，治疗 CD 并发的精神失常，主要包括心理治疗和药物治疗。心理治疗包括心理治疗师的专业治疗、适当的户外运动等，这些心理治疗一般对患者没有消极的影响，因此建议 CD 并发精神失常的患者接受这方面的治疗。但对于 CD 未并发精神失常的患者而言，心理治疗的受益是非常有限的。如果单纯的心理治疗疗效不足，可以辅以药物治疗，这方面需要心理科专科医师参与，与胃肠病医师共同合作，根据患者所表现出来的精神心理问题来决定用药的方案和疗程。

需要注意的是，应该根据患者的精神状态变化调整心理治疗、药物治疗，而非根据 CD 疾病本身的活动度，即使在疾病缓解期。如果心理精神状态得不到改善，则应及时接受药物治疗。

此外，临床医师需要与患者建立良好的医患关系，适当推荐一些病友组织、社团或网络 APP，将有助于患者得到更多的精神支持，缓解精神压力。在 CD 患者住院期间，除了医师与患者的交流沟通外，护理工作也应该包含对这部分患者的精神状态的记录，并及时反馈给主治医师，从而能在住院期间全方位了解 CD 患者的生理与精神状态。

有关 CD 患者的随访，除了常规的消化道内镜评估疾病活动度外，一部分伴有精神失常的患者，还需要评估其精神心理状态，对其所产生的一些极端想法需要及时地进行心理治疗和药物干预，这对疾病的综合治疗和随访十分重要。

## 五、克罗恩病患者并发精神心理问题的治疗方法

**1. 心理治疗**　CD 最常见的精神心理问题是焦虑和抑郁，对于 CD 并发轻中度焦虑或

抑郁的患者，可以采用心理治疗的方式。

心理治疗是双方互动的过程，每一方通常由一个人构成，但有可能由两个或更多的人组成。其目的是经由精通人格起源、发展、维持与改变理论的治疗者，经专业培训后，使用基于该理论的治疗方法，来改善另一方在下列任一或所有领域的无能或功能不良带来的苦恼，包括认知功能（思维异常）、情感功能（痛苦或情绪不舒适）或行为功能（行为的不恰当）。

实施心理治疗是一个多阶段的过程，每个过程都有其特点和相应的内容。首先是问题探索及评估阶段，这个阶段中，心理治疗师将与患者进行简单的沟通，以建立良好的医患关系，澄清问题，收集有关资料，理解和界定问题；随后是目标设定阶段，心理治疗师要明确自己的治疗手段，与患者沟通，从而确立治疗目标，调动患者的积极性；接下来是方案探讨阶段，双方根据问题性质、程度，来访者个人及其环境条件情况，治疗师的策略和技术储备等，结合已确定的治疗目标，设想出各种可能的方案，并且对这些方案的优劣进行权衡、评估，最终确定一个合适的方案；之后是行动实施阶段，即开始实施心理治疗的具体方案，由心理治疗师与患者共同主动扮演起相应的角色，参与心理治疗的具体实施过程；最后是评估和结束阶段，本阶段与心理治疗的实施阶段应当相互照应，在实施过程中通过不断的评估患者的心理状况加以调整和改良治疗的具体方案，从而尽早结束治疗，达到治疗的目的。

实施心理治疗过程中的注意事项：在选择心理治疗之前，治疗医师应详细了解患者的病史，对其焦虑或抑郁的程度进行较准确的评估，判断心理治疗是否适用；详细了解患者的个性特征、生活事件、社会关系和行为表现；以"心理治疗性基本态度"与患者接触，其中耐心、理解、肯定和鼓励十分重要，对患者的痛苦心境、沉默的认可也许比安慰更有利；对患者的抱怨、倾诉耐心倾听，态度认真；对患者的自杀倾向，不回避，公开谈论，面对这个问题。

目前治疗焦虑或抑郁的常见心理治疗方式包括支持性心理治疗、认知疗法、行为治疗、认知领悟疗法及森田疗法等。

支持性心理治疗通常包括以下几个方面：以同情的心情去关心体贴患者，给予恰当的安慰；对疾病的性质加以科学的解释，对病因有正确的认识，协助其消除病因；鼓励积极参加文体活动，培养广泛的兴趣和爱好；充分发挥自己的积极因素，敢于面对现实；学会正确处理各种应急事件的方法，增强心理防御能力等。

实施认知疗法要充分做到：认识到焦虑症不是器质性疾病，对人的生命没有直接威胁，因此患者不应有任何精神压力和心理负担；要树立战胜疾病的信心，患者应坚信自己所担心的事情出现的可能性极小，经过适当的治疗，此病是完全可以治愈的（理性战胜不良情感）；经过医师的指导，学会调节和控制情绪，如心理松弛、转移注意力、摒除杂念，以达到顺其自然、波澜不惊的境界。

行为治疗的概念最早由斯金纳和利得斯莱于20世纪50年代提出，包括4个方面：放松训练、系统脱敏治疗、暴露疗法、生物反馈治疗。放松训练是一种通过自我调整，由身体放松开始进而达到整个身心放松，以缓解由于心理问题而引起交感神经兴奋的紧张反应，进而做到消除紧张的训练方法。常规放松训练方法是雅可布松所创立的渐进性松弛法。这种方法可使参与者学会交替收缩和放松自己的骨骼肌，同时通过体验自身肌肉的紧张和松弛程度及下意识地去感受其松紧、轻重和冷暖，从而获得松静的效果。系统脱敏治疗是由20世纪50年代的精神病学家沃尔帕所创立。它是行为疗法中最早被系统性应用的方法之一。实施这种疗法时，首先要了解患者的异常行为引起的原因，把所有焦虑反应排列成由弱到强的"焦虑等级"。然后让患者学习一种与焦虑相抗衡的行为方式，即松弛反应，使患者感到轻松，从而解除焦虑；进一步地，患者可以把松弛反应技术逐步地、系统性地与焦虑等级同时配对出现，形成对应情境。这样可以把强弱不同的焦虑反应，渐进式予以消除，最终可以把最强烈的焦虑反应也消除，达到脱敏效果。暴露疗法是一种主要用于治疗恐惧症的治疗手段。其原则是让患者较长时间地想象恐怖场景或置身于恐怖环境中，最终达到消除恐惧的目的，由于CD患者少有发生恐惧症，因此本书对此不加详述。生物反馈治疗是在20世纪60年代由美国心理学家米勒提出的理论，并在动物身上进行内脏反应训练及验证，在1967年获得成功，从而创立了该治疗技术。这一技术目前需借助电子设备，让人们能够知道自己身体指标正在发生变化，从而调整身体的各项功能，矫正对应激的不适应反应，重新获得身心健康。

认知领悟疗法就是指用科学的道理进行阐述焦虑症的症状是患者用幼稚性、非理性的儿童方式表现出来的，分析症状的幼稚性和症状不符合成年人逻辑规律的感情或行为，使患者认识到在健康成年人看来是完全没有意义的。患者得到领悟后症状得以减轻或消失，从而改变自己的信念，放弃病态的行为。

森田疗法包括："顺应自然"，承认现实，接受自己的情感；"为所当为"，注意进行理性上自己所应该采取的行动。针对CD患者经常表现出的焦虑症状，森田疗法认为应该顺其自然、为所当为，意思是说当焦虑出现时，不去管它，做自己该做的事情，那么这些焦虑自然就会在做事情的过程中消失。森田疗法认为焦虑符合人情绪发展规律，是一个发生到高潮再到消失的过程，并且是一个自然的过程，它是不需要人为控制的，焦虑来了，自然也会随之消失，就如同日升日落一样。因此在实施森田疗法的过程中，焦虑并不会立刻消失，消失时间的长短因人而异，几小时到几天不等，并且一段时间后可能反复。

长期的临床实践发现，CD患者容易出现焦虑或抑郁的精神心理问题，在相应的治疗过程中，以上的治疗方式可根据患者的病情和精神状况综合选择，必要时需心理精神科专科医师配合，甚至配合使用相应药物，以达到最满意的治疗效果。

**2. 药物治疗**

（1）抗焦虑药物：是一类用于缓解焦虑和紧张的药物，以苯二氮䓬类为主，包括氯氮䓬、地西泮及其衍生物等。这类药物疗效好、安全、副作用小，兼具抗焦虑、松弛肌紧张、抗癫痫及镇静催眠等作用，临床应用十分广泛。

用于治疗焦虑的药物主要分为四大类。苯二氮䓬类：包括地西泮、去甲羟基地西泮、硝基地西泮、氟地西泮、氯氮䓬等。这类药物兼具抗焦虑、镇静和大剂量时的催眠作用，也可有效地进行肌肉松弛和抗癫痫，其主要作用于大脑的网状结构和边缘系统。氨甲酸酯类：包括甲丙氨酯、卡立普多等。这类药物具有镇静和抗焦虑作用，可用于失眠症和神经官能症的治疗。二苯甲烷类：包括定泰乐。这类药物具有镇静、肌肉松弛及抗组胺作用，一般主要用于轻度的焦虑、情绪激动状态等精神、神经症状。其他类：包括氯美扎酮、谷维素等。谷维素可调整自主神经功能，减少内分泌平衡障碍，在人体中不仅能改善焦虑状态，对焦虑形成的失眠也有治疗作用。除此以外，还有酚噻嗪类、β受体阻滞剂、三环抗抑郁药、巴比妥类和其他镇静药物等，有时临床也配合运用。

不良反应：治疗剂量的副作用轻微，表现有思睡、软弱、头晕和眩晕等，偶见皮疹。剂量过高时可发生震颤、共济失调和视物模糊等。长期服用可致需药性增加，突然停药可产生戒断反应，如失眠、头痛、烦躁、紧张、恶心、呕吐、肌肉疼痛或抽动，重者可伴癫痫发作或呈激越状态。

（2）抗抑郁药物：是指一组主要用来治疗以情绪抑郁为突出症状的精神疾病的精神药物。与兴奋药不同之处为其只能使抑郁患者的抑郁症状消除，而不能使正常人的情绪提高。抗抑郁药物于20世纪50年代问世，在此之前抑郁性疾病并无合适的药物治疗，常需要电休克治疗。20世纪50年代以后，抗抑郁药物已成为抑郁患者的首选治疗手段，很大程度上取代了休克治疗，使需休克治疗的患者数量大大减少。

抗抑郁药物是精神药物的一个大类，主要用于治疗抑郁症和各种抑郁状态。第一代抗抑郁药物有两种，即单胺氧化酶抑制药和三环类抗抑郁药。由于药物研发发展很快，新药层出不穷，如万拉法星、萘法唑酮等，但目前仍以选择性5-羟色胺再摄取抑制剂（selective serotonin reuptake inhibitor，SSRI）为主，临床应用最多、最广。

目前一线的抗抑郁药包括SSRI类，如帕罗西汀、氟西汀、西酞普兰、舍曲林等。SSRI类不良反应少。常见的不良反应包括恶心、呕吐、厌食、便秘、口干、震颤、失眠、焦虑及性功能障碍等。5-羟色胺和去甲肾上腺素再摄取双重抑制剂（serotonin-norepinephrine reuptake inhibitor，SNRI）类药物，如文拉法辛，有明显的抗抑郁及抗焦虑作用，对难治性病例也可能有效。常见不良反应有恶心、口干、焦虑、震颤、勃起功能障碍和射精障碍，大剂量时可能导致血压轻度升高。去甲肾上腺素能抗抑郁药和特异性5-羟色胺能抗抑郁药，如米氮平，有抗抑郁、焦虑和镇静作用，对性功能几乎没有影响，常见不良反应包括嗜睡、头晕、疲乏、食欲缺乏和体重增加等。对于一些焦虑明显、伴有睡眠障碍的患者，可以短期使用一些苯二氮䓬类药物或一些新型的助眠药物，如佐匹克隆。对于一些症状严重，甚至伴有精神病性症状的患者，可以并用抗精神病药物治疗。对于一些表现为重型心理精神症状的CD患者而言，药物治疗是尤为必要的。但是即使辅助药物治疗之后，某些患者的治疗效果依然不理想，这与药物的有效性及治疗的疗程有很大的关系。一般而言，对于需要药物干预的CD并发抑郁症，其治疗疗程比较长，分为急性治疗期、持续治疗期及维持治疗期，总治疗疗程由抑郁的严重程度、治疗反应及复发的次数决定。

一般来说，急性治疗期指服药治疗的前3个月，治疗目标是显著改善原有的抑郁症状，使患者的病情缓解；持续治疗期是指急性治疗期以后的6个月，治疗目标是巩固原有疗效，避免病情复燃；维持治疗期的治疗目标是预防疾病复发。

有研究发现药物治疗后有75%～80%的患者会多次复发，对于重性抑郁症而言，第1次抑郁复发的概率（5年复发率）为50%，第2次为75%，第3次发作后复发的概率将近100%，因此对抑郁症患者进行持续治疗是必需的。根据不同的情况，维持治疗期的时间有长有短，一般而言，第1次发作且药物治疗可缓解的患者，维持时间为6个月至1年；第2次发作，维持治疗3～5年；第3次或3次以上发作，应长期维持治疗直至终生服药。

在我国，多数患者在精神症状缓解之后，出于对药物副作用的担忧和治疗过程的不了解，会在没有咨询精神科专科医师的情况下擅自停药，这极大地增加了复发的危险。因此，临床医师在治疗 CD 并发重型焦虑或者抑郁的患者时，要辅助做好患者及其家属的教育工作，提高患者的依从性，从而增加相应的精神失常的治愈率，减少其复发的风险。

## 六、人格因素与克罗恩病

### （一）人格因素的种类

近年来，研究者们在人格描述模式上形成了比较一致的共识，提出了人格划分的五大模式，Goldberg 认为这是人格心理学中的重要进展。

**1. 外倾性（extraversion）**　具有好交际、爱娱乐、感情丰富等特点。

外向性可以用人际互动的数量、密度和深度进行评价。数量指的是交往次数，密度指的是交往频率，深度可以用人际的卷入水平和活力水平评价。卷入水平评估个体喜欢他人陪伴的程度，活力水平反映了个人的节奏和活力。

外向的人喜欢与人接触，自信活力，经常感受到积极的情绪。在一个群体中，他们非常健谈、自信，喜欢引起别人的注意。而内向的人比较安静、保守。他们不喜欢与人接触，但这不能被解释为害羞或抑郁。内向的人的这种特点有时会被人误认为是傲慢或不友好，其实一旦和他接触你经常会发现他是一个非常和善的人。

外向可以分为 6 个子维度：热情、乐群性、独断性、活力、寻求刺激、积极情绪。

**2. 神经质或情绪稳定性（neuroticism）**　具有易烦恼、不安全感、自怜等特质。

神经质反映个体情感调节过程。高神经质个体倾向于有心理压力、不现实的想法、过多的要求和冲动，更容易体验到愤怒、焦虑、沮丧等消极的情绪。他们对外界刺激反应强烈，对情绪的调节能力差，经常处于一种不良情绪的状态之下。相反，神经质维度得分低的人较少烦恼，心情平和，面对疾病时更容易自我调节，不慌张。

神经质有 6 个子维度：焦虑、愤怒和敌意、抑郁、自我意识、冲动性、脆弱性。

**3. 开放性（openness）**　具有想象、寻求变化、自主等特征。

开放性描述一个人的认知模式。开放性被定义为：对陌生情境的理解、容忍及探索。开放性好的人偏爱抽象思维，兴趣广泛，性格开朗，而封闭性的人讲求实际，偏于传统和保守。

开放性可以分为 6 个小方面：想象力、审美、感受丰富、尝新、思辨、价值观。

**4. 宜人性（agreeableness）**　具有热心、信赖、乐于助人等品质。

宜人性反映个体对其他人的态度，这些态度是双面的，一方面包括同情心、信任、包容，另一方面包括敌对、愤世嫉俗、复仇、无情。宜人性低的人往往把自己的利益置于别人的利益之上。具体来说，他们不关心别人的利益，也不乐意去帮助别人，甚至他们对别人是非常多疑的。

宜人性可以分为 6 个子维度：信任、坦诚、利他、顺从、谦逊、同理心。

**5. 尽责性（conscientiousness）**　具有有序、谨慎细心、自律等特点。

尽责性指控制、管理和调节自身冲动的方式，可以反映个体在目标导向行为上的组织、坚持和动机能力。冲动的个体有时被认为是快乐的、率性的玩伴。但是冲动的行为常常会带来麻烦。冲动一般不会获得很大的成就，相反谨慎的人容易避免麻烦，能够获得更大的成功。一般，人们认为谨慎的人更加聪明和可靠，但极端谨慎的个体让人觉得单调、灰白、不风趣，因此，这里存在一个度的考虑。

尽责性可以分为 6 个子维度：能力、条理性、责任感、追求成就、自律、审慎。

这五种人格因素决定着人们在遇到问题时，多采取的不同的应对策略和不同的反应。对于 CD 而言，性格外向、神经质少、开放性高、宜人性强的人在面对疾病的过程中更有可能采取积极的态度，改善生活质量。

## （二）人格因素与克罗恩病的相关性

目前多数研究偏重于精神心理状态与 CD 这两者之间的关系，探讨人格因素与 CD 相关性的研究较少，但是人格因素的差异在一定程度上与人们面对生活和疾病的精神心理状态是相关的。一般来说，情绪稳定性高、外向的人在遇到困难产生精神心理问题时，往往更容易积极主动地寻找解决问题的方法，释放内心的焦虑与紧张，而神经敏感、内向的人在遇到相同的情境时，往往更容易产生精神心理问题，因此，不同的人格特点使得每个人对疾病的接受度和适应性是不同的。

对于 CD 而言，由于疾病的反复性会给患者带来巨大的精神心理压力，不同人格特点的患者对于疾病的紧张、焦虑的程度是不一样的，由此导致了不同的心理应激状态，这种差异可能会与 CD 的复发有关。因此，临床上区分患者不同的人格特点，对于了解患者的精神心理状态及评价患者的生活质量有一定的帮助。

INSPIRE 研究了 54 名 CD 患者的人格特点与 CD 患者的生活质量之间的关系。研究者通过 IBDQ 问卷来反映患者的情感功能、社会功能、系统功能及肠道功能，利用包括 Buss-Perry 攻击性人格调查问卷在内的多份问卷反映患者的人格特点。研究结果显示，对于在之前的一年半内有过 CD 复发的患者，其社会从众性越小，那么总体的 IBDQ 评分越高，其社会功能也越完整。此外，对于这类患者，如果其神经质人格越不明显，则他们的情感功能的完整性就越好。然而，不同的人格因素对于 CD 患者的系统性症状和胃肠道症状没有显著的影响。因此，我们认为人格因素对 CD 的作用主要体现在患病后的精神心理方面，通过不同的人格对同一种疾病不同的心理感受对患者的生活质量产生影响，从而影响 CD 的发展过程。

（黄金健）

## 参 考 文 献

瞿勇，李敏丽，缪应雷，2013. 肠易激综合征与精神心理因素的相关性 . 世界华人消化杂志，21（11）：1029-1034.

Banovic I，Gilibert D，Cosnes J，2010. Crohn's disease and fatigue：constancy and co-variations of activity of the disease，depression，anxiety and subjective quality of life. Psychol Health Med，15（4）：394-405.

Boye B，Jahnsen J，Mokleby K，et al，2008. The INSPIRE study：are different personality traits related to disease-specific quality of life（IBDQ）in distressed patients with ulcerative colitis and Crohn's Disease? Inflamm Bowel Dis，14（5）：680-686.

De Jong GM，van Sonderen E，Emmelkamp PM，1999. A comprehensive model of stress. The roles of experienced stress and neuroticism in explaining thestress-distress relationship. Psychother Psychosom，68：290-298.

Drossman DA，Leserman J，Mitchell CM，et al，1991. Health status and health care use in persons with inflammatory bowel disease. A national sample. Dig Dis Sci，36：1746-1755.

Guyatt GH，Mitchell A，Irvine EJ，et al，1989. A new measure of health status for clinical trials in inflammatory bowel disease. Gastroenterol，96：804-810.

Hershfield NB，2005. Nongastrointestinal symptoms of irritable bowel syndrome：an office-based clinical survey. Can J Gastroenterol，19（4）：231-234.

Minderhoud IM，Samsom M，Oldenburg B，2007. Crohn's disease，fatigue，and infliximab：is there a role for cytokines in the pathogenesis of fatigue? World J Gastroenterol，13（14）：2089-2093.

Piche T，Ducrotte P，Sabate JM，et al，2010. Impact of functional bowel symptoms on quality of life and fatigue in quiescent Crohn disease and irritable bowel syndrome. Neurogastroenterol Motil，22（6）：174-626.

Sewitch MJ，Abrahamowicz M，Bitton A，et al，2001. Psychological distress，social support，and disease activity in patients with inflammatory bowel disease. Am J Gastroenterol，96：1470-1479.

Sewitch MJ，Abrahamowicz M，Bitton A，et al，2002. Psychosocialcorrelates of patient–physician discordance in inflammatory bowel disease. Am J Gastroenterol，97：2174-2183.

Wolfe BJ，Sirois FM，2008. Beyond standard quality of life measures：the subjective experiences of living with inflammatory bowel disease. Qual Life Res，17（6）：877-886.

# 第二十二章 饮食与克罗恩病

CD 的病因涉及基因、免疫与环境因素，即在携带风险基因的易感人群中，受外界环境因素影响而诱发的自身免疫异常。除了卫生条件、吸烟酗酒、抗生素滥用等，饮食习惯的改变被认为是 CD 发病率逐年上升的一个重要原因。食品抗原和肠道菌群改变可能是饮食影响肠道炎症发生的重要机制。饮食方式和 CD 之间是否确实存在相关性，目前仍然无法定论。现在的观点认为，某些营养物质的过多或过少摄入可能与 CD 的发病有关，而在 CD 患者中进行饮食的调整或实施特殊的饮食方式可能会有助于改善疾病的活动度。

## 第一节 饮食与克罗恩病的发病

### 一、蛋白质

蛋白质是人体所需要的一类重要的营养物质。蛋白质可以分为动物蛋白和植物蛋白，动物蛋白来源于奶类、蛋类和各类鱼、虾、肉，植物蛋白主要来源于各种豆类和干果类的食物。因为动物来源的蛋白质中的氨基酸的种类及比例更加符合我们人体的生理需要，所以动物蛋白相比植物蛋白的营养价值更高。

有研究发现，CD 的发病率和总蛋白质、动物蛋白质及牛奶蛋白质的消耗呈正相关，而蔬菜中的植物蛋白则对疾病起到了保护作用。而另外一项针对法国中老年妇女的大型前瞻性研究对将近 7 万名中年妇女进行平均达 10 年的随访观察，结果发现高消耗肉类和鱼肉等动物蛋白（而非蛋类和奶制品）可能和 CD 的发病有关。由于动物蛋白的消耗往往伴随着动物脂肪的消耗，所以 CD 的发病是否与动物蛋白有关，仍然有待验证。

### 二、糖类

糖类是由碳、氢和氧三种元素组成，由于它所含的氢氧的比例为 2：1，和水一样，故称为碳水化合物。它是为人体提供热能的最廉价营养素，是一切生物体维持生命活动所需能量的主要来源。糖类根据其水解产物的情况大致可分为单糖（葡萄糖、果糖、核糖、脱氧核糖、半乳糖、五碳糖）、二糖（麦芽糖、蔗糖、乳糖）和多糖（纤维素、淀粉、糖原）。已有多个研究证实，总糖类、单糖、二糖及精制糖的高消耗可能和 CD 的发病有关。2013 年丹麦的一项人群研究发现，过多摄入糖分可能和儿童期 CD 发病有关。值得注意的是，另外一项大样本的前瞻性研究并未发现糖类的消耗和 CD 发病有关。因此，糖类的过多摄入是否会导致 CD 发病风险的升高仍未可知，但考虑到过量的糖类摄入会引起肥胖、动脉硬化、高血压、糖尿病及龋齿等疾病，饮食中的糖类应该控制在适量的水平。

## 三、脂肪

脂肪是机体的一种储能物质，能够为机体的生理活动提供热能，维持躯体和内脏的体温，同时有利于协助脂溶性维生素的转运和吸收，并且参与了机体多个生理过程的代谢等。脂肪是由甘油和脂肪酸组成的甘油三酯。根据脂肪酸的种类和长短，可将其分为三大类，即饱和脂肪酸、单不饱和脂肪酸及多不饱和脂肪酸。不含双键的脂肪酸称为饱和脂肪酸，除了包括动物性油脂如肉、蛋、奶等，还包括植物油和椰子油；不饱和脂肪酸是人体不可缺少的一类脂肪酸。不饱和脂肪酸根据双键个数的差异，分为单不饱和脂肪酸和多不饱和脂肪酸两种。单不饱和脂肪酸是指含有 1 个双键的脂肪酸（油酸），多存在于花生油、橄榄油中；多不饱和脂肪酸指含有 2 个或 2 个以上双键且碳链长度为 18 ～ 22 个碳原子的直链脂肪酸，有亚油酸、亚麻酸、花生四烯酸等，多存在于葵花籽油、玉米油、黄豆油中。根据双键的位置及功能又将多不饱和脂肪酸分为 $\omega$-6 系列和 $\omega$-3 系列。距离羧基距离最远的双键存在于倒数第三个碳原子上的称为 $\omega$-3；存在于第 6 个碳原子上的则归类为 $\omega$-6。亚油酸和花生四烯酸属 $\omega$-6 系列，亚麻酸、DHA、EPA 属 $\omega$-3 系列。不同于饱和脂肪酸，多种不饱和脂肪酸在室温中呈液态。中国营养学会建议膳食中脂肪的供给量不宜高于总能量的 1/3。饱和脂肪酸、单不饱和脂肪酸和多不饱和脂肪酸的比例宜为 1：1：1。

2011 年一篇针对饮食与 CD 发病相关性的系统性综述发现，高摄入 SFA、MUFA、PUFA、$\omega$-3 PUFA、$\omega$-6 PUFA 和肉类均有增加人类患 CD 风险的相关报道，而膳食纤维和水果则可以降低这种患病风险。但是两项权威的前瞻性调查却没有得出类似的结论。法国 E3N 研究纳入了将近 7 万名中年妇女进行随访，最后并未发现脂肪摄入和 CD 发病之间存在关系。美国 NHS 研究对 17 万女性进行随访观察，其中 269 例随后发生了 CD，在对她们的饮食习惯进行分析后笔者却发现，SFA、不饱和脂肪和 PUFA 并不会增加患 CD 的风险。

鱼肉富含 $\omega$-3 PUFA（DHA 和 EPA），并且还是人体蛋白质的重要来源之一。两项回顾性研究的结果发现，进食鱼肉可能有助于预防 CD 的发生。但另外一项研究却发现，高消耗鱼肉反而可能会增加 CD 的患病风险。因此，关于海产品是否与 CD 发病有关仍然有待进一步证实。

## 四、膳食纤维

膳食纤维属于多糖的一种，既不能被胃肠道所消化吸收，也不能产生机体代谢所需能量。膳食纤维根据自身是否溶解于水，可以分为可溶性膳食纤维和不可溶性膳食纤维两种。可溶性膳食纤维主要来源于魔芋、红薯、果胶和土豆等；不可溶性膳食纤维包括纤维素、半纤维素和木质素等，主要来自麦麸、麦片、全麦粉及糙米、燕麦等全谷物食物、芹菜、果皮和根茎蔬菜等。可溶性膳食纤维进入肠道后能够被肠道中的菌群所酵解，进而产生短链脂肪酸。短链脂肪酸是一种具有明显抗炎特性的代谢产物，能够降低成人患 CD 的风险。

不可溶性纤维可以促进胃肠道蠕动，加快食物通过胃肠道、减少吸收，在大肠中吸收水分软化大便，可以起到防治便秘的作用。富含膳食纤维的全麦面包及燕麦麦片均被证实对肠道具有保护作用。有学者进行调查后发现，儿童时期进食过少的全麦面包和麦片可能与CD的发病有关。另有多项研究均证实蔬菜、水果对肠道具有保护作用，从而降低CD的患病风险。一项研究对290个新近诊断CD的患者和616个正常人进行饮食对比分析，结果发现每周进食超过5个柑橘可以显著降低疾病风险。

## 五、食品添加剂

食品添加剂是一类用于优化食品的色香味及为了防腐等需要而添加入食物中的人工合成物质或天然物质。我国现有的食品添加剂包括23个类别，共计2000多个品种，包括漂白剂、酸度调节剂、膨松剂、抗结剂、着色剂、乳化剂、防腐剂、甜味剂等。食品乳化剂是指一类可以优化乳化体系中各种组成成分之间的表面张力，促进均匀分散体或乳化体形成的物质，又称为表面活性剂。其添加入食物后可明显降低油水两相的界面张力，从而使得互不相溶的油类物质和水可以形成稳定的乳浊液，能够起到乳化、起泡、悬浮、破乳、结晶控制、湿润、润滑等作用。羧甲基纤维素和聚山梨醇酯80同属于乳化剂，常常用于乳制品、冰淇淋和面包等食品中，其使用量呈现逐年升高的趋势。国外有研究团队使用CD的小鼠模型，喂养小鼠含2%浓度的羧甲基纤维素的饮用水，发现该小鼠的回肠黏膜菌群数量增加了将近3万倍，并且诱发了回肠的炎症。而另外一篇发表于《自然》的研究则同时评价了羧甲基纤维素和聚山梨醇酯80这两种常见的食品乳化剂，研究结果发现，这些食品添加剂不仅能够影响肠道菌群、诱发肠炎，还能够导致代谢综合征的发生。

在果酱、沙拉酱、蛋黄酱之类的一些加工食品中还含有不可溶的细小微粒，如二氧化钛（钛白粉）、铝硅酸盐。这些细小微粒可能会作为抗原刺激肠黏膜发生炎症。西方国家的饮食大多富含食品微粒，这可能是CD高发的原因之一，但这一点目前尚未有定论。有学者进行饮食调查后并未发现CD患者与正常人饮食中细小微粒含量存在差别。

## 第二节　饮食与克罗恩病的活动度

### 一、脂肪

有研究报道，CD患者饮食中高脂肪、SFA、PUFA和高$\omega$-6/$\omega$-3 PUFA比例可以导致疾病更加活跃。$\omega$-3 PUFA（鱼油）是一种常见的PUFA，具有调节免疫的功能，但两项大型随机对照试验均未能证实其在CD方面的疗效。橄榄油富含丰富的MUFA——油酸，一些早期的研究发现，橄榄油烹调的食物可能要比一般的种子油（玉米油、大豆油）更有利于减轻肠道炎症。类似的结论在动物实验方面也得到了验证。

日本数家大学医院尝试给予CD患者"半素食"饮食，减少脂肪的摄入。日本秋田医院的一项研究对22个处于缓解期的CD患者进行了长达2年的随访观察，发现坚持"半素食"饮食的患者疾病复发率显著降低。但由于患者同时被建议减少进食面包、甜食、人造奶油、奶酪和快餐食品，所以不明确是"半素食"饮食还是其他饮食调整起了作用。图22-1是日本某医院给予患者"半素食"饮食的一个例子。

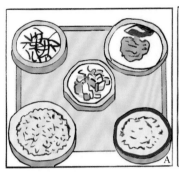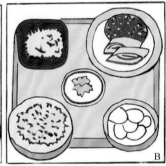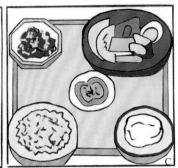

图 22-1　半素食饮食方案

A、B、C 分别为早餐、午餐和晚餐

## 二、糖类

目前认为，单纯减少精制糖的摄入并不能有助于改善 CD 患者的症状。抗性淀粉是一种多糖，在上消化道难以被消化吸收，进入结肠后可以与挥发性脂肪酸起发酵反应。有学者发现抗性淀粉在 IL-10 基因敲除小鼠模型中具有减轻肠道炎症的作用，这提示抗性淀粉或许可以用于治疗 CD，但目前仍未有这方面的临床研究。针对 CD 患者糖类的摄入进行调整，有以下较为流行的饮食方案。

### （一）特殊糖类饮食

特殊糖类饮食（ specific carbohydrate diet, SCD ）剔除了饮食中较难吸收的所有复合糖（乳糖、蔗糖）、淀粉（玉米、大米、面粉）、谷物、豆类，只保留单糖（葡萄糖、果糖和半乳糖）。SCD 方案开始的第 1 周采取严格饮食方案，只进食自制酸奶和凝胶、苹果醋、鸡汤和鸡蛋。然后缓慢开始进食烹调过的水果、蔬菜，如果能够耐受，则开始进食更多种食物，包括肉类。虽然这种饮食方案在国外被许多炎症性肠病的网站所推荐，有学者认为其可以改善症状、减少用药，但 SCD 方案可能会导致能量摄入不足和体重减轻。目前还缺乏客观的证据证实其在 CD 中的疗效。关于这种 SCD 方案的详细介绍可以登录如下的网址：http：//www.scdinchina.com/、http：//www.breakingtheviciouscycle.info/ 和 http：//www.scdiet.net/

### （二）低 FODMAP 饮食

FODMAP 最早由 Gibson 教授等提出，意指可发酵的寡聚糖、单糖、二糖及多元醇。这些发酵型化合物的特点是在小肠中很难被吸收，其渗透性高且可以快速被结肠细菌所发酵，因此 FODMAP 饮食可以导致结肠扩张并导致水样腹泻。CD 患者可出现和肠道炎症无关的功能性胃肠道症状，即便使用有效的抗炎药物也无法缓解。已有数项研究证实，低FODMAP 饮食可以明显改善 CD 患者的功能性胃肠道症状。

Gibson 教授列出了发酵糖的食品来源（表 22-1），可供参考。

**表 22-1　发酵糖的食品来源**

| 发酵糖种类 | 过量果糖 | 乳糖 | 寡聚糖<br>[果聚糖和（或）半乳糖] | 多元醇 |
| --- | --- | --- | --- | --- |
| 高发酵糖食品 | 水果：苹果、梨、桃子、芒果、西瓜、带果汁的罐头水果<br>蜂蜜 | 奶制品：牛奶、羊奶（正常或低脂）、冰淇淋、酸奶（正常或低脂）<br>奶酪：软奶酪，如意大利乳清奶酪、德国奶酪 | 蔬菜：洋蓟、芦笋、甜菜根、球芽甘蓝、花椰菜、卷心菜、茴香、大蒜、韭菜、秋葵、洋葱、豌豆、青葱<br>谷物：进食大量小麦/黑麦制品（如面包、意大利面、蒸粗麦粉、饼干）<br>豆类：鹰嘴豆、扁豆、红芸豆<br>水果：西瓜、白桃、红毛丹、柿子 | 水果：苹果、杏子、樱桃、龙眼、荔枝、油桃、梨、水蜜桃、李子、西梅、西瓜<br>蔬菜：鳄梨、花椰菜、蘑菇、荷兰豆<br>甜味剂：山梨醇、甘露醇、木糖醇、麦芽糖醇、异麦芽酮糖醇 |
| 低发酵糖食品 | 水果：香蕉、蓝莓、杨桃、榴莲、葡萄柚、葡萄、甜瓜、猕猴桃、柠檬、酸橙、柑橘、橙子、西番莲、覆盆子、哈密瓜、草莓、橘柚<br>蜂蜜替代物：枫糖浆、黄糖浆<br>甜味剂：除多元醇之外 | 奶制品：无乳糖制品、稻米乳<br>奶酪：硬奶酪，如布里干酪、法国奶酪<br>酸奶：无乳糖制品<br>冰淇淋替代物：意大利冰糕、果汁冰糕黄油 | 蔬菜：竹笋、白菜、胡萝卜、芹菜、辣椒、佛手瓜、玉米、茄子、青豆、生菜、韭黄、南瓜、甜菜、大葱、番茄<br>洋葱和大蒜的替代物：大蒜油<br>谷物：无谷蛋白的谷物制品 | 水果：香蕉、蓝莓、杨桃、榴莲、葡萄柚、葡萄、甜瓜、猕猴桃、柠檬、酸橙、柑橘、橙子、西番莲、覆盆子、哈密瓜<br>甜味剂：白糖（蔗糖）、葡萄糖 |

## 三、蛋白质

谷蛋白是单纯蛋白质之一，含于谷类中，不溶于纯水、中性盐溶液、酒精，而溶于稀酸或稀碱的蛋白质总称。其主要是由醇溶蛋白和麦谷蛋白组成的蛋白。因谷蛋白多来自由小麦、黑麦和大麦加工而成的食品，所以常伴有果聚糖之类的糖类。有一部分 CD 患者合并乳糜泻或谷蛋白过敏，此类患者在进食谷蛋白这种难以吸收的蛋白后会出现腹泻甚至肠道炎症，因此对于有症状的 CD 患者来说，可以尝试无谷蛋白饮食。但目前尚无证据证实这一种饮食方案对 CD 疾病活动度的作用。国内生产并销售的食品很少会标注有无谷蛋白，但日本、欧美的食品则多有相关标注。

## 四、膳食纤维

目前缺乏膳食纤维对 CD 疾病活动度作用的临床研究。有研究同时给予患者高纤维、低糖饮食，结果并未观察到疾病症状的改善。未来的研究应该区分不同种类的膳食纤维，特别是可溶性纤维和不可溶性纤维。对于肠道狭窄的 CD 患者，应避免进食富含不可溶膳食纤维的食物，如十字花科蔬菜、果皮、坚果等，防止诱发肠梗阻。不可溶性纤维主要有纤维素、半纤维素和木质素，而可溶性纤维主要有果胶、植物胶和黏胶等。含可溶性纤维丰富的食物包括燕麦、大麦、豆类，以及果胶含量高的水果，如苹果、葡萄、杏子等。

## 五、益生元和益生菌

益生元是一种膳食补充剂，不易被消化而能被肠道菌群所发酵，通过选择性地刺激一种或少数肠道菌种的生长与活性而对宿主产生有益的影响。目前研究最多的益生元包括果寡糖和半乳糖寡糖，多个研究都证实了其在结肠炎动物模型中有良好疗效。但目前其临床研究很少，早期的初步实验发现果寡糖可能对 CD 具有一定的疗效，但随后的随机对照试验研究发现益生元反而加重了 CD 患者的症状。

益生菌是一类对宿主有益的活性微生物，是定植于人体肠道中、能够改善宿主肠道微生态平衡从而发挥有益作用的活性有益微生物的总称。益生菌大体上可以分为三大类，包括乳杆菌类（如嗜酸乳杆菌、干酪乳杆菌、詹氏乳杆菌、拉曼乳杆菌等）、双歧杆菌类（如长双歧杆菌、短双歧杆菌、卵形双歧杆菌、嗜热双歧杆菌等）、革兰氏阳性球菌（如粪链球菌、乳球菌、中介链球菌等）。美沙拉嗪加鲍氏酵母菌可能比单纯使用美沙拉嗪更有助于维持 CD 的疾病缓解，而加用鼠李糖乳酸杆菌则没有这种效果。在诱导疾病缓解方面，大肠埃希菌 Nissle 1917 和鼠李糖乳酸杆菌均未见明显疗效。

## 六、食品微粒

食品微粒可能会作为肠道抗原而刺激肠道炎症的发生发展，故有学者认为减少饮食中的食品微粒可能会有助于改善疾病的活动度。初步的研究结果发现对于激素依赖的 CD 患者，给予少食品微粒的饮食可以改善病情，但研究者随后进行的多中心临床试验却未能证实少食品微粒饮食对 CD 病情的作用。

## 七、个体化饮食

### （一）按症状制订个性化饮食

不同 CD 患者对食物的耐受性不一。有的食物可能在某些患者进食后不会产生任何症状，但在另外一部分患者中却可以诱发腹痛、腹泻等症状，因此按患者的个体症状来制订个性化的饮食可能是一个比较适宜的做法。《柳叶刀》的一篇多中心研究将 78 个通过肠内营养诱导缓解后的 CD 患者随机分为两组，一组患者接受个体化限制性饮食，一组患者接受 12 周激素治疗。个体化限制性饮食组逐渐恢复正常饮食，每天增加一种食物，一旦增加某种食物后出现腹痛、腹泻症状则将其剔除。实验最终发现，个体化限制性饮食组患者出现疾病复发的比例明显降低。在这个实验中，个体化限制性饮食组的 CD 患者不耐受食物最常见的为谷物、奶制品和发酵食品。

### （二）按血液中食品抗原制订个性化饮食

CD 患者经常会对某些特定的饮食成分产生不耐受，表现为进食后出现腹痛、腹胀或腹泻等肠道症状。研究发现，CD 患者的血液中除了存在 ASCA、pANCA、OmpC 和 I2 抗体等多种抗体，还可对多种食物抗原产生 IgG 抗体。由于患者对症状的个体耐受性和敏感性不同，从而根据血液中食品抗原这一客观指标来指导饮食是另外一种可行的方法。

Rajendran 教授的研究评估了 14 种食物种类，发现 40 名 CD 患者产生免疫反应最强的食物分别是蛋白 / 蛋黄、切达奶酪、牛肉、猪肉和小麦；而另外一项研究使用 ImuPro 300 在 40 名 CD 患者血清中检测了 271 种食品抗原的 IgG 抗体，结果发现 84%、83%、78%、76%、74%、74%、73%、70%、69% 的 CD 患者对加工奶酪、酵母、龙舌兰糖浆、卡门培尔干酪、罂粟籽、芦荟、竹笋、硬质小麦和斯佩尔特小麦产生 IgG 抗体。在 Rajendran 教授的研究中，29 个有症状的 CD 患者将饮食中免疫反应性最强的 4 种食物去除，4 周后有 90% 的患者出现症状改善，疾病评分和红细胞沉降率均明显降低。这意味着，针对血液中食品抗原来制订个性化饮食，同样有助于减轻 CD 的疾病活动度。

## 八、肠内营养

EN 是指通过胃肠道进行输注，从而提供机体代谢所需要的各类营养物质的营养支持途径。EN 包括口服和管饲两种方式。其中管饲的方式包括鼻胃管、鼻十二指肠管、鼻空肠管和胃空肠造瘘管等。肠内营养制剂的种类大致可以分为氨基酸型肠内营养制剂、短肽型肠内营养制剂和整蛋白型肠内营养制剂。商品化氨基酸型肠内营养制剂主要有爱伦多、高能要素和维沃，适用于短肠综合征、胰腺炎、慢性肾病、手术后营养支持、血浆白蛋白低下和放射性肠炎的患者，也适用于消化道瘘、CD、UC、消化不良、大面积烧伤及不能接受含蛋白质营养制剂的患者。短肽型肠内营养制剂主要包括百普力和百普素，适用于胃肠道代谢功能障碍如胰腺炎、感染性肠道疾病、肠瘘、短肠综合征、艾滋病、接受放射或化疗的肠炎患者，以及危重患者如严重烧伤、创伤、脓毒症的恢复期患者。整蛋白型肠内营养制剂包括能全力（混悬液）、能全素（粉剂）、瑞先、瑞能、瑞素，适用于畏食、机械性胃肠道功能紊乱、代谢性胃肠道功能障碍、危重疾病、营养不良患者。

EN 已经成为国际上公认的儿童 CD 的首选治疗方法，其在诱导疾病缓解方面的疗效不亚于激素，避免了长期使用激素所带来的不良反应，并且可以显著改善患者的营养状态。在成人 CD 方面，关于 EN 的临床研究相比之下则少了很多。多项荟萃分析和系统综述均发现 EEN 在诱导成年人 CD 缓解的疗效要差于激素，但考虑到 EEN 患者的中途退出率可以高达 25% ～ 40%，这个结论还待进一步证实。因 EEN 的难耐受性和对社交行为的影响，其在美国及欧洲的应用非常少。而在日本，EN 也多用于维持治疗或辅助治疗手段。在日本多家治疗中心，患者通常由激素或英夫利西单抗诱导疾病缓解后再采取半肠内营养的方式来维持缓解（50% 热量由夜间自行放置鼻胃管输注肠内营养提供，50% 热量由日间经口饮食提供）。

虽然 EN 目前在 CD 的治疗中应用越来越广泛，但 EN 的种类繁多，含有不同的成分和具有不同的代谢特点及适应证，在 CD 中应该如何选择合适的 EN 种类和用法，以及 EN 使用时间的长短，这些问题需要临床医师进一步关注。

（一）EEN 还是 PEN

EN 能够明显减轻肠道炎症，其中的主要机制是营养成分起了抗炎和促进肠黏膜愈合的作用，还是仅仅因为停止了正常饮食而使得肠道获得了休息呢？有学者将 50 名活动期 CD 儿童随机分为 EEN 组和 PEN ＋自由饮食组，结果发现 PEN 组的患者疾病缓解率要显著低于 EEN 组（15% vs. 40%）。种种证据表明，EN 的疗效并不取决于其成分，而是取决于患者是否排除正常经口饮食。不过使用 PEN 的 CD 患者疾病的复发率仍然是要显著低于饮食无限制的患者。因此在疾病缓解阶段，可以选择 PEN 来辅助维持缓解，而在疾病复发阶段，选择 EEN 将是一个更有效的选择。

（二）整蛋白型肠内营养制剂还是氨基酸制剂

两项随机对照试验均证实，接受整蛋白型肠内营养制剂和接受氨基酸制剂在诱导成人和儿童 CD 缓解方面的疗效均无明显差别。2007 年一篇荟萃分析纳入了 10 篇相关的临床研究，分析结果证实，使用要素膳 EN 和非要素膳 EN 在治疗 CD 疗效方面无差别。这一点提示，EN 治疗 CD 的作用机制和 EN 的成分无关，但氨基酸制剂肠内营养的能量密度相比整蛋白低，且其渗透性更高，更容易导致腹泻，因此国外通常使用整蛋白制剂。

（三）鼻饲还是口服

有学者对 106 个接受 EEN 的儿童 CD 患者进行了 8 周时间的观察，发现鼻饲营养和口服营养在疾病缓解率和黏膜愈合方面均没有差异，但鼻饲营养组的体重增加要比口服营养组更加明显。通过放置鼻胃管方式输注 EN 制剂，可以确保达到预期的营养目标，有效改善营养状态。但鼻胃管的放置容易引起不适和抵触，因此对于营养状况尚可，且自身不耐受或无法接受鼻胃管的患者，可考虑经口服用 EN 制剂，如百普素、安素及能全素等。

（四）数周还是数月

目前一般认为持续应用 3 ～ 5 周的 EN 治疗就可以使大多数的活动期患者获得疾病缓解。国内学者的研究发现，4 周的 EEN 可以使成年 CD 患者的生活质量大幅度提高，有 84.6% 的患者获得了疾病缓解。一项针对全球 35 家儿童炎症性肠病治疗中心的调查研究发现，EN 的应用时间一般为 6 ～ 8 周。笔者的研究结果显示，12 周的 EEN 可有助于减轻 CD 患者肠腔的炎性狭窄，而对于具备手术适应证的患者，术前使用 3 个月的 EEN 可以有助于减少 CD 肠瘘患者的术后并发症。尽管 EN 能够有效诱导疾病缓解，但据报道有约 50% 的患者在停用 EN 半年后疾病会再次复发，因此延长 EN 的使用时间和增加 EN 的使用频率可能会获得更好的疗效，但这仍有待证实。

# 八、小结

由于大部分评价饮食和 CD 患病风险的研究得出的均是间接证据，所以目前对 CD 患者饮食的建议是保守及慎重的。不合理地限制某种营养物质或食物的摄入可能会导致营养失衡和体重减轻，反而降低了抵抗力和促进了疾病的发展。根据现有证据和指南推荐，CD 患者在饮食方面应该遵循的大体原则包括：第一，少摄入动物脂肪、少进食加工食品、多食用蔬菜水果可能有利于减轻疾病症状。第二，提倡个体化饮食方案，建立饮食日志，如进食某种食物后出现症状加重，可再予以尝试，确定不耐受后将其排除。疾病缓解期可以耐受的食物在活动期不一定可以耐受。第三，在合理药物抗感染治疗的前提下，可酌情尝试 SCD 饮食、低 FODMAP 饮食、无谷蛋白饮食和"半素食"饮食方案。第四，对于疾病处于急性活动期或肠道存在狭窄的患者而言，应少食多餐，进食容易消化的低残渣饮食，减少膳食纤维，特别是不可溶膳食纤维的摄入。第五，疾病处于活动期，应尽快诱导疾病缓解，防止肠道病变进展加重。此时的饮食限制应更为严格，可考虑使用 EEN。

在具体的食物种类方面，美国饮食协会（American Dietetic Association，ADA）作为国际上最大的食品与营养专业机构，对 IBD 所推荐的具体的食品种类和应避免的食品列于表 22-2 和表 22-3。

表 22-2　ADA 推荐食品

| 分类 | 推荐食品种类 | 注释 |
| --- | --- | --- |
| 牛奶和奶制品 | 酪乳、脱脂牛奶、低脂牛奶、酸奶、奶酪（低脂）、冰淇淋（低脂） | （1）如果合并乳糖不耐受症，可选择无乳糖产品<br>（2）选择含有活性菌的酸奶 |
| 肉类和其他蛋白质食物 | 煮熟的软嫩的肉类、家禽、鱼、鸡蛋、大豆 | |
| 谷物 | 面包、百吉饼、面包卷、饼干、谷类、意大利面（由小麦面粉或精制面粉制作） | 选择每餐份食品含少于 2g 纤维的谷物食品 |
| 蔬菜 | 大多数煮熟的蔬菜、去皮土豆、莴苣、筛滤过的蔬菜汁 | 如有腹痛、腹泻症状，则应避免进食表 22-3 列为不推荐的蔬菜 |
| 水果 | 去除果肉的果汁（除西梅汁）、熟的香蕉和西瓜、大多数罐装水果和无核水果、去皮苹果 | 选择含果汁或含低糖浆的罐装水果，如有腹痛、腹泻症状，则应避免进食表 22-3 列为不推荐的水果 |
| 油脂 | | 限制油脂用量为每天少于八茶匙（约 48g） |
| 饮料 | 水、不含咖啡因的咖啡、不含咖啡因的茶、不含咖啡因及酒精的饮料 | 饮用含白糖或糖浆的饮料可能会使腹泻加重，过甜的果汁也可能导致这种作用 |

表 22-3　ADA 推荐应避免的食品

| 食品种类 | 应避免的食品 |
| --- | --- |
| 牛奶和奶制品 | 全脂牛奶、混合奶（奶油牛奶）、奶油、酸奶油、浆果酸奶、冰淇淋（除非低脂或无脂） |
| 肉类和其他蛋白质食物 | 烤肉，包括香肠和培根，午餐肉，热狗，难嚼的肉类，煎蛋，干果和坚果 |

续表

| 食品种类 | 应避免的食品 |
|---|---|
| 谷物 | 全麦或全谷物制成的面包、面包卷、饼干和意大利面，糙米和野生稻米，全谷物制成的谷物食品，由瓜子果仁制成的谷物食品 |
| 蔬菜 | 甜菜、花椰菜、甘蓝、卷心菜、酸白菜、玉米、绿叶蔬菜（菠菜、芥菜、萝卜、羽衣甘蓝）、利马豆、蘑菇、秋葵、洋葱、辣椒、印度南瓜 |
| 水果 | 所有生水果，除了去皮苹果、熟的香蕉和西瓜，罐装浆果、罐装樱桃、包括葡萄干之类的干果、西梅汁 |
| 油脂 | 油脂用量为每天不超过八茶匙（约48g） |
| 饮料 | 含有咖啡因的咖啡、茶和可乐，运动饮料，酒精饮料，如果饮用含白糖或糖浆的饮料后腹泻加重则避免此类饮料 |
| 其他 | 部分患者进食糖醇（山梨糖醇、甘露醇和木糖醇）后可能会出现腹泻，这类物质主要存在于无糖口香糖和某些糖果 |

　　总体来说，CD是一种主要累及肠道的免疫疾病，饮食问题因而也是患者最为关注的问题之一。尽管目前关于饮食在CD发病和复发中的作用还不是十分明确，但考虑到饮食对肠黏膜、肠道菌群的影响，对CD患者进行饮食调整和干预是非常必要的。鉴于患者相互之间的体质和病情差异，个体化的饮食调整方案或许才是最佳方案。

# 第三节　克罗恩病外科并发症患者的饮食

　　尽管CD属于内科疾病的范畴，治疗的手段也主要依赖于药物，但这一自身免疫性疾病具有慢性炎症迁延发展、累及整个消化道及肠壁全层、裂隙溃疡可穿透肌层等特点，因而在后期往往会出现可能需要外科手段进行干预的并发症，主要包括纤维梗阻型病变如肠道狭窄，穿孔型病变如急性穿孔、肠瘘、腹腔脓肿，以及累及血管导致的肠腔出血。在诱导和维持CD缓解时，患者的饮食方案往往需要根据个体化的情况进行选择，而在出现外科并发症时，依据治疗的不同阶段，患者的饮食也需要进行适时的调整。

## 一、保守治疗阶段

　　随着目前内科治疗（包括营养疗法、生物制剂）和微创手段的发展，多数患者在并发外科并发症时可以首先选择保守治疗的方案，甚至可以因此而避免手术的干预。伴发并发症的患者在这一阶段的饮食要求要比未出现并发症的患者更加严格，而且需要根据不同并发症的不同处理方法进行调整。

　　相当一部分CD患者在疾病发展到一定时期时会出现纤维梗阻型肠道病变，一方面是肠腔不可逆的纤维化狭窄，其发生的原因往往和炎症没有得到及时缓解及疾病反复迁延发作导致胶原纤维沉积和机体瘢痕修复有关；另外一方面是炎症的急性发作导致肠腔炎性水肿。这部分CD患者常因肠梗阻的发作而就诊于外科，而对于急性梗阻发作的患者，此时往往腹痛、腹胀及肠腔积气积液明显，因此应予以停用正常饮食，同时给予静脉补液和抑制胃酸、消化液分泌的治疗。对于合并营养不良的患者而言，此时还可以经静脉补给肠外营养。肠内营养可以促进肠道功能恢复，有效缓解肠道的炎性水肿，因此在肠道通气通便后可以予以患者鼻饲逐渐加量的肠内营养，一段时间后慢慢过渡为经口饮食，此时的饮食方案应遵循少食多餐、细嚼慢咽和减少不可溶膳食纤维摄入的原则。因为进食含不可溶膳食纤维较多的食物如十字花科蔬菜、果皮、瓜子坚果及大量进食，有可能导致肠腔狭窄部位的食物或粪便无法通过，再次诱发肠梗阻。对于肠腔器质性狭窄的患者，往往进食后即可出现腹痛，排便后有所缓解。狭窄较为严重的患者可推荐进食流食，或者结合口服或鼻饲肠内营养制剂。部分肠壁纤维化狭窄的患者（单发狭窄、长度小于4cm、无成角、不并发脓肿），在确定性肠管切除前可考虑行内镜下球囊扩张术，术前1天应该改用无渣流质饮食，配合复方聚乙二醇电解质散清洁肠道。术后应进食一段时间的无渣流质饮食或肠内营养试剂以防止并发症的发生。

CD的肠道炎症可以累及肠壁全层，纵行的裂隙溃疡可以穿透肌层导致穿孔型的病变。相比于肠壁慢性穿透导致腹腔脓肿、肠瘘，CD患者出现急性肠穿孔的情况少见。一旦确诊急性肠穿孔伴急性腹膜炎，患者往往需要直接进行急诊手术。而对于肠瘘及腹腔脓肿而言，在择期手术前需要较长时间的保守治疗。这个阶段治疗的首要原则是引流肠液/脓液、控制感染、纠正水电解质紊乱及改善营养状况。在早期感染尚未得到控制时，患者应禁止正常饮食，防止肠液增多加重感染，而以静脉补液和肠外营养为主，并辅以猪尾巴管或Trocar导管穿刺引流和抗生素的治疗。而在后期感染得到控制之后，可逐步恢复EEN。在确定性手术之前，一般推荐由肠内营养制剂供给机体所需全部能量，这样做法的好处在于：肠内营养制剂容易吸收，有利于增强营养状况；有助于减轻CD自身肠道炎症；匀速滴注短肽型营养液时，无成渣粪便形成，有利于瘘口周围引流和创面护理。在未确定行择期手术或者患者有经口饮食要求时，可以考虑恢复经口饮食，即"边吃边漏"。对于末端回肠瘘或者结肠瘘的患者，在引流通畅的情况下，进食的原则同一般CD患者；而高位小肠瘘的患者，由于大量肠液丢失导致水电解质紊乱和营养物质吸收障碍，此时应辅以肠内营养支持治疗，同时及时纠正水电解质紊乱，如此时瘘口近段小肠长度足够且条件允许，可考虑行瘘口肠液的收集经瘘口远端回输。

除了梗阻型和穿孔型两类外科并发症，少数患者可以因肠道黏膜广泛溃疡、病变累及血管及凝血功能低下而出现下消化道出血，严重时需要外科手术进行病变肠管切除。这一部分患者可以出现反复多次的消化道出血，因此有学者认为出血型可能是CD另外一类单独的疾病表型。在出血急性期，除了输血、补液等维持生命体征的手段之外，治疗的首要目的是及时止血，包括使用胃酸和消化液分泌的抑制剂及止血药物，必要时还需内镜下止血或介入治疗。在急性期，禁止经口饮食。而在出血停止并且患者病情稳定之后，饮食的原则同一般活动期CD患者，辅以肠内营养甚至EEN以促进黏膜愈合。

## 二、围手术期阶段

对于具备明确的手术指征且已经确定行择期手术的患者，不管是肠道的纤维梗阻型病变、穿孔型病变或出血型病变，一般均建议在术前接受一段时间的肠内营养，而减少其他一般食物来源供给的热量，或者实施 EEN，而停止经口进食其他食物。一方面在术前尽可能改善机体营养状态，促进术后康复；另一方面可以使肠道得以休息、促进黏膜的愈合，从而尽可能降低手术风险和病变肠管切除的范围。还有指南提出，腹部大手术可影响机体免疫系统而使得感染易于发生，因此在围手术期阶段可进行"免疫营养"的补充，这有助于减少术后并发症的发生和减少住院时间。所以对于进行腹部手术的 CD 患者，在围手术期的阶段可推荐口服或鼻饲补充具有免疫调节作用的营养制剂，如精氨酸、谷氨酰胺、饮食核苷酸和 $\omega$-3 PUFA（鱼油）等。除此之外，与一般腹部手术的原则相同，CD 外科患者术前 12h 应开始禁食、禁水，以保持胃的彻底排空，防止术中患者发生呕吐导致胃内容物误吸入肺部或堵塞呼吸道。

一般全身麻醉的胃肠道手术，患者在术后排气排便后即可考虑恢复经口进食，从流食开始逐步过渡为普通饮食，而 CD 患者肠道中存在跳跃性的节段性病变，手术中往往无法将所有病变肠管全部切除，且肉眼观正常的切缘肠管可能会存在显微镜下的炎症水肿，这就使得 CD 病变肠管切除术后的吻合口再瘘风险升高，如果术前使用了免疫抑制剂或生物制剂，这一风险将会更高。因此对于行肠管切除吻合术的 CD 患者，术后恢复进食的时间应根据情况适当推迟，肠内营养制剂更易吸收且无明显刺激，因而优于一般的流食。一般建议在恢复正常经口饮食之前，应使用一段时间的肠内营养制剂来过渡为流食。

## 三、术后随访阶段

行病变肠管切除术的患者会进入疾病的临床缓解期，但其中有一部分患者可以出现术后的复发，主要表现为吻合口出现溃疡等病变。影响 CD 患者术后的风险因素非常多，包括患者相关的因素如年龄、性别和吸烟史等；疾病相关因素如病程、部位、类型和范围；手术相关因素如肠管切除长度、切缘、吻合口类型、输血等，以及术后的药物治疗。笔者认为，在术后 3 个月内的饮食应该较疾病处于缓解期的患者更为严格，最好可以应用 EEN，而停止进食一般的饮食；在 3 个月后的饮食原则则可等同于一般的维持缓解。国外有学者对术后患者进行了长达 5 年的前瞻性随访观察，并证实术后使用半肠内营养支持（即日间低脂饮食、晚上鼻饲肠内营养制剂）同样可以有效地防止疾病复发。

CD 术后患者的饮食原则还要根据不同的手术类型进行调整。对于一期行肠造口术的患者而言，在术后随访阶段的饮食需要考虑到造口所在的位置。此类患者往往是考虑到一期肠管切除吻合的风险较大、术后出现吻合口瘘的概率较高而选择先行一期的肠管造口，待后期肠管炎症减轻、患者营养改善才行造口还纳、肠管吻合术。最常见的情况为末端回肠单腔造口，这一类患者术后的饮食同一般 CD 患者，需根据疾病是否处于缓解期或个体症状而进行调整，一般要求低脂及高蛋白，并可结合肠内营养制剂。回肠造口的患者可因缺乏结肠的重吸收作用而导致脱水及钠、钾丢失，因而有学者认为此时患者可使用口服补液盐溶液，且饮食应注意适当增加盐分，以及在可耐受的情况适当多进食含钾较高的食物，如香蕉、哈密瓜、牛奶、酸奶等。除此之外，土豆、精白米、燕麦、面包等还可以使粪便更为浓稠、排泄时间减少以助于营养物质的吸收。一些较难消化的食物，如玉米、蘑菇、豆类、芹菜、豆芽和干果等有可能造成肠造口的堵塞，因此应该适当避免进食这一类食物，而且食物应彻底煮熟并仔细咀嚼。对于比较少见的高位小肠造口的患者，由于消化功能的降低和消化液丢失，应该减少经口进食且需额外补充营养及水电解质，此时往往造口术中会经远端肠管放置营养管以便术后行肠内营养制剂的输注。

还有一种更为罕见的情况，即行多次肠管切除手术的 CD 患者出现短肠综合征，一般认为此时小肠剩余 100cm 而具有回盲部或者残留小肠长 150cm 但无回盲部。短肠综合征可出现粪便明显增加、脂肪泻、电解质紊乱、体重减轻及营养物质吸收障碍。这一类患者在早期均需要肠外营养支持，后期能否恢复经口饮食取决于小肠剩余长度、是否有回盲瓣，以及剩余小肠的代偿能力。对于具有回盲瓣的患者，日常饮食一般需要低脂、高糖、高蛋白以满足机体的营养需求，而对于没有回盲瓣的患者则需要高脂、低糖及足够的蛋白质摄入。应该适当限制液体的摄入，特别是高渗液体的摄入，以降低粪便的排泄时间和增加营养物质的吸收。除此之外，在长期随访的过程中，还可辅以肠内营养的应用，并可定期进行肠外营养的支持治疗。

（李冠炜）

## 参 考 文 献

李冠炜，任建安，黎介寿，2015. 饮食与克罗恩病 . 中华胃肠外科杂志，18（12）：1288-1292.

Brown AC，Roy M，2010. Does evidence exist to include dietary therapy in the treatment of Crohn's disease? Expert Rev Gastroenterol Hepatol，4：191-215.

Fichera A，Krane MK，2015. Crohn's Disease：Basic Principles. Switzerlang：Springer.

Hwang C，Ross V，Mahadevan U，2014. Popular exclusionary diets for inflammatory bowel disease：the search for a dietary culprit. Inflamm Bowel Dis，20：732-741.

Yamamoto T，Shiraki M，Nakahigashi M，et al，2013. Enteral nutrition to suppress postoperative Crohn's disease recurrence：a five-year prospective cohort study. Int J Colorectal Dis，28：335-340.

# 第四部分 | 克罗恩病外科并发症诊治典型病例

# Ⅰ 克罗恩病自发穿孔形成肠瘘 2 例

## 一、典型病例

### （一）病例 1

**1. 病例介绍** 患者女性，26 岁。于 2010 年 1 月无明显诱因出现右下腹疼痛，抗感染治疗 3 天后缓解。1 个月后再次发作，为隐痛，期间发现口腔溃疡，5 月在苏州某医院行抗感染治疗。治疗半个月不缓解，发现会阴部毛囊炎。行肠镜检查诊断：CD？白塞综合征？转入风湿免疫科治疗，考虑白塞综合征，予以甲泼尼龙 40mg、每天 1 次，沙利度胺 50mg、每晚 1 次，柳氮磺嘧啶 1g、每天 2 次，治疗后腹痛缓解，口腔溃疡治愈。2010 年 9 月发生肠梗阻，予以禁食、补液等保守治疗缓解。2010 年 11 月发现右下腹包块，予以激素及抗炎治疗效果差，出现右下肢酸胀不适，行走不便。2011 年 2 月行腹部 CT 检查发现右下腹腔、腰大肌、髂腰肌有脓肿，2011 年 3 月 30 日在普外科行腹腔镜脓肿引流术，术后 5 天伤口溢出粪渣，腰大肌、髂腰肌酸胀疼痛，间断发热，复查仍有脓肿。2011 年 4 月 28 日在该院骨科行腰大肌、髂腰肌脓肿切开引流术，术后伤口有粪渣溢出。经禁食、肠外营养等治疗后，病情无明显好转。

**2. 诊疗经过** 2011 年 5 月 21 日转入东部战区总医院继续治疗，入院后考虑肠瘘合并腹腔脓肿形成，伴有明显的全身感染（图Ⅰ-1）。腹部 CT 提示右下腹脓肿，局部渗出明显。瘘管造影提示多发脓腔形成，形状不规则（图Ⅰ-2）。给予禁食、抑酸、抑制消化液分泌、肠外营养、双套管冲洗引流等治疗，感染逐渐得到控制。经鼻胃管给予肠内营养制剂，同时加强体能锻炼，出院回家调养，持续双套管冲洗引流。

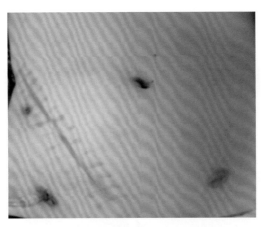

图Ⅰ-1　右下腹双套管持续有肠液流出

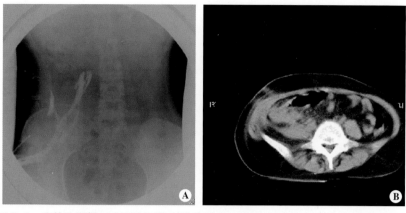

图 I-2　瘘管造影提示右下腹不规则脓腔形成，腹部 CT 提示回盲部周围渗出明显

　　2011 年 8 月 15 日患者再次就诊笔者所在科室，拟行手术治疗。术前瘘管造影提示盲肠瘘，且脓腔仍然存在，腹部 CT 也提示腹腔脓肿较前有所缩小、包裹、局限（图 I-3）。结肠镜检查提示升结肠多发的黏膜肿胀、隆起（图 I-4）。于 2011 年 8 月 23 日行腹腔镜辅助右半结肠切除术。术后恢复良好，病理证实为 CD。予以鼻饲营养液及口服美沙拉嗪控制病情，定期至笔者所在医院复查（图 I-5）。2014 年，在 CD 控制良好的前提下，正常妊娠生子，目前母子均体健。

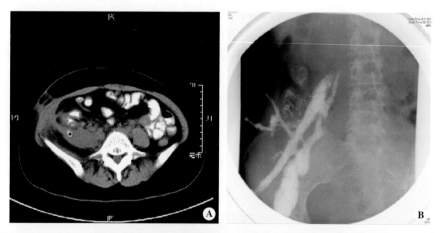

图 I-3　腹部 CT 提示右下腹回盲部周围脓肿，瘘管造影提示盲肠瘘合并局部脓腔形成

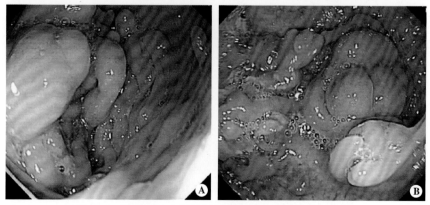

图 I-4　结肠镜检查提示升结肠多发的黏膜肿胀、隆起

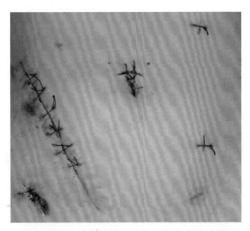

图Ⅰ-5　右半结肠切除术后伤口愈合良好

（二）病例 2

**1. 病例介绍**　患者女性，43 岁。自 1994 年开始无明显诱因出现腹痛，以下腹部明显，腹痛呈阵发性，无放射，无发热，伴有大便稀溏，每天 2～3 次，应用镇痛药物治疗后，病情缓解，但此后症状反复发作。在当地医院考虑阑尾炎，行阑尾切除术后，腹痛症状无明显好转。2009 年 12 月在山东省济南市某医院就诊，行结肠镜检查提示结肠溃疡并肠腔狭窄，病理显示结肠黏膜慢性炎症伴糜烂及溃疡形成，查见非干酪样坏死性肉芽肿，考虑CD，给予口服激素等治疗，此后病情时好时坏。

2010 年 5 月患者右下腹出现一肿块，伴有疼痛和发热，在济南市另一家医院住院治疗，考虑为腹腔脓肿，行脓肿切开引流以后，腹壁持续有肠液流出，考虑 CD 并发肠瘘，加强换药等处理，感染症状好转后出院。患者长期口服柳氮磺吡啶治疗，仍反复腹痛，且近来发作次数逐渐频繁，持续时间延长，右下腹瘘口持续有肠液流出。

**2. 诊疗经过**　2014 年 3 月就诊东部战区总医院，诊断考虑为 CD 并发肠瘘，伴有严重营养不良，存在手术禁忌。腹部 CT 提示瘘口周围渗出明显，瘘管造影提示盲肠瘘，经肛门造影剂灌肠提示降结肠狭窄（图Ⅰ-6～图Ⅰ-8）。予以双套管冲洗引流、肠内营养支持等治疗，病情稳定后，在引流、营养支持基础上加强爬楼、爬山等体能锻炼。

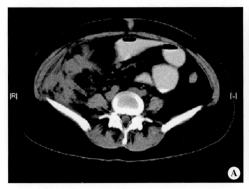
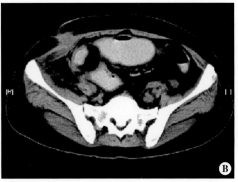

图Ⅰ-6　腹部 CT 显示右下腹瘘口周围炎症渗出明显

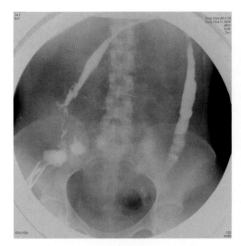

图 I-7　瘘管造影提示盲肠瘘

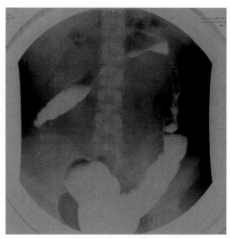

图 I-8　造影剂灌肠提示降结肠狭窄

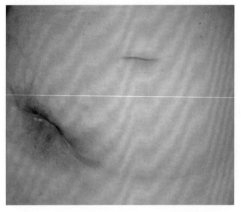

图 I-9　右下腹皮肤瘘口，局部色素沉着

2014 年 5 月，患者再次入东部战区总医院拟行确定性手术治疗。术前体格检查显示，右下腹瘘口有少量肠液流出，瘘口周围皮肤经肠液腐蚀后，色素沉着明显（图 I-9）。瘘管造影提示盲肠瘘，且升结肠、横结肠肠管僵硬，黏膜形态消失，横结肠有肠腔狭窄。腹部 CT 提示盲肠瘘口附近炎性渗出明显，部分肠管扩张（图 I-10）。经肛门造影仍提示降结肠狭窄（图 I-11）。结肠镜提示距肛缘 35cm 处可见息肉样增生及肠腔狭窄，内镜难以通过（图 I-12）。

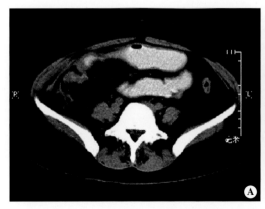

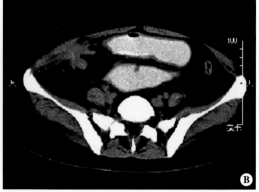

图 I-10　腹部 CT 提示右下腹渗出明显减少，局部炎症减轻

完成术前评估后，患者在全身麻醉下行腹腔镜辅助回肠部分切除、结肠次全切除、回肠降结肠吻合术。术中发现瘘口位于盲肠，瘘口近端 40cm 处回肠也可见有病变肠管，局部肠壁增厚，肠腔狭窄，予以一并切除。同时切除含瘘的盲肠、升结肠及横结肠段，行回肠降结肠端侧吻合。术后给予禁食、抑酸、补液、止血等治疗后，恢复良好。予以家庭肠内营养支持 3 个月后，恢复经口饮食，并口服柳氮磺吡啶控制 CD，定期复查。

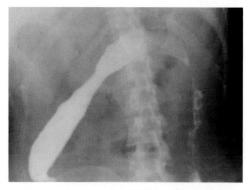

图Ⅰ-11　复查经肛门造影提示降结肠狭窄，同第一次入院

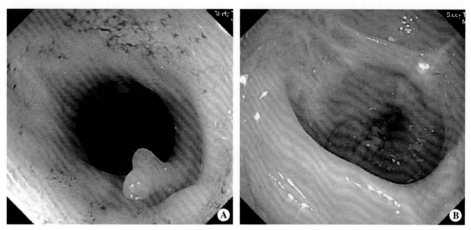

图Ⅰ-12　结肠镜提示距肛缘 35cm 可见息肉样增生，伴有肠腔狭窄，内镜无法通过

## 二、诊疗体会

CD 并发肠道穿孔是一种严重的外科并发症，有的表现为急性消化道穿孔，伴有腹痛、高热，另一部分则表现为不明原因的腹腔和（或）腹壁脓肿，即发生了肠道的慢性穿孔。针对后者，及时的脓肿引流可以控制感染症状，经过积极处理后，部分瘘口可实现自愈。尤其是使用肠内营养的情况下，愈合率更高，但是在恢复经口饮食后，原有的瘘口很容易复发，最终多需要行瘘口切除手术治疗。手术的时机需要谨慎选择，一般来说手术要在营养状态明显改善后进行，此时的肠道炎症往往已经缓解，肠管病变范围相对局限，手术切除的范围相对较小，为患者保留了尽可能多的健康肠管。

（任华建）

# Ⅱ 克罗恩病并发肠梗阻 2 例

## 一、典型病例

### （一）病例 1

**1. 病例介绍** 患者男性，35 岁。于 2009 年因腹痛、腹胀在当地医院诊断为"肠梗阻、继发性腹膜炎"，在浙江省绍兴市某医院行腹腔镜探查，术中发现回肠末端距回盲部约 60cm 处开始出现一长约 40cm 的病变肠段，表现为肠管扩张与狭窄交替，充血水肿明显，距回盲部约 40cm 处靠近系膜缘穿孔，腹腔内可见大量脓性渗液。术中诊断为 CD 自发性穿孔，遂行病变肠段切除肠吻合术。术后患者恢复可，口服 AZA 治疗，50mg/d，2011 年 5 月在上海某医院复查结肠镜显示回肠吻合口狭窄、溃疡。

**2. 诊疗经过** 2011 年 5 月至东部战区总医院就诊，逐步停用 AZA，予以口服雷公藤多甙片，并行鼻饲百普力支持 3 个月。后改为半流食配合口服使用百普素，控制病情。2011 年 8 月 29 日在东部战区总医院复查小肠造影 CT 显示回肠狭窄较前有所好转，无明显肠管扩张、积气积液等情况（图Ⅱ-1）。结肠镜提示回肠吻合口狭窄仍然存在（图Ⅱ-2），但是患者无腹痛、腹胀等不适，予以恢复经口饮食。

恢复进口饮食后于 2011 年 9 月开始出现腹痛、腹胀，大便 2 ～ 3 次 / 天，伴有黏液，无血便。在当地医院诊断为不全性肠梗阻，经禁食、胃肠减压等处理后好转，复查结肠镜显示回肠吻合口狭窄较前加重。为求进一步治疗，于 2011 年 11 月 1 日转入东部战区总医院，体重较前减轻约 3kg。入院后查腹部 CT 提示回肠吻合口狭窄（图Ⅱ-3）。

患者频发肠梗阻，吻合口纤维化导致狭窄，手术指征明确。完善相关检查后，于 2011 年 11 月 8 日在全身麻醉下行腹腔镜辅助回肠狭窄段切除吻合术，切除的回肠可见肠管明

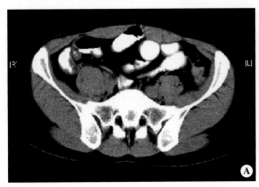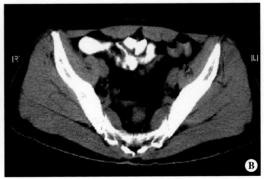

图Ⅱ-1 腹部 CT 显示末端回肠肠壁增厚

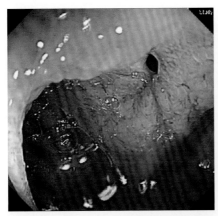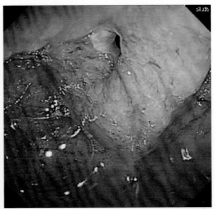

图 Ⅱ-2　结肠镜提示回肠吻合口狭窄

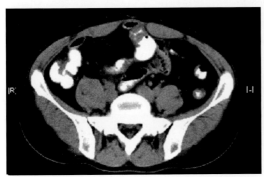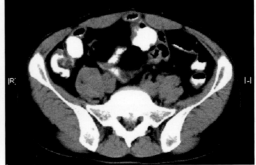

图 Ⅱ-3　腹部 CT 提示回肠吻合口狭窄

显狭窄（图 Ⅱ-4），术后恢复良好（图 Ⅱ-5）。予以鼻饲百普力 3 个月，并口服雷公藤多甙片控制病情，定期复查，至 2016 年 12 月底未再出现不适。

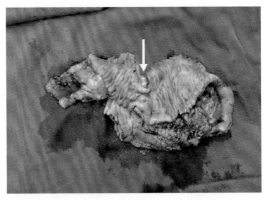

图 Ⅱ-4　手术切除的回肠标本（白色箭头为肠管明显狭窄处）

**（二）病例 2**

**1. 病例介绍**　患者女性，49 岁。患者自 2012 年 2 月开始间断出现脐周隐痛，进食后明显，伴间断腹泻，每天 3～4 次，一直未予以重视，自服止泻药后好转。2013 年 6 月腹痛加重，不能缓解，就诊于苏州张家港市某医院，考虑肠梗阻伴有胆囊结石。遂在全身麻醉下行剖腹探查手术，行小肠部分切除及胆囊切除术，术后病理提示 CD，予以美沙拉嗪治疗。

**2. 诊疗经过**　术后 4 个月腹部切口流出肠液样液体，在当地医院考虑切口线头反应，后怀疑肠瘘，在当地医院予以换药等治疗，无明显好转。于 2014 年 3 月就诊东部战区总医院，考虑 CD 伴有肠瘘，予以肠内营养治疗，腹壁瘘口 Ⅰ 度愈合，体重增加约 10kg。

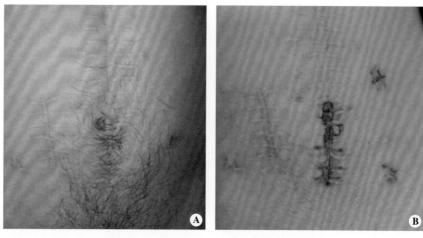

图Ⅱ-5　术前、术后的腹部伤口情况对比

2014年6月拟行手术治疗，但是考虑到患者肥胖，且伴有脂肪肝（图Ⅱ-6），建议减肥后再考虑手术。遂患者恢复经口饮食，同时口服美沙拉嗪控制病情，后脂肪肝逐渐好转（图Ⅱ-7），

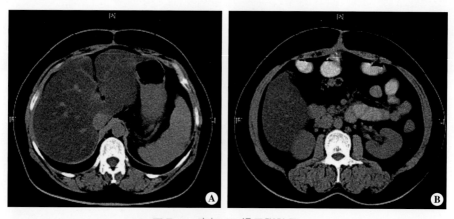

图Ⅱ-6　腹部 CT 提示脂肪肝

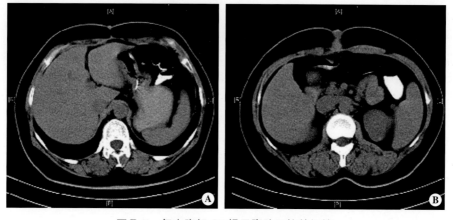

图Ⅱ-7　复查腹部 CT 提示脂肪肝较前好转

但腹壁瘘口仍反复破溃流出脓液（图Ⅱ-8），为求进一步手术于 2015 年 1 月再次入东部战区总医院治疗，在全身麻醉下行腹腔镜辅助小肠瘘切除吻合术，术中发现回肠瘘口，并伴有一处回肠狭窄（图Ⅱ-9），予以分别切除吻合。术后恢复良好，予以鼻饲百普力 3 个月，并口服美沙拉嗪控制病情，至门诊定期复查。

患者 2018 年 9 月无明显诱因下出现腹痛、腹胀，伴有发热，体温最高 39.0℃。至当地医院给予抗感染、口服百普力和安素等治疗后，仍有间断发热。2018 年 10 月至南京某医院就诊，入院行全腹 CT 显示中腹部小肠术后，吻合口周围脓肿形成（图Ⅱ-10）。给予禁食、抗感染、肠外营养、口服美沙拉嗪等对症治疗好转后逐渐恢复鼻饲肠内营养，患者耐受良好出院。

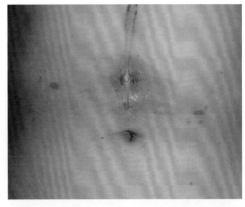

图Ⅱ-8　原腹部正中切口下段可见一皮肤瘘口，反复破溃流脓，周围皮肤色素沉着

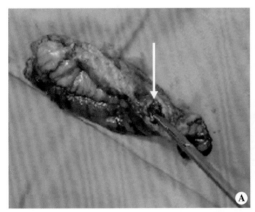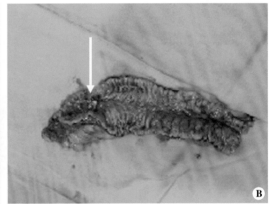

图Ⅱ-9　术后切除的标本
A.箭头表示小肠瘘口；B.箭头表示小肠狭窄处

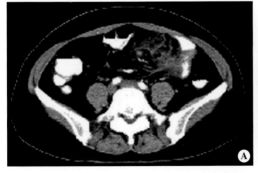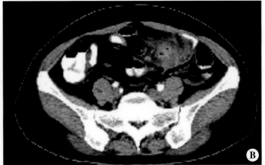

图Ⅱ-10　腹部 CT 提示腹腔脓肿形成

2019 年 1 月患者无明显诱因下出现间断发热，体温最高 39℃，中下腹可触及一质韧包块，有压痛，无反跳痛，至当地医院予补液、抗感染对症治疗，未见明显好转。2019

年3月再次至南京某医院，复查全腹CT显示中下腹部小肠术后，局部肠壁增厚伴周围炎性包块（图Ⅱ-11）。予禁食、抑酸、抑制消化液分泌、静脉营养支持等对症治疗。患者包块逐渐消退，逐渐恢复鼻饲百普力，耐受尚可，予以出院。

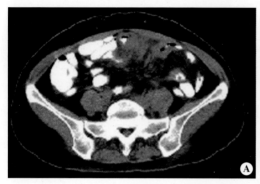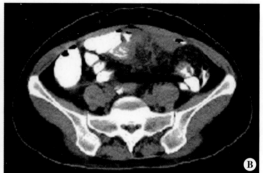

图Ⅱ-11　腹部CT提示局部肠壁增厚伴周围炎性包块

此后患者反复出现腹痛，百普力每天用量超过1000ml即出现腹痛、腹胀加重。完善术前检查后，患者于2019年4月17日在东部战区总医院行腹腔粘连松解、小肠瘘切除吻合术。术中发现原有小肠吻合口有一直径约5mm的瘘口（图Ⅱ-12）；距回盲部约80cm处小肠有长约10cm的肠管僵硬，伴有肠腔狭窄，系膜挛缩（图Ⅱ-13），将两处病变一并切除。术后恢复良好，予以继续家庭鼻饲EN，口服美沙拉嗪控制病情。

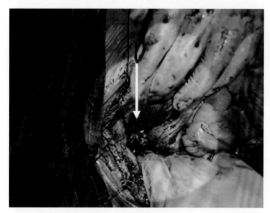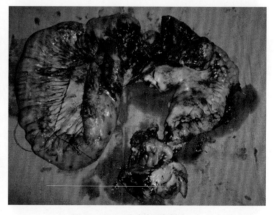

图Ⅱ-12　术中发现瘘口　　　　　　　　　　　图Ⅱ-13　手术切除的标本

白色箭头表示术中发现原有小肠吻合口有一瘘口　　　瘘口与狭窄病变之间的肠管质量较差，系膜挛缩

## 二、诊疗体会

CD并发肠梗阻是临床上常见的一种外科并发症，部分患者是肠道炎症水肿导致，经过禁食、肠外营养支持等治疗后，肠道炎症水肿消退，肠道多可自行逐渐通畅。此时，经过3个月以上的肠内营养支持，肠道炎症进一步消退，多可恢复经口饮食，配合口服药物

控制病情。另一部分患者，虽然经过治疗后肠道炎症水肿消退，但是肠内营养加量或进食后可反复发作肠梗阻。此时应考虑患者肠管狭窄、纤维化的可能，小肠造影 CT 多可明确诊断。外科手术切除病变肠管是解决这一类问题的有效手段。针对完全性肠梗阻患者，可考虑行造口手术。不完全肠梗阻患者，可使用肠内营养，必要时加用肠外营养，尽可能的改善营养状态，争取通过一次手术切除病变肠管，避免造口及还纳两次手术对机体的影响。

（任华建）

# Ⅲ 克罗恩病并发结节性红斑1例

## 一、典型病例

**1. 病例介绍** 患者女性, 27岁。自2014年4月开始出现腹泻、腹痛, 大便5~6次/天, 稀糊状便, 入淮安市某医院行肠镜检查考虑CD, 给予艾迪莎1.5g/d, 甲泼尼龙16mg/d, 激素1个月后逐渐停用, 患者症状无好转。2016年3月患者腹痛、腹泻再次发作, 大便1~2次/天, 稀糊状便, 复查肠镜显示末端回肠见多发溃疡, 表面覆脓苔, 全结肠、直肠见多发节段性溃疡, 纵行延伸, 伴多发假性息肉形成, 局部管腔狭窄。患者至东部战区总医院就诊, 服用美沙拉嗪与肠内营养液支持治疗, 症状好转后出院。

**2. 诊疗经过** 2016年6月初患者无明显诱因出现腹痛、腹泻再次至东部战区总医院治疗, 大便6次/天, 黄色稀糊状便, 无恶心呕吐, 无发热, 体重减轻5kg, 大便稍暗。诊断考虑为不全性肠梗阻、营养不良、CD、肛瘘。入院后完善血常规、血生化等常规检查, 结合患者无诱因出现腹痛、腹泻加重, 考虑CD活动, CDAI评分为380.9分。予以抗感染、

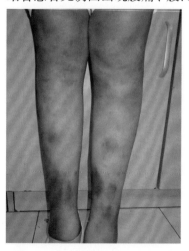

抑酸、抑制消化液分泌联合美沙拉嗪等治疗。2016年6月29日至2016年7月4日出现间断性体温升高, 最高体温38.7℃, 伴双下肢出现散在多处皮疹。皮肤科检查: 双下肢胫前, 上肢前臂多发鲜红斑片, 皮下结节, 按压疼痛显著, 对称分布, 境界不清, 直径1~3cm, 上无溃疡、水疱 (图Ⅲ-1)。活动受限, 无寒战、心悸, 无恶心、呕吐, 神志较差。根据患者典型临床表现, 诊断"结节性红斑"明确。治疗方面, 给予持续物理降温, 头孢噻利抗感染加用地塞米松。后患者体温降至正常, 双下肢皮疹变暗, 大部消退, 后复查血白细胞降至正常, CRP、PCT等炎症指标均较前明显下降。

图Ⅲ-1 双下肢胫前多发结节性红斑

## 二、诊疗体会

结节性红斑是CD最常见的皮肤病变, 在IBD中发病率为4.2%~7.5%。一般于CD确诊2年以后出现, 同时可伴有发热、乏力、关节疼痛等系统症状。据报道其更常发生于女性CD患者中。红斑的出现通常反映肠道疾病的活动和暴发, 所以针对肠道治疗的同时, 皮肤红斑也会有所缓解。但是结节性红斑的出现与CD严重程度并无明显相关性。出现结节性红斑的CD患者, 常常有结肠病变的累及。此病易反复发作, 因此应注意控制肠道病

情，预防复发。2016 年欧洲指南指出 CD 患者合并此类疾病时应以治疗肠道疾病为主。首先明确肠道病变，评价肠道活动性指标，缓解肠道症状。对于严重病例需使用类固醇激素，一般情况下可迅速缓解皮肤症状。病情反复及对激素治疗抵抗病例可考虑免疫调节剂如 CsA、沙利度胺等免疫抑制剂或英夫利西单抗等生物制剂。

（任华建）